全国中医药行业高等教育"十二五"规划教材
全国高等中医药院校规划教材（第九版）

中西医结合急救医学

（新世纪第二版）

（供中西医临床医学专业用）

主　编　熊旭东（上海中医药大学）
副主编　程　伟（湖北中医药大学）
　　　　龚向京（江西中医学院）
　　　　郝晓元（湖南中医药大学）

中国中医药出版社
·北　京·

图书在版编目（CIP）数据

中西医结合急救医学/熊旭东主编．—2 版．—北京：中国中医药出版社，2012.7
（2019.7 重印）

全国中医药行业高等教育"十二五"规划教材

ISBN 978-7-5132-0868-0

Ⅰ.①中…　Ⅱ.①熊…　Ⅲ.①急救-中西医结合疗法-高等学校-教材
Ⅳ.①R459.7

中国版本图书馆 CIP 数据核字（2012）第 087869 号

中国中医药出版社出版

北京经济技术开发区科创十三街 31 号院二区 8 号楼
邮政编码　100176
传真　010-64405750
赵县文教彩印厂印刷
各地新华书店经销

开本 787×1092　1/16　印张 19.5　字数 433 千字
2012 年 7 月第 2 版　2019 年 7 月第 4 次印刷
书号　ISBN 978-7-5132-0868-0

定价　49.00 元
网址　www.cptcm.com

社 长 热 线　010-64405720
购 书 热 线　010-89535836
维 权 打 假　010-64405753

微信服务号　zgzyycbs
微商城网址　https：//kdt.im/LIdUGr
官 方 微 博　http：//e.weibo.com/cptcm
天猫旗舰店网址　https：//zgzyycbs.tmall.com

如有印装质量问题请与本社出版部联系（010-64405510）

全国中医药行业高等教育"十二五"规划教材
全国高等中医药院校规划教材（第九版）
专家指导委员会

李金田（甘肃中医学院院长　教授）

吴以岭（中国工程院院士）

吴咸中（天津中西医结合医院主任医师　中国工程院院士）

吴勉华（南京中医药大学校长　教授）

肖培根（中国医学科学院研究员　中国工程院院士）

陈可冀（中国中医科学院研究员　中国科学院院士）

陈立典（福建中医药大学校长　教授）

陈明人（江西中医药大学校长　教授）

范永升（浙江中医药大学校长　教授）

欧阳兵（山东中医药大学校长　教授）

周　然（山西中医学院院长　教授）

周永学（陕西中医学院院长　教授）

周仲瑛（南京中医药大学教授　国医大师）

郑玉玲（河南中医学院院长　教授）

胡之璧（上海中医药大学教授　中国工程院院士）

耿　直（新疆医科大学副校长　教授）

徐安龙（北京中医药大学校长　教授）

唐　农（广西中医药大学校长　教授）

梁繁荣（成都中医药大学校长　教授）

程莘农（中国中医科学院研究员　中国工程院院士）

谢建群（上海中医药大学常务副校长　教授）

路志正（中国中医科学院研究员　国医大师）

廖端芳（湖南中医药大学校长　教授）

颜德馨（上海铁路医院主任医师　国医大师）

秘 书 长 王　键（安徽中医药大学校长　教授）

洪　净（国家中医药管理局人事教育司巡视员）

王国辰（国家中医药管理局教材办公室主任

　　　　全国中医药高等教育学会教材建设研究会秘书长

　　　　中国中医药出版社社长）

办公室主任 周　杰（国家中医药管理局科技司　副司长）

林超岱（国家中医药管理局教材办公室副主任

　　　　中国中医药出版社副社长）

李秀明（中国中医药出版社副社长）

办公室副主任 王淑珍（全国中医药高等教育学会教材建设研究会副秘书长

　　　　中国中医药出版社教材编辑部主任）

全国中医药行业高等教育"十二五"规划教材
全国高等中医药院校规划教材（第九版）

《中西医结合急救医学》编委会

主　编　熊旭东（上海中医药大学）

副主编　程　伟（湖北中医药大学）

　　　　龚向京（江西中医学院）

　　　　郝晓元（湖南中医药大学）

编　委　（以姓氏笔画为序）

　　　　文　丹（福建中医药大学）

　　　　史　伟（广西中医药大学）

　　　　司秋菊（河北医科大学）

　　　　吕书勤（新疆医科大学）

　　　　陈海铭（辽宁中医药大学）

　　　　庞辉群（上海中医药大学）

　　　　周迎春（南方医科大学）

　　　　贾丽丽（山西中医学院）

　　　　鲁丽敏（黑龙江中医药大学）

前　言

"全国中医药行业高等教育'十二五'规划教材"（以下简称："十二五"行规教材）是为贯彻落实《国家中长期教育改革和发展规划纲要（2010—2020）》《教育部关于"十二五"普通高等教育本科教材建设的若干意见》和《中医药事业发展"十二五"规划》的精神，依据行业人才培养和需求，以及全国各高等中医药院校教育教学改革新发展，在国家中医药管理局人事教育司的主持下，由国家中医药管理局教材办公室、全国中医药高等教育学会教材建设研究会，采用"政府指导，学会主办，院校联办，出版社协办"的运作机制，在总结历版中医药行业教材的成功经验，特别是新世纪全国高等中医药院校规划教材成功经验的基础上，统一规划、统一设计、全国公开招标、专家委员会严格遴选主编、各院校专家积极参与编写的行业规划教材。鉴于由中医药行业主管部门主持编写的"全国高等中医药院校教材"（六版以前称"统编教材"），进入2000年后，已陆续出版第七版、第八版行规教材，故本套"十二五"行规教材为第九版。

本套教材坚持以育人为本，重视发挥教材在人才培养中的基础性作用，充分展现我国中医药教育、医疗、保健、科研、产业、文化等方面取得的新成就，力争成为符合教育规律和中医药人才成长规律，并具有科学性、先进性、适用性的优秀教材。

本套教材具有以下主要特色：

1. 坚持采用"政府指导，学会主办，院校联办，出版社协办"的运作机制

2001 年，在规划全国中医药行业高等教育"十五"规划教材时，国家中医药管理局制定了"政府指导，学会主办，院校联办，出版社协办"的运作机制。经过两版教材的实践，证明该运作机制科学、合理、高效，符合新时期教育部关于高等教育教材建设的精神，是适应新形势下高水平中医药人才培养的教材建设机制，能够有效解决中医药事业人才培养日益紧迫的需求。因此，本套教材坚持采用这个运作机制。

2. 整体规划，优化结构，强化特色

"'十二五'行规教材"，对高等中医药院校 3 个层次（研究生、七年制、五年制）、多个专业（全覆盖目前各中医药院校所设置专业）的必修课程进行了全面规划。在数量上较"十五"（第七版）、"十一五"（第八版）明显增加，专业门类齐全，能满足各院校教学需求。特别是在"十五""十一五"优秀教材基础上，进一步优化教材结构，强化特色，重点建设主干基础课程、专业核心课程，增加实验实践类教材，推出部分数字化教材。

3. 公开招标，专家评议，健全主编遴选制度

本套教材坚持公开招标、公平竞争、公正遴选主编的原则。国家中医药管理局教材办公室和全国中医药高等教育学会教材建设研究会，制订了主编遴选评分标准，排除各种可能影响公正的因素。经过专家评审委员会严格评议，遴选出一批教学名师、教学一线资深教师担任主编。实行主编负责制，强化主编在教材中的责任感和使命感，为教材质量提供保证。

4. 进一步发挥高等中医药院校在教材建设中的主体作用

各高等中医药院校既是教材编写的主体，又是教材的主要使用单位。"'十二五'行规教材"，得到各院校积极支持，教学名师、优秀学科带头人、一线优秀教师积极参加，凡被选中参编的教师都以高涨的热情、高度负责、严肃认真的态度完成了本套教材的编写任务。

5. 继续发挥教材在执业医师和职称考试中的标杆作用

我国实行中医、中西医结合执业医师资格考试认证准入制度，以及全国中医药行业职称考试制度。2004 年，国家中医药管理局组织全国专家，对"十五"（第七版）中医药行业规划教材，进行了严格的审议、评估和论证，认为"十五"行业规划教材，较历版教材的质量都有显著提高，与时俱进，故决定以此作为中医、中西医结合执业医师考试和职称考试的蓝本教材。"十五"（第七版）行规教材、"十一五"（第八版）行规教材，均在 2004 年以后的历年上述考试中发挥了权威标杆作用。"十二五"（第九版）行业规划教材，已经并继续在行业的各种考试中发挥标杆作用。

6. 分批进行，注重质量

为保证教材质量，"十二五"行规教材采取分批启动方式。第一批于 2011 年 4 月，启动了中医学、中药学、针灸推拿学、中西医临床医学、护理学、针刀医学 6 个本科专业 112 种规划教材，于 2012 年陆续出版，已全面进入各院校教学中。2013 年 11 月，启动了第二批"'十二五'行规教材"，包括：研究生教材、中医学专业骨伤方向教材（七年制、五年制共用）、卫生事业管理类专业教材、中西医临床医学专业基础类教材、非计算机专业用计算机教材，共 64 种。

7. 锤炼精品，改革创新

"'十二五'行规教材"着力提高教材质量，锤炼精品，在继承与发扬、传统与现代、理论与实践的结合上体现了中医药教材的特色；学科定位更准确，理论阐述更系统，概念表述更为规范，结构设计更为合理；教材的科学性、继承性、先进性、启发性、教学适应性较前八版有不同程度提高。同时紧密结合学科专业发展和教育教学改革，更新内容，丰富形式，不断完善，将各学科的新知识、新技术、新成果写入教材，形成"十二五"期间反映时代特点、与时俱进的教材体系，确保优质教材进课堂。为提高中医药高等教育教学质量和人才培养质量提供有力保障。同时，"十二五"行规教材还特别注重教材内容在传授知识的同时，传授获取知识和创造知识的方法。

综上所述，"十二五"行规教材由国家中医药管理局宏观指导，全国中医药高等教育学会教材建设研究会倾力主办，全国各高等中医药院校高水平专家联合编写，中国中医药出版社积极协办，整个运作机制协调有序，环环紧扣，为整套教材质量的提高提供了保障，打造"十二五"期间全国高等中医药教育的主流教材，使其成为提高中医药高等教育教学质量和人才培养质量最权威的教材体系。

"十二五"行规教材在继承的基础上进行了改革和创新，但在探索的过程中，难免有不足之处，敬请各教学单位、教学人员及广大学生在使用中发现问题及时提出，以便在重印或再版时予以修正，使教材质量不断提升。

国家中医药管理局教材办公室
全国中医药高等教育学会教材建设研究会
中国中医药出版社
2014 年 12 月

编写说明

本教材为全国中医药行业高等教育"十二五"规划教材、全国高等中医药院校规划教材（第九版），供中西医临床医学专业（五年制）用。

《中西医结合急救医学》从临床实际出发，强调基础理论与临床实践紧密结合，注重临床实践能力的培养。本教材在《中西医结合危重病学》的基础上，作了较大的修订，共分五章，四十三节。增加了危重症监测、院前急救、脓毒症、血流感染、危重症营养支持治疗、百草枯中毒、急性冠脉综合征、挤压综合征、窒息和连续性肾脏替代治疗。删除与内科学、外科学等重复交叉的部分内容。教学形式采用大课讲授、多媒体教学、小课教、临床见习、病案讨论、自学等。

本教材在编写过程中，各医药院校积极参与，各相关单位给予了大力支持，在此表示衷心感谢。

各参编人员编写分工如下：

熊旭东编写绪论、危重症监测、心跳呼吸骤停、脓毒症、血流感染、急性呼吸衰竭、危重病营养支持治疗、机械通气应用技术。

程伟编写重症支气管哮喘、急性肺栓塞、高血压急症和气管切开术。

龚向京编写休克、重症急性胰腺炎、异位妊娠和三腔二囊管食管胃底压迫术。

郝晓元编写急性中毒概论、急性一氧化碳中毒、急性酒精中毒和镇静催眠药中毒。

文丹编写中暑和急性心律失常。

史伟编写急性肾衰竭、血气胸和连续性肾脏替代治疗。

司秋菊编写糖尿病酮症酸中毒、肠梗阻和胃、十二指肠溃疡急性穿孔。

吕书勤编写其他常见毒物中毒和窒息。

陈海铭编写院前急救、弥散性血管内凝血和气管插管术。

庞辉群编写多脏器功能障碍综合征、重症肺炎、挤压综合征和洗胃术。

周迎春编写急性心力衰竭和急性冠脉综合征。

贾丽丽编写上消化道大出血和急性有机磷杀虫药中毒。

鲁丽敏编写急性脑血管病和癫痫持续状态。

另外，江西中医学院梁瑞宁、湖北中医药大学陈晨分别编写了异位妊娠和急性重症胆管炎。在此表示感谢。

由于编者水平有限，书中难免有不尽完善之处，祈盼广大读者不吝赐教和指正。

熊旭东

2012 年 6 月

目　录

第一章　绪论 ·· 1

第二章　常见危重症 ·· 4

第一节　危重症监测 ··· 4

第二节　心跳呼吸骤停 ··· 11

第三节　院前急救 ··· 19

　　Ⅰ　多发伤 ··· 25

　　Ⅱ　复合伤 ··· 27

第四节　脓毒症 ··· 28

第五节　休克 ·· 33

　　Ⅰ　脓毒性休克 ··· 36

　　Ⅱ　过敏性休克 ··· 40

　　Ⅲ　低血容量性休克 ··· 42

　　Ⅳ　心源性休克 ··· 43

第六节　血流感染 ··· 44

第七节　上消化道大出血 ·· 49

第八节　急性心力衰竭 ··· 56

［附］急性肺水肿 ·· 61

第九节　急性呼吸衰竭 ··· 67

［附］急性肺损伤和急性呼吸窘迫综合征 ······················· 72

第十节　急性肾衰竭 ·· 76

第十一节　弥散性血管内凝血 ······································ 83

第十二节　多脏器功能障碍综合征 ································· 91

第十三节　危重病营养支持治疗 ···································· 100

第三章　急性中毒和物理因素疾病 ···································· 106

第一节　急性中毒概论 ··· 106

第二节　急性一氧化碳中毒 ··· 116

第三节　急性有机磷杀虫药中毒 ···································· 120

第四节　急性酒精中毒 ··· 129

第五节　镇静催眠药中毒 ……………………………………… 133

第六节　其他常见毒物中毒 …………………………………… 137

　　Ⅰ　乌头类药物中毒 ……………………………………… 137

　　Ⅱ　灭鼠药中毒 …………………………………………… 139

　　Ⅲ　百草枯中毒 …………………………………………… 141

　　Ⅳ　阿片类药物中毒 ……………………………………… 143

　　Ⅴ　新型毒品中毒 ………………………………………… 144

　　Ⅵ　亚硝酸盐中毒 ………………………………………… 147

第七节　中暑 …………………………………………………… 148

第四章　常见临床急症 ………………………………………… 155

第一节　重症支气管哮喘 ……………………………………… 155

第二节　重症肺炎 ……………………………………………… 162

第三节　急性肺栓塞 …………………………………………… 169

第四节　高血压急症 …………………………………………… 176

第五节　急性心律失常 ………………………………………… 183

　　Ⅰ　阵发性室上性心动过速 ……………………………… 183

　　Ⅱ　快速性心房颤动 ……………………………………… 186

　　Ⅲ　室性心动过速 ………………………………………… 188

第六节　急性冠脉综合征 ……………………………………… 192

第七节　急性脑血管病 ………………………………………… 200

　　Ⅰ　脑出血 ………………………………………………… 200

　　Ⅱ　脑梗死 ………………………………………………… 206

　　Ⅲ　蛛网膜下腔出血 ……………………………………… 213

第八节　癫痫持续状态 ………………………………………… 217

第九节　糖尿病酮症酸中毒 …………………………………… 222

　　［附］　高渗性非酮症糖尿病昏迷 ………………………… 229

第十节　肠梗阻 ………………………………………………… 230

第十一节　胃、十二指肠溃疡急性穿孔 ……………………… 239

第十二节　重症急性胰腺炎 …………………………………… 244

第十三节　急性重症胆管炎 …………………………………… 253

第十四节　血气胸 ……………………………………………… 260

　　Ⅰ　气胸 …………………………………………………… 260

　　Ⅱ　血胸 …………………………………………………… 266

第十五节　挤压综合征 ………………………………………… 268

第十六节　异位妊娠 …………………………………………… 273

第十七节　窒息 ………………………………………………… 279

第五章　常用诊疗操作技术 ………………………………………… 282

第一节　气管插管术 ……………………………………………… 282

第二节　气管切开术 ……………………………………………… 285

第三节　机械通气应用技术 ……………………………………… 288

第四节　洗胃术 …………………………………………………… 292

第五节　三腔二囊管食管胃底压迫术 …………………………… 293

第六节　连续性肾脏替代治疗 …………………………………… 295

第一章 绪 论

一、急救医学的概念与发展

急救医学是一门跨学科，跨专业的边缘学科，是医学领域综合性和实践性很强的专业。近年来发展十分迅速，是反映一个国家或地区医学科学水平的重要标志。中华人民共和国卫生部1984年36号文要求500张床位以上的医院必须建立急诊科，经过十多年的努力，到1998年全国6.78万家医院中先后有5.6万家在原有急诊室基础上发展成急诊科。今天随着社会经济建设的不断发展，急诊医疗服务体系逐渐得到发展和完善。一个完整的急诊医疗服务体系应包括完善的通讯指挥系统、现场救护、有监测和急救装置的运输工具以及高水平的医院急诊服务和强化治疗。急诊医疗服务体系的组织应包括院前急救、医院急诊科（室）和急诊强化医疗监护病室（emergency intensive care unit，EICU），它们既有各自独立的职责和任务，又相互紧密联系，是一个有严密组织和统一指挥的急救网。

近年来，院前急救已被普遍重视，是减少危重病患者伤残率和死亡率的保证和重要环节。院前急救采用先进的现代装备和技术，迅速到达现场，实行综合救治措施，真正进入了名副其实的院前急救年代。院前急救包括三级急救医疗网、突发事故指挥中心和社会急救。

医院急诊科（室）是临床医疗第一线，直接关系到亿万人民的生命安危，也是医院管理、医疗技术和服务水平的集中反映。1984年卫生部发布了《城市医院急诊科建设方案》，明确提出急诊科的工作范围和任务、人员编制、组织和管理以及规章制度，为我国急诊科建设奠定了基础。1988年开展的医院分级管理和医院评审工作，明确了急诊科为临床科室，急诊建制在体制上得到了改革，成为医学科学领域不可缺少的组成部分。医院急诊科（室）包括抢救室和急诊留观室。

近十多年来，各医院为了适应急、危、重病患者救治的需要，相继成立了EICU。EICU是急危重患者抢救治疗的重要举措，是提高急诊治愈率的有力手段。EICU的存在与否及水平如何已被普遍用来衡量一个现代化医院的整体医疗水平。ICU床位按全院总床位的2%~5%设置。二级医院设立与急诊科一体化的综合性ICU（GICU），不提倡设立专科ICU；三级医院首先设立与急诊科一体化的GICU，各医院可根据本院专科规模与需要，设立相应的专科ICU。GICU应有固定编制的医护人员，组成急、危、重病救治的专业医护人员队伍。

二、中西医结合急救医学的理论精髓

中西医结合急救医学是一门研究中医和西医在急救医学形成和发展过程中的思维方式、对象内容、观察方法，比较两者的异同点，吸取二者之长，融会贯通，创建急救医学理论新体系，服务于人类健康和疾病防治的整体医学。

中医学和西医学原本都是从研究、治疗病人的症状和体征开始的。中医学的特点是整体观和辨证观，认为人体是一个复杂的、多重的、自我调节的稳态系统，其系统的活动要受自然环境和社会环境的影响，其疾病的发生是由于阴阳平衡失调、五脏系统调控失常、经络调节机能平衡失常等引起，强调病变的发生是以自身的调控系统失常为主，所以治疗以调整疗法为主，即着眼于调动人体自身的积极性，重视协调阴阳和脏腑功能，通过调动机体正气对抗内外邪气，达到恢复人体正常的动态平衡的目的。而西医学的特点是侧重于人体形态结构的认识与研究，认为疾病是细胞、组织、器官或系统中出现了明显的病理变化，而这种变化可以用各种检测手段定性定量地确诊下来，故而其治疗方法以对抗疗法为主，即在深入了解机体病理生理变化的基础上，寻找病因，查明病变部位，有针对性地给予治疗。实践证明，中西医结合是医学领域的一支重要力量，是中医走向世界的桥梁和纽带。中西医结合取长补短，发挥优势，可以大大提高临床医疗水平，解决许多单纯用中医或西医难以解决的临床棘手问题，提高人类生存质量，因此中西医结合是我国医学发展的一种必然趋势。而急救医学是研究现场急救、病员转送、医院内急诊科、毒物学、灾难医学、急诊医疗体系管理学和危重病监护等内容的临床独立学科。中西医结合急救医学就是一门用中西医结合思维和方法来研究急救医学的临床学科。

中西医结合急救医学的理论精髓是辨病与辨证相结合。中医学和西医学是两种不同的理论体系，中西医结合教学不是中医教中医，西医教西医就可以顺利地将中西医结合在一起。在以往的中西医结合道路上，大多数研究侧重于用西医的手段和方法来检测中医理论体系的客观性，要求中西医内容的融会贯通，现在看来这种模式至少目前并不适合这两种医学体系的发展。中西医结合应该是通过中西医有机结合，立足深化或纠正医学的某些理论认识，切忌生搬硬套（即西医某病即是中医某病），"中药西用"以及舍证（中医的证）从病（西医的病）。在临床医学，尤其是急救医学中，应用西医辨病，中医辨证；同时利用现代医疗技术，依据疾病的轻重和阶段的不同，分别采取中医、西医、中西医结合的治疗方法，是开展中西医结合研究比较成熟的模式。

"病"反映了疾病的根本性矛盾，辨病、定位、定量是西医学的特点，为人类纵向认识自身开辟了前进道路，虽然有神经、体液和自身的调节整体作用，以及近代"生物－心理－社会"医学模式的提出，使现代医学走上了整体医学的道路，但仍然是偏重局部，用静态观点观察运动着的疾病过程，根据致病因子的特点和原发病灶特异损害部位进行治疗，是西医学的特点。"证"是中医所特有的，反映了疾病的阶段性矛盾。"证"是从整体观念出发，把通过望、闻、问、切四诊得来的各种证候，进行综合分析，运用八纲辨证、六经辨证、脏腑辨证、经络辨证、病因辨证、卫气营血辨证等各种理论和方法，结合病人的具体情况，并联系客观条件等各种有关因素，对疾病进行分析、归纳、推理、判断，进而得出目前疾病处于某个阶段的综合反映的认识。有了"证"才能确定治疗的理法方药。如果证是属于某病的，则对证的认识和处理以及转化趋势的分析就更深刻、更有规律可循。在临床诊治中，西医详于疾病的诊断与鉴别，对疾病的病因、病位、病理变化认识较为深刻；中医详于疾病的证候与过程，以整体观来认识疾病的病机。西医辨病与中医辨证相结合，既能深刻认识局部组织器官的微观病理改变，又能从整体上宏观把握病情，较为准确地判断预后，为制定最佳治疗方案提供依据。如患者突然出现呼吸困难，烦躁不安，腹满便闭等病症，经动脉血气分析，西医诊断为急性呼吸窘迫综合征，在辨病基础上，中医辨证为热壅肺胃证。不仅给予机械通气，而且拟方白虎汤合大承气汤，以清热解毒，通腑平喘。因此，"病"是在一定条件下机体与致病因素相互作用的客观运动的全貌，包括病因、发病机制、病理、临床表现、转归、治疗、预防和结局的全过程；"证"则是疾病发展至某一阶段的特殊表现，反映疾病某一阶段或机体在特定条件下的侧面和特征。所以将中医、西医两套理论体系有机地结合起来，互相补充、互相渗透，用以指导临床治疗是医学发展的需要，也是中医发展的必然要求。

三、中西医结合急救医学的要求

随着现代医学的飞速发展，进入 20 世纪后半期，特别是 90 年代以来，中西医之间相互渗透日益扩展和加深。临床医生都在不同程度地接受和应用现代医学的知识从事医疗工作，"纯中医"已难以适应社会的需要。其间有先识的西医也在主动应用中医药的知识和技术作为补充以提高疗效，扩展研究的视野。历年来，在中西医专业的课程设置上，总是将中医课程和西医课程分别由不同的教师讲授，学生要靠自己的悟性来将两者结合起来分析，才能找到中医和西医两大医学体系之间的一些联系。本教材在第一版《中西医结合危重病学》的教学基础上，广泛听取任课教师、学生以及专家的反馈意见，反复多次对大纲修改，从而确定第二版改名为《中西医结合急救医学》，贯穿院前急救－医院急诊科－EICU 一体化的理念，结合临床实践，更加强调急救的概念，重点突出综合性抢救，尽可能有别于交叉学科的重复。

本教材以西医病名为纲，分别阐述西医的"病"和中医的"证"，围绕病与证，讨论诊断与治疗。教师在用西医的方法讲完一个病后，接着就可以直接用中医的方法来讲这个病的病机分类、辨证论治及预防调护。让学生一开始接触医学，就会有机地将中医和西医结合在一起认识和思考。通过中西医结合的学习，使学生毕业后走上医疗岗位时，可以尽快适应工作的需要，提高其应用知识的能力，取得更好的临床效果。

第二章 常见危重症

第一节 危重症监测

【血流动力学监测】

血流动力学监测分为无创性和有创性两大类：无创性血流动力学监测是指应用对机体没有机械损害的方法而获得的各种心血管功能的参数，使用安全方便，患者易于接受；有创性血流动力学监测是指经过体表插入各种导管或探头到心腔或血管腔内，直接测定心血管功能参数的监测方法，该方法能够获得较为全面的血流动力学参数，尤其适用于急危重患者的诊治，其缺点是对机体有一定的伤害性，操作不当会引起并发症。

有创性血流动力学监测是利用气囊漂浮导管（swan-ganz 导管）经外周静脉插入右心及肺动脉直接测压，也可间接测定左心排血量。血流动力学监测的适应证为各科急危重病人，如创伤、休克、呼吸衰竭和心血管疾病，以及心胸、脑外科及较大而复杂的手术。漂浮导管有双腔、三腔、四腔和五腔 4 种类型，其中以四腔漂浮导管较常用。第 1 腔连通导管顶端的开口，可测定肺动脉压和肺毛细血管楔压以及抽取血样。第 2 腔开口距导管顶端约 30cm，当导管顶端位于肺动脉时，此口恰在右心房内，可用于测定右心房压；亦可由此腔注入冰盐水，以便用热稀释法测定心排血量。第 3 腔为与气囊相通的气体通道，导管借助于气囊在血管中漂浮行进。第 4 腔是实心部分，在顶端 4cm 处的侧孔内嵌有热敏电阻，该腔心房及心室这一段导管表面有一加温系统，间断性使周围血液温度升高，热敏电阻可测定血温变化，故可获得温度 – 时间曲线来测定心排血量。亦称连续温度稀释法测定心排血量。

一、肺动脉压和肺毛细血管楔压监测

漂浮导管能够迅速地进行各种血流动力学监测。在肺动脉主干测得的压力称为肺动脉压（pulmonary arterial pressure，PAP），漂浮导管在肺小动脉的楔入部位所测得的压力称为肺小动脉楔压（pulmonary arterial wedge pressure，PAWP，又称肺毛细血管楔压，PCWP）。在心室舒张终末，主动脉瓣和肺动脉瓣均关闭，二尖瓣开放，这样就在肺动脉瓣到主动脉瓣之间形成了一个密闭的液流内腔，如肺血管阻力正常，则左心室舒张末压

（LVEDP）、肺动脉舒张压（PADP）、PAWP 和 PCWP 近似相等。因此，LVEDP 可代表
左心室前负荷，并且受其他因素影响较小。但临床测定 LVEDP 较困难，而 PADP 和
PAWP 在一定的条件下近似 LVEDP，故监测 PAWP 可间接用于监测左心功能。

1. 肺动脉压（PAP）　　代表右心室收缩期压力，反映肺小动脉或肺毛细血管床的
流量与梗阻情况。其正常值肺动脉收缩压（PASP）15～20mmHg，PADP 6～12mmHg，
肺动脉平均压（PAMP）9～17mmHg。PAP 升高时可见于左心衰竭，PAP 下降常见于肺
动脉瓣狭窄、低血容量性休克等。

2. 肺毛细血管楔压（PCWP）　　可反映左心房平均压及左心室舒张末压，是判断
左心功能较有价值的指标。正常值为 5～12mmHg。PCWP 升高常提示左心功能不全、二
尖瓣狭窄或心源性休克等。PCWP ＞18mmHg 时可出现肺瘀血；≥30mmHg 时易发生肺
水肿。PCWP 降低见于血容量不足。

二、心排出量监测

心排出量（cardiac output, CO）是指心室每分钟射出的总血量，CO 是反映心泵功
能的重要指标，其受心肌收缩性、前负荷、后负荷、心率等因素的影响。CO 增多见于
血容量增加、正性肌力药物作用；CO 减少多见于左心功能不全、心源性休克、主动脉
高压等。通过 CO 也可计算其他血流动力学参数，如心脏指数、每搏量、每搏指数和每
搏功（表 2-1）。有创测定 CO 的方法有热稀释法和连续温度稀释法；无创测定 CO 的
方法有心阻抗血流图和多普勒心排量监测。可以从 CO、MAP、PAP 等计算出体循环血
管阻力（SVR）和肺循环血管阻力（PVR）。

表 2-1　与 CO 有关的血流动力学指标

血流动力学指标	计算公式	正常范围
心排出量（CO）	CO = SV × HR	4～8L/min
心脏指数（CI）	CI = CO/BSA	2.8～4.2L/（min·m²）
每搏量（SV）	SV = CO × 1000/HR	50～110ml/beat
每搏指数（SI）	SI = SV/BSA	30～65/（beat·m²）
每搏功（SW）	SW =（MAP - PAWP）× SV × 0.136	85～119g·m
体循环血管阻力（SVR）	SVR =（MAP - CVP）× 8/CO	90～150kPa·s/L
肺循环血管阻力（PVR）	PVR =（PAP - PAWP）× 8/CO	15～25kPa·s/L

三、中心静脉压监测

中心静脉压（CVP）是指腔静脉与右房交界处的压力，是反映右心前负荷的指标。
CVP 由 4 种成分组成：①右心室充盈压；②静脉内壁压即静脉血容量；③静脉外壁压即
静脉收缩压和张力；④静脉毛细血管压。CVP 主要反映右心室前负荷和血容量，不能反
映左心功能。CVP 的正常值为 5～12cmH₂O。如果 CVP ＜2～5cmH₂O，提示右心房充盈
欠佳或血容量不足；CVP ＞15～20cmH₂O，提示右心功能不全或血容量超负荷。当病人

出现左心功能不全时，单纯监测 CVP 失去意义。CVP 适用于①各种大、中型手术，尤其是心血管、颅脑和胸腹部大手术；②严重创伤、各类休克及急性循环功能衰竭等危重病人；③脱水、失血和血容量不足；④需接受大量、快速输血补液的病人。

四、动脉血乳酸监测

动脉血乳酸值反映全身的灌流状态。在机体缺氧时，组织细胞以增强糖酵解获取能量，导致乳酸浓度增加。组织缺氧、乳酸产量增加或肝脏对乳酸的氧化功能的降低都可以产生高乳酸血症。动脉血乳酸与 DaO_2 和 VaO_2 在判断缺氧方面具有一致性。比较肯定的结果是高乳酸血症的病人存在病理性氧供依赖。研究也发现高乳酸血症的全身炎症反应综合征（SIRS）病人，VaO_2 随 DaO_2 的显著升高而升高。因此，早期测定动脉血乳酸对危重病人是一个判断组织缺氧的良好指标。

【呼吸功能监测】

一、通气功能监测

1. 肺容量监测　肺容量监测主要是潮气量和肺活量，是临床应用机械通气时常调整的参数。功能残气量可根据需要进行监测。

（1）潮气量（VT）　指在平静呼吸时，一次吸入或呼出的气量。VT 约 25% 来自胸式呼吸，75% 来自腹式呼吸。可用肺功能监测仪或肺量计直接测定。正常值为 8 ~ 12ml/kg。它反映人体静息状态下的通气功能。VT 监测必须动态观察，最后参考血气分析结果确定 VT 是否适宜。尤其是应用机械通气时，测定 VT 和呼吸频率更具实际指导意义。临床上 VT 增大多见于中枢神经疾病或代谢性酸中毒所致的过度通气；VT 减少多见于间质性肺炎、肺纤维化、肺梗死、肺瘀血等。

（2）肺活量（VC）　是尽力吸气后缓慢而完全呼出的最大气量，等于潮气量＋补吸气量＋补呼气量。正常成年男性 3.5L，女性 2.4L。VC 反映肺每次通气的最大能力，即反映肺、胸廓最大扩张和收缩的呼吸幅度。它受呼吸肌强弱、肺组织和胸廓弹性及气道通畅的影响。VC 降低提示胸廓畸形、广泛胸膜增厚、大量胸腔积液、气胸等限制性通气障碍；亦可提示有严重的阻塞性通气障碍，如哮喘、肺气肿等。

（3）功能残气量（FRC）　指平静呼气后肺内所残留的气量。应用氦稀释法或氮稀释法测定。正常成年男性 2300ml，女性 1600ml。FRC 在呼吸气体交换过程中，缓冲肺泡气体分压的变化，减少通气间歇时对肺泡内气体交换的影响，FRC 减少说明肺泡缩小和塌陷。

2. 分钟通气量（VE）监测　在单位时间内监测进出肺的气体量，能反映肺通气功能的动态变化，主要反映气道的状态，比肺容量监测更有意义。VE 是在静息状态下每分钟呼出或吸入的气体量。它是 VT 与每分钟呼吸频率（RR）的乘积。VE 的正常值为 6 ~ 8L/min，成人 VE >10 ~ 12L/min 常提示通气过度；VE <3 ~ 4L/min 则通气不足。

3. 动脉血二氧化碳分压（$PaCO_2$）监测　$PaCO_2$ 是指血液中物理溶解的二氧化碳分

子产生的压力，是判断肺泡通气情况以及有无呼吸性酸碱失衡的主要指标。正常范围35～45mmHg。$PaCO_2$随通气量增加而下降，当<35mmHg提示通气过度，二氧化碳排出增加，有呼吸性碱中毒可能；>45mmHg提示通气不足，体内二氧化碳潴留，有呼吸性酸中毒可能。

4. 呼气末二氧化碳（$P_{ET}CO_2$）监测　$P_{ET}CO_2$是指患者呼气末部分气体中的二氧化碳分压（PCO_2）。$P_{ET}CO_2$监测主要根据红外线原理、质谱原理、拉曼散射原理和图-声分光原理而设计，属无创性监测方法，现已成为临床常用的监测方法。在无明显心肺疾病的患者，$P_{ET}CO_2$的高低常与$PaCO_2$数值相近，可反映肺通气功能状态和计算二氧化碳的产生量。另外也可反映循环功能、肺血流情况、气管导管的位置、人工气道的状态，及时发现呼吸机故障、指导呼吸机参数的调节和撤机等。但由于影响$\alpha-ETDCO_2$因素很多，如果术中呼吸道管理不当或发生明显呼吸循环障碍和意外并发症时，此时监测的$P_{ET}CO_2$不能真正代表$PaCO_2$水平，如果按$P_{ET}CO_2$调节通气量，则可能导致判断失误，甚至引起意外。应立即进行动脉血气分析，以寻找原因并做相应处理。

二、换气功能监测

肺换气功能受通气/血流比例（V_A/Q_C）、肺内分流、生理死腔、弥散功能等影响，因此其功能监测包括诸多方面。

1. 动脉氧分压（PaO_2）与氧合指数（PaO_2/FiO_2）监测　这是常用的评价肺氧合和换气功能的指标，PaO_2是指动脉血液中物理溶解的氧分子所产生的压力。正常人PaO_2为95～100mmHg，可反映人体呼吸功能状态及缺氧程度。PaO_2<80mmHg，则提示有低氧血症，其中PaO_2 60～80mmHg为轻度低氧血症；PaO_2 40～60mmHg为中度低氧血症；PaO_2<40mmHg则为重度低氧血症。因PaO_2/FiO_2在FiO_2变化时能反映肺内氧气的交换状况，故其意义更大。如$PaO_2/FiO_2 \leqslant 300$mmHg或$\leqslant 200$mmHg分别是急性肺损伤（ALI）和急性呼吸窘迫综合征（ARDS）的诊断标准之一。

2. 脉搏氧饱和度（SpO_2）监测　SpO_2是用脉搏氧饱和度仪经皮测得的动脉血氧饱和度值，它是临床常用的评价氧合功能的指标。临床上SpO_2与动脉血氧饱和度（SaO_2）有显著相关性，相关系数为0.90～0.98，故被广泛应用于多种复合伤及麻醉过程的监测。SpO_2监测能及时发现低氧血症，指导机械通气模式和吸入氧浓度的调整。通过SpO_2监测，可以间接了解病人PaO_2高低。这是通过已知的氧饱和度与氧离曲线对应关系，求算出病人的PaO_2。以下是SpO_2与PaO_2关系对照（表2-2）。

表2-2　SpO_2与PaO_2关系对照

项目	数值												
SpO_2（%）	50	60	70	80	90	91	92	93	94	95	96	97	98	99
PaO_2（mmHg）	27	31	37	44	57	61	63	66	69	74	81	92	110	159

3. 肺泡动脉氧分压差（$A-aDO_2$）　是指肺泡气氧分压（P_AO_2）与动脉血氧分压（PaO_2）之差值，它是反映肺内气体交换效率的指标，其值受V_A/Q_C、肺弥散功能和动

静脉分流的影响。成人正常值在吸空气时为 5 ~ 15mmHg；吸纯氧时为 40 ~ 100mmHg。肺泡换气功能障碍时，A – aDO$_2$增大。

4. 通气/血流比例（V$_A$/Q$_C$）　　有效的气体交换不仅取决于足够的肺泡通气及吸入气体在肺内的均匀分布，更重要的是要求各个肺泡的通气量与流经肺泡周围毛细血管内的血流量相匹配。正常时每个肺泡的 V$_A$/Q$_C$为 0.8，换气效能最佳。如果病变引起通气不足或血流减少均可导致 V$_A$/Q$_C$失调。V$_A$/Q$_C$比值 > 0.8 时表示肺泡通气正常，由于没有足够的血流与之交换而成为无效通气（即血流灌注不足）；反之，V$_A$/Q$_C$比值 < 0.8 时则表示肺泡周围毛细血管内血流正常，部分血液因无足够的通气进行气体交换而成为无效灌注（即通气不足）。V$_A$/Q$_C$失调均可引起换气功能障碍，导致缺氧发生，是肺部疾患产生缺氧最常见的原因。

【肝功能监测】

一、肝细胞损害的血清酶学监测

肝是人体含酶最丰富的器官，当肝细胞损伤时细胞内的酶释放入血，使血清中相应酶的活性或含量升高。反映肝细胞损害的血清酶学监测指标主要是血清氨基转移酶测定，它包含两个酶，即丙氨酸氨基转移酶（ALT），主要分布在肝细胞非线粒体中；天门冬氨酸氨基转移酶（AST），主要分布在心肌，其次分布在肝细胞线粒体内。正常血清 ALT 为 10 ~ 40U/L；AST 为 10 ~ 40U/L。测定肝细胞损伤的灵敏度 ALT > AST，但在严重肝细胞损伤时，因线粒体膜损伤导致大量 AST 释放，此时 AST > ALT。血清氨基转移酶升高的幅度在一定程度上反映肝细胞坏死的范围，有助于病情的动态观察。

二、胆红素代谢的监测

胆红素代谢的监测有血清总胆红素、结合胆红素和非结合胆红素。正常血清总胆红素为 3.4 ~ 17.1μmol/L，其中结合胆红素 0 ~ 6.8μmol/L，非结合胆红素 1.7 ~ 10.2μmol/L。如血清总胆红素 34.2 ~ 170μmol/L 为轻度黄疸；171 ~ 342μmol/L 为中度黄疸；> 342μmol/L 为重度黄疸。如总胆红素显著增高伴结合胆红素明显增高，结合胆红素/总胆红素 > 0.5 提示为梗阻性黄疸；总胆红素增高伴非结合胆红素明显增高，结合胆红素/总胆红素 < 0.2 提示为溶血性黄疸；三者均增高，结合胆红素/总胆红素 0.2 ~ 0.5，则为肝细胞性黄疸。

三、蛋白质代谢的监测

1. 血清总蛋白和白蛋白　　正常成人血清总蛋白为 60 ~ 80g/L，其中白蛋白约 40 ~ 55g/L。因肝具有很强的代偿能力，加之白蛋白的半衰期较长，急性肝病时白蛋白多在正常范围，故血清白蛋白测定不是急性肝病良好的监测指标。急性肝衰竭早期虽然已有肝细胞受损，使白蛋白减少，但肝内免疫系统受到刺激致球蛋白增多，此时总蛋白并不降低。若白蛋白持续下降，则提示肝细胞坏死进行性加重。

2. 血氨　氨对中枢神经系统有高度毒性，氨主要通过肝鸟氨酸循环形成无毒的尿素，再经肾排出体外，所以肝是解除氨毒性的重要器官。血氨正常值为 $11 \sim 35 \mu mol/L$。急性严重肝损害时可致血氨升高，出现不同程度的意识障碍，甚至昏迷。

【肾功能监测】

一、肾小球功能监测

1. 血肌酐（Cr）　肌酐是肌肉代谢产物，通过肾小球滤过而排出体外。故 Cr 浓度升高反映肾小球滤过功能减退，敏感性较血尿素氮（BUN）好，但并非早期诊断指标。正常值为 $83 \sim 177 \mu mol/L$。各种类型的肾功能不全时，Cr 明显增高。

2. 血尿素氮（BUN）　尿素氮是体内蛋白质分解代谢产物，主要经肾小球滤过而随尿排出。其数值易受肾外因素影响。正常值为 $2.9 \sim 6.4 mmol/L$。肾功能轻度受损时，BUN 可无变化，因此，BUN 不是一项敏感指标。但是，其对尿毒症诊断有特殊价值，其增高的程度与病情严重程度成正比。临床上动态监测 BUN 极为重要，进行性升高是肾功能进行性恶化的重要指标之一。

3. 内生肌酐清除率（Ccr）　内生肌酐为肌酸代谢产物，其浓度相当稳定。肾脏在单位时间内能把若干容积血浆中的内生肌酐全部清除出去，这称为 Ccr。由于肌酐仅由肾小球滤过，不被肾小管重吸收且排泌量很少，因此 Ccr 是较早反映肾小球损害的敏感指标。成人正常值为 $80 \sim 120 ml/min$。Ccr 如降到正常值的 80% 以下，则表示肾小球滤过功能已有减退，如降至 $51 \sim 70 ml/min$ 为轻度损伤；降至 $31 \sim 50 ml/min$ 为中度损伤；降至 $30 ml/min$ 以下为重度损伤。

二、肾小管功能监测

1. 肾浓缩－稀释功能监测　主要用于监测肾小管的重吸收功能，是了解远端小管功能的敏感指标。正常值为昼尿量与夜尿量之比 $3 : 1 \sim 4 : 1$；夜间 12h 尿量应少于 750ml；最高的一次尿比重应在 1.020 以上；最高尿比重与最低尿比重之差大于 0.009。如夜尿尿量 >750ml 常为肾功能不全的早期表现。昼间各份尿量接近，最高尿比重 < 1.018，则表示肾脏浓缩功能不全。尿比重固定在 1.010 左右（等张尿）表示肾脏功能严重受损。

2. 酚红排泄率监测　酚红是一种对人体无害的染料，经静脉注入后大部分与血浆白蛋白结合，除极少一部分从胆汁排出外，主要由肾脏排出，94% 自肾小管排泄。酚红排泄率监测主要反映肾小管的排泄功能，但并不是一种特异性的检查方法，因为其排泄量在很大程度上还受肾血流量的影响。正常成人 15min 排泄率为 25% ～50%；30min 为 40% ～60%；60min 为 50% ～75%；120min 为 55% ～85%。如 15min 酚红排泄量 <12%，2h 总量 <55%，而又无肾外因素的影响，则表示肯定有肾功能不全。如 2h 排泄总量为 40% ～55%，则表示有轻度肾功能损害；25% ～39% 为中度损害；11% ～24% 为重度损害；0 ～10% 为极严重损害。

【出凝血监测】

出凝血监测一般分为临床监测和实验室监测两大类，常将两者相互结合对出凝血功能进行综合判断。临床监测应动态观察和分析病人的皮肤、黏膜、伤口部位的出血以及观察消化道、泌尿道、鼻咽部等部位有无出血情况。实验室监测能够为出凝血障碍的患者提供可靠的诊断依据，并可定量动态地监测病情的变化。

一、血液凝固机制的监测

1. 全血凝固时间（CT）　又称凝血时间，主要反映内源性凝血系统的凝血功能。试管法正常值为 5～10min，该检查虽然操作简单，但敏感性与特异性均较差。CT 延长常见于凝血因子Ⅷ、Ⅸ、Ⅺ缺乏症，血液中有抗凝物质等；CT 缩短见于高凝状态。

2. 白陶土部分凝血活酶时间（KPTT）　在抗凝的血浆中加入白陶土部分凝血活酶试剂，孵育一定时间后加入适量的钙剂，并测定血浆凝固的时间。正常值为 32～42s，KPTT 较正常对照延长 10s 以上有诊断意义。KPTT 延长常见于凝血因子缺乏所致的血友病、DIC、纤维蛋白原严重减低等。

3. 凝血酶原时间（PT）　在血浆中过量的组织凝血活酶和适量的钙，观察血浆凝固时间，主要反映外源性凝血系统缺陷的筛选实验。正常值为 12±1s，PT 较正常对照延长 3s 以上有诊断意义。PT 延长表示先天性凝血因子缺乏、严重肝病、DIC、阻塞性黄疸等。

4. 血浆纤维蛋白原定量（Fg）　双缩脲测定法的正常值为 2～4g/L。Fg 增高见于血液的高凝状态；Fg 降低见于 DIC 消耗性低凝血期及纤溶期。

二、纤维蛋白溶解的监测

1. 凝血酶时间（TT）　在血浆中加入标准化的凝血酶后血浆凝固所需的时间。正常值为 16～18s，比正常对照延长 3s 以上有诊断意义。TT 延长见于血浆中肝素或肝素物质含量增高、DIC 等。

2. 血浆鱼精蛋白副凝固试验（3P）　正常人 3P 试验为阴性。3P 试验阳性常见于 DIC 早期，但 3P 试验的假阳性率较高，必须结合临床分析。

3. 血清纤维蛋白降解产物（FDP）　FDP 正常值为 1～6mg/L。当 FDP≥20mg/L 有诊断意义。FDP 增高见于原发性和继发性纤溶、溶栓疗法、血栓栓塞性疾病。

三、抗凝血酶Ⅲ活性及抗原含量（AT-Ⅲ：C 及 AT-Ⅲ：Ag）

AT-Ⅲ：C 正常值为 96.6%±19.4%；AT-Ⅲ：Ag 正常值为 364.1%±83.0%。AT-Ⅲ：C 及 AT-Ⅲ：Ag 降低多见于 DIC、血栓形成等。

第二节 心跳呼吸骤停

心跳呼吸骤停是指任何心脏病患者或非心脏病患者，在未能估计到的时间内，心跳呼吸突然停止，使有效循环功能立即丧失，大动脉搏动与心音消失，全身重要器官特别是脑严重缺血与缺氧，出现意识丧失、瞳孔散大等系列症状。心肺脑复苏（CPCR）的目的在于保护脑和心、肺等重要脏器不致达到不可逆的损伤程度，并尽快恢复自主呼吸和循环功能。标准的 CPCR 包括基本生命支持、进一步心脏生命支持和延续生命支持。现代心肺复苏术从 20 世纪 50 年代末和 60 年代初发展起来至今已近 60 年，关于心跳呼吸骤停后机体的病理生理改变的研究已取得重大进展。心肺脑复苏的最终目的是使脑的功能及生命力恢复。心跳呼吸骤停与中医的"猝死"、"卒客忤死"相类似。

任何慢性病患者在终末时，多数也表现为心脏停搏，少数为呼吸先停止，但这不同于本节所说的心跳呼吸骤停，这类死亡属于生命的自然终止，是"生物学死亡"而无法挽救，而心跳呼吸骤停只要抢救及时，措施得当，很大一部分可以复苏成功而得救。

【病因病理】

一、西医病因病理

心跳呼吸骤停的病因可分为心脏本身病变和心脏外病变，以心脏病变占大多数，约为 75%。常见的心脏本身病变有冠心病、心肌梗死、严重心律失常、心肌炎、风心病、细菌性心内膜炎等，其中最常见的是冠心病，尤其是心肌梗死和严重心律失常。常见的心脏外病变有严重电解质及酸碱平衡失调、药物中毒及毒物中毒、电击、溺水、窒息、麻醉及手术意外和创伤等。

心跳呼吸骤停的基本病理变化是全身缺氧、酸中毒和二氧化碳蓄积，最终继发一系列细胞及分子水平的病理改变。心跳呼吸骤停后，体内主要脏器对缺血缺氧的耐受能力或阈值是不同的。在缺血缺氧时，最先受到损害的是脑组织，大脑的缺血缺氧耐受时间是 $4 \sim 6min$，延髓是 $20 \sim 25min$。其他脏器的缺血缺氧耐受时间：心肌和肾小管细胞为 $30min$，肝细胞约为 $1 \sim 2h$，肺组织由于氧可以从肺泡弥散至肺循环血液中，即使大循环停止，亦可以维持较长一些时间的代谢。心跳呼吸骤停后，细胞损伤的进程主要取决于最低氧供的程度。由于缺血缺氧，体内发生了很多变化：大量氧自由基产生，Fe^{2+} 释放；由于细胞膜离子泵功能障碍，大量 Ca^{2+} 内流；其次，在各种因素的作用下，花生四烯酸代谢产物增加，当组织细胞再灌注时，这些有害物质随血流到达组织，造成所谓的"再灌注损伤"。心肺脑复苏成功的关键是要在组织的缺血阈值时间内尽快恢复有效血液灌注，再灌注血流必须达到维持组织细胞生存的最低血供，即正常血供的 25% 以上，同时加用 Ca^{2+} 拮抗剂、自由基清除剂、前列环素等物质，以消除缺血缺氧时产生的有害物质对组织细胞的影响。

二、中医病因病机

中医认为心跳呼吸骤停是由于人体正气不足,外邪乘虚侵袭,正不胜邪,邪毒内陷;或它病日久,损伤脏腑气血津液导致阴阳衰竭,临床上突然出现瞑目昏沉,汗出如油,面色苍白,气息停止,瞳神散大,脉见败脉或脉绝不至等阴阳离决之候。

【临床表现】

一、症状与体征

突然意识丧失呈深昏迷状态;大动脉(颈动脉或股动脉)搏动消失;呼吸停止或抽搐样呼吸;瞳孔固定及皮肤发绀。瞳孔散大不应列为关键体征,因为瞳孔散大在心跳骤停 1min 或更长时间才发生,有的在心跳骤停后瞳孔根本不散大。

二、临床分型

临床上根据心跳骤停后的心电图变化分为以下 3 型:

1. 心室颤动 心肌发生不协调、快速而紊乱的连续颤动。心电图上 QRS 波群与 T 波均不能辨认,代之以连续的不定型心室颤动波。心室扑动也是死亡心电图的表现,且很快转变为室颤或两者同时存在。在心跳骤停中,心室颤动最为多见,约占 90%。凡张力弱,蠕动幅度小者为"细颤",张力强,蠕动幅度大者为"粗颤"。

2. 心电－机械分离 心脏处于"极度泵衰竭"状态,无心搏出量。心电图有正常或宽而畸形、振幅较低的 QRS 波群,频率多在 30 次/分以下,但心脏并无有效的泵血功能,血压及心音均测不到,这是死亡率极高的一种心电图表现。

3. 心室停搏 心肌完全失去电活动能力,心电图呈等电位。常发生在室上速进行颈动脉按压或行直流电击后,也可发生于心室搏动、心室颤动和严重逸搏后。

【治疗】

一、治疗原则

心肺脑复苏分为 3 个阶段:①基本生命支持;②进一步心脏生命支持;③延续生命支持。基本生命支持多用于现场抢救,包括 C、A、B 3 步,C 即胸外按压(cardiac compression);A 即保持气道通畅(airway);B 即口对口人工呼吸(breathing)。进一步心脏生命支持大多是在医院内或由专职医务人员到达急救现场进行的。包括复苏用药、电击除颤、人工气道建立、心电监护和维持呼吸循环稳定。延续生命支持以恢复神志为重点的脑复苏及重病监测治疗。复苏的成功不仅是指心搏、呼吸的恢复,还应达到恢复智能。中医在心肺脑复苏治疗中,重点是防治脑缺血和脑水肿,改善脑循环。

二、西医治疗

1. 基本生命支持（basic life support，BLS）

（1）胸外按压 在胸部按压时，患者应处于水平位置平卧，因为即使进行正规的按压方法，压至脑部的血液也是很少的。如果头部位置高于心脏，血液流至脑部减少或者达不到。如果患者卧于床上，应当在患者的后背放置一块木板，最好与床同宽。目前主张用较快的心脏按压频率（至少100次/分），按压幅度成人大于5cm，按压与放松时间比为1:1，脑及心脏的灌注较好。经二维超声心动图、影视心血管造影术及压力测定，闭胸心脏按压时房室瓣、二尖瓣均未关闭，左心室内径也无改变；同时发现在胸内压与颈静脉间存在压力梯度；胸腔内压与胸腔内血管压力成正比。由此认为，心跳骤停后，胸外按压时，心脏已不再是泵，推动血液流动的力量来自胸腔内、外的压力级差，由于在颈静脉入胸廓上口处存在功能或解剖瓣，因此，闭胸心脏按压时上腔静脉血不能逆流，导致左心室血流通过颈总动脉流向脑组织。下腔静脉压力与腹主动脉压相同，这保证了胸外按压时无血流灌注腹腔脏器血管床，而按压解除时，因左心室和腹主动脉的回缩弹性大，仍保持了较左心房和下腔静脉大的压力，从而保证了冠状动脉和腹腔脏器的血流灌注。在整个过程中，心脏只起到了一个"管道"的作用。这个理论称为"胸泵学说"。胸泵学说的产生对胸外按压的原理无疑是一个巨大的理论突破，对心肺脑复苏的研究起了重要的推动作用。

正确的按压部位是胸骨中、下1/3（图2-1）。抢救人员站在或跪在患者的右侧，双臂伸直肘部不能弯曲，用双肩及上身的体重垂直按压病人胸骨，按压深度大于5cm，按压频率至少100次/分，放松时手掌不能离开胸壁（图2-2）。胸外心脏按压必须保持平衡，不间断，胸骨下压时间及放松时间各占50%。如为单人抢救，先吹气两次，然后按压10~15次，交替进行；如为双人抢救，一人进行口对口人工呼吸，另一人进行胸外按压，先口对口吹气一次，然后胸外按压5次，交替进行。吹气时暂停按压，在任何情况下闭胸心脏按压中断时间不能超过数秒钟。

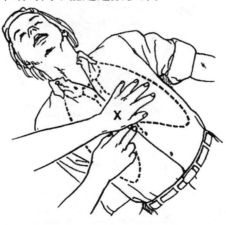

图2-1 正确的按压部位是胸骨中、下1/3

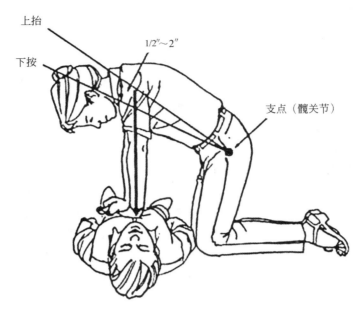

图 2 - 2　胸外按压的方法

（2）保持气道通畅　迅速检查口腔有无异物，如呕吐物、假牙等，立即予以清除；由于肌肉张力不足，舌和会厌可阻塞咽部。舌是使意识丧失者发生气道阻塞的最常见原因。为确保呼吸道通畅，可用双手托病人下颌向前、向上，或用一手托起病人颈部，另一手压住病人前额向下，使病人的口腔轴与气道成一直线（图 2 - 3）。

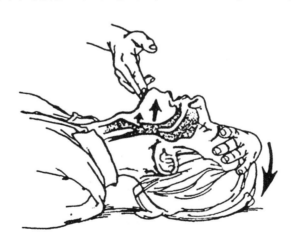

图 2 - 3　保持气道通畅

（3）口对口人工呼吸　口对口呼气时，一手将病人的下颌角拨向下，使他的口部张开，用另一按病人前额的手的大拇指和食指捏紧病人鼻孔，防止吹气时漏气（图 2 - 4）。抢救者吸一口气，每次通气量应使患者胸部鼓起，此通气量为 800 ~

1200ml。抢救者将自己口部包绕病人口部，徐缓而均匀地将气呼入病人口中，约需 1 ~ 1.5s，然后离开口部接触将头部转向一侧，再度吸气，呼气。

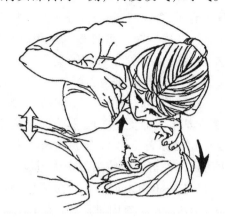

图 2 - 4 口对口人工呼吸

2. 进一步心脏生命支持（advanced cardiac life support，ACLS）

（1）人工气道建立 心肺复苏时应尽可能早的建立有效的人工气道，气管插管和机械通气是最为现实和最有效的手段。一旦心跳呼吸骤停时，应立即进行吸氧、面罩通气，同时准备气管插管，有时病人呼吸尚未完全停止，但牙关紧闭，或声门暴露困难，也应先面罩通气，再设法气管插管。这样在气管插管成功之前保证病人供氧和通气。气管插管后纯氧机械通气，以保证重要器官氧供。

1）吸氧：推荐 100% 浓度的纯氧，氧分压高可以加大动脉血液中氧的溶解量，进而加强氧的运输，短时间吸入 100% 浓度氧是有益无害的。

2）球囊面罩供氧：在气管插管之前可紧急行球囊面罩供氧。使用球囊面罩可提供正压通气，一般球囊充气容量约为 1000ml，足以使肺充分膨胀。

3）气管插管及机械通气：在无法保证气道完全开放时，尽可能进行气管插管。气管插管可保证通气和吸入高浓度氧，便于吸痰，也可作为一种给药途径，可准确控制潮气量，并保证胃内容物、血液及口腔黏液不误吸入肺。气管插管的指征包括：①复苏人员用非侵入性措施无法保证昏迷患者足够通气；②患者缺少保护性反射（如昏迷、心跳骤停等）。插管成功后，应使用口咽道或牙垫防止患者咬破或阻塞导管。

（2）除颤

1）胸前叩击：极少数心室颤动可能被胸前重叩终止。由于胸前叩击简便快速，在发现患者心脏骤停、无脉搏，且无法获得除颤器进行除颤时可考虑使用。

2）电除颤：心室颤动可能在数分钟内转为心脏停止，尽早快速电除颤是生存链中最关键的一环，可显著提高患者生存率。采用非同步直流电除颤，体外除颤器包括二类除颤波形，单相波和双相波。目前推荐双相波除颤，使用 120 ~ 200J 可有效终止院前发生的心室颤动。低能量的双相波电除颤是有效的，而且终止心室颤动的效果与高能量单相波除颤相似或更有效。

（3）复苏用药　静脉内给药目前已作为首选的给药途径，心肺复苏后，应尽快建立静脉通道，以供输液及用药之需。初期复苏期间一般多采用外周静脉和中心静脉两种，最好是颈内或锁骨下静脉给药。若心脏骤停前没有静脉插管，首选肘前静脉。如一时静脉通道不能建立而气管插管已成功时，可将复苏药物以静脉用量的 1～2 倍加等渗盐水或蒸馏水稀释至 10ml 左右经气管插管注入气管支气管树，因肺泡面积很大，肺内有丰富的毛细血管网，吸收力强，药物易到达心脏。碳酸氢钠不能经气管支气管树给药，因其碱性可引起支气管黏膜和肺泡的损伤，抑制心肌功能。

1）一线复苏药物：大多在基本生命支持阶段选择的复苏药物。

肾上腺素：肾上腺素是心肺复苏首选和最有效的药物，主要作用于 α 及 β 受体，增强心肌收缩力和扩张冠状动脉，兴奋心肌使细颤变为粗颤，有利于电除颤，并能升高动脉压。肾上腺素标准剂量为 0.01～0.02mg/kg，大多采用静脉推注，基本不用心内注射。近年来主张大剂量应用，开始 5min 内用量达 3～5mg 或 3～5min 内从 1mg 增加到 4mg、6mg、8mg，甚至更大。临床和实验证实，大剂量肾上腺素疗法能提高自主循环恢复成功率。

胺碘酮：胺碘酮有较强的抗纤颤作用，且可降低除颤阈值。在心肺复苏时，如患者表现为持续性室速或室颤，在电除颤和使用肾上腺素后，建议使用胺碘酮；对血流动力学稳定的室速、多形性室速和不明起源的多种复杂心动过速，推荐使用胺碘酮。对心肺复苏主要用于室颤或无脉性室速患者，初始剂量为 300mg 溶于 20～30ml 生理盐水或 5% 葡萄糖内静注；对血流动力学不稳定的室速或有反复或顽固性室颤或室速患者，可适当增加剂量，如首次用药 300mg 后再追加 150mg，然后按 1mg/min 的速度持续泵入 6h，再减量至 0.5mg/min，每日最大剂量不超过 2g。主要不良反应是低血压和心动过缓，应严密观察，必要时减慢给药速度。

利多卡因：利多卡因是治疗室性心律失常的常用药。早期应用可以预防室颤，尤其对急性心肌梗死时室早、室速效果确切，但应用利多卡因后，可使心肌除颤阈值升高，除颤时需加大电能量。目前主张，经电击除颤后，心室颤动或室性心动过速仍不能解除时，可作为首选药物。利多卡因用于室颤 1～2mg/kg 静推或气管内给药，继以 1～4mg/min，静点维持。

2）二线复苏药物：指心肺复苏已获初步成功时或进一步心脏生命支持阶段所应用的药物。

碳酸氢钠：在心跳呼吸骤停的早期，主要是由于呼吸停止所继发的呼吸性酸中毒，如过早给予碳酸氢钠不仅无益反而有害。因为反复大量应用碳酸氢钠可引起短暂血液碱中毒，加重细胞内酸中毒及组织缺氧，抑制心肌收缩力，使脑脊液 pH 值反射性降低，加重脑损害。一般主张心肺复苏早期不要常规应用碳酸氢钠，只有循环骤停超过 10min 时才使用。应用碳酸氢钠，首剂 1mmol/kg 静脉滴注，以后给予半量，每 10min 一次。可参考动脉血气分析结果调整剂量，为尽量减少碱中毒的危险，应避免一次补足。

多巴胺：多巴胺是去甲肾上腺素的化学前体，在血容量补足的情况下，小剂量兴奋 β 受体，可增加脑及冠脉血供，增加肾血流及加强肾利尿作用；大剂量兴奋 α 受体，可使外周血管收缩，升高血压。心肺复苏时主要用于自主心跳恢复后的血压维持。2～20μg/（kg·m）静脉滴注，根据血压变化调节至最佳剂量。

多巴酚丁胺：多巴酚丁胺是一种合成的儿茶酚胺类药物，具有很强的正性肌力作用，常用于严重心肌收缩功能不全的治疗。该药主要通过激动β受体发挥作用。在增加每搏心排出量的同时，可导致反射性周围血管扩张，用药后动脉压一般保持不变，常用剂量5～10μg/（kg·m）

氨力农和米力农：氨力农和米力农是磷酸二酯酶抑制剂，具有正性肌力和扩血管的特性。可用于对标准治疗反应不佳的严重心力衰竭和心源性休克。对儿茶酚胺反应差及快速心律失常患者都是使用该药的适应证。氨力农可在最初2～3min内给予0.75mg/kg，随后予5～15μg/（kg·m）静脉滴注。米力农用药时可先给予一次静脉负荷量50μg/kg，缓慢推注10min以上，然后375～750μg/（kg·m）维持静脉滴注2～3d。

3. 延续生命支持（prolonged life support，PLS）

心跳呼吸骤停患者复苏后出现的脑缺血缺氧性损害是心肺脑复苏的难点，脑复苏成功与否决定着心肺复苏成功后病人的生存质量，因此心肺复苏和脑复苏是紧密结合的，如果说心肺复苏是决定预后的基础，那么脑复苏则是决定预后的关键。此期以脑复苏为重点，采取防治脑缺血缺氧及脑水肿、保护脑细胞、恢复脑功能的综合措施，越早进行效果越好。

（1）亚低温 亚低温可降低脑代谢，减少乳酸堆积，提高脑细胞对缺氧的耐受性，低温还可保护血-脑脊液屏障，减轻脑水肿，降低颅内压，抑制反应性高温，稳定细胞膜功能，延迟缺血后的Ca^{2+}内流，抑制兴奋性递质（尤其谷氨酸）的释放以及环氧化酶、脂氧化酶等活性，从而阻滞脂质过氧化"瀑布样"炎症反应和减少NO和自由基的形成，减轻复苏后症候群，减少神经细胞的损害，故低温对脑缺氧性损害的防治有重要作用。一般主张亚低温（34℃～33℃）可达到最佳的脑保护作用，已成为脑复苏中必不可少的措施之一。在心跳呼吸停止后，心肺复苏同时立即放置冰帽，实施头部重点低温，也可以在头、颈、腋窝及腹股沟放置冰袋。特别是病人有发热时，一定要施行有效降温，维持亚低温（不低于正常体温5℃～6℃）。再灌注开始时，还能遏制常温再灌注损伤。亚低温持续时间应坚持到病情稳定，脑功能开始恢复为止，然后逐渐复温。

（2）利尿脱水 急性脑缺血与缺血后再灌注损伤可导致泵衰竭，产生脑细胞内外水肿，因而脱水治疗对自主循环已重建，未能脑复苏者必须应用。一般首选甘露醇，其降低颅压效果明显，且有降低血液黏稠度和清除自由基的作用。心功能不全者可选用呋塞米。血容量不足可选用人体白蛋白、血浆等。初2～3d应加强利尿脱水，以后根据病情变化调整剂量。需注意脱水必须在血压正常情况下应用为宜，应加强动脉压和中心静脉压监测，维持血压正常和中心静脉压在正常低值。同时注意液体出入量和电解质平衡。

（3）糖皮质激素 大剂量糖皮质激素可防止和减轻自由基引起的脂质过氧化反应，保护细胞膜和亚细胞的完整性，使毛细血管通透性降低，亚细胞的结构功能改善，能量恢复，钠泵随之恢复，防止和减轻脑水肿。糖皮质激素还能提高机体应激能力，维持心血管对儿茶酚胺的反应性，从而使心肌收缩力加强，心排出量增加，血压升高。每天用地塞米松 1mg/kg 或甲泼尼龙 5mg/kg，共用 3d，但其确切疗效尚无定论。

（4）巴比妥类药物　巴比妥类药物可以降低脑细胞氧化代谢，降低颅内压，减轻脑水肿；此外，巴比妥类药物还可稳定溶酶体膜，抑制自由基反应，降低细胞内 Ca^{2+} 浓度。目前已广泛应用于脑复苏中，但需注意巴比妥类药物可出现抑制呼吸、降低血糖等现象。

（5）Ca^{2+} 拮抗剂　Ca^{2+} 拮抗剂在心肺复苏中可减轻血管损伤，解除缺血后血管痉挛，增加脑血流灌注，保护心肌，扩张冠脉，提高室颤阈值。由于多数 Ca^{2+} 拮抗剂对房室传导有阻滞作用，血管扩张可引起低血压，故主张循环恢复后，观察使用。

（6）纳洛酮　纳洛酮是阿片受体拮抗剂，可透过血脑屏障，拮抗 β 内啡肽的不利影响，并在脑缺氧的情况下提高脑的灌注压，逆转内啡肽的继发损害。纳洛酮还能阻断 Ca^{2+} 通道，避免细胞内钙超载；抑制粒细胞释放氧自由基，阻止脂质过氧化，稳定溶酶体膜；抑制花生四烯酸的代谢，阻抑 TXA_2 生成等多种机制来减少神经细胞的损害。纳洛酮又是主要应急激素，还能逆转 β 内啡肽所介导的心肺脑功能的抑制，促进自主呼吸的恢复。纳洛酮 0.8mg 加生理盐水 20ml 静推，同时用纳洛酮 2mg 加葡萄糖盐水 100ml 静滴，半小时后可重复使用。

（7）改善脑细胞代谢药物　改善脑细胞代谢药物主要可提高脑细胞对氧和葡萄糖的利用，增加脑代谢率，激活脑干网状系统的功能，促进脑复苏。目前临床常见的改善脑细胞代谢药物有甲氯芬酯（氯酯醒）、吡拉西坦（脑复康）、胞二磷胆碱、喜德镇、都可喜、脑通和脑活素等。

（8）高压氧　高压氧可提高血氧张力，增加血氧储备，提高血氧弥散，减轻脑水肿，降低颅内压，改善脑电活动。通常在 3 个大气压下吸纯氧，此时血中物理溶解氧比常压下呼吸空气时增加 21 倍，且颅内压可能降低 40% ~ 50%。

三、中医治疗

1. 阳气暴脱证

证候：神昏，面色苍白，目闭口开，形寒肢冷，呼吸微弱，唇色淡白或紫暗，舌质淡或胖，脉微欲绝。

治法：回阳固脱。

方药：参附注射液 20ml 加入生理盐水 20ml 静脉推注，再用 40 ~ 60ml 加入 5% 葡萄糖或生理盐水 250ml 静脉滴注，每日 2 次。

2. 心阴衰竭证

证候：神昏，心悸气短，手足蠕动，盗汗，舌红或短缩，脉细弱无力。

治法：养阴复脉。

方药：生脉注射液 40 ~ 60ml 加入 5% 葡萄糖或生理盐水 250ml 静脉滴注，每日 1 ~ 2 次。

3. 热陷心包证

证候：高热烦躁，神昏谵语，口干舌燥，痰涎壅盛，舌红或绛，脉数。

治法：清热醒脑。

方药：清开灵注射液 40～60ml 加入 5% 葡萄糖或生理盐水 250ml 静脉滴注，每日 1～2 次。醒脑静注射液 20ml 加入 5% 葡萄糖或生理盐水 250ml 静脉滴注，每日 1～2 次。安宫牛黄丸溶水灌胃，每次 1 粒，每日 1 次。

四、复苏有效指标

1. 自主心跳恢复　可听到心音，触及大动脉搏动，心电图示窦性心律，房性或交界性心律，即使是心房扑动或颤动亦是自主心跳恢复的表现。

2. 瞳孔变化　散大的瞳孔回缩变小，对光反射恢复。

3. 脑功能开始好转的迹象　意识好转，肌张力增加，自主呼吸恢复，吞咽动作出现。

五、终止复苏指标

复苏成功，转入下一阶段治疗；复苏失败，即经 30min 心肺复苏抢救，心脏毫无电活动，可考虑停止复苏术。

【预防与调护】

1. 预防　①对于严重心脏疾患病人，尤其有心绞痛、心肌梗死和心律失常病史的，避免过度疲劳，过分激动，出现疾病预兆立即就医。②大力宣传群众自救知识，培训义务急救人员。

2. 调护　①设专人护理，迅速开放静脉通道，建立心电监护，供给纯氧，保持口腔、鼻腔清洁；保护眼睛，尽量使眼睑闭合，闭合不全时，可用凡士林纱布覆盖双眼，以免角膜干燥。②帮助病人变换体位，动作宜轻，尽量不过多地搬动。加强受压部位护理，防止坠积性肺炎及褥疮发生。③注意病人二便情况，如出现尿潴留，需采取各种方法帮助病人排尿。

第三节　院前急救

当今的急救医学把急救的过程分为 3 个阶段，即院前急救阶段、急诊处置阶段和 ICU 观察阶段。所谓院前急救阶段是指从第一救援者到达现场并采取一些必要措施开始，直至救护车到达现场进行急救处置，然后将病员送达医院急诊室之间的这个阶段。在此期间，第一发现/救援者首先应该采取一些必要的措施，使病员处于相对稳定的状态；拨打急救中心电话，呼叫救护车并守候在病员身边，等待救护车的到来；救护车到达后，急救医生将会采取许多措施来改善病员的病情，延长病员的生命，使其在到达医院时具备更好的治疗条件。比如在现场利用便携式心脏起搏器、救护车车载供氧系统、气管插管术等手段实施心肺复苏；对于外伤施行消毒、包扎；利用急救固定器械对可能发生骨折的部位实施临时固定等。院前急救对于突发疾病或者遭遇意外创伤的病员来说至关重要，院前急救处理的正确与否直接关系到患者的生存率与病残率。

院前急救是急救医学的一个重要范畴，是急救医疗服务向社会大众的延伸。院前急救医疗有广义与狭义之分。广义的院前急救医疗是指伤病员在发病或受伤时，由医护人员或目击者对其进行必要的急救，以维持基本的生命体征和减轻痛苦的医疗活动和行为的总称。它既可以是医疗单位闻讯后赶赴现场的救治活动和行为，也可以是受到心肺复苏等普及教育的红十字卫生员、司机、交通警察、营业员以及其他人的救治活动。狭义的院前急救医疗专指有通讯、运输和医疗基本要素所组成的专业急救机构在病人到达医院前实施的现场救治和途中监护的医疗活动。二者主要区别在于有无公众参与。

院前急救工作具有：①社会性、随机性；②时间紧急、流动性大；③医疗急救环境差；④病种复杂；⑤以对症治疗为主；⑥体力强度大等特点。

【院前急救的原则】

先救命再治伤（治病），先重后轻，先排险后施救，先救活人后处置尸体，以抢救为主，维持伤病员基本生命体征。

【转送原则】

在伤病允许前提下，必须在急症监护下迅速送到医院救治，途中密切观察伤病情况及生命体征变化，认真做好现场记录及转送记录，并妥善保管。

【院前急救内容】

1. 医疗　包括①维持循环系统功能；②维持呼吸系统功能；③各种创伤的止血、包扎和固定；④解痉、镇痛、止吐、止血等对症处理。

2. 搬运　应采用安全稳固的搬运方法，尽快地把伤病员搬上救护车或病床。最常使用的是担架搬运。

3. 运输　急救运输既要快速，又要平稳安全。为避免紧急刹车可能造成的损伤，伤病员的体位和担架均应很好固定，医务人员和陪护人员要使用安全带或抓牢扶手。伤病员在车内的体位要根据病情放置，如平卧位、坐位或头高（低）位。脊柱伤病人应下垫硬板，骨折病人要防止因车辆剧烈颠簸造成疼痛加重，昏迷、呕吐病人应把头转向一侧，以防呼吸道阻塞。

【院前急救伤员的分类】

灾害发生后，伤员数量大，伤情复杂，重危伤员多。急救和后运常出现尖锐的 4 大矛盾，即：急救技术力量不足与伤员需要抢救的矛盾；重伤员与轻伤员都需要急救的矛盾；轻重伤员都需要后运的矛盾；急救物资短缺与需求量大的矛盾。解决这些矛盾的办法就是对伤病员进行分类。伤病员分类是灾区院外急救工作的重要组成部分，做好伤病员分类工作，可以保证充分地发挥人力、物力的作用，使需要急救的轻、重伤病员各得其需，使急救和后运工作有序不紊地进行。

院前急救分类的重要意义集中在一个目标，即提高急救效率。将现场有限的人力、物力和时间，用在抢救有存活希望者的身上，提高伤病员存活率，降低死亡率。

1. 现场伤员分类和要求

（1）分类工作是在特殊困难而紧急的情况下，边抢救，边分类的。

（2）分类应派经过训练、经验丰富、有组织能力的技术人员专人承担。

（3）分类应依先重后轻的原则进行。

（4）分类应快速、准确、无误。

2. 现场伤员分类的判断　现场伤员分类是以决定优先急救对象为前提的，首先根据伤情来判断。

（1）呼吸是否停止，用看、听、感来判定。

看：是通过观察胸廓的起伏，或用棉花毛贴在伤病员的鼻翼上，看是否摆动。如吸气胸廓上提，呼气下降或棉毛摆动，即呼吸未停。反之，即呼吸已停止。

听：侧头用耳尽量接近伤病者的鼻部，去听是否有气体交换。

感：是在听的同时，用脸感觉有无气流呼出。如听到有气体交换或气流感，说明尚有呼吸。

（2）脉搏是否停止，用触、看、摸来检查。

触：成人触桡动脉有无脉搏跳动及强弱。

看：头部、胸腹、脊柱、四肢有否内脏损伤、大出血、骨折等，都是重点判定项目。

摸：婴儿应摸颈动脉有无搏动及强弱。

判定一个伤员的严重程度应在10s内完成。通过以上对伤员简单分类，便于辨认和采取针对性急救措施。

3. 现场伤员急救的标记

第Ⅰ急救区——红色：病情严重，危及生命者。

第Ⅱ急救区——黄色：严重，但暂无危及生命者。

第Ⅲ急救区——绿色：受伤较轻，可行走者。

第Ⅳ急救区——黑色：死亡病人。

分类卡包括颜色由急救系统统一印制。背面有扼要病情转归，随伤员携带。此卡一般挂在伤员左胸的衣服上，如没有现成的分类卡，可临时用硬纸片自制。

4. 现场急救区的划分　现场有大批伤病员时，最简单、最有效的急救应有以下4个区，以便有条不紊地进行急救。

收容区：伤病员集中区，在此挂上分类标签，并提供必要的紧急复苏等抢救工作。

急救区：用以接受第Ⅰ和第Ⅱ急救区患者，在此做进一步抢救工作，如对休克、呼吸与心脏骤停者等进行生命复苏。

后送区：这个区内接受能自己行走或较轻的伤病员。

太平区：停放已死亡者。

【院前急救的主要技术】

1. 基础生命支持。

2. 气管插管术。

3. 经胸壁直流电电击复律术。

4. 环甲膜穿刺术。

【创伤急救基本技术】

1. 止血　急性大出血是人体受伤后早期致死的主要原因。中等口径血管损伤出血，可导致或加重休克。当大动脉出血时，如颈动脉、锁骨下动脉、腹主动脉、股动脉等出血，可于2～5min死亡。因此，当人体受到外伤时，首要的应确保呼吸道通畅和当即采取有效的止血措施，防止因急性大出血而导致的休克，甚至死亡。

为更加适应现场及时、有效地抢救外伤出血伤员的需要，现介绍以下几种简便可行、有效的止血方法。

（1）加压包扎止血法　适用于小动脉，中、小静脉或毛细血管出血。方法：先将无菌敷料覆盖在伤口上，再用绷带或三角巾以适当压力包扎。

（2）指压止血法　适用于中等或较大的动脉出血。

（3）橡皮止血带止血法　适用于四肢较大的动脉止血，前臂及小腿禁用止血带。方法：抬高患肢，将软织物衬垫于伤口近心端的皮肤上，其上用橡皮带紧缠肢体2～3圈，以不出血为度，橡皮带的末端压在紧缠的橡皮带下面即可（图2－5）。

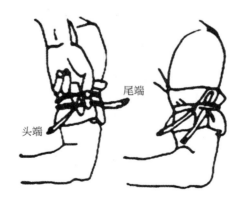

尾端

头端

图2－5　止血带止血法

2. 包扎　包扎是外伤急救常用方法，具有保护伤口、减少污染、固定敷料、压迫止血、有利于伤口早期愈合等作用。

（1）卷轴绷带包扎法　①环形包扎法，适用于四肢、额部、胸腹部等粗细相等部位的小伤口，即将绷带作环形重叠缠绕，最后将带尾中间剪开分成两头，打结固定。②螺旋或螺旋反折包扎法，肢体粗细过渡部位可采用此方法。③"8"形包扎法，关节屈曲部可采用，每圈遮盖上圈的1/3～1/2（图2-6）。

（2）三角巾包扎法　①包扎方法：包括头部帽（风帽）式包扎法（图2-7），单、双肩包扎法，单、双胸包扎法，背部包扎法，腹、臀部包扎法，上肢包扎法，手部包扎法，小腿和足部包扎法等等。②注意事项：包扎伤口应先简单清创并盖上消毒纱布再包扎；包扎压力应适度，以能止血或初步制动为宜；包扎方向应自下而上、由左向右、自远心端向近心端包扎，以助静脉血液回流；绷带固定的结应放在肢体的外侧面，不应放在伤口及骨突出部位；包扎四肢应暴露出指或趾，以便观察末梢血运和感觉，如发现异常，应松开重新包扎。

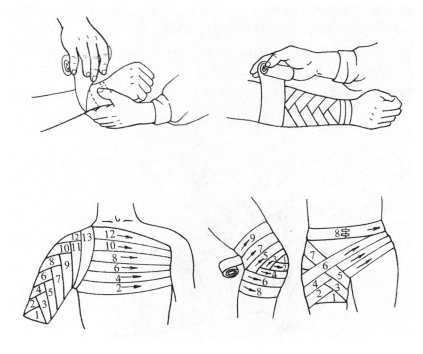

图2-6　"8"形包扎法

3. 固定　固定是针对骨折的急救措施。通过固定，可以限制骨折部位的移动，从而减轻伤员的疼痛，避免骨折断端因摩擦而损伤血管、神经及重要脏器，固定也有利于防治休克，便于伤员的搬运。

固定材料中最理想的是夹板。如抢救现场一时找不到夹板，可用竹板、木棒、镐把等代替。另需备纱布或毛巾、绷带、三角巾等。

（1）骨折临时固定法

1）锁骨骨折：用毛巾垫于两腋前上方，将三角巾折叠成带状，两端分别绕两肩呈"8"字形，尽量使两肩后张，拉紧三角巾的两头在背后打结。

2）肱骨骨折：用一长夹板置于上臂后外侧，另一短夹板放于上臂前内侧，在骨折

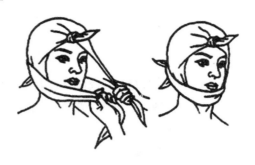

图 2-7 三角巾风帽包扎法

部位上下两端固定，屈曲肘关节成 90°，用三角巾将上肢悬吊，固定于胸前。

3）前臂骨折：使伤员屈肘 90°，拇指向上。取两夹板分别置于前臂的内、外侧，然后用绷带固定两端，再用三角巾将前臂悬吊于胸前。

4）大腿骨折：取一长夹板置于伤腿外侧，另一夹板放于伤腿内侧，用绷带或三角巾分成 5 段至 6 段将夹板固定牢。

5）小腿骨折：取两块夹板分别置于伤腿内、外侧，用绷带分段将夹板固定，见图 2-8。

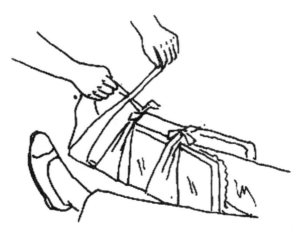

图 2-8 胫、腓骨骨折固定法

6）脊柱骨折：伤员平直仰卧于硬板上，在背腰部垫一薄枕，使脊柱略向上突，必要时用几条带子将伤员固定于木板上，使不移位。

（2）注意事项 ①固定骨折部位前如有伤口和出血，应先止血与包扎。②开放性骨折者如有骨端刺出皮肤，切不可将其送回伤口，以免发生感染。夹板长度须超过骨折的上、下两个关节，骨折部位的上、下两端及上、下两个关节均要固定牢。③夹板与皮肤间应加垫棉垫或其他物品，使各部位受压均匀且固定牢。④肢体骨折固定时，须将指（趾）端露出，以观察末梢循环情况，如发现血运不良，应松开重新固定。

4. 搬运 现场搬运伤员的目的是为了及时、迅速、安全地转运伤员至安全地区防止再次受伤。因此，使用正确的搬运方法是急救成功的重要环节，而错误的搬运方法可以造成附加损伤。现场搬运多为徒手搬运，在有利安全运送的前提下，也可使用一些搬运工具。

（1）几种特殊伤员的担架搬运

1）腹部内脏脱出的伤员：①使伤员双腿屈曲，腹肌放松，仰卧于担架上；②切忌将脱出的内脏送回腹腔，以免造成感染，可用一清洁碗扣住内脏，再用三角巾包扎固定；③包扎后保持仰卧位，屈曲下肢，做好腹部保温后转送。

2）昏迷或有呕吐窒息危险的伤病员：使伤病员侧卧或俯卧于担架上，头偏向一侧，保证呼吸道通畅的前提下搬运转送。

3）骨盆损伤的伤员：用三角巾将骨盆作环形包扎，搬运时使伤员仰卧于硬板或硬质担架上，双膝略弯曲，其下加垫。

4）脊柱损伤的伤员：脊柱损伤严禁背运和屈曲位搬运。应由 3 人或 4 人同侧托起伤员的头部、肩背部、腰臀部及两下肢，平放于硬质担架或硬板上。颈椎损伤应由专人牵引伤员头部。注意搬运时动作要一致，伤员胸腰部垫一薄枕，以保持胸腰部过伸位。

（2）批量伤员处理　群体性伤害事故发生时，批量伤员应按伤情分类决定转送次序。

一级伤情：外伤出现危及生命现象，如休克、窒息、严重胸腹开放性损伤、四肢大出血已上止血带者。

二级伤情：延迟 6~8h 手术不至于有危险，如轻度血气胸、小面积烧伤、脊柱损伤等。

三级伤情：延迟 18~24h 手术也不至危及生命，如软组织损伤、闭合性骨折等。

一级伤员应立即转送，二级伤员等待转送，三级伤员最后转送。

【多发伤、复合伤】

Ⅰ　多发伤

多发伤是指在同一伤因打击下，人体同时或相继有两个以上的解剖部位或脏器受到严重损伤。其特点是：应激反应严重、伤情变化快、死亡率高；伤情重、休克发生率高；严重低氧血症；容易漏诊和误诊；伤后并发症和感染发生率高。

多发伤应与多处伤、复合伤、联合伤相区别。多处伤是同一解剖部位或脏器有两处以上的损伤。复合伤是指两处以上的致伤因素同时或相继作用于人体所造成的损伤。联合伤是指创伤造成膈肌破裂，既有胸部伤，又有腹部伤，又称胸腹联合伤。

1. 伤情评估

（1）危及生命的伤情评估　①观察有无气道不畅或阻塞。②观察呼吸频率、节律、有无通气不良、鼻翼煽动，观察胸廓运动是否对称，听诊呼吸音是否减弱。③了解出血量多少，观察血压和脉搏的变化，判断休克程度。④观察意识是否清楚、昏迷程度、瞳孔大小及对光反射情况，有无偏瘫或截瘫情况。

（2）全身伤情评估　进行紧急处理后，生命体征稳定的情况下，及时进行全身检查。对伤情做出全面估计，应详细采集病史。了解受伤原因和经过，并进行各种特殊实验检查和影像诊断，如X线摄片、B超、CT、MRI等。根据以上评估，以确立损伤救治的先后顺序。

（3）确立多发伤的诊断　凡因同一伤因而致下列伤情两条以上者定为多发伤。

1）颅脑损伤。颅底骨折，伴有昏迷、半昏迷的颅内血肿，脑挫伤，颌面部骨折。

2）颈部损伤。颈部外伤伴有大血管损伤、血肿、颈椎损伤。

3）胸部损伤。多发性肋骨骨折，血气胸，肺挫伤，纵隔、心、大血管和气管损伤，膈疝。

4）腹部损伤。腹内出血，内脏伤，腹膜后大血肿。

5）泌尿生殖系统损伤。肾破裂，膀胱破裂，尿道断裂，阴道破裂，子宫破裂。

6）骨盆骨折伴有休克。

7）脊椎骨折伴有神经系统损伤。

8）上肢肩胛骨、长骨干骨折。

9）下肢长骨干骨折。

10）四肢广泛撕脱伤。

2. 急救及护理

（1）现场救护　①脱离危险环境：抢救人员到达现场后，应使伤员迅速安全地脱离危险环境，排除可以继续造成伤害的原因。但搬运伤员时动作要轻稳，切忌将伤肢从重物下硬拉出来，以免造成继发性损伤；②解除呼吸道梗阻：呼吸道梗阻或窒息是伤员死亡的主要原因，因此保持呼吸道通畅至关重要；③处理活动性出血：控制明显的外出血是减少现场死亡的最重要措施，最有效的紧急止血法是加压于出血处，压住出血伤口或肢体近端的主要血管，加压包扎伤口，抬高患肢，控制出血。对出血不止的四肢大血管出血，可用止血带止血法，须记录上带时间，每1~2h松解1次，每次5~10min；④解除气胸所致的呼吸困难：行胸腔减压；⑤伤口处理：伤口用无菌敷料覆盖，外用绷带或布条包扎；⑥保存好断离肢体：伤员断离的肢体应用无菌包或干净布包好，外套塑料袋，周围置冰块低温保存，断肢应随伤员送往医院，以备再植手术；⑦抗休克：现场抗休克的主要措施为迅速的临时止血、输液扩容和应用抗休克裤；⑧现场观察：目的是了解伤因、暴力情况、受伤的详细时间、受伤时体位、神志、出血量等，帮助伤情判断以指导治疗。

（2）转送途中的救护

1）运送要求：力求快速，尽量缩短途中时间，做好途中救护的抢救器材、药品、物品准备，保证途中抢救工作不中断。

2）伤员体位：伤员在转送途中的体位，应根据不同的伤情选择：一般创伤伤员取仰卧位；颅脑伤、颌面部伤应侧卧位或头偏向一侧，以防舌后坠或分泌物阻塞呼吸道；胸部伤取半卧位或伤侧向下的低斜坡卧位，使呼吸困难减轻；休克病人取仰卧中凹位，以增加回心血量。

3）搬运方式：疑有脊椎损伤的伤员，应3～4人一起搬动，保持头部、躯干成直线位置，置于硬板上平卧，以防造成继发性脊髓损伤，尤其是颈椎伤，可造成突然死亡。

4）转送过程中应注意：担架运送时，伤员头部在后，下肢在前，以便观察伤员面色、表情、意识、呼吸等变化。飞机转运时，体位应横放，以防飞机起落时头部缺血。车辆转运时，车速不宜太快，尽量减少颠簸。

5）观察病情：注意伤员的神志、瞳孔对光反射、生命体征的变化，面色、肢端循环、血压、脉搏，如发现变化应及时处理。

（3）急诊室救护　有些危及生命的多发性创伤，需在急诊室完成救命手术或抢救处理。

1）抗休克：尽快建立静脉输液通道，最好用多路静脉输液。

2）控制出血：包扎的外面再用敷料加压包扎，并抬高出血肢体。对活动性较大的出血应迅速钳夹止血，对内脏大出血应进行手术处理。

3）胸部创伤的处理：胸部开放性创口，应迅速用各种方法将创口暂时封闭，张力性气胸应尽快穿刺闭式引流。

4）颅脑损伤的处理：有颅脑损伤者，应注意防止脑水肿，防止呕吐物吸入，一旦明确颅内血肿，应迅速钻孔减压。

5）腹部内脏损伤的处理：疑有腹腔内出血时，应立即行腹腔穿刺术、B超检查。并尽快输血，防止休克，做好术前准备，尽早剖腹探查。

6）呼吸道烧伤者必要时行气管切开。

7）骨折处理：给予临时止血固定，待生命体征平稳后再处理骨折。

Ⅱ　复合伤

由两种或两种以上的致伤因素造成解剖部位或脏器的损伤，且有一处危及生命的伤害，如热压伤、烧冲伤等。复合伤的基本特点：常以一伤为主；伤情可被掩盖；多有复合效应。复合伤有多种类型，常见的有：放射复合伤、烧伤复合伤、化学复合伤。

1. 放射复合伤　人体同时或相继遭受放射损伤和一种或几种非放射损伤，称为放射复合伤，放射损伤常起主导作用。放烧冲复合伤时，其死亡率和存活时间虽然也受烧伤和冲击伤伤情程度的影响，但主要取决于核辐射的剂量。随受照射剂量增大，伤情严重，死亡率升高，存活时间缩短。以放射损伤为主的放烧冲复合伤，其临床经过及转归以放射损伤起主导作用，具有明显的放射病特征。一般说来，具有初期（休克期）、假愈期（假缓期）、极期和恢复期4个病程阶段；有造血功能障碍、感染、出血等特殊病变和临床症状。

急救及护理

（1）现场救护。①迅速去除致伤因素；如扑灭身上的火焰。②清除口、鼻、耳道的粉尘和异物，保持呼吸道畅通；对窒息者行环甲膜穿刺术。③戴口罩、围毛巾、扎好袖口裤脚；④对气胸、休克等进行急救处理；⑤迅速使伤员撤离现场，按轻重缓急转送伤员。

（2）抗感染，抗休克，防止出血。

（3）早期抗辐射处理。对伤员进行洗、消，洗、消的污水和污物用深坑掩埋，勿使扩散。

（4）创面、伤口的处理。①污染伤口，应用剪刀剪去周围毛发，彻底清洗。②对放射复合烧伤的创面，原则是尽快地闭合烧伤创面。③放射性损伤复合骨折者，处理原则上同单纯骨折，但固定时间较单纯骨折适当延长。

2. 烧伤复合伤　烧伤复合伤是指人员同时或相继受到热能和其他创伤所致的复合损伤。最常见的是烧伤合并冲击伤。以烧伤为主的复合伤，冲击伤一般为轻度或中度。所以，此类复合伤的病情经过和转归主要取决于烧伤的严重程度。烧冲复合伤基本是烧伤的病程特征，即经历休克期、感染期和恢复期。主要临床表现是休克、呼吸系统症状。局部创面和全身感染也较严重。重症患者常出现肝、肾功能障碍。

急救及护理

（1）防治肺损伤。严重肺出血、肺水肿是早期的主要病因。保持呼吸道通畅，清除分泌物及异物，窒息者行环甲膜穿刺术、气管插管或气管切开，发生肺水肿时吸入经酒精湿化的氧气，以降低肺泡表面张力，必要时行机械辅助通气。

（2）补液抗休克。补液时应密切观察呼吸、心律、心率的变化，防止心衰、肺水肿的发生。根据血压、脉搏、呼吸的变化决定脱水剂的用量。

（3）抗感染。及早妥善处理创面，注意防止各种内源性感染。

（4）保护心、脑、肺、肾功能。

3. 化学性复合伤　各种创伤合并化学毒物中毒或伤口直接染毒者，称为化学性复合伤。多见于战争时使用军用毒剂时，也偶见于平时化学毒物排放或泄漏事故。化学性复合伤的处理原则：如出现危及生命的创伤，应首先处理，然后再处理毒物中毒；特效抗毒疗法和综合疗法相结合；局部处理与全身治疗相结合。

急救及护理

（1）消除毒物。

（2）及时实施抗毒疗法。

（3）纠正重要器官功能紊乱。

（4）预防并发症。

第四节　脓毒症

脓毒症（sepsis）是机体受到明确的病原微生物（如细菌、病毒、真菌、寄生虫）感染引起的全身炎症反应综合征（systemic inflammatory response syndrome，SIRS），近20年来逐渐受到重视。脓毒症常与其他器官感染重叠，由于有的感染很易找到病灶，就以常用感染灶部位命名而不用脓毒症，如肺炎、疖肿而不用脓毒症。但是有40%左右病人的血培养阳性，但找不到感染灶或血培养阴性但有明确的感染临床表现，因而就称之为脓毒症。脓毒症是严重感染、重症创伤、大手术后、重症胰腺炎和休克等常见的并发症，进一步发展可导致脓毒性休克（septic shock）、急性呼吸窘迫综合征（ARDS）和多脏器功能障碍综合征（MODS）。在美国每年至少有 75 万例严重脓毒症新发病例，在疾病死亡原因中占第 11 位，仅次于心血管疾病，脓毒症患者最终死亡原因大多是多器官功能衰竭。脓毒症归属于中医学"温毒"范畴。

【病因病理】

一、西医病因病理

1. 病因与发病机制　脓毒症是机体内一系列病理生理变化的动态过程，实际上是 SIRS 不断加剧、恶化的结果。脓毒症主要由革兰阴性菌和革兰阳性菌引起，常见的有产 ESBL 的肠杆菌科、多耐药的非发酵菌以及耐甲氧西林的金黄色葡萄球菌。亦可由病毒或真菌引起。脓毒症发病机制非常复杂，涉及感染、炎症、免疫、凝血及组织损害等一系列问题，并与机体多系统、多器官病理生理改变密切相关。发病机制见图 2 - 9。

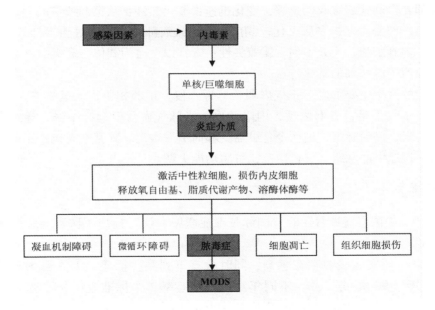

图 2 - 9　脓毒症发病机制

2. 炎症介质的介导　炎症介质的介导是脓毒症发生机制中的重要环节。单核/巨噬细胞系统受内毒素脂多糖（LPS）的刺激，释放肿瘤坏死因子（TNF）和白介素（IL）- 1、IL - 8 等炎症介质，可促进炎症反应，且 TNF 和 IL - 1 两者有协同作用，IL - 8 尚对组织炎症的持久化有重要影响。花生四烯酸的代谢产物血栓素 - 2（血管收缩剂）、前列腺环素（血管扩张剂）及前列腺素 E_2 均参与发热、心动过速、呼吸急促、心室灌注异常和乳酸性酸中毒的发生。这些炎症介质的产生也会导致内皮细胞的功能障碍，内皮细胞启动了局部反应，包括促进白细胞的黏附和迁移，凝血酶的生成和纤维蛋白的形成，局部血管活性的改变，通透性增加，启动细胞凋亡。再加之宿主的免疫放大反应，可以促进异性位点炎性反应的循环发生、凝血系统激活以及细胞间的相互作用，最终导致微血管内血栓形成、低氧血症和器官功能障碍。在脓毒症中，炎症反应途径和凝血途径以及其他细胞反应相互交织和相互影响，共同发挥作用。由于细胞因子在脓毒症中有重要的诱导促凝作用，因此发生脓毒症时凝血功能紊乱很常见，其中 30% ~ 50% 的患者会发生弥散性血管内凝血（DIC）。

二、中医病因病机

1. 病因　脓毒症的病因不外乎内因（正气不足）和外因（邪毒侵入）。

（1）外因　外感六淫、戾气、虫兽、金刃、毒物等侵袭机体，正邪交争，耗伤正气，邪毒阻滞，正虚邪实，气机逆乱，脏腑功能失调。

（2）内因　正气虚弱，抗邪无力，正虚邪恋，邪毒阻滞，气机逆乱，脏腑功能失调。

2. 病机　毒邪在脓毒症的发病中起着重要的作用。正如古人所云"邪盛谓之毒"，"毒，邪气蕴结不解之谓也"。毒邪作为一种特殊的致病因素，有其特殊的致病特点：①暴戾猛烈：毒邪致病多起病急骤，变化迅速；②火热性：从毒邪致病的表现看，其证多属火属热，邪变为毒，多从火化；③广泛性：致病部位、致病脏腑多样，上至巅顶，边及四肢，内到脏腑，无处不到；④兼夹性：毒常以气血为载体，多夹痰夹瘀；⑤趋本性：毒邪保留了原病邪的某些特点。

脓毒症的发生主要责之于正气虚弱，邪毒入侵，正邪相争，入里化热，热毒炽盛，耗气伤阴；正气不足，毒邪内蕴，内陷营血，络脉气血营卫运行不畅，导致毒热、瘀血、痰浊内阻，瘀滞脉络，进而令各脏器受邪而引发本病。其基本病机是正虚毒损，毒热、瘀血、痰浊瘀滞脉络，气机逆乱，脏腑功能失调。

【诊断】

2001 年在美国华盛顿召开的"国际脓毒症联席会议"提出了脓毒症和严重脓毒症的诊断标准。

1. 感染　证实或疑似存在感染，同时含有下列某些征象：①体温 >38.3℃ 或 < 36℃；②心率 >90 次/分，或 >不同年龄段正常心率 2 个标准差；③呼吸 >30 次/分；④意识改变；⑤明显水肿或液体正平衡 >20ml/kg，超过 24h；⑥高血糖症：血糖 > 7mmol/L（无糖尿病史）。

2. 炎症反应参数　①外周血白细胞计数 >12.0 × 10^9/L，或 <4.0 × 10^9/L，或计数正常但不成熟白细胞 >10%；②C 反应蛋白（CRP）>正常 2 个标准差；③前降钙素（PCT）>正常（<0.5ng/ml）2 个标准差。

3. 血流动力学参数　①低血压：收缩压（SBP）<90mmHg；平均动脉压（MAP）<70mmHg，或成人 SBP 下降 >40mmHg；②混合静脉血氧饱和度（ScvO$_2$）<70%；③心脏指数 <3.5L/（min/m^2）。

4. 器官功能障碍参数　①低氧血症：PaO$_2$/FiO$_2$ <300mmHg；②急性少尿：尿量 <

0.5ml/（kg·h）至少 2h；③肌酐增加 ≥44.2μmol/L；④凝血异常：国际标准化比值（INR）>1.5，或部分凝血活酶时间（APTT）>60s；⑤血小板 <100×10^9/L；⑥肠梗阻：肠鸣音减弱或消失；⑦高胆红素血症：总胆红素 >70μmol/L。

5. 组织灌注参数 ①高乳酸血症：血乳酸（BLA）>3mmol/L；②毛细血管充盈时间延长或皮肤出现花斑。

符合感染参数中的两项以上和炎症反应参数中的一项以上指标即可诊断为脓毒症。在脓毒症的基础上出现血流动力学参数、器官功能障碍参数、组织灌注参数中的任何一项以上指标者诊断为严重脓毒症（包括 MODS）。

【治疗】

一、治疗原则

脓毒症治疗主要是综合治疗，集束化治疗是综合治疗的体现。免疫调理治疗对炎症介质平衡、调整起到积极的作用。中医扶正解毒、活血通络是治疗脓毒症的基本原则，有助于脓毒症不同临床阶段的辅助治疗。

二、西医治疗

2003 年召开了由 11 个国际组织参加的"拯救脓毒症战役（SSC）"会议，会议制定了脓毒症治疗指南。研究表明，机体的免疫状态在脓毒症的发生、发展过程中处于一种免疫细胞过度激活和淋巴细胞受抑制的双相性异常或紊乱状态，对免疫抑制状态的调整已成为当前治疗的热点。

1. 早期目标治疗（early goal - directed therapy，EGDT） 确诊脓毒性休克后于 6h 内进行液体复苏，且要达到以下目标：中心静脉压（CVP）达 8~12mmHg；平均动脉压（MAP）≥65mmHg；中心静脉血氧饱和度（SvO_2）或 $ScvO_2 ≥70\%$。液体复苏效果与液体性质无关，主要与输液量有关。晶体复苏的需要量明显高于胶体液，应用胶体液复苏纠正休克往往更为迅速。液体复苏后血压仍不满意者可用升压药，首选多巴胺或去甲肾上腺素。液体复苏后 SvO_2 仍 <70% 者可输血，维持红细胞压积在 30% 左右。之后若 SvO_2 仍 <70%，可应用多巴酚丁胺，提高心输出量和氧输送。

2. 小剂量氢化考的松 推荐使用小剂量氢化考的松，<300mg/d，持续 5~7d。亦可采用甲泼尼龙 40~80mg/d。

3. 抗生素治疗 ①诊断为重症脓毒症后 1h 内，在获得有关标本进行细菌培养后，应该立即静脉使用抗生素；②初始经验性抗感染治疗尽可能覆盖可能的病原体；③在抗生素使用 48~72h 后，应结合临床和细菌培养进行抗生素再评价。抗生素使用时间一般为 7~10d，可根据临床反应调整。

4. 严格控制血糖 要将重症脓毒症患者的血糖维持在 8.3mmol/L 水平。早期每 30~60min 监测 1 次血糖，血糖稳定后每 4h 监测 1 次血糖。

5. 碳酸氢盐的使用 严重的酸中毒（如血 pH <7.15）往往使休克难以纠正并可导

致脏器损伤，故应纠正之。对伴有较严重代谢性酸中毒患者，建议给予 5% 碳酸氢钠，使血 pH 纠正至接近 7.35 左右，应杜绝矫枉过正（如血 pH > 7.45），防止氧解离曲线左移，加重组织缺氧。

6. 预防深静脉血栓 应该通过小剂量肝素或低分子肝素来预防重症脓毒症患者深静脉血栓的形成。对于使用肝素有禁忌的感染者（如血小板减少、严重的凝血机制障碍、活动性出血、近期的颅内出血），推荐使用机械预防措施，如逐渐增加加压袜或间歇压迫装置。

7. 免疫调理治疗

（1）胸腺肽　可以诱导和促进 T 淋巴细胞、NK 细胞分化和成熟，提高 IL-2 的产生和受体表达水平，增强巨噬细胞的吞噬功能。

（2）免疫球蛋白　合理补充免疫球蛋白，不仅可清除病原体内持续存在的病毒与细菌毒素，对病毒和细菌感染引起的免疫缺陷状态也有调节作用，能够使由病毒与细菌所致的感染得到迅速控制。

（3）干扰素（IFN-γ）及其诱导物　IFN-γ 可使血浆中 IL-6、TNF-α 水平及单核细胞 HLA-DR 表达增加，从而改善脓毒症患者的免疫状态，提高患者存活率。

（4）乌司他丁　乌司他丁是从人尿液中分离纯化的一种广谱的典型的 Kuniz 型蛋白酶抑制剂，可以抑制体内广泛分布的丝氨酸蛋白酶活性，具有减少炎症细胞浸润，抑制多种炎症因子和介质释放，消除氧自由基的功能。起到抗炎、减少细胞与组织损伤、改善微循环与组织灌注等作用。

（5）床边血液净化（CRRT）治疗　CRRT 是利用物理学原理通过对流吸附作用达到清除血液中特定物质的方法。一般在发病后 48~72h 进行 CRRT 治疗，有利于减轻过度炎症反应。高流量的 CRRT 能够明显改善脓毒性休克时的血管阻力，减少血管活性药物的剂量，并能够迅速改善高热、呼吸急促、心动过速等全身炎症反应。

三、中医治疗

1. 热毒炽盛证

证候：高热，大汗，大渴饮冷，咽痛，头痛，喘息气粗，小便短赤，大便秘结，舌质红绛，苔黄燥，脉沉数或沉伏。

治法：清热凉血，泻火解毒。

方药：清瘟败毒饮（《疫疹一得》）合凉膈散（《太平惠民和剂局方》）加减。大黄、芒硝、连翘、山栀、石膏、薄荷、黄芩、桔梗、玄参、生地、丹参、竹叶、甘草。

神昏可加清开灵注射液 30~40ml，或醒脑静 20ml，加入 5% 葡萄糖液 250ml，静脉滴注，每天 1~2 次。

瘀血、紫绀可加血必净注射液 50~100ml，每日 1~2 次。

2. 热入营血证

证候：气促喘憋，紫绀，发热以夜晚尤甚，喘促烦躁，往往伴有意识障碍，口干，汗出，气短无力，斑疹隐隐，舌质红绛，苔薄，脉细数。

治法：清营解毒，益气养阴。

方药：清营汤（《温病条辨》）合生脉散（《内外伤辨惑论》）加减。水牛角、生地、玄参、金银花、连翘、黄连、麦门冬、丹参、竹叶、西洋参、天门冬、沙参。若热盛迫血妄行，证见吐血、衄血、溲血，可加牡丹皮、赤芍、紫草、青黛等以凉血止血；若热入心包，证见神昏谵语，可灌服安宫牛黄丸（紫雪丹或至宝丹）以开窍醒神。

【预防与调护】

1. 预防 尽可能找到感染灶，及早采集标本，寻找病原体。注意无菌操作，防止交叉感染。

2. 调护 宜以高热量、高蛋白和高纤维素、易消化的流质或半流质饮食，补充营养，增加机体抵抗力。

第五节 休克

休克（shock）是指由多种致病因素作用于机体，引起以血压降低和血流动力学紊乱为主要表现、以微循环灌注不足和器官功能障碍为特征的临床综合征。

休克属于中医"厥脱证"。是指邪毒内陷或内伤脏气，或亡津失血所致的气血逆乱、正气耗脱的一类病证。中医医籍所载的血脱、喘促不续、亡阴、亡阳以及外邪等所致厥脱、厥逆、尸厥，与休克临床表现相似。

【分类】

休克的分类方法很多，最常见的是按临床病因分类。

1. 按临床病因分类 心源性休克、脓毒性休克、过敏性休克、低血容量性休克和神经源性休克。

2. 按发病机制分类 低血容量性休克、心源性休克和血管源性休克。

3. 按血流动力学分类 低排高阻型休克与高排低阻型休克。

4. 按基本病因分类 低血容量性休克、血管阻塞性休克、血流分布性休克和心源性休克。

【病因病理】

1. 失血与失液 大量出血（内出血或外出血）、失液（严重吐泻、大量利尿、糖尿病酮症酸中毒等）可导致有效循环血容量减少，组织灌注不足，细胞代谢紊乱和功能受损而发生休克。

2. 严重灼伤与创伤 大面积烧伤可引起大量血浆外渗；严重创伤引起大失血；同时由于强烈疼痛或合并继发感染可加重休克。

3. 感染 主要由细菌产生的毒素引起，也可由真菌、病毒和立克次体感染引起血管收缩舒张调节功能异常，容量血管扩张，循环血容量相对不足导致组织低灌注。

4. 过敏 各种变异原刺激致敏细胞释放血清素、组胺、缓激肽等血管活性物质，可致血管扩张、血浆外渗、血压下降而发生休克。

5. 强烈神经刺激 外伤、剧痛、脊髓损伤、麻醉意外等可致血管扩张，周围血管阻力降低，有效循环血容量不足而发生休克。

6. 心脏和大血管病变 心肌梗死、严重心律失常、急性心肌炎和终末期心肌病等可引起严重血流动力学异常；腔静脉梗阻、心包缩窄或填塞、心瓣膜狭窄、肺动脉栓塞及主动脉夹层动脉瘤等可致心脏内外流出道阻塞，最终导致心排血量减少，组织低灌注。

休克早期基本病理变化为心排血量减少或外周阻力下降而引发的血压下降，由此迅速启动一系列代偿机制：交感－肾上腺髓质系统兴奋，儿茶酚胺大量释放；肾素－血管紧张素系统活性增强；血管加压素合成和释放增加，外周血管收缩，以维持重要器官的血流灌注。若休克继续发展，组织细胞缺血缺氧将持续加重，大量酸性代谢产物堆积，血管通透性增加，大量液体外渗，有效循环血容量进一步下降，器官功能障碍加剧。休克晚期，血液浓缩，血流更加缓慢，可发生弥散性血管内凝血（DIC），促进多器官功能障碍综合征（MODS）的发生与发展，终致为不可逆性休克。

【临床表现】

根据休克的病理生理过程，临床常将休克分为 3 期。

1. 休克早期 为代偿性休克。患者神志清醒，但可有烦躁不安、恐惧、恶心、呕吐、面色苍白、口唇和甲床发绀、四肢湿冷、尿量减少，脉率增快，收缩压正常或偏低，舒张压轻度升高，脉压减小。

2. 休克中期 为失代偿性休克。此期患者出现重要脏器灌注不足表现，如软弱无力、表情淡漠、反应迟钝，或有意识模糊、肢端发绀、皮肤湿冷、可见花斑，脉细速，收缩压下降至 60～80mmHg，尿量 <20ml/h，甚至无尿，可出现呼吸急促、昏迷。

3. 休克晚期 为不可逆性休克。此期可出现 DIC 和 MODS，甚至发生 MOF 而死亡。

【诊断】

目前仍沿用 1982 年 2 月全国"急性三衰会议"制定的休克诊断标准：①有诱发休克的病因；②意识异常；③脉细数 >100 次/分或不能触及；④四肢湿冷，胸骨部位皮肤指压阳性（指压后再充盈时间 >2s），皮肤花纹、黏膜苍白或发绀，尿量 <30ml/h 或尿闭；⑤收缩压 <80mmHg；⑥脉压 <20mmHg；⑦原有高血压者收缩压较原水平下降 30% 以上。凡符合上述第①项，以及第②、③、④项中的两项和第⑤、⑥、⑦项中的一项者，可诊断为休克。

【治疗】

对于休克这个由不同原因引起但有共同临床表现的综合征，应针对引起休克的病因和休克不同发展阶段的病理生理改变采取相应的治疗。休克治疗重点在于纠正血流动力学异常，改善组织器官的血流灌注，保护重要器官的功能。治疗包括：一般紧急处理；补充血容量；积极治疗原发病；纠正酸碱平衡紊乱；血管活性药物的应用；治疗 DIC 改善微循环；皮质类固醇和其他药物的应用等。

1. 监测 动态监测血流动力学，观察患者意识状态与生命体征、肢体温度和色泽、心率、血压、尿量、中心静脉压（CVP）、混合静脉血氧饱和度（SvO_2）或中心静脉血氧饱和度（$ScvO_2$）、肺动脉嵌压（PAWP）等变化；动态观察红细胞计数、血红蛋白（Hb）、红细胞压积（Hct）、动脉血乳酸、血气分析及凝血功能等实验室数据变化。

2. 抗休克治疗

（1）氧疗 立即鼻导管或面罩给氧；保持呼吸道通畅，必要时气管内插管，予呼吸机辅助通气，使 $ScvO_2$ 达 70% 以上，周围指脉氧饱和度达 90% 以上。

（2）积极补充血容量 是纠正休克的重要措施。补液的目的不仅是补充血容量，更重要的是改善微循环，改善血液高凝状态，增加各主要脏器血供，因此，应先输注晶体溶液。常用复方氯化钠注射液、乳酸林格注射液、0.9% 氯化钠溶液，但要注意大量输注可引起高氯性代谢性酸中毒、血乳酸水平升高；一般不含电解质的葡萄糖溶液不作为扩容剂补充。复苏治疗中应用的胶体液主要有右旋糖酐、羟乙基淀粉、白蛋白、全血或少浆全血，失血性休克大量输血后，谨防因抗凝剂枸橼酸过多导致出血和低钙血症发生，可静脉补充钙剂；输大量库存血应警惕高钾血症出现。一般晶体与胶体输注比例以 3：1 左右为宜。

除心源性休克，年老体弱，心、肺、肾功能不全者外，一般情况下，前 30～60min 可输液 500～1000ml，前 12h 可输液 1500～2000ml，24h 可输 2500～3500ml。具体输液速度和输液量应根据休克类型、CVP 水平、尿量、血压、心率及周围组织灌注等情况随时加以调整。其中心率下降、尿量增加是容量负荷改善的可靠指标。

（3）纠正酸中毒与水、电解质平衡紊乱 休克时组织灌注不足，无氧代谢增加，导致乳酸等酸性代谢产物堆积，加之肾血流量减少，使酸性代谢产物排出减少，引起代谢性酸中毒，其严重程度与原发病的严重性和休克持续的时间相关。快速发生的严重代谢性酸中毒可抑制心肌收缩力，降低心脏对血管活性药物的反应，引起严重低血压、心律失常甚或死亡。常用碳酸氢钠和乳酸钠溶液，但后者不宜用于乳酸性酸中毒。凡休克持续 1～2h 以上或静滴血管活性药而升压效果欠佳者，均应考虑有代谢性酸中毒存在，可立即进行 CO_2CP、血气分析、pH 值测定，同时静滴 5% 碳酸氢钠溶液 100～200ml，待化验结果再决定是否继续应用。一般在血气分析指导下，根据酸中毒的程度和补碱公式计算 5% 碳酸氢钠溶液用量：（40 - 实测 CO_2CP 容积%）×0.5ml×体重（kg）。轻度酸中毒经积极的病因处置和容量复苏后，可随组织灌注改善而得以纠正。注意碱性药物不宜使用过多，以免出现钠潴留和脑水肿。适量补充电解质，维持其平衡。

（4）血管活性药物的应用 原则上不宜使用升压药作为抗休克的主要手段，一般仅用于已予足够的液体复苏后仍然存在低血压（收缩压≤80mmHg），或输液还未开始、或不能及时获得扩容剂的伴有严重低血压的危重病人。通常给予多巴胺 2～20μg/（kg·min）静脉滴注。若血容量不足已纠正，CVP 正常或稍高，但仍表现皮肤苍白或发绀、四肢厥冷等周围血管高度收缩现象，可在血流动力学的严密监测下试用酚妥拉明（5～10mg 加入 250ml 葡萄糖溶液中以 0.1～0.3mg/min 静滴）、硝普钠（5～10mg 加入 100ml 葡萄糖溶液中静滴，或以 10μg/min 开始使用，逐渐加量致满意疗效）或硝酸甘油（以 5～10μg/min 的剂量开始，逐渐加量致疗效满意）等血管扩张药；也可与多巴胺等拟交感神经药合用，以抵消其加重低血压和减少组织灌注的不利影响。

（5）糖皮质激素的应用　糖皮质激素具有非特异性的抗炎作用，有减轻毒血症、稳定细胞膜和溶酶体膜、降低血细胞和血小板的黏附性，预防 DIC 的作用；大剂量还能增强心肌收缩力、增加心排血量、扩张微血管、降低外周阻力、改善组织灌注。糖皮质激素在休克中的应用尚有争议，但临床已广泛应用于脓毒性休克、过敏性休克及某些顽固性休克患者。可选用地塞米松 10～20mg/d、氢化可的松 200～400mg/d 或甲泼尼龙 200～400mg/d 静滴。

3. 病因治疗　尽早去除病因是治疗各类休克的关键。

【预防与调护】

1. 预防　①对于有休克诱因者，一旦出现四肢发凉、皮肤轻度花斑、烦躁不安、心率加快、脉压偏小，即使血压在正常范围，也要高度警惕休克的发生，尽早在休克早期截断病情，控制发展。②典型休克者应严防多脏器损伤，对老人、小儿、免疫功能低下者更应安全合理用药，平衡免疫，调节内环境，防止病情恶化。

2. 调护　病人入住 ICU，实行生命体征、无创或有创血流动力学监测；合并有多脏器损伤者，应实施心、肺、脑、肾、营养、代谢的全方位监护；定时翻身，注重原发病的护理。

Ⅰ　脓毒性休克

脓毒性休克（septic shock）是由各种病原体及其毒素或抗原抗体复合物启动的全身炎症反应，引起以低血压、组织器官微循环障碍为主要表现的临床证候群。脓毒性休克较其他类型休克引起并发症的几率更高、发展更快，尤其是 MODS、ARDS、DIC 等并发症更易出现。

【病因病理】

一、西医病因病理

细菌、病毒、真菌、原虫、立克次体等病原体及其毒素引起的肺炎、腹膜炎、细菌性痢疾、脑脊髓膜炎、尿路感染等均可导致脓毒性休克，其中以革兰阴性菌感染最为常见。年老、体弱、营养不良、糖尿病、恶性肿瘤、器官移植、长期使用免疫抑制剂、放射治疗以及应用留置静脉导管或导尿管者，更易并发感染及引发脓毒性休克。

严重感染时，病灶内大量增殖的病原菌侵入血流形成菌血症，同时释放出革兰阴性菌的内毒素或革兰阳性菌的外毒素，这些物质引起效应细胞致敏、激活和释放各种内源性化学介质，对血管、心、肾、肺、肝、脑等器官与系统具有直接的毒性作用，使血管功能失调，导致全身或局部血流分布异常。组织胺、缓激肽等化学介质具有强烈的舒张血管作用，引起血管扩张、血压下降及组织灌注不足。脓毒性休克时，毛细血管扩张，血液黏稠度增高，加之细菌、病毒、各种毒素及酸中毒等导致内皮损伤，可促使微血栓形成。在毒素和各种内源性介质的作用下，若器官损伤进一步加重，出现持续性低血压，可引发 DIC、MODS 等严重并发症。

二、中医病因病机

1. 热毒内陷 外感温热疫毒之邪，邪毒内陷，或六淫等邪气郁而化热，蕴酿成毒，热毒炽盛，轻则邪壅气血，致阴阳不相顺接，热深厥深，甚则耗伤气血，消烁阴阳，致元气衰败，亡阴亡阳。

2. 脏腑虚弱 《素问·评热病论》云："邪之所凑，其气必虚。"因脏腑虚弱，正气不足易致外邪侵袭，或脏腑功能失调，邪气内生，成为发病的基础。邪犯人体，又进一步损伤脏腑，耗伤气血，致阴阳不相顺接，甚至亡阴亡阳。

3. 瘀血内生 瘀血来源有三，一则邪阻经脉，血运不畅；二则热毒炽热，耗伤气血，致血液运行无力或迟涩；三则脏腑虚弱，气血不足，不能维系血液的正常运行。瘀血产生又进一步影响气血的运行，导致阴阳不相顺接，且血运不畅，又易致血溢脉外而引起各种出血。

【临床表现】

脓毒性休克的临床表现包括脓毒症表现和休克表现两方面。

一、脓毒症的临床表现

1. 原发感染表现 如肺炎可出现咳嗽、咳铁锈色痰、胸痛、呼吸困难和肺部湿性啰音、肺实变体征；中毒型菌痢常表现突然高热、反复惊厥，而肠道症状很轻或缺如，常需经灌肠或肛拭取粪便检查才能发现病灶；尿路感染有腰痛和膀胱刺激征；腹膜感染有腹膜刺激征等。但有些患者，尤其是老年、体弱或免疫功能低下者可无明显局部症状和体征。

2. 全身炎症反应表现 ①体温 >38.3℃或 <36℃；②心率 >90 次/分；③呼吸 >30 次/分；④外周血白细胞计数 >12.0×10^9/L 或 <4.0×10^9/L。

二、休克的临床表现

根据血流动力学特点将脓毒性休克分为高排低阻型休克（暖休克）与低排高阻型休克（冷休克）。

1. 高排低阻型休克 多见于由革兰阳性菌及真菌所致的脓毒性休克，或在休克的早期阶段出现。本型休克心排出量正常或增高，外周血管阻力降低，临床表现为四肢温暖、皮肤不湿、血压下降、心率增快、心音有力。此型休克持续时间较短，很快将发展成为冷休克。

2. 低排高阻型休克　常见于革兰阴性菌引起的休克。本型休克心排出量减少，外周血管阻力增高，表现为烦躁不安或嗜睡、面色苍白或发绀、四肢厥冷、皮肤湿冷、血压下降、心音低钝、脉细弱或不能触及。

晚期出现广泛性皮肤黏膜或内脏出血，血压降低甚至测不出，提示发生 DIC。

【实验室检查】

1. 血常规　白细胞计数常明显升高，多在（20～30）×10^9/L，中性粒细胞增多，多有中毒颗粒和核左移现象，但在病毒感染、某些严重细菌感染时，白细胞总数可不增高甚或下降。红细胞压积和血红蛋白明显升高，提示血液浓缩。并发 DIC 时，血小板计数进行性下降。

2. 病原学检查　尽早进行血液或其他体液、渗出液、脓液的病原体培养及药物敏感试验，有助于诊断和临床用药治疗。

3. 动脉血气分析　能够及时发现休克早期的低氧血症和酸碱平衡紊乱。早期因呼吸代偿多表现为呼吸性碱中毒，中晚期出现代谢性酸中毒及混合性酸碱平衡失调，血乳酸明显增高。

4. 尿常规和肾功能　尿中可出现少量蛋白、红细胞和管型，血肌酐和尿素氮升高。

5. 有关 DIC 的检测　脓毒性休克时，DIC 发生早，应动态监测出、凝血各项指标。DIC 时可出现 3P 试验阳性、凝血酶原时间延长、纤维蛋白原减低等改变。

【诊断】

《拯救脓毒症运动：2008 严重脓毒症和脓毒症休克管理指南》中提出脓毒性休克的诊断标准：①有明确感染灶；②有全身炎症反应存在；③出现低血压：收缩压＜90mmHg 或平均动脉压＜70mmHg，或较基础血压值下降 40mmHg 以上至少 1h，或已充分液体复苏，但仍需升压药维持血压；④有组织灌注不良表现：乳酸酸中毒、尿量＜30ml/h 超过 1h，或有急性意识状态改变。

【治疗】

一、治疗原则

去除病因，菌毒并治是脓毒性休克的根本治疗。补充有效循环血容量，改善微循环，纠正酸中毒，调节炎性介质是治疗的关键。适时抗凝，改善细胞代谢，加强营养支持，对于积极防治 DIC 与 MODS 及其他并发症有重要意义。

二、西医治疗

按照"严重脓毒症和脓毒性休克治疗指南"集束化策略处理，包括早期液体复苏，纠正血流动力学异常，早期广谱抗生素控制感染，器官功能支持，强化胰岛素治疗控制血糖，纠正电解质酸碱失衡以及针对原发病的治疗。脓毒性休克的治疗特点为：

1. 早期液体复苏 一旦临床诊断，应尽快积极液体复苏，6h 内达到复苏目标：① CVP 8 ~ 12mmHg；②平均动脉压 > 65mmHg；③尿量 > 0.5ml/（kg·h）；④$ScvO_2$ 或 SvO_2 > 70%。若液体复苏后 CVP 达 8 ~ 12mmHg，而 $ScvO_2$ 或 SvO_2 仍未达到 70%，推荐在 Hb < 70g/L 时输红细胞，成人目标 Hb70 ~ 90g/L。

2. 尽早控制感染 根据临床表现、流行病学特点和既往用药情况尽早制定抗生素初始经验性治疗方案，一般至少选用两种抗菌机制不同的抗生素静脉联合应用，以达到覆盖所有可能的致病微生物，48 ~ 72h 后抗生素再评价，调整治疗方案。

3. 血管活性药应用 去甲肾上腺素或多巴胺是纠正脓毒性休克时低血压的首选药物。脓毒性休克属于血流分布性休克，其基本病机是血管收缩、舒张调节功能异常，血压下降主要是继发于阻力血管的扩张。因此，单纯补充容量常不能纠正休克。去甲肾上腺素常用剂量 0.03 ~ 1.5μg/（kg·min），多巴胺常用剂量为 2 ~ 20μg/（kg·min）。

4. 不推荐使用糖皮质激素 建议糖皮质激素仅用于液体复苏和大剂量升压药后仍呈低血压状态的脓毒性休克。在足量抗生素使用前提下，首选氢化可的松，推荐小剂量（氢化可的松 50mg，q6h，< 300mg/d）、长疗程（7d）使用。当患者不再需要升压药时，建议停用糖皮质激素。

三、中医治疗

1. 气阴耗竭证

证候：身热骤降，烦躁不安，颧红，神疲气短，汗出，口干不欲饮，舌质红少苔，脉细数无力。

治法：益气养阴固脱。

方药：生脉散（《内外伤辨惑论》）。人参、麦冬、五味子。

也可用生脉注射液或参麦注射液静滴。

2. 阳气暴脱证

证候：气喘，神昏，大汗淋漓，四肢厥冷，舌淡苔白，脉微欲绝。

治法：回阳救逆固脱。

方药：参附汤（《正体类要》）。人参、附子。

可配合参附注射液 40 ~ 60ml 稀释后静滴或静脉推注。

3. 内闭外脱证

证候：高热持续不退，烦躁，神昏，出血，神疲气短，汗出，或四肢不温，甚或厥冷，脉虚无力。

治法：扶正祛邪。

方药：生脉散或参附汤合清营汤（阴脱用生脉散，阳脱用参附汤）。有出血者改用犀角地黄汤加减。高热神昏合安宫牛黄丸；四肢抽搐合紫雪丹。

也可选用血必净、清开灵或醒脑静注射液联合生脉或参附注射液静滴。

Ⅱ　过敏性休克

过敏性休克（anaphylactic shock）是人体因接触某些药物或免疫血清等物质，导致以急性周围循环灌注不足为主要表现的全身性变态反应。除休克表现外，还有喉头水肿、支气管痉挛、肺水肿等征象，低血压和喉头水肿是致死的主要原因。

【病因和发病机理】

导致过敏性休克的原因很多，以药物与生物制品多见，其中以青霉素过敏最多见。常见致敏物质有：①抗生素类：青霉素、合成青霉素、与青霉素有交叉抗原性的头孢类抗生素、链霉素、磺胺药、呋喃西林、氯霉素、四环素等；②异种血清、血液制品类：破伤风抗毒素、白喉抗毒素、抗蛇毒血清、免疫球蛋白制剂等；③麻醉药类：普鲁卡因、利多卡因等；④激素类：胰岛素、促肾上腺皮质激素等；⑤解热药类：水杨酸、止痛片等；⑥其他药物类：右旋糖酐、碘剂、镇静安眠药物、糜蛋白酶、细胞色素 C、海群生、氨茶碱、苯海拉明等；⑦特殊原因类：毒虫蜇伤、海蜇刺、毒蛇咬伤、食物、吸入物、接触油漆、飞蛾鳞毛、动物皮屑、蟑螂粪便等；⑧中药类：某些静脉制剂、昆虫类药物等。

以上各种致敏原作用于人体，刺激淋巴细胞产生特异性 IgE 抗体，吸附于肥大细胞和嗜碱性粒细胞上，使机体处于致敏状态。当机体再次接触该致敏原时，致敏原的抗原决定簇迅速与相应抗体相结合，使细胞脱颗粒，释放大量血管活性物质，导致血管舒缩功能紊乱，毛细血管通透性增强，血浆外渗，有效循环血容量减少，致多器官灌注不足而引起休克；同时可致平滑肌收缩与腺体分泌增加，引起呼吸道、消化道症状，加重休克。

【临床表现】

依据病人接触过敏原到出现过敏反应的时间长短不同，分为两型。①急发型：此型约占 80% ~90%，常因药物注射、抗原吸入、昆虫蜇伤等在半小时内出现，来势急骤，病情凶险，预后较差。如青霉素所致过敏性休克多呈闪电样发作，出现在给药后即刻或 5min 内。②缓发型：约占 10% ~20%，多见于服药、进食或接触过敏。休克常在接触过敏源 0.5h 以上至 24h 出现，病情相对较轻，预后较好。

过敏性休克的临床表现不尽相同，常有以下表现：

1. 喉头水肿与气道痉挛　这是本病最主要的死因。患者出现吸气困难，气喘憋闷，喉头堵塞感甚或窒息感，两肺呼吸音极弱，或满布哮鸣音。

2. 循环衰竭　胸闷气短，心悸，面色苍白，出汗，四肢厥冷，口唇、指甲及肢端紫绀，或肢体皮肤呈花斑状，脉搏细微难以触及，心动过速，血压下降。

3. 皮肤过敏　这是过敏性休克最早且最常出现的征兆。可见皮肤潮红、瘙痒、药疹或荨麻疹，也可出现血管神经性水肿、过敏性紫癜等。

4. 神经系统　突然出现的头晕、乏力、眼花、烦躁不安或恐惧、神志淡漠甚或意识丧失、晕厥、昏迷、抽搐、大小便失禁等。

5. 消化道　恶心、呕吐、腹胀、肠鸣、食管梗阻感、腹部绞痛、腹泻等。

【诊断及鉴别诊断】

一、诊断要点

①有过敏史或过敏原接触史；②有突发性周围循环衰竭征象，且不能用原发病解释；③有相应的过敏反应症状与体征，如喉头水肿、气管痉挛、肺水肿、皮肤过敏征象以及神经、消化系统症状等。

二、鉴别诊断

1. 血管源性晕厥　①多见于体弱的年轻女性。②多由疼痛、空腹、天气闷热、情绪紧张、疲劳等因素诱发。③晕厥前有短暂的前驱症状，如头晕、恶心、上腹不适、肢体发软、面色苍白、出冷汗等。④晕厥伴有血压下降时心率减慢。⑤常于直立与坐位时发生，很少发生于卧位。⑥可较快自然恢复，无明显后遗症。

2. 神经源性休克　参见"心源性休克"一节。

【治疗】

一旦出现过敏性休克应立即停止使用或脱离过敏源，争分夺秒，就地抢救，避免转运治疗。

1. 一般处理　立即放置病人于平卧位，松解衣领及裤腰；呼吸困难明显者，可适当抬高上半身；清除口腔分泌物，畅通气道，予高流量氧疗；气管痉挛明显而药物不能缓解者，可气管插管和辅助呼吸；严重喉头水肿时需行气管切开术。

2. 肾上腺素　可使外周小血管收缩，维持有效血容量，同时还可缓解支气管痉挛，阻断炎性介质释放，是救治本病的首选药物。立即肌内注射 0.1% 肾上腺素 0.5～1ml，小儿每次以 0.02～0.025ml/kg 应用；首剂无效者，可于 5min 后重复用药 1 次。危重病人可用 0.5ml 溶于 50% 葡萄糖注射液 40ml 中静注或用 1～2mg 加入 5% 葡萄糖液 100～200ml 中静滴，根据血压和其他生命体征调整速度。如系皮试或肌注药物所致，最好在原注射部位注射肾上腺素以减缓药物吸收。

3. 糖皮质激素　具有抗过敏、抗休克、拮抗炎性介质的重要作用。可用地塞米松 5～10mg 或氢化可的松 200～300mg 静注；严重者继以地塞米松 10～20mg 或氢化可的松 300～500mg 或甲泼尼龙 120～240mg 加入 5%～10% 葡萄糖液 500ml 中静滴。

4. 钙剂和抗组胺药　可用 10% 葡萄糖酸钙 10～20ml 缓慢静注，半小时后若症状未完全缓解可重复给药 1 次；还可酌情使用异丙嗪 25～50mg 肌注或静滴。链霉素所致过敏性休克时应首选钙剂。

5. 抗休克治疗　详见本节总论。

6. 其他　①有血管神经性水肿、荨麻疹等皮肤损害者，可在休克纠正后继续口服抗组胺药，如氯苯那敏（扑尔敏）或阿司咪唑（息斯敏），必要时加服泼尼松；②避免滥用药物，尤其应避免多种中、西药物混合静脉输注，以减少过敏性休克发生的几率；③对曾有过敏史者，应在病历醒目处及病人床头卡上注明，严防再次接触此类致敏原；④用药前必须询问过敏史，并按规定严格过敏试验程序；⑤加强用药期间的巡视，以防再次发生过敏性休克。

Ⅲ　低血容量性休克

低血容量性休克是指各种原因引起的循环容量丢失而导致的有效循环血量与心输出量减少、组织灌注不足、细胞代谢紊乱和功能受损的病理生理过程。

【病因和发病机理】

1. 大量失血　严重创伤、骨折、挤压伤等所致的外出血和肝、脾、肾破裂引起的内出血；消化性溃疡、急性胃黏膜病变、食管胃底静脉曲张破裂等所致消化道出血；异位妊娠破裂、黄体破裂所致腹腔内出血；动脉瘤破裂、肝癌结节破裂出血；呼吸道、泌尿道、生殖道疾病所致出血均可导致血容量绝对减少引起休克。

2. 严重失液　严重吐泻、糖尿病酮症酸中毒、高渗性非酮症昏迷、大量利尿、严重烧伤等可致大量体液丢失；急性弥漫性腹膜炎、绞窄性肠梗阻等可致大量体液潴留于肠腔或腹腔等第三间隙中，从而导致休克。

上述原因均可引起有效循环血容量减少，导致静脉回心血量减少，心排出量减少；同时引起外周血管阻力增加，组织器官灌注不足。

【诊断】

1. 符合休克诊断。

2. 原发病诊断。各种腔道大量出血所致休克，由于血液排出体外，故较易诊断；但消化道出血所致休克在出现呕血、便血前较难作出病因诊断；对外伤病人，尤其是多发伤、复合伤及骨盆、股骨等骨折，可在短时间内大量失血；还要注意不易察觉的腹膜后失血、大腿软组织中的大量积血；育龄女性发生休克，一定要行妇科疾病相关检查，尤其是黄体破裂，由于无停经及不规则阴道出血史，β-HCG阴性，易忽略失血性休克诊断。低血容量性休克的早期诊断对预后至关重要，休克发生与否及其严重程度，取决于机体血容量丢失的量和速度。

【治疗】

低血容量性休克的治疗，必须包括原发病的治疗（止血）和纠正休克两方面。

一、病因治疗

积极治疗引起容量丢失的原发病，是纠正低血容量性休克的基本措施。对于体表部位的明显外出血，可采取局部填塞、压迫包扎等方法暂时止血，待休克基本控制后再行手术止血；内脏器官破裂出血，应尽早手术治疗；各种原因所致上消化道出血、咯血，一般先内科保守治疗，必要时可考虑手术；应充分利用超声、CT 或血管造影等方法，迅速查找出血部位不明确的活动性内出血。对于由严重吐泻、糖尿病酮症酸中毒、弥漫性腹膜炎等严重失液所致低血容量性休克，应在充分液体复苏治疗的同时，针对病因积极处置。

二、抗休克治疗注意点

1. 对于未控制出血的失血性休克患者，早期宜采取控制性体液复苏，减少因大量输液而稀释凝血因子，加重出血；一般使平均动脉压维持在 50mmHg 左右，以供重要脏器的基本灌注，待出血彻底控制后再进行积极的容量复苏。

2. 输血及输注血制品在低血容量性休克中应用广泛。失血性休克时，丧失的主要是血液，但液体复苏并非需要全部补充血细胞成分，必须考虑到凝血因子的补充。浓缩红细胞临床输血指征为血红蛋白≤70g/L；血小板输注主要适用于血小板数量减少（<50×10^9/L）或功能异常伴有出血倾向的患者。

Ⅳ　心源性休克

心源性休克（cardiogenic shock）是心脏泵衰竭的极期改变，是由于心脏排血量急剧下降，导致组织灌流不能满足静息状态下生命器官代谢需要的急危状态。因心源性休克常以原发性心肌损伤为特征，故狭义的原发性心源性休克主要是指由于急性心肌梗死（AMI）所致泵衰竭的严重阶段。急性心肌梗死病人中，休克的发病率可达 5%～20%，心源性休克发生急骤，病死率高，是急性心肌梗死最常见的死因。

【病因和发病机理】

冠心病急性心肌梗死是导致心源性休克的主要原因。此外，急性弥漫性心肌炎、扩张性心肌病、严重缓慢或快速性心律失常、心脏创伤、急性心脏压塞、严重左室流入或流出道狭窄或梗阻，以及心脏直视术后低心排综合征等疾病也可导致心源性休克。

泵衰竭是心源性休克的始动因素和关键环节，也是心源性休克主要和原发的病理基础。当大块心肌缺血坏死并泵血功能下降时，每搏量及心排血量也随之下降，导致低血压、组织低灌注、冠脉供血降低，从而加重心肌缺血损害；随着心肌功能的下降，引发代偿性心率增快、血管收缩、水钠潴留，由此增加心脏前、后负荷，进一步诱发心源性休克的进展。以上因素如不能及时干预，将形成恶性循环而死亡。

【诊断】

有急性心肌梗死、急性心肌炎、原发或继发性心肌病、严重恶性心律失常、严重左室流入或流出道狭窄或梗阻、急性心脏压塞以及心脏手术等病史患者，一旦出现休克表现即可诊断心源性休克。血流动力学监测显示心脏指数（CI）降低、左室舒张末压（LVEDP）升高。

【治疗】

心源性休克的治疗应包括病因治疗和休克的救治两大方面。如急性心肌梗死的介入治疗和静脉溶栓治疗；及时纠正严重心律失常；紧急手术救治因心脏创伤所致心肌破裂或主动脉夹层破入心包引起的急性心包填塞综合征等。在病因治疗的同时，采取积极的综合措施抢救心源性休克。心源性休克的治疗与一般休克治疗原则相似，但由于病因和发病机制的特点，其治疗在多方面具有特殊性，应加以注意。

1. 严格掌握补液量和补液速度。应在血流动力学监测下，根据 CVP 和 PCWP 等指标变化以及临床表现指导补液。若 CVP 和 PCWP 较低，提示血容量不足，可适当补液；若 CVP 和 PCWP 在正常范围，则补液需谨慎；若 CVP≥18cmH$_2$O、PCWP≥18mmHg，则提示血容量过多或肺瘀血，应停止补液并选用利尿剂和血管活性药物。急性心梗并发休克时，补液量需根据左、右心室梗死部位不同区别对待。

2. 多巴胺是心源性休克首选的兼有正性肌力作用的血管活性药，其作用与用药剂量明显相关。多采用中等剂量 [3~10μg/（kg·min）]，必要时可加用间羟胺联合静脉滴注，以协同多巴胺的升压作用。血管扩张药不作为心源性休克的首选药物。

3. 增强心脏泵功能是心源性休克的重要治疗措施，但要注意在其增加心肌收缩力的同时，可能增加心肌耗氧量，加快心率甚至导致心律失常。急性心肌梗死、肺梗死等所致心源性休克时首选多巴酚丁胺作为正性肌力药；洋地黄类药物仅在其他药物疗效欠佳及合并快速室上性心律失常时选用，且只用常规量的 1/2~1/3，宜选用毛花甙 C 等短效制剂；磷酸二酯酶抑制剂（氨力农、米力农）具有正性肌力和一定的扩张血管作用，可先予负荷量，随后维持静滴。

4. 低钾低镁会增加室性心律失常发生的危险；代谢性酸中毒会抑制心肌收缩力，影响电解质在细胞内外的分布，故应及时纠正。

5. 经上述处理休克仍无法纠正者，可考虑应用主动脉内气囊反搏、左室辅助泵等机械性辅助循环。

第六节　血流感染

目前把败血症和菌血症统称为血流感染（bloodstream infection）。败血症是由各种病原微生物（细菌或真菌）和毒素侵入血流所引起的血流感染。主要临床表现：骤发寒战、高热、心动过速、呼吸急促、皮疹、肝脾肿大和精神、神志改变等一系列严重临床症状，严重者可引起休克、弥散性血管内凝血（DIC）和多脏器功能障碍综合征（MODS）。菌血症只是细菌一过性侵入血循环，不久即被机体防御功能抑制或清除，虽可获阳性血培养结果却并没有相应的临床症状。近年来，随着广谱抗生素、糖皮质激素的广泛应用以及创伤性诊疗技术的广泛开展，血流感染的发病率有逐年增高趋势。同时随着静脉导管技术的广泛应用，导管相关性血流感染（CRBSI）的发病率也随之上升。

血流感染属于中医学"热病"、"厥症"、"疽毒内陷"、"疔疮走黄"等范畴。中医伤寒与温病学中某些以高热、壮热、口渴、烦躁、谵语或神昏、发斑等为特点的病症与血流感染相似。

【病因病理】

一、西医病因病理

1. 危险因素　①机体屏障功能的完整性受到破坏，如手术、创伤、动静脉置管、气管插管等；②引起机体免疫力下降的因素，如激素、化疗药、免疫抑制剂等的使用，人类免疫缺陷病毒（HIV）感染；③昏迷、营养不良、高龄等也是血流感染的危险因素。

2. 病原学　近20年来，革兰阳性菌如凝固酶阴性葡萄球菌（CNS）、金黄色葡萄球菌（金葡菌）、肠球菌和真菌引起的血流感染发病率增加，而革兰阴性菌引起的血流感染相应减少。居血流感染前几位的病原菌为金葡菌、CNS、念珠菌属、大肠埃希菌、肺炎克雷伯菌。引起血流感染病原菌的耐药率亦逐渐增加，耐甲氧西林的金黄色葡萄球菌（MRSA），产ESBLs的革兰阴性菌及其他耐药菌株不断出现。CRBSI主要来源于皮肤污染的病原菌有表皮葡萄球菌、金葡菌；来源于医务人员污染的病原菌有铜绿假单胞菌、不动杆菌、白色念珠菌及近平滑念珠菌。

二、中医病因病机

1. 正气衰弱　素体亏虚，或劳累过度，耗伤正气，或久病重病造成正气日衰，或因挤压疮疖、痈肿，损伤局部气血，使温热毒邪不得外解而内陷"走黄"。

2. 外感六淫邪毒　风、寒、暑、湿、燥、火外袭，尤以温邪火毒、疫毒之气为甚。火热疫毒之邪，其性酷烈善变，常直袭气营，形成热毒之症。毒侵气分则见壮热口渴，烦躁不安；内侵营血则见斑疹；毒陷心包则见神昏谵语，惊厥，甚则厥脱。

【临床表现】

血流感染并无特征性临床表现，主要有发热、寒战、皮疹、肝脾肿大、呼吸急促或过度通气、意识障碍，外周血白细胞总数增加、核左移、血小板减少等。病情严重者可有脏器灌注不足的表现，如低氧血症、高乳酸血症、少尿、低血压，甚至休克、DIC、MODS。不同病原菌的血流感染临床表现各有特点；而不同群体，如老年人、婴幼儿、孕妇，以及烧伤、AIDS患者等的血流感染也各有临床差异。

1. 金葡菌血流感染　社区获得性金葡菌血流感染多为青壮年和体力劳动者，原发病灶常为疖、痈、伤口感染；医院获得性金葡菌血流感染多为机体防御功能低下者，常通过口腔黏膜及呼吸道入侵所致。临床表现常较典型，急性发病，寒战高热，皮疹可有瘀点、荨麻疹、猩红热样皮疹及脓疱疹等。关节症状较明显，大关节疼痛，有时红肿。

金葡菌血流感染的另一特点有迁徙性损害，常见多发性肺部浸润，甚至形成脓肿；其次有肝脓肿、骨髓炎、关节炎、皮下脓肿等。

2. CNS 血流感染 CNS 血流感染常为异物（如人工瓣膜、人工关节、各种导管及起搏器等）留置体内而致。通常 CNS 由于毒力较低，症状可能相对较轻，预后也较好。有时除发热外没有其他症状，诊断只能依赖血培养结果。但 CNS 又是血培养最可能污染的病原菌，故 CNS 血流感染的诊断应包括：①血培养至少有多次不同部位的阳性结果；②数次分离到的 CNS 的耐药谱应相同；③临床排除其他原因所致的发热或病情恶化。

3. 革兰阴性菌血流感染 以大肠埃希菌最为多见，其次是肺炎克雷伯菌和铜绿假单胞菌。革兰阴性菌血流感染以医院感染为多，起病多有发热，且发热可能是唯一症状，即缺乏感染定位症状。临床过程凶险，40% 左右的患者可发生脓毒性休克，有低蛋白血症者更易发生休克，严重者出现 MODS、DIC 等。革兰阴性菌血流感染常见于免疫功能低下人群。

4. 厌氧菌血流感染 厌氧菌感染中，80%～90% 为脆弱类杆菌。厌氧菌血流感染常为复数菌感染，原发病灶以肠道最为多见，约占 50%，其次为女性生殖道、下呼吸道、头颈部以及皮肤软组织感染。厌氧菌血流感染临床特征有：①病变组织分泌物脏而臭，可含有气体，并可有荚膜形成；②产生外毒素（如产气荚膜梭菌的 α 毒素）可导致溶血，脆弱类杆菌内毒素可直接作用于肝脏而产生肝损害和黄疸；③血流感染一般常使用 β - 内酰胺类和氨基糖苷类抗生素，但长期应用反而症状加重，因为需氧菌减少则厌氧菌感染加剧。

5. 念珠菌属血流感染 真菌血流感染病原菌以念珠菌属占绝大多数，念珠菌属血流感染中以白色念珠菌最多，约占 50% 左右，近年来，光滑念珠菌已成为引发成年人念珠菌感染的第二大病原体。念珠菌属血流感染大多数病例都是免疫功能低下的患者（肿瘤、白血病、慢性肝病或肾病、AIDS 等），且多数发生在医院内，如长期接受糖皮质激素或（和）广谱抗生素治疗、静脉置管、透析疗法、肿瘤化疗、高能营养等。念珠菌属血流感染病情进展缓慢，毒血症状可较轻，临床并无特征性表现，易被原发病和同时存在的细菌感染所掩盖。

【实验室与其他检查】

1. 常规检查 外周血白细胞总数明显升高，中性粒细胞增高，出现核左移及细胞内中毒性颗粒，甚至有类白血病表现。机体免疫力差和少数革兰阴性菌血流感染的白细胞总数可降低，但中性粒细胞多数增高；部分血流感染患者可有血小板减少及凝血机制异常。尿常规检查，可有少量蛋白尿。

2. 病原学检查 血流感染中血培养最为重要，宜在抗生素应用前及寒战、高热时采血，应在不同部位采血 2 次以上送检，每次间隔约 1h。每次抽血量至少 5～10ml，总血量需要 20～30ml，增加采血量有助于提高血培养的阳性率。必要时可同时做需氧菌、厌氧菌和真菌培养，也可做 L 型（细菌胞壁缺陷型）培养。骨髓培养阳性率较高，还应以脓液、脑脊液、胸腹水，瘀点（斑）做细菌培养，以增加检出病原菌的机会。分离到病菌后应做药敏试验。

3. 其他检查　鲎试验可检测血清（或体液）中革兰阴性菌内毒素。

【诊断与鉴别诊断】

一、诊断要点

1. 血流感染临床诊断　中华人民共和国卫生部医院感染诊断标准（2001 年试行）：发热 >38℃或低体温 <36℃，可伴有寒战，并合并下列情况之一：①有入侵门户或迁徙病灶；②有全身中毒症状而无明显感染灶；③有皮疹或出血点、肝脾肿大、外周血中性粒细胞增多伴核左移，且无其他原因可解释；④收缩压低于 90mmHg，或较原收缩压下降超过 40mmHg。

2. 血流感染病原学诊断　在临床诊断的基础上，符合下述 2 条之一即可诊断。①血培养分离出病原微生物。若为常见皮肤菌，如类白喉棒状杆菌、肠杆菌、CNS、丙酸杆菌等，需在不同时间采血 2 次或多次培养阳性；②血液中检测到病原体的抗原物质。

二、鉴别诊断

1. 成人斯蒂尔病　也称成人 still 病，属变态反应性疾病，临床可见发热、皮疹、关节痛和白细胞增多。病程较长，且有缓解期，无毒血症状，皮疹呈短暂反复出现，血培养阴性，抗生素治疗无效，应用肾上腺皮质激素及吲哚美辛等可使体温下降、临床症状缓解。

2. 恶性组织细胞增多症　多见于青壮年，起病急，有不规则发热伴畏寒，消瘦，贫血及进行性衰竭等。肝、脾淋巴结肿大较显著，有出血倾向，全血细胞减少。骨髓涂片及淋巴结活检可找到异常组织细胞，抗生素治疗无效。

3. 其他　尚须与猩红热、风湿热、伤寒、粟粒性肺结核、部分病毒感染、淋巴瘤、系统性红斑狼疮、皮肌炎、疟疾、血栓性血小板减少性紫癜、流行性出血热等鉴别。

【治疗】

一、治疗原则

血流感染病情发展迅速，损害机体多脏器和多系统，清除病原菌和积极控制感染是改善预后的主要措施。早期诊断和早期有效治疗，能避免发生一个或数个脏器功能障碍，大大增加生还的希望。同时需全身支持治疗，保护重要脏器功能。中医以清热泻火，凉血解毒，醒神开窍，回阳救逆等法辨证治疗。

二、西医治疗

1. 抗生素治疗　经验性用药应选择广谱的抗生素，力求感染部位抗生素浓度数倍于 MIC 值，一般而言血清药物浓度应超过 MIC 值的 3～10 倍。抗生素可在退热后 4～5d 考虑停药，若病原菌在难以清除的病灶（心瓣膜、骨关节）中，抗生素使用期必需适当延长，至少 3 周以上；或在体温下降正常，临床症状基本消失后继续用药 7～10d。

（1）金葡菌血流感染　社区获得性金葡菌血流感染中 MRSA 占 25%，而医院获得性金葡菌血流感染中 MRSA 占 40%，在血液透析和腹膜透析患者中 MRSA 更为多见。金葡菌血流感染治疗首选苯唑西林或氯唑西林，青霉素过敏的患者可选用头孢拉定、头孢唑林等第一代头孢菌素，若怀疑病原菌为 MRSA，则首选万古霉素、去甲万古霉素，亦可选用替考拉宁、利奈唑胺。

（2）CNS 血流感染　若血培养 CNS 阳性或怀疑为 CRBSI 时，应立即拔除静脉导管，并使用有效的抗感染药物。CNS 感染常为医院感染，因而耐甲氧西林的 CNS 约占 80%。治疗耐甲氧西林的 CNS 所致血流感染，首选万古霉素或去甲万古霉素，并常需联合磷霉素或利福平，也可选用奎努普丁，达福普汀等新抗生素。

（3）革兰阴性菌血流感染　产 ESBLs 的革兰阴性菌主要是大肠埃希菌和肺炎克雷伯菌，约占 50% 左右。第一、第二、第三代头孢菌素，庆大霉素，环丙沙星对大肠埃希菌均有良好的抗菌作用，但耐药率较高的大肠埃希菌引起的血流感染应选用 β-内酰胺、β-内酰胺酶抑制剂和头孢吡肟，若产 ESBLs 的菌株所致感染应选用碳青霉烯类如亚胺培南、美罗培南等。肺炎克雷伯菌血流感染的治疗应根据药敏结果选用第三代头孢菌素、氟喹诺酮类、氨基糖苷类或 β-内酰胺、β-内酰胺酶抑制剂。若产 ESBLs 的肺炎克雷伯菌引起的血流感染可选用碳青霉烯类药物。铜绿假单胞菌为泛耐菌株，其引起的血流感染可选用头孢他啶，或头孢哌酮，或舒巴坦、氨曲南联合阿米卡星，也可选用碳青霉烯类。

（4）厌氧菌血流感染　厌氧菌血流感染首选治疗药物为甲硝唑、替硝唑，厌氧球菌感染也可选用克林霉素、红霉素，革兰阴性菌及厌氧菌混合感染可选用哌拉西林或三唑巴坦、美罗培南或亚胺培南。

（5）念珠菌属血流感染　白色念珠菌血流感染首选氟康唑，若无效或非白色念珠菌血流感染可选用伊曲康唑、伏立康唑、两性霉素 B 或两性霉素 B 脂质体。根据目前的临床用药指南推荐，对于病情不稳定、先前接受过唑类抗真菌药治疗，尤其是对氟康唑耐药的念珠菌血流感染（如光滑念珠菌）的患者，最好选用除氟康唑、伏立康唑之外的其他药物进行治疗。

2. 肾上腺皮质激素应用　血流感染伴有明显的毒血症状，如重要器官心、脑、肺、肝、肾出现中毒性病变及脓毒性休克时，在有效抗生素治疗下，可静脉滴注地塞米松 5～10mg/d 或氢化可的松 200～400mg/d，治疗 2～3d，毒血症状缓解或休克纠正后即可停用。

3. 对症治疗　高热者给予退热药及物理降温，惊厥者可用镇静剂。对急性肾衰、休克、DIC 等作相应处理。

4. 支持疗法　可适当输新鲜血浆，白蛋白及丙种球蛋白等。给予高热量及维生素饮食，保持水、电解质和酸碱平衡，保证足够的有效血容量。

三、中医治疗

1. 气营两燔证

证候：发病急，寒战高热，烦躁神昏，口干欲饮，皮肤红斑，尿赤而少，舌红绛，苔黄，脉滑数或洪数。

治法：清热解毒，凉血化斑。

方药：清瘟败毒饮（《疫疹一得》）加减。生石膏、生地、玄参、水牛角、黄连、栀子、桔梗、知母、连翘、甘草、丹皮、鲜竹叶。

出血者加白茅根、侧柏叶，大便未解者加生大黄、枳实等。

中药针剂双黄连注射液或鱼腥草注射液或清开灵注射液加入葡萄糖注射液静脉滴注，每日1次。伴神昏者，醒脑静注射液静脉滴注，或安宫牛黄丸1丸鼻饲灌服，每日2次。

2. 阳气欲脱证

证候：面色苍白，四肢逆冷，倦卧欲寐，体温不升，冷汗淋漓，舌淡苔白，脉微欲脱。

治法：回阳救逆，益气固脱。

方药：参附汤（《正体类要》）加减。人参、附子、龙骨、牡蛎、干姜、大枣、炙甘草。或参附注射液静脉滴注，每日1~2次。

【预防与调护】

1. 预防 ①积极治疗原发病、控制感染扩散是预防血流感染的主要措施。医护人员加强无菌概念，严格按照操作常规，尤其注重手卫生。②加强护理，注意眼部、口腔、皮肤及会阴部清洁，勤翻身拍背以防并发症。③疮疖，痈肿切忌挤弄或以针挑刺等，头面部尤为禁忌。

2. 调护 ①应让病人住进重症监护病房（ICU），密切观测生命体征及脏器功能。②保证病人足够的营养与水分，高热量、高维生素的流质饮食。③保持病室空气清洁，按时翻身、受压部位按摩等预防褥疮。

第七节 上消化道大出血

上消化道出血（upper gastrointestinal hemorrhage，UGIH）是指屈氏韧带以上的消化道（食管、胃、十二指肠）疾病引起的出血，也包括胆管、胰管及胃－空肠吻合术后的空肠病变引起的出血。上消化道出血分为食管胃静脉曲张出血与急性非静脉曲张性上消化道出血。上消化道大出血一般指在数小时内失血量超过1 000ml或循环血量的20%以上；或一次出血量500ml以上，出现直立性头晕，心率 > 120次/分，收缩压 < 90mmHg，或比原来基础血压低25%以上；或24h内需输血约2 000ml以上；或1~2d内血红蛋白（Hb） < 70g/L，红细胞计数（RBC） < 3×10^{12}/L，红细胞比容 < 25%。

上消化道大出血的临床表现主要是呕血和黑粪，常伴血容量减少引起的急性周围循环衰竭。上消化道大出血是上消化道及全身疾病常见严重并发症之一，如不及时诊治，尤其是高龄、有严重伴随病的患者易致死亡，病死率约为 10%。因此，迅速确定病因、出血部位、准确估计出血量和及时处理，对预后有重要意义。

上消化道大出血属中医"吐血"、"便血"范畴。血由食道、胃而来，经口呕吐而出，血色鲜红或紫暗，或夹有食物残渣并伴有黑便。其病位主要在胃，与肝脾有关，病性有虚有实，虚者脾胃气虚，实者胃热、肝火，或见虚实夹杂。

【病因病理】

一、西医病因病理

1. 病因

（1）上消化道疾病　①食管疾病：如食管癌、食管炎、食管贲门黏膜撕裂综合征（Mallory – Weiss 综合征）、食管裂孔疝、食管器械损伤、食管化学损伤等；②胃、十二指肠疾病：如消化性溃疡、急性糜烂出血性胃炎或十二指肠炎、胃癌、胃血管异常、胃手术后病变、胃黏膜脱垂、胃黏膜平滑肌瘤、淋巴瘤、壶腹周围癌等。

（2）上消化道邻近器官与组织的病变　①胆道疾病：如胆道感染、胆囊或胆管癌、胆道受压坏死等；②肝脏疾病：如肝硬化、肝癌、肝脓肿或肝血管瘤、肝外伤等；③胰腺疾病：如急性胰腺炎、胰腺癌等；④其他：如主动脉瘤破入食管、胃或十二指肠、纵隔肿瘤或脓肿破入食管等。

（3）全身性疾病　①血液病：如血友病、血小板减少性紫癜、白血病、弥散性血管内凝血；②血管性疾病：如过敏性紫癜、动脉粥样硬化、多种原因引起的血管炎等；③其他：如急性胃黏膜损伤（多因酒精、非甾体类抗炎药及严重创伤、烧伤、大手术后、休克等各种应激引起）、尿毒症、结节性多动脉炎、流行性出血热、钩端螺旋体病等。

按照发病率高低，常见引起急性 UGIH 的病因依次为：消化性溃疡、食管胃底静脉曲张破裂、应激性胃黏膜病变（如糜烂性出血性胃炎）和胃肿瘤，其中消化性溃疡大约占所有急性 UGIH 的 50%。

2. 发病机制　UGIH 的基本病理改变是消化道黏膜、基层，甚或浆膜层的血管因糜烂、坏死、溃疡或破裂而出血。由于病因不同，其出血机制也不尽相同。①消化性溃疡出血多为十二指肠球后溃疡或胃小弯穿透性溃疡侵蚀较大血管所致；②肝硬化引起的 UGIH 主要是食管胃底静脉曲张破裂出血，其次为门脉高压性胃病及肝源性溃疡，均与门脉高压有关。此外，因肝脏合成凝血因子减少或脾功能亢进时血小板减少和毛细血管脆性增加所致的凝血机制异常，直接或间接促进了 UGIH；③急性胃黏膜病变引起的UGIH，主要是因药物及各种应急因素破坏了胃黏膜屏障功能，氢离子逆弥散，侵袭血管，产生多发性糜烂和表浅溃疡所致；④上消化道肿瘤发生缺血性坏死，表面糜烂或溃疡，侵袭血管而出血；⑤其他原因引起的 UGIH 也是因病变侵袭血管或血管破裂或血管功能受损、血小板减少、凝血因子减少而致的出、凝血功能障碍引起。

二、中医病因病机

1. 胃热伤络　饮食不节，如饮酒过度，嗜食辛辣炙煿之品，致燥热蕴结于胃，胃热内炽，扰动血络，迫血妄行，血随胃气上逆，如《临证指南医案·吐血》所说："酒热戕胃之类，皆能助火动血"；或忧思恼怒，情志失调，肝郁化火，横逆犯胃，损伤胃络，血随气火上逆，如《医家四要》说："呕血者，因于气怒伤肝，肝热内炽，逼血上逆所致"；或热病后期阴虚火旺，迫血妄行，发为吐血，如《明医杂著》说："吐血之类，因虚火妄动，血随火而泛行。"

2. 脾虚不摄　劳倦过度，伤及脾胃，或久病致脾胃虚弱，中气不足，统摄无权，血不循经，随胃气上逆而呕出；或脾胃素虚，复因饮冷，寒郁中宫，脾胃虚寒，不能统摄血液，血溢脉外，而致吐血。《医贯·血证论》云："胃者，守营之血，守而不走，存于胃中，胃气虚不能统摄，故令人呕吐，从喉而出于口也。"

3. 胃络瘀阻　胃病或肝病日久，气滞血瘀，久病伤络，胃络瘀阻，血行不畅，血不循经而致吐血。如《血证论》说："经隧之中，既有瘀血踞结，则新血不能安行无恙，终必妄走而吐溢也。"

【临床表现】

一、症状与体征

上消化道出血的临床表现主要取决于病变的性质、部位、出血量和速度。

1. 呕血与黑便　呕血与黑粪是 UGIH 的特征性表现。不管出血部位在幽门上或下，只要出血量大，就可出现呕血与黑粪。大出血时呕出的血液呈鲜红或暗红色，或兼有血块。如在胃内停留时间长，多为棕褐色或咖啡色，系血液经胃酸作用而形成正铁血红素所致。黑粪可呈柏油样，黏稠而发亮，系血红蛋白之铁经肠内硫化物作用而形成硫化铁所致。出血量很大时，粪便可呈暗红色甚至鲜红色，酷似下消化道出血，大便性状为血量多、粪质少、血与粪便均匀混合。食管胃底静脉曲张破裂出血具有突然起病，出血量大，易反复，难以控制的特点。

2. 其他表现　可有上腹部不适、急性上腹疼痛、反酸、饱胀、恶心、肠鸣音亢进等表现。在休克控制后常伴有低热，一般 <38.5℃，可持续 3～5d。发热机理尚不清楚。

二、并发症

1. 急性周围循环衰竭　当出血量较大，失血较快时易引起急性周围循环衰竭，产生一系列临床表现，如头晕、心悸、口渴、恶心、乏力、晕厥、皮肤苍白、四肢湿冷、烦躁甚至意识模糊。应特别注意，老年患者因动脉硬化，即使出血量不大，也可出现意识障碍。

2. 失血性贫血　大量出血后，因血管及脾脏代偿性收缩，血细胞比容及血红蛋白可暂时无明显改变，随后，组织液渗入血管内，使血液稀释，可出现贫血，一般须经3~4h。

3. 其他　肝硬化引起的大出血极易引起水、电解质紊乱，肝性脑病等并发症。

【实验室及其他检查】

1. 血常规　血红蛋白、红细胞计数、血细胞比容降低，呈正细胞、正色素性贫血，可出现晚幼红细胞。出血24h内网织红细胞增高，至出血后4~7d可高达5%~15%，止血后逐渐降至正常。UGIH后2~5h，白细胞增高，止血后2~3d恢复正常，若伴有脾功能亢进者，白细胞计数可不增高。

2. 血尿素氮　UGIH后，血液中蛋白分解产物在肠道吸收，致血尿素氮升高，一般在大出血后数小时开始上升，约24~48h达高峰，大多<143mmol/L，若无明显脱水或肾功能不全的证据，仅血尿素氮升高或持续超过3~4d，提示上消化道仍有出血。此外，因血容量不足，肾血流减少，肾小球滤过率下降，氮质潴留，亦可使血尿素氮增高。如无活动性出血的证据，血容量已补足，但尿量少，血尿素氮持续增高，提示肾性氮质血症，肾衰竭。

3. 内镜检查　内镜检查是病因诊断、确定出血部位和性质的关键，诊断准确率为80%~94%。还可预测再出血的危险性，并能进行镜下止血治疗。一般主张在出血后24~48h内进行急诊胃镜检查。检查前先建立静脉通道，纠正休克，充分补充血容量，改善贫血（Hb上升至70g/L），有备血、监护及相应止血措施下进行。食管胃静脉曲张并非内镜检查禁忌。

4. 选择性动脉造影检查　对内镜检查无阳性发现，或有活动性出血又不适宜进行内镜检查者可选择血管造影，还可同时作栓塞止血治疗。血管造影属侵袭性检查，有发生严重并发症风险，对严重动脉硬化、碘过敏和老年患者禁用。

【诊断与鉴别诊断】

一、诊断要点

首先要判断是否有上消化道出血，再判断出血的严重程度，最后病因诊断。

1. UGIB 的诊断　根据有引起 UGIB 的原发病史，出现呕血、黑便等，可作出 UGIB 的诊断。诊断时注意，有时患者已发生 UGIB，但并无呕血与黑粪，此时早期诊断常有困难，必须密切观察病情，测量血压、脉搏，及时进行胃镜或直肠指检，有助于尽早作出诊断。

2. 出血量的估计　①粪便隐血试验阳性，提示每日出血量在5~10ml。②黑粪提示每日出血量50~100ml以上，柏油便提示每日出血量在500~1 000ml；短时间内 UGIB 超过1 000ml 的患者也会出现血便，同时常会伴有血容量不足的临床表现。③胃内储积血量在250~300ml，可引起呕血。④一次出血量不超过400~500ml 时，因轻度的血容量减少可由组织液与脾贮血所补充，并不引起全身症状。

3. 出血是否停止的判断　有下列迹象者，应认为有继续出血或再出血，须予及时处理。①反复呕血或黑粪次数增多，粪质稀薄，甚至呕血转为鲜红色，黑粪变成暗红色，伴有肠鸣音亢进；②周围循环衰竭的表现经补液输血而血容量未见明显改善，或虽暂时好转而又恶化；经快速补液输血，中心静脉压仍有波动或稍有稳定继之又下降；③红细胞计数、血红蛋白测定与血细胞比容继续下降，网织红细胞计数持续增高；④补液和尿量足够的情况下，血尿素氮持续或再次增高。

4. 出血病因和部位的诊断

（1）若有慢性周期性、节律性上腹疼痛，特别是出血前疼痛加重，出血后疼痛减轻或缓解，考虑消化性溃疡，必要时紧急胃镜检查，可对食管、胃、十二指肠等病变的性质和出血情况明确诊断。

（2）若有服用阿司匹林等药物史、酗酒史或应激状态者，可能为急性胃黏膜损害。

（3）既往有病毒性肝炎、血吸虫病或慢性酒精中毒病史，并有肝病与门脉高压的临床表现者，可能是肝硬化所致出血。由于脾常在上消化道出血后暂时收缩，诊断时不应过分强调脾肿大的依据。

（4）对中年以上的患者近期出现上腹痛，伴有食欲减退、消瘦者，应警惕胃癌的可能性。

（5）出血后短期内发现血清胆红素增高，应考虑胆道出血、肝硬化或壶腹肿瘤等。

二、鉴别诊断

1. 与下消化道出血相鉴别　下消化道出血无溃疡病、胃炎及肝病史。主要表现为便血，无呕血，便血色暗红或鲜红，血多不与粪便相混，而附于大便表面，或便后滴血，常伴有急性下腹疼痛、脐周痛或里急后重。

2. 与呼吸道出血相鉴别　呼吸道出血称为咯血，血液呈粉红或鲜红色，或是伴有痰中带有血丝或有气泡和痰液，常呈碱性，病人有呼吸道病史和呼吸道症状。

【治疗】

一、治疗原则

UGIB 易危及生命，应立刻止血、补充血容量及其他对症治疗。并予中医中药辨证施治。

二、西医治疗

1. 一般治疗　平卧并将下肢抬高，头偏向一侧，保持呼吸道通畅，吸氧，禁食，密切观察呕血、黑便、尿量、神志、皮肤与甲床色泽、肢体温度、周围静脉特别是颈静脉充盈情况。定时复查红细胞计数、血红蛋白、血细胞比容与血尿素氮，心电监护，尽可能进行中心静脉压测定，以指导液体输入量。必要时留置胃管。

2. 补充血容量　①立即配血。②尽快建立静脉通道，最好经锁骨下静脉插管。③

输液速度：先快后慢。④液体种类及选择：可用生理盐水、平衡液、等渗葡萄糖液、血浆或其他血浆代用品、浓缩红细胞、全血。失血后因血液浓缩，应首先静脉快速滴注平衡液或胶体液，最好维持血红蛋白浓度在100g/L、红细胞比容在30%；若失血量较大，Hb浓度<70g/L时，可输浓缩红细胞；严重活动性大出血（急性失血量超过总量的30%）时，应尽早输入足量新鲜全血。⑤输液量：输入液体或血的量应根据病因、尿量、血压、心肺病史，有条件的最好结合中心静脉压调整输液、输血的量及速度。

输血指征：①收缩压<90mmHg，或较基础收缩压降低幅度>30mmHg；②血红蛋白<70g/L，红细胞比容<25%；③心率>120次/分。

3. 止血

（1）急性非静脉曲张性上消化道大出血

1）内镜下止血：为首选，可对出血灶喷洒凝血酶或0.1%肾上腺素、血凝酶等，适用于胃黏膜糜烂、渗血、活检后出血、溃疡出血等，对出血量大者效果较差。还可用热探头、电凝、激光、微波止血或上止血夹。

2）抑酸药止血：用抑制胃酸分泌药，抑制胃酸分泌的药可提高胃内pH值，促进血小板聚集和纤维蛋白凝块的形成，避免血块过早溶解，有利于止血和预防再出血，又可治疗消化性溃疡。常用质子泵抑制剂奥美拉唑80mg静脉推注，继以8mg/h的速度滴注72h。也可用泮托拉唑等。

3）止血药：可口服凝血酶、云南白药等，也可静脉注射维生素K_1，或用去甲肾上腺素8mg加入100~200ml冰生理盐水口服或鼻胃管灌注，或血凝酶肌注或皮下注射1U，严重出血时同时静注1U。

4）选择性血管造影及栓塞治疗：经药物和内镜治疗无效时，可选择性血管造影进行栓塞治疗。

5）手术治疗：经上述治疗，上消化道大出血仍不能得到有效控制，脉率、血压不稳定，或诊断不明且无禁忌证者，可考虑手术治疗。

（2）食管胃底静脉曲张出血

1）内镜下止血：是控制活动性出血和预防再出血的主要措施。对于食管静脉曲张出血可局部注射硬化剂、或采取套扎疗法。胃底静脉曲张可局部注射组织黏合剂，为手术创造条件。

2）三腔二囊管压迫止血：气囊压迫止血适用于食管胃底静脉曲张破裂出血。由于患者痛苦大，并发症多，如吸入性肺炎、窒息、食管炎食管黏膜坏死、心律失常等。鉴于近年来药物治疗和内镜治疗的进步，目前已不推荐气囊压迫止血作为首选措施，其应用限于药物不能控制出血时，作为暂时止血用，以赢得时间去准备更好的止血措施。

3）药物止血：适用于无法内镜治疗或止血失败者，或与内镜治疗联合运用。①生长抑素及其衍生物：该类药主要作用是使内脏血管收缩，明显减少门脉及其侧支循环血量，降低门脉压，短期内严重不良反应少。另外，它还能够抑制胃酸分泌，有利于血小板和凝血因子发挥作用而止血。目前推荐：14肽的天然或人工合成生长抑素（ST）和人工合成的8肽生长抑素奥曲肽（OT）。ST的用法是静脉给予250μg的负荷剂量后，继之以250μg/h持续静滴，维持3~5d，注意该药在滴注过程中不能中断，如中断超过5min要重新给予负荷剂量。OT的负荷用量为100μg，继之以25~50μg/h持续静滴，维持3~5d。②血管升压素及其衍生物：该类药通过收缩内脏血管，减少门脉血流量，降低门脉压，达到止血目的。一般推荐血管升压素0.2U/min持续静脉滴注，根据血压调整剂量。常见不良反应有腹痛、血压升高、心律失常、心绞痛，甚至心肌梗死等（高血压、冠心病者忌用）。常联用硝酸甘油10~15μg/min静脉点滴，或舌下含服硝酸甘油0.6mg，每30min一次，以减少血管升压素的不良反应及协同降低门静脉压。国内仍可用垂体后叶素替代血管升压素。

4）手术治疗：仅在药物和内镜治疗无效，无法进行经颈静脉肝内门体分流术情况下使用。

三、中医治疗

（一）辨证论治

1. 胃热络伤证

证候：吐血鲜红或暗红，或伴有食物残渣，大便色黑如漆，口干口臭，渴喜冷饮，或胃脘胀痛，舌质红，苔黄，或少苔，脉滑数或细数。

治法：清胃泻火，凉血止血。

方药：泻心汤（《金匮要略》）合十灰散（《十药神书》）加味。大黄、黄芩、黄连、大蓟、小蓟、荷叶、侧柏叶、白茅根、茜草、丹皮、棕榈。

若阴虚火旺加生地、石斛。

2. 肝火犯胃证

证候：吐血鲜红，口苦胁痛，烦躁易怒，寐少多梦，舌质红苔黄，脉弦数。

治法：泻肝清胃。

方药：龙胆泻肝汤（《医宗金鉴》）加味。龙胆草、柴胡、泽泻、车前子、木通、生地、当归、栀子、黄芩、甘草、藕节、白茅根、旱莲草、三七。

3. 气随血脱证

证候：出血暴急量多，或呕血便血并见，伴面色苍白，冷汗自出，手足厥冷，神疲乏力，表情淡漠，脉微细。

治法：益气固脱。

方药：独参汤（《景岳全书》）合参附汤（《正体类要》）加味。人参、熟附子、煅龙骨、煅牡蛎、炙黄芪、三七粉、阿胶、山萸肉。

（二）中成药

1. 云南白药0.2~0.3g内服，每4h一次，重症可酌加，但一次不宜超过0.5g。或三七粉1.5~3g内服，日2~3次。

2. 气随血脱证还可用参附注射液10~20ml静脉点滴。

【预防与调护】

1. 预防 急性非静脉曲张性上消化道出血的预防根本在于病因预防。食管胃底静脉曲张出血的预防应避免吞咽粗糙食物，避免腹压增高，无禁忌证时服用减低门脉高压的药物，非选择性β受体阻滞剂，目前不提倡单用单硝基异山梨酯预防。

2. 调护 上消化道大出血病人应住 ICU 进行监护和抢救，立刻建立两条有效静脉通道，除上面提及的平卧、头偏向一侧、禁食、吸氧、保持呼吸道通畅外，特别要注意休克和窒息的发生。做好记录，保持输血输液管道通畅。病情平稳后进清淡、易消化、富有营养的食物，忌食辛辣香燥油腻炙煿之品，戒烟酒。

第八节 急性心力衰竭

急性心力衰竭（acute heart failure，AHF）是指由于急性心脏病变引起心排血量急骤降低，导致组织器官灌注不足和急性瘀血综合征。急性右心衰竭较少见，临床仅可发生于急性右室心肌梗死和大块肺栓塞等。临床上急性左心衰竭较为常见，以肺水肿或心源性休克为主要表现，是严重的急危重症，常危及生命，需要尽早抢救。

急性心力衰竭属于中医"心水"、"心衰"、"心悸"、"怔忡"、"喘脱"、"水肿"等范畴。

【病因病理】

一、西医病因和发病机制

任何心脏解剖或功能的突发异常，使心排血量急剧降低，肺静脉压突然升高，均可发生急性左心衰竭。常见病因有：

1. 急性弥漫性心肌损害 如急性心肌炎、广泛性前壁心肌梗死等。

2. 急性机械性阻塞 如严重的瓣膜狭窄、左心室流出道梗阻、心房内球瓣样血栓或黏液瘤嵌顿二尖瓣口等。

3. 心脏容量负荷突然加重 急性心肌梗死或感染性心内膜炎引起的瓣膜穿孔、腱索断裂所致的急性瓣膜性反流、室间隔破裂穿孔或主动脉瘤破裂使心室容量负荷突然剧增，以及输液、输血过多或过快等。

4. 急剧的心脏后负荷增加 如高血压心脏病血压急剧升高，外伤、急性心肌梗死或感染性心内膜炎引起的瓣膜损害等。

5. 严重的心律失常 如快速性心房颤动、心室暂停、显著的心动过缓等。

急性心力衰竭主要的病理生理基础为心脏收缩力突然严重减弱，心排血量急剧减少，或左室瓣膜性急性反流，左室舒张末压（LVEDP）迅速升高，肺静脉回流受阻，肺静脉压快速升高，肺毛细血管压随之升高，使血管内液体渗入到肺间质和肺泡内，形成急性肺水肿。

二、中医病因病机

急性心力衰竭的发生主要是由于风湿痹阻,痰瘀心脉,阴虚阳亢,致心体受损,又复感外邪,或情志失调,或饮食不节,或劳累过度,或治疗失当,再伤脏真,心之气血阴阳进一步受损,脏腑功能严重失调,血脉通行受阻,水湿瘀血内停而发为本病。

心气耗损,阳虚不化,致气滞血瘀,阳虚水泛,上凌心肺,则出现心悸怔忡,咳喘倚息不得平卧,口唇、爪甲青紫,咯泡沫痰;水饮外溢肌肤则出现水肿等临床表现。严重者心肾阳气俱虚,阳虚欲脱,而出现烦躁,大汗淋漓,厥脱猝死等喘脱危候。

【临床表现】

1. 症状 突发重度呼吸困难,呼吸急促,呼吸频率常达每分钟 30～40 次,烦躁不安,大汗淋漓,皮肤湿冷,面色灰白,紫绀,频繁咳嗽,咯粉红色泡沫痰。极重者可因脑缺氧而致神志模糊。

2. 体征 听诊时两肺满布湿啰音和哮鸣音,心脏听诊心率增快,可有舒张期奔马律,肺动脉瓣第二心音亢进。发病开始可有一过性血压升高,病情如不缓解,血压可下降直至休克。

【实验室及其他检查】

1. 心电图 对急性心肌梗死及心律失常有重要诊断意义,必要时连续监测。对原有心脏病诊断有一定的帮助。

2. 胸部 X 线 可显示肺瘀血的程度和肺水肿,还可根据心影增大及其形态改变,评估基础的心脏疾病。早期间质水肿时,上腔静脉充盈、肺门血管影模糊、小叶间隔增厚;肺水肿时表现为蝶形肺门,严重肺水肿时,为肺弥漫性模糊阴影。

3. 超声心动图 对心脏的结构和功能、心瓣膜状况、是否存在心包病变、急性心肌梗死的机械并发症以及室壁运动失调等均有较高的敏感性;并能测定左室射血分数(LVEF),监测急性心衰时心脏收缩/舒张功能相关的数据。重复性好,易于随访。

4. 动脉血气分析 急性左心衰竭常伴动脉氧分压(PaO_2)降低,早期过度换气可致二氧化碳分压($PaCO_2$)降低;常伴有酸中毒,与组织灌注不足、二氧化碳潴留有关。无创测定血氧饱和度可用作长时间、持续和动态监测,但不能提供 $PaCO_2$ 和酸碱平衡的信息。

5. 血流动力学检查 肺小动脉楔压(PCWP)增高,心脏指数(CI)降低。当 PCWP >18mmHg,CI 正常,提示肺瘀血;PCWP 为 25～35mmHg,CI 为 2.2～2.5L/(m^2·min),提示肺水肿;PCWP >18mmHg,CI <2.0L/(m^2·min),提示心源性休克,预后不良。

6. 心衰标志物 研究发现 B 型利钠肽(BNP)及其 N 末端 B 型利钠肽原(NT-proBNP)在心室室壁张力增加和容量负荷过重情况下由心室释放,有很高的阴性预测价值。

【诊断与鉴别诊断】

一、诊断要点

1. 原有心脏基础疾病，也可不伴有基础心脏病。

2. 突发严重呼吸困难，端坐呼吸，咳嗽伴大量粉红色泡沫样痰。面色灰白，口唇发绀，大汗淋漓，双肺湿啰音和哮鸣音。心脏听诊心率增快，心尖区可闻及舒张期奔马律。

3. X 线检查，可显示肺瘀血和肺水肿。

二、鉴别诊断

1. 支气管哮喘 支气管哮喘以年轻者居多，常有多年哮喘史；查体心脏正常，双肺野可闻及哮鸣音；心电图正常或右室肥大、电轴右偏改变；胸部 X 线检查心脏正常，肺部清晰，或有肺气肿征象；激素及支气管解痉治疗有效。

2. 急性肺栓塞 多有深静脉栓塞、肿瘤、手术后或长期卧床等病史；胸痛、发绀、咯血；心电图 I 导联 S 波加深，Ⅲ 导联大 Q 波及倒置 T 波；X 线胸片可见典型的圆形或三角形阴影；肺扫描 CTA 可明确诊断。

此外急性左心衰竭应与可引起明显呼吸困难的疾病，如慢性阻塞性肺病（COPD）急性发作期、急性呼吸窘迫综合征、自发性气胸等相鉴别。急性右心衰竭应注意与心包压塞、心包缩窄等疾病相鉴别。

【治疗】

一、治疗原则

急性左心衰竭时缺氧和重度呼吸困难是致命的威胁，必须尽快使之缓解。救治原则是改善组织氧供，减少静脉回流，缓解焦虑，治疗原发病和消除诱因。

急性心力衰竭的中医治则以益气温阳固脱为本，活血化瘀、泻肺利水、清肺化痰为标。

二、西医治疗

1. 体位 患者取坐位或半卧位，双腿下垂，以减少静脉回流，降低呼吸做功，改善氧供。

2. 氧疗 高流量鼻管给氧，氧气吸入（4～8L/min），并可在湿化瓶中加入 20%～40% 的酒精，有利于改善肺泡通气。如 $PaO_2 < 60mmHg$，宜呼吸末正压呼吸（PEEP）。但要注意 PEEP 可导致心排血量减少、血压降低的情况。

3. 吗啡 吗啡 2～4mg 静脉注射不仅可以使患者镇静，减少躁动所带来的额外的心脏负担，同时具有舒张小血管功能而减轻心脏负荷。必要时每间隔 15min 重复 1 次，共

2~3次。伴 CO_2 潴留者则不宜应用，可产生呼吸抑制而加重 CO_2 潴留。也不宜大剂量应用，可促使内源性组胺释放，外周血管扩张，导致血压下降。应密切观察疗效和呼吸抑制的不良反应。伴明显和持续低血压、休克、颅内出血、意识障碍、慢性肺疾病等患者禁忌使用。老年患者可酌减剂量或改为肌内注射。

4. 利尿剂　呋塞米 20~40mg 静注，缓慢推注，约 5min 起效，可持续 2~4h，必要时增加剂量或重复使用。对心力衰竭患者建议呋塞米持续静滴。除利尿作用外，本药还有静脉扩张作用，减少循环血容量，有利于肺水肿的缓解。

5. 血管扩张剂　血管扩张剂可以降低心脏前后负荷及心肌耗氧量。此类药可应用于急性心力衰竭早期阶段。收缩压 >110mmHg 的急性心力衰竭患者通常可以安全使用；收缩压在 90~110mmHg 之间的患者应谨慎使用；而收缩压 <90mmHg 的患者则禁忌使用。

（1）硝酸甘油　扩张小静脉，减少回心血量，尤其适用于急性心肌梗死合并高血压者。可立即舌下含服 0.4~0.6mg，5~10min 后可以重复。用药 15min 后呼吸困难减轻，肺部啰音减少。如效果不明显，应改为静滴。患者对本药的耐受量个体差异较大，可先从 10μg/min 开始，然后每 10min 调整 1 次，每次增加 5~10μg，以收缩压达到 90~100mmHg 为度。

（2）硝普钠　为动、静脉血管扩张剂，可以降低心脏收缩期室壁张力和肺 PCWP，对急性心源性肺水肿特别有效。静注后 2~5min 起效，起始剂量 0.3μg/（kg·min）滴入，根据血压逐步增加剂量，最大量可用至 5μg/（kg·min），维持量为 50~100μg/min。如有低血压，宜与多巴酚丁胺合用。

（3）重组人脑钠肽（rhBNP）　为重组的人 BNP，具有扩管、利尿、抑制 RAAS 和交感活性的作用，有望成为更有效的扩管药，用于治疗急性心力衰竭。

6. 支气管解痉剂　对解除支气管痉挛有效，且有正性肌力、扩张外周血管和加强利尿作用，对心源性哮喘与支气管哮喘不宜鉴别时亦有效。一般应用氨茶碱 0.125~0.25g 以葡萄糖注射液稀释后静脉缓慢推注，4~6h 后可重复一次；或以 0.25~0.5mg/（kg·h）静脉滴注。亦可应用二羟丙茶碱 0.25~0.5g 静脉滴注，速度为 25~50mg/h。此类药物不宜用于冠心病急性心肌梗死或不稳定型心绞痛所致的急性心力衰竭患者，不可用于伴心动过速或心律失常的患者。

7. 洋地黄类药物　最适合用于有心房颤动伴有快速心室率，或有心室扩大伴左心室收缩功能不全者。治疗主要目标是控制心室率。首剂可给 0.4~0.8mg，2h 后可酌情再给 0.2~0.4mg。心肌梗死急性期 24h 内慎用洋地黄类药物，必须使用时需酌情减量，为常规用量的 1/3~1/2；禁用于重度二尖瓣狭窄伴窦性心律者，如伴有心房颤动快速室率则可应用洋地黄类药物减慢心室率，有利于缓解肺水肿。

8. 正性肌力药　急性心力衰竭伴低血压者可选用多巴胺，顽固性心力衰竭者可选用多巴酚丁胺、米力农等。

（1）多巴胺　小剂量多巴胺 [<2μg/（kg·min）] 静滴可降低外周阻力，扩张肾、冠脉和脑血管；较大剂量 [>2μg/（kg·min）] 可增加心肌收缩力和心输出量，均有利于改善急性心力衰竭的病情。但大剂量 [>5μg/（kg·min）] 静滴时，因可兴奋 α

受体而增加左室后负荷和肺动脉压而对患者有害。

（2）多巴酚丁胺　可增加心输出量，起始剂量为 2~3μg/（kg·min），可根据尿量和血流动力学监测结果调整剂量，最高可用至 20μg/（kg·min）。多巴酚丁胺可使心律失常发生率增加，应特别注意。

（3）磷酸二酯酶抑制剂（PDEI）　米力农为Ⅲ型 PDEI 兼有正性肌力及降低外周血管阻力的作用。急性心力衰竭时在扩管利尿的基础上短时间应用米力农可能取得较好的疗效。起始 25μg/kg 于 10~20min 推注，继以 0.375~0.75μg/（kg·min）速度滴注。

9. 其他措施　主动脉内球囊反搏（IABP）适用于严重顽固的肺水肿、心源性休克，但不可用于主动脉瓣关闭不全或主动脉夹层患者；紧急血液透析或血液超滤也能迅速减少血容量，尤其适用于长期血液透析患者；静脉溶栓治疗或冠状动脉介入治疗（PCI）可重建急性心肌梗死患者血运，缓解心力衰竭；心包穿刺或开窗治疗急性心脏压塞；需紧急手术治疗的急症有：乳头肌断裂合并急性二尖瓣反流、急性主动脉夹层并近端主动脉阻塞和（或）主动脉关闭不全。

三、中医治疗

1. 水饮凌心证

证候：心悸怔忡，咳嗽气喘，不能平卧，口唇发绀，尿少肢肿，舌质紫暗或有瘀点瘀斑，苔白滑，脉滑数或结代。

治法：活血化瘀，泻肺利水。

方药：苓桂术甘汤（《伤寒论》）合葶苈大枣泻肺汤（《金匮要略》）加减。桂枝、茯苓、甘草、葶苈子、丹参、益母草、泽兰、甘草、大枣。咳喘甚者加五加皮、麻黄、杏仁；痰多稀薄者加半夏、细辛；胸痛明显者加延胡索、川楝子；腹胀痞满者加厚朴、枳壳、槟榔；化热痰黄者，加黄芩、鱼腥草清热解毒；瘀血甚者加桃仁、红花；气虚明显者加黄芪；阳虚甚者加真武汤；兼阴虚者加麦冬、五味子。

血瘀明显者，予复方丹参注射液、葛根注射液、红花注射液等静脉注射。阳虚者，可选用参附注射液 40~60ml 或加入 5% 葡萄糖液 250ml 静脉滴注。

2. 痰热壅肺证

证候：心悸喘促，不能平卧，发热口渴，咳嗽痰黄，尿黄量少，肢体浮肿，舌红苔黄腻，脉滑数。

治法：清热化痰，降气定喘。

方药：麻杏石甘汤（《伤寒论》）。麻黄、杏仁、生石膏、甘草。兼有表寒证者，加防风、紫苏叶辛温解表；兼有表热者加连翘、金银花辛凉解表；兼有咳血者，加侧柏叶、仙鹤草以凉血止血；兼发热不退者加青蒿、柴胡泄热透邪；兼有肺热壅盛者加黄芩、鱼腥草；痰多者加瓜蒌、浙贝母；喘不能卧，痰涌便秘加葶苈子、大黄；喘促水肿明显者加益母草、葶苈子、茯苓、猪苓；兼瘀血者加桃仁、毛冬青。

可加双黄连注射液 10~20ml 加入 5% 葡萄糖液 250ml，静脉滴注，每天 1~2 次。

3. 阴不敛阳证

证候：心悸不宁，气短喘促，烦渴汗出，头晕目眩，少寐多梦，面色潮红，舌红少苔，脉细数或虚弦。

治法：滋阴敛阳，镇肝平喘。

方药：镇肝息风汤（《医学衷中参西录》）。牛膝、代赭石、龙骨、牡蛎、龟板、白芍、玄参、天冬、川楝子、麦芽、茵陈、甘草。肝火盛者，加龙胆草、黄芩、夏枯草清肝泻火；抽搐着，加僵蚕、全蝎；面红头痛，加石决明、钩藤；喘促尿少者，加葶苈子、泽泻、防己、益母草、泽兰。

可加罗布麻叶、羚羊角粉冲服。天麻注射液 600mg 加入 5% 葡萄糖液 250ml，静脉滴注，每天 1~2 次。神昏加清开灵注射液 30~40ml 或醒脑静 20ml，加入 5% 葡萄糖液 250ml，静脉滴注，每天 1~2 次。安宫牛黄丸 1 丸，每天 1 次。

4. 阳气虚脱证

证候：心悸气喘严重，烦躁不宁，大汗淋漓，四肢厥冷，不能平卧，尿少浮肿，面色苍白或灰暗，舌质紫暗，苔少，脉沉细欲绝。

治法：益气固脱，回阳救逆。

方药：参附汤（《正体类要》）。红参、附子。若手足冷至腕踝，加干姜、桂枝，并酌加甘草调和之。若冷汗不止者，加煅龙骨、煅牡蛎、黄芪、山萸肉。

偏于阳脱者，选用参附注射液 40~60ml 或加入 5% 葡萄糖液 250ml 静脉滴注；偏于阴竭者，选用参麦注射液 40~60ml 加入 5% 葡萄糖液 250ml 静脉滴注。

【预防与调护】

1. 预防　确定并治疗诱因，积极治疗原发病，注意饮食、情志调节，避免劳累及感受外邪，尤其要注意低盐饮食，适当控制液体入量。

2. 调护　密切观察病人的呼吸、心率、心律、血压、神志以及面色、尿量变化。高枕位或半卧位，减轻肺瘀血，及时吸痰，定时拍背翻身，保持气道通畅。

［附］急性肺水肿

急性肺水肿是指肺间质（血管外）液体积聚过多并侵入肺泡空间，由于肺泡充满了液体，严重影响气体的交换而表现出低氧血症，重度低氧血症可危及生命。

肺水肿可分为两大类：心源性和非心源性。非心源性并发于多种疾病，尤其是严重脓毒症，应早期发现，及时诊断，合理治疗。

急性肺水肿属于中医"喘证"、"支饮"等范畴。

【病因病理】

一、急性肺水肿的发病机制

急性肺水肿是呼吸－毛细血管膜（肺毛细血管、肺泡、肺间质和肺淋巴管）液体交换失调的结果。首先是液体向肺间质渗出，进而液体进入肺泡腔引起肺泡水肿。其发生机制主要为 4 个方面：①肺毛细血管静水压增高；②肺毛细血管胶体渗透压降低；③肺毛细血管通透性增强；④肺淋巴回流障碍。上述 4 种因素，任何一种发生障碍均可导致肺水肿的发生。外渗液的多少，决定于肺毛细血管和肺间质间的压差。此外，任何原因使肺泡表面活性物质减少时，均可致肺泡表面张力增加，肺泡过度缩小，甚至萎陷，间质负压加大，继而发生或加重肺间质和肺泡水肿。

二、急性肺水肿的常见病因

1. 血流动力性肺水肿　是指因毛细血管静水压升高，流入肺间质液体增多所形成的肺水肿，但蛋白质分子的渗透性，或液体的传递方面均无任何变化。

（1）心源性肺水肿　常见于二尖瓣狭窄，左心室衰竭，左心房黏液瘤，三腔心，心肌病等。在正常情况下，两侧心腔的排血量相当恒定。若右心排血量一时性超过左心室时，其所增加的血量滞留在肺血管内，使肺毛细血管压、肺静脉压和左心房充盈压都呈一时性增高，直至左心排血量作出相应的调节，使两侧心腔的排血量又处于新的平衡状态。如果左心的调节能力不能作出相应的反应，势必导致肺毛细血管静水压增高。

（2）神经性肺水肿　中枢神经系统损伤后发生的肺水肿称为神经性肺水肿，或称脑源性肺水肿。常见原因有颅脑损伤、脑脓肿、脑血管意外（脑出血、脑血栓、蛛网膜下腔出血、高血压脑病）、脑膜和脑部炎症、脑瘤、惊厥或癫痫大发作。目前发病机制尚未阐明，主要原因可能是此类病人下丘脑功能紊乱，引起交感神经过度兴奋，外周血管收缩，使外周血液进入肺循环，左心房、左心室顺应性下降。肺毛细血管静水压升高，引起肺水肿。

（3）液体负荷过多性肺水肿　包括输入的液体过量和单位时间内输液过快两方面问题。当输入胶体液达血浆容量的 25% 时，心排血量可增多至 300%；经 25～30min 后，心排血量又恢复到正常水平，但血容量仍处于增多状态。此时通过压力感受器和应激"松弛"机制，以降低心缩力和周身静脉张力。若存在有急性心力衰竭，虽通过交感神经兴奋性增高，使心排血量得以维持，但神经性静脉舒张作用已大为削弱，对肺血管压力和容量的骤增已起不到有效的调节作用，以致出现肺组织间隙的水肿。晶体液可增加血管内静水压，但容量的增加不如胶体液显著。同时，因血管内渗透压的下降，增加了液体从血管内滤出，使肺组织间隙的液量增加。

（4）肺复张性肺水肿　指一次快速或大量胸腔抽液或抽气、或胸腔抽吸的负压过大等所致的急性肺水肿。其发生机制是：①萎陷肺组织缺氧及肺复张时，萎陷肺组织受到急速牵引、伸展、扭曲而损伤血管内皮细胞，致肺毛细血管通透性增加。②肺泡长期萎陷，其表面活性物质减少，表面张力增高，使肺组织有再度萎陷的倾向，而机体为维持肺的膨胀，需更大的胸腔负压，从而促使肺毛细血管内液体进入复张后的肺泡内。此外，过度负压吸引促使肺毛细血管内液体外漏。患者常于胸腔抽吸后数分钟至 4h 内突然出现刺激性咳嗽、胸闷、胸痛、呼吸困难、紫绀、咯白色或粉红色泡沫痰，部分患者出现血压下降或休克，可伴意识障碍。X 线胸片示患侧（偶为双侧）肺呈片状边界不清的突变阴影。

2. 通透性肺水肿　是常见的非心源性肺水肿，不仅肺水通过肺毛细血管内皮细胞剧增，且蛋白质通过内皮细胞也增加。这表明内皮细胞功能失常。

（1）**感染性肺水肿**　指继发于全身感染和/或肺部感染的肺水肿。这是由于肺毛细血管壁通透性增高所致，肺内并无细菌大量繁殖。由于毒素所致的白细胞介导炎性损伤毛细血管内皮和肺上皮细胞层导致血管壁通透性增高，从而导致肺水肿的发生。

（2）**毒素吸入性肺水肿**　是指由于吸入刺激性有害气体或毒物而发生的肺水肿。容易引起肺水肿的有害气体主要有：二氧化氮、氯、氯的氧化物、光气、氨、氟化物、二氧化硫等；毒物以有机磷农药最为常见。其发病机制主要由于有机磷杀虫药能抑制胆碱酯酶活性，乙酰胆碱在神经触突处积聚，使副交感神经末梢兴奋，支气管痉挛和腺体分泌增加，致肺泡内积聚大量分泌物。也可使交感神经末梢释放儿茶酚胺，致血管收缩，肺毛细血管压增高，血浆渗出，形成肺间质水肿。有机磷杀虫药还能直接损伤肺毛细血管和肺泡上皮细胞，使其通透性增加，以及使肺泡表面活性物质减少等，导致肺水肿。

（3）**药物性肺水肿**　分为药物过敏反应致肺水肿及药物过量致肺水肿。前者与药物剂量无关，是因变态反应过程中被激活的肥大细胞、嗜碱细胞释放组胺、激肽、慢反应物质、细胞趋化因子、前列腺素等一系列血管活性介质，以及这些介质引起肺泡间质内单核细胞释放白三烯及其他花生四烯酸的氧化代谢物，导致肺毛细血管扩张，通透性增加，产生肺水肿。药物过量所致肺水肿可由海洛因、麻醉剂过量抑制呼吸中枢，引起缺氧导致肺水肿。也可因中枢抑制使气道调控机制丧失，发生误吸而导致肺水肿。通常于用药后数分钟到数小时，患者出现呼吸困难，低氧血症，X线胸片示肺泡或肺间质浸润。

（4）**尿毒症性肺水肿**　尿毒症性肺水肿发生机制是：①尿毒症毒素致肺泡毛细血管通透性增加。②低蛋白血症使血浆胶体渗透压下降，形成肺间质水肿。③水钠潴留使肺循环压力增高，促使肺水肿的发生。

（5）**氧中毒性肺水肿**　是指长时间吸入高浓度氧（＞60%）引起肺组织的损害所致的肺水肿。一般在常压下吸入纯氧12～24h，在高压下3～4h即可发生氧中毒。

（6）**呼吸道梗阻和误吸所致的肺水肿**　急性上呼吸道梗阻时，吸气时胸腔内负压增加，血管内液体进入肺间质增加。同时缺氧和交感神经亢进，使肺血管收缩，肺毛细血管通透性增加；缺氧也可造成酸中毒，加重肺水肿。

误吸时，酸性物质引起的直接化学烧伤以及白细胞介导的炎性损伤均可以导致肺水肿发生。

【临床表现】

1. 症状　主要症状为呼吸困难，可为持续性呼吸困难或阵发性呼吸困难，有的表现为心脏性哮喘。呼吸困难进一步发展出现端坐呼吸、发绀、咳嗽，咳大量粉红色泡沫样痰。

2. 共性特征 ①呼吸增快；②心率增快；③随着病情发展出现发绀。

3. 不同特征

（1）心源性（压力性）肺水肿 ①端坐呼吸，极度呼吸困难；②颈静脉怒张，全身静脉充盈；③肺部湿性啰音较粗，达到肺门以上（背部两侧肩胛角水平）或遍布两肺野；④咳大量粉红色泡沫样痰。

（2）非心源性（渗出性）肺水肿 ①大多数患者能够平卧，并不需求端坐呼吸；②无颈静脉怒张，全身静脉并不充盈；③肺部啰音可多可少，甚至听不到湿性啰音，仅为呼吸音减低（间质性肺水肿）；④咳粉红色泡沫样痰少见。

【实验室及其他检查】

1. 血气分析 有严重的动脉氧分压（PaO_2）降低，动脉血氧降低，由于通气过度可致二氧化碳分压（$PaCO_2$）降低，表现为呼吸性碱中毒。常伴有酸中毒，与组织灌注不足、二氧化碳潴留有关。无创测定血氧饱和度可用作长时间、持续和动态监测。

2. X 线检查 是诊断肺水肿的重要方法。肺水肿的早期，X 线胸片主要特点是肺上部，特别是肺尖部血管扩张和瘀血，有显著的肺纹理增粗。

（1）间质性肺水肿 主要特点表现在 X 线片上肺血管、支气管、淋巴管的肺纹理增多、增粗和边缘模糊不清，可见到 kerley 线。据其发病过程和程度不同又分成 A、B、C 线。A 线多见于肺上、中部，是参差不齐的、走向肺门的、不分叉 1 约长 4cm 的线性阴影。B 线为短而轮廓清晰、水平走向的线状阴影，多见于肺下部的肋膈角。C 线为细而交错的线状阴影，可见于肺野的任何部位，但最常见于肺中央与基底部。A、C 线常见于急性发作的病例，而 B 线则常见于发病慢的病例。因间质内积液，故肺野密度普遍增高。

（2）肺泡性肺水肿 分布和形态在不同病人中各有差异，一般将其分为 3 种：①中央型肺水肿：呈大片状模糊阴影，聚集于以肺门为中心的肺野中心部分，两侧较对称，其密度以在肺门区最高，向外逐渐变淡，形似蝶翼状，肺尖、肺底及肺外围部分清晰；②弥漫型肺水肿：为两肺广泛分布的大小不一、密度不均、边缘模糊的阴影，常融合成片，分布不对称，以肺野内中带为主；③局限型肺水肿：仅累及单侧或局限于一叶。

值得指出的是，虽然肺水肿多为双侧性，但单侧性肺水肿也不罕见。所以，不能因只有单侧 X 线表现就加以否定。

【诊断与鉴别诊断】

1. 诊断要点

（1）心源性肺水肿的诊断 需满足 3 个条件，即肺水肿的存在、原发心脏疾患和诱发因素。根据既往心脏病史，突发严重呼吸困难、剧烈咳嗽和咯粉红色泡沫样痰，典型心源性肺水肿的诊断并不困难。心脏杂音、舒张期奔马律、肺部湿啰音和紫绀等体征，以及胸部 X 线检查对确诊肺水肿可提供重要佐证。

（2）非心源性肺水肿的诊断 存在如创伤、重症感染、毒害气体吸入、误吸、中毒、淹溺、体外循环、急性胰腺炎、过敏、神经血管性因素等特殊的病史；有引起肺渗出的病理基础；出现肺水肿的临床表现和胸部 X 线检查；排除左心衰竭和慢性肺疾病急性发作等可以诊断。

2. 鉴别诊断 临床上区别心源性肺水肿及非心源性肺水肿是一个很实际的问题（表 2 - 3）。

表 2 - 3 非心源性与心源性肺水肿的鉴别

	非心源性水肿	心源性肺水肿
病史	无心脏病史	有心脏病史
体征	无心脏病体征，常平卧	有心脏病体征，常半卧位或端坐呼吸
肺楔压	<12mmHg	>20mmHg
X 线	双肺散在浸润阴影多见	弥散性肺门蝶形浸润多见
B 型利尿肽钠	<100pg/mL	>100pg/mL
水肿液蛋白含量	含量高	含量低

【治疗】

一、治疗原则

通过有效的方法来降低肺血管静水压，提高血浆胶体渗透压，改善肺毛细血管的通透性，以充分给氧和辅助呼吸来减轻气体交换障碍，纠正低氧血症。此外，应积极预防感染。

二、急救处理

1. 纠正低氧血症 氧疗是治疗肺水肿的基础。除百草枯中毒外，都要进行氧疗。

（1）充分供氧 鼻管和简易面罩给氧，吸入氧浓度应大于 50%，如肺水肿严重，缺氧显著，可相应提高吸氧浓度，甚至开始时用 100% 氧吸入。若仍不能纠正低氧血症，则应考虑改用加压呼吸。

（2）消除呼吸道的泡沫 ①将乙醇放入连接氧气筒的湿化瓶内吸入：鼻导管吸氧时可用如 50%～70% 乙醇置于一般湿化器内，通过鼻导管吸入；面罩给氧时用乙醇浓度为 20%～30%。②硅酮溶液雾化吸入：国内有用二甲基硅油气雾剂吸入治疗，用后 5min 起效，最大作用时间 15～30min，每次喷雾 40～60 次，观察 5min，必要时可重复使用。本药作用时间短暂，用后使泡沫迅速破灭而成液体。

（3）气管插管及机械通气 为了保证气道通畅，吸引分泌物与有效的供氧，需行气管插管机械通气。

2. 降低肺毛细血管静水压

（1）增强心肌收缩力 使左心室能在较低的充盈压下维持或增加心排血量，包括应用速效强心甙、拟肾上腺素药等。

（2）减低心脏后负荷　降低外周血管阻力和主动脉阻抗，提高左心室排血的效应，减低左心室充盈压。应用血管扩张药如酚妥拉明、硝普钠和硝酸甘油。

（3）减少循环血浆容量和减轻心脏前负荷　可降低左心室充盈量或充盈压，如采用下肢止血带、注射吗啡、利尿药等。

3. 提高血浆胶体渗透压　输注少盐白蛋白胶体液并不是对所有肺水肿病人都是有益的，尤其对因血管通透性增加引起肺水肿的病人可能是有害的。当白蛋白液漏入肺间质后可加重水肿的程度，白蛋白在肺内半衰期可达 2～4h 之久。

4. 减低肺毛细血管通透性　首先是消除引起毛细血管损伤的因素。皮质醇类的应用可以预防毛细血管通透性的增加，但还不能证实它能恢复已受损的毛细血管。一般认为，它可抑制炎症性反应，促使水肿的消退。临床上常用的药物有氢化可的松、地塞米松和泼尼松龙，多主张在 24～48h 内用大剂量的激素。

5. 东莨菪碱治疗　东莨菪碱对多数肺水肿均有较好疗效，尤其对溺水患者及时足量治疗有显著效果。每次静注 0.3～0.9mg，每 10～15min 一次，3～5 次为一疗程，总量 1.5～10.5mg。

三、病因治疗

1. 药物性肺水肿　包括：①停止使用此类药物；②使用特效解毒剂或拮抗剂，如纳洛酮是麻醉性镇痛剂（如海洛因、美沙痛）的特效拮抗剂；③使用糖皮质激素；④因药物过量引起的急性肺水肿，可行血液灌流或（和）血液透析以清除体内的药物。可应用于中、大分子量的药物和毒物中毒，尤其适用于脂溶性高、体内分布容量大、易与蛋白结合的药物或毒物的中毒。血液灌流是目前抢救重症药物或毒物中毒最可靠和理想的首选方法。血液灌流可与血液透析联合应用，具有相互协同而增加对药物或毒物的清除能力，适用于混合性药物中毒。

2. 有机磷中毒性肺水肿　包括：①应用胆碱酯酶复活剂及抗胆碱药阿托品；②糖皮质激素，以稳定细胞膜的完整性，降低肺毛细血管通透性；③血液灌流和血液透析，可迅速排出毒物，提高抢救成功率。

3. 尿毒症性肺水肿　治疗以透析为主，血液透析或腹膜透析。当合并心力衰竭时则选用血液滤过较为安全。此外，应限制水钠摄入，酌情应用血管扩张剂等。

4. 肺复张后肺水肿　包括：①轻症病例无需特殊处理或仅予面罩吸氧；②重症病例应使用机械通气，或呼气末正压呼吸，以对抗和抵消肺泡表面张力增高所致的肺泡再萎陷；③给予利尿剂和胶体液促使肺泡液的吸收和消退；④给予糖皮质激素以增加肺毛细血管和肺泡膜的稳定性，减少渗出。

5. 神经源性肺水肿　包括：①联合应用脱水剂和糖皮质激素，以降低颅内压，减轻脑水肿；②酌情用血管扩张剂以改善体循环及肺循环，维持正常的血流动力学。

【预防与调护】

1. 预防　避免导致肺水肿的各种诱因，积极治疗原发病。适当控制液体入量，一般患者如无休克，出入量的平衡以偏向负平衡为妥。在处理大量胸腔积液或大量气胸时，应避免一次抽液或抽气过多或过速。纠正严重贫血和低蛋白血症等。

2. 调护 密切监测病人的中心静脉压、床边心电图、血压、呼吸、血氧饱和度以及尿量变化。保持呼吸道通畅，及时清除呼吸道的分泌物，要加强气道湿化及时吸痰。鼓励和指导患者做有效的深呼吸，咳嗽排痰。拍背翻身，按摩皮肤受压处防压疮，保持大便通畅。

第九节 急性呼吸衰竭

急性呼吸衰竭（acute respiratory failure，ARF）是指由于呼吸系统或其他系统疾患导致呼吸功能严重障碍，以致机体在正常大气压下，动脉血氧分压（PaO_2）低于60mmHg，伴或不伴有二氧化碳分压（$PaCO_2$）增高，从而产生一系列生理功能紊乱及代谢障碍的临床综合征。急性呼吸衰竭患者往往原来的呼吸功能正常，由于突发原因如溺水、电击、外伤、药物中毒、颅脑病变抑制呼吸中枢及呼吸道受物理、化学因素直接刺激等，使呼吸功能突然衰竭，出现呼吸困难、发绀和神经精神症状等。如不及时诊断，尽早抢救，会危及患者生命。急性呼吸衰竭相关病死率为6%～40%。

急性呼吸衰竭以呼吸困难为主症，重者呼吸窘迫，属于中医的"暴喘"、"肺衰"等范畴。

【病因病理】

一、西医病因病理

1. 病因 引起急性呼吸衰竭的原因很多，多数是呼吸系统的疾病，但也有相当一部分是肺外系统疾病所引起。

（1）气道阻塞 急性气道病变，如重症哮喘、化学物吸入、异物阻塞、肿瘤、烧伤等理化因子，引起黏膜肿胀，气道分泌物积聚和支气管痉挛。

（2）肺实质改变 重症肺炎、尘肺、药物过敏、侵及肺的结缔组织病、放射性肺炎等。

（3）肺血管疾病 肺血管栓塞、肺梗死、肺出血、肺动脉炎等。

（4）胸壁胸膜疾病 各种胸部创伤、气胸、大量胸腔积液等。

（5）神经肌肉系统疾病 脑部疾病，如颅脑损伤、脑炎、脑血管病；抑制中枢神经系统的药物，如吗啡、巴比妥类、精神抑制药、乙醇及各种镇静剂等；脊柱和外周神经系统疾病，如颈椎和高位胸椎损伤、灰髓炎和多发性神经炎等；肌肉疾病，如重症肌无力、多发性肌炎等。

2. 发病机制 急性呼吸衰竭是由肺通气障碍，或（和）肺换气功能障碍所致。

（1）肺通气功能障碍有两种，即限制性通气功能障碍和阻塞性通气功能障碍，两种通气功能障碍最终均导致肺泡通气量不足，使流经肺泡毛细血管的血液未充分氧合，

引起 PaO_2 降低和 $PaCO_2$ 升高。

（2）肺换气功能障碍包括了弥散障碍和肺泡通气/血流比例（V/Q）失调。肺泡气和肺泡毛细血管血液之间进行气体交换是一个弥散过程。弥散障碍是由于肺泡膜面积减少或肺泡膜异常增厚所引起的气体交换障碍。肺实变、肺不张等致肺泡膜面积明显减少，肺水肿、肺泡透明膜形成、肺纤维化等致肺泡膜厚度增加，引起弥散速度减慢。只有当血液和肺泡接触时间过短，或肺泡膜面积明显减少，或肺泡膜明显增厚等情况下，才会由于弥散功能不充分而发生低氧血症。如肺的通气量虽正常，但肺通气或（和）血流不均匀，造成肺泡 V/Q 比例失调，也可引起气体交换障碍，导致呼吸衰竭。这不仅是引起低氧血症最常见的病理生理改变，也是肺部疾患引起呼吸衰竭最常见、最主要的机制。

二、中医病因病机

1. 六淫之邪 六淫之邪由口鼻、皮毛侵入人体，可直接阻遏于肺，使肺不得宣降；或内犯五脏，以致阴阳受损，功能障碍，累及肺脏；或内生痰湿瘀血，常首先殃及肺脏，邪毒壅肺，宗气大衰，发为本病。六淫之邪常易引动肝风，蒙蔽心窍，扰乱心神，瘀阻心脉，出现神蒙窍闭，邪陷风动，呼吸衰竭之证。

2. 创伤瘀毒 重创伤肺，瘀血滞留，阻遏肺气，宣降失职；或烧伤、疮毒，邪毒壅肺，呼吸受阻。肺与大肠相表里，热毒入里内结，腑气不通，浊气不得下泄而上熏于肺，肺气升降不利，呼吸困难，发为本病。

【临床表现】

一、临床分型

根据动脉血气分析，可将急性呼吸衰竭分为两种类型：Ⅰ型和Ⅱ型急性呼吸衰竭。但临床实践中，两型呼吸衰竭的界线有时并不明显，很多患者可同时存在Ⅰ型和Ⅱ型呼吸衰竭的特点。

1. Ⅰ型急性呼吸衰竭 又称急性低氧性呼吸衰竭，仅有低氧血症而无高碳酸血症，以换气障碍为主，其发病机制为 V/Q 失衡和弥散功能障碍。以肺水肿和急性呼吸窘迫综合征（ARDS）为代表。

2. Ⅱ型急性呼吸衰竭 又称急性通气衰竭，低氧血症伴高碳酸血症，以通气障碍为主。神经、神经肌肉等肺外疾病易引起Ⅱ型急性呼吸衰竭。而慢性阻塞性肺病（COPD）所致的高碳酸血症因肺部感染，心力衰竭加重，应用镇静剂等，使肺泡通气更加不足，呈急性恶化状态，称为失代偿性呼吸性酸中毒，才能考虑急性呼吸衰竭的诊断。但某些严重的 COPD 患者 PaO_2 较长时间低于 50mmHg，但机体没有明显失代偿表现，则仍应属于慢性呼吸衰竭。

二、症状与体征

急性呼吸衰竭的主要临床表现是低氧血症和高碳酸血症所引起的症状和体征，但这些临床表现都非特异性，且多在较晚阶段才出现。

1. 低氧血症　神经与心血管系统对缺氧十分敏感，缺氧初期可表现为头痛、兴奋、烦躁、不自主运动、心率加快、血压升高，逐渐出现语言障碍、定向障碍、嗜睡、昏迷，心率减慢，心律失常，周围循环衰竭和心脏停搏。PaO_2下降可刺激外周化学感受器而兴奋呼吸中枢，使呼吸加深加快来进行代偿。病人出现喘息性呼吸困难，端坐呼吸，呼吸频率明显增快，每分钟可达 30 次以上，鼻翼煽动，辅助呼吸肌运动增强，还可出现明显的"三凹"现象，即呼气时胸骨上窝、锁骨上窝和肋间隙下陷。严重缺氧可出现呼吸变浅、变慢，甚至呼吸停止。PaO_2低于 50mmHg 时，患者可出现口唇黏膜、甲床发绀。

2. 高碳酸血症　急性 CO_2 潴留使脑血管扩张，血流量增加，颅内压升高，表现为头痛、烦躁不安、精神错乱、嗜睡、昏迷、抽搐和呼吸抑制等。患者可有多汗、球结膜充血水肿、颈静脉充盈。扑翼样震颤是 CO_2 潴留的重要体征之一。CO_2 潴留、酸中毒所致精神神经症状，无论轻重均称之为"肺性脑病"。

3. 其他　严重的低氧血症和高碳酸血症可影响和加重肝、肾、胃肠道和凝血功能障碍，临床上可出现黄疸、肝肾功能异常、蛋白尿、消化道出血和弥漫性皮下出血。严重的低氧血症和高碳酸血症几乎均伴有酸碱失衡和电解质紊乱。

【实验室及其他检查】

1. 动脉血气分析　急性呼吸衰竭的诊断很大程度上依靠动脉血气分析的结果。原无呼吸系统疾患，PaO_2 在短时间内下降到 60mmHg 以下，伴或不伴 $PaCO_2$ 上升到 50mmHg 以上，可诊断为急性呼吸衰竭；原有慢性呼吸系统疾患，PaO_2 低于 50mmHg 或已出现失代偿性呼吸性酸中毒，才能考虑急性呼吸衰竭。

2. X 线检查　是明确急性呼吸衰竭病变范围、程度的重要辅助检查。根据 X 线胸部检查能了解心脏及气管的状态、气胸或血胸的存在，以及有无肺炎、肺水肿、肺实变、肺不张等改变。

【诊断与鉴别诊断】

一、诊断要点

临床常用的急性呼吸衰竭诊断的标准：包括以下 4 条中的任何 2 条：①急性呼吸困难的存在；②呼吸室内空气时，$PaO_2 < 50mmHg$；③$PaCO_2 > 50mmHg$；④动脉血 pH 降低，有明显的呼吸性酸中毒。另有学者提出第 5 条标准，即意识状态的改变，再加上述任何 1 条或 1 条以上的标准即可诊断。提出第 5 条标准是因为急性呼吸衰竭仍主要是临床诊断，实验室检查予以证实，而不应该仅根据动脉血气分析的结果。比如有一种临床紧急诊断急性呼吸衰竭的情况：患者到急诊室时，呼吸十分窘迫，显著费力或呼吸节律不规则，呼吸暂停并伴意识障碍，需要紧急救治，包括气管插管和机械通气。此时若一定要等待动脉血气分析结果，则可能导致心跳骤停或缺氧性脑损害。

二、鉴别诊断

1. 心源性肺水肿　原有可引起急性左心衰竭的心脏病，如高血压性心脏病、冠心病、主动脉瓣病变、心肌炎、心肌病。心源性肺水肿发病急，不能平卧，咳粉红色泡沫样痰，两肺有大量湿啰音，对强心、利尿、扩血管药物反应较好。PaO_2虽低，吸氧后可改善。除根据临床表现鉴别外，最可靠的方法是测定PAWP，若PCWP < 18mmHg，可排除心源性肺水肿的诊断。

2. 急性肺栓塞　发病急剧、呼吸困难、胸痛、发绀、咯血、PaO_2和$PaCO_2$均降低，与ARDS颇相似。但急性肺栓塞多有深静脉栓塞、肿瘤、手术后或长期卧床等病史。心电图Ⅰ导联S波加深，Ⅲ导联大Q波及倒置T波。X线胸片可见典型的圆形或三角形阴影。肺CTA或肺DSA可明确诊断。

3. 自发性气胸　大多有病理基础和诱因，呈急性发病，呼吸困难、紫绀、有时出现休克表现。听诊病变侧呼吸音减弱或消失，一般无明显的低氧血症。X线胸片可明确诊断，可见气管向健侧移位，萎陷的肺缩向肺门，纵隔向健侧偏移。

【治疗】

一、治疗原则

去除急性呼吸衰竭诱因，保持气道通畅，改善低氧血症和二氧化碳潴留，积极有效地抗感染，纠正酸碱失衡、电解质紊乱，防治多脏器功能损害。中医药辨证介入，辅助西药急救，调整患者内环境状态。

二、西医治疗

1. 呼吸支持治疗

（1）氧疗　急性呼吸衰竭的紧急处理是氧疗，迅速增加吸氧浓度（FiO_2），维持血氧饱和度（SaO_2）≥90%，PaO_2 > 60mmHg。常用的氧疗方法有鼻导管、鼻塞、简单面罩以及机械通气给氧。Ⅰ型呼吸衰竭患者开始可给予较高浓度氧，以便尽快纠正严重缺氧状态，以后根据血气分析结果调整吸氧浓度，保持PaO_2 60～80mmHg为理想水平。但是因换气功能障碍引起的低氧血症，氧疗不能改善PaO_2。Ⅱ型呼吸衰竭患者给氧后可因PaO_2升高，$PaCO_2$也随之升高，为避免氧疗过程中二氧化碳的潴留，通常采用持续低流量控制性氧疗。急性呼吸衰竭迅速纠正严重低氧血症要比由此而引发的$PaCO_2$上升更重要。因为低氧血症不迅速纠正，数分钟内就可发生乳酸在体内的积聚，导致严重的代谢性酸中毒。

（2）改善通气，解除支气管痉挛　无论何种原因引起的急性呼吸衰竭，保持气道通畅是最基本、最首要的治疗措施，是进行各种呼吸支持治疗的必要条件。常用解除支气管痉挛的药物有β受体激动剂：沙丁胺醇、叔丁喘宁等；茶碱类药：氨茶碱、二羟丙茶碱等；必要时可应用肾上腺皮质激素：甲泼尼龙、地塞米松等。近年来强调雾化吸入给药，尤其是 β 受体激动剂雾化吸入，起效快，作用强，可减轻全身副作用。常用祛痰药物有溴己新、盐酸氨溴索，也可静脉注射或雾化吸入给药。并辅以翻身叩背，促进排痰。尤其是意识不清的患者，要采取合适的体位，经气道吸引甚至建立人工气道以保证呼吸道通畅。对于深部大量分泌物积聚不易排出者，也可考虑通过纤维支气管镜吸除。

二氧化碳潴留是否要应用呼吸兴奋剂，意见尚不统一。一般在气道通畅，控制气道痉挛后可应用尼克刹米 1.875～3.75g 加入 5% 葡萄糖液 500ml 中持续静滴，然后密切观察患者神志、呼吸情况和监测动脉血气分析，若 $PaCO_2$ 下降，说明患者呼吸有所改善，可继续用药，若 $PaCO_2$ 不降或升高即停用。

（3）机械通气　机械通气适应证：①任何原因造成的呼吸衰竭，导致的呼吸停止或减弱（5～10 次/分）。②虽然经鼻导管给氧，PaO_2 尚能维持在 60mmHg 水平以上，但病人的呼吸频率过快（35～40 次/分），且伴呼吸困难或窘迫，如抬肩、张口、叹息、大汗淋漓等。③低氧血症进行性加重，伴导致呼吸衰竭的原发病因一时无法去除，如中枢或周围性呼吸衰竭、严重肺部感染等。④COPD 伴二氧化碳潴留进行性加重或出现精神神经系统症状（肺性脑病），用呼吸兴奋剂无效时。

2. 基础疾病治疗

（1）病因治疗　应根据急性呼吸衰竭的不同原因采取不同的治疗。如呼吸道阻塞、严重气胸、大量胸腔积液、药物中毒等所引起的急性呼吸衰竭，只要去除上述原因，急性呼吸衰竭就有可能自行缓解。

（2）抗感染治疗　呼吸道感染是呼吸衰竭的重要原因，即使原发病不是感染的患者，在发生呼吸衰竭以后也常常继发肺部感染。尤其是气管插管或气管切开进行机械通气患者，大多发生呼吸机相关肺炎。应尽早进行呼吸道分泌物的细菌学检测，根据细菌学检查结果及时合理地应用抗生素。

3. 营养支持治疗　急性呼吸衰竭多有高代谢，只有及时补充营养，才有利于受损组织的修复、呼吸肌功能的维持和感染的控制。每天能量的需要，可根据患者的应激因素（如手术、腹膜炎、严重感染或多发创伤、烧伤等），若欲达到正氮平衡和增加患者体重，需另外增加 500～1000kcal/d。能量的供应尽量选择经胃肠道的方式，不适当的补充过量的碳水化合物，会增加二氧化碳产量，加重呼吸肌的负担。

4. 并发症治疗

（1）纠正酸碱失衡和电解质紊乱　呼吸性酸中毒的治疗主要是改善通气和去除基础疾病；呼吸性碱中毒的治疗主要是针对病因，临床上很少直接治疗呼吸性碱中毒；纠正严重代谢性酸中毒可用碱性药物，单纯代谢性酸中毒时首选碳酸氢钠，但合并呼吸性酸中毒时宜用三羟基氨基甲烷（THAM），因为碳酸氢钠进入体内后形成更多二氧化碳，加重呼吸负荷；代谢性碱中毒主要由低钾低氯所致，可补充氯化钾、谷氨酸钾、精氨酸、氯化铵等。呼吸衰竭患者常出现电解质紊乱有低钠血症、高钾血症、低氯血症、低镁血症，应及时予以纠正。

（2）心力衰竭的治疗　急性呼吸衰竭常合并心力衰竭，且加重心脏负荷。故急性呼吸衰竭治疗过程中，应维持血流动力学及循环功能的稳定。这不仅是急性呼吸衰竭治疗的一个重要环节，也是一切治疗的基础。治疗应以利尿、扩血管药物为主，强心剂为辅。利尿剂应以缓慢利尿为宜，以避免电解质紊乱和痰液黏稠，不易咳出。需使用强心剂时，宜用较小剂量，一般为常规剂量的50%～60%，最好用短效制剂，如毛花苷C等。

（3）上消化道出血的治疗　可用质子泵抑制剂，如奥美拉唑40mg，静脉推注，每天1～2次；H_2受体阻滞剂，如西咪替丁、法莫替丁等。

三、中医治疗

1. 热毒壅肺证

证候：高热烦躁，喘促气急，痰多黏稠色黄，呼吸粗大，口唇青紫，口渴喜饮，舌红苔黄腻，脉滑数。

治法：清热解毒，平喘化痰。

方药：黄连解毒汤（《外台秘要》）合麻杏石甘汤（《伤寒论》）加减。黄芩、黄连、黄柏、山栀、麻黄、杏仁、石膏、炙甘草。热毒重者加连翘、金银花。痰多黏稠加海蛤粉、桑白皮、瓜蒌。喘不能卧，痰涌便秘加葶苈子、大黄。热犯心包，证见神昏谵语，加水牛角、生地、麦冬、玄参、丹参、金银花、石菖蒲，亦可灌服安宫牛黄丸。

可用痰热清注射液20ml静脉滴注，每天1次。神昏加清开灵注射液30～40ml或醒脑静20ml静脉滴注，每天1～2次。

2. 痰瘀阻肺证

证候：呼吸急促，口唇青紫，喉间痰鸣，痰涎黏稠，不易咳出，舌质暗，苔白腻，或舌质红，苔稍黄腻，舌体胖大，脉滑数或浮数。

治法：豁痰化瘀。

方药：菖蒲郁金汤（《温病全书》）送服七厘散（《良方集腋》）。鲜石菖蒲、郁金、山栀、连翘、菊花、金银花、滑石、淡竹叶、丹皮、牛蒡子、竹沥。喘促甚加白芥子、莱菔子、苏子。痰热加胆南星、桑白皮。

【预防与调护】

1. 预防　急性呼吸衰竭易并发多脏器功能障碍综合征（MODS）。故急性呼吸衰竭患者必须送入重症监护病房，治疗过程中要注意保护心、脑、肝、肾等重要脏器的功能，预防多脏器功能损害的发生。

2. 调护　应让病人高枕位或半卧位，减轻肺瘀血，及时吸痰，拍背翻身，保持气道通畅；密切观察病人的呼吸、体温、心率、心律、血压、神志以及面色、口唇。

［附］急性肺损伤和急性呼吸窘迫综合征

急性肺损伤（acute lung injury，ALI）和急性呼吸窘迫综合征（acute respiratory distress syndrome，ARDS）是由多种疾病引起的临床综合征，是急性呼吸衰竭的特殊类型。表现为呼吸窘迫，顽固性低氧血症和双侧肺部浸润性病变的 X 线征。ALI 和 ARDS 不是一个独立的疾病，它是连续的病理过程，其早期阶段为 ALI，重度的 ALI 即为 ARDS。ARDS 晚期多诱发或合并 MODS，甚至多脏器功能衰竭（MOF），病情凶险，病死率估计在 50% ~ 70%。

ALI 和 ARDS 属于中医"喘证"、"暴喘"、"喘脱"范畴。中医医籍所记载的损伤、产后、温病、失血、痈疽等原因所致的喘逆，与 ALI 和 ARDS 的临床表现相似。

【病因病理】

ALI 和 ARDS 的病因复杂多样，可涉及临床各科，大致可分为肺外因素、肺内因素两大类，其中以肺外因素为多见。

1. 肺外因素　如脓毒症、急性重症胰腺炎、大量输血、休克、创伤（多发性骨折、胸腹部外伤、烧伤），心源性（心肌梗死、心脏复律后、体外循环）。其他有羊水栓塞、CO 中毒、肠梗阻、酮症酸中毒、中枢神经系统出血等。

2. 肺内因素　如重症肺炎、卡氏肺孢子虫肺炎、有害气体吸入、胃内容物误吸、肺挫伤等。

各种病因通过共同的通道产生肺病理解剖和生理方面的改变，其确切发病机制尚未完全阐明。ALI 和 ARDS 是全身炎症反应综合征（SIRS）的一部分，故将 ALI 和 ARDS 视为 SIRS 在肺部的表现。另外，有害气体的吸入、胃内容物误吸等可直接损伤肺泡 – 毛细血管膜（ACM），造成肺毛细血管通透性增加，使水分甚至蛋白质聚积于肺间质和肺泡内，引起肺顺应性降低，功能残气量减少，V/Q 比例失调，肺内分流量增加和严重低氧血症等一系列病理生理改变，导致 ALI 和 ARDS。

ALI 和 ARDS 病理改变的特征为非特异性、弥漫性肺泡损伤，肉眼所见，肺脏广泛充血、水肿，含水量增加是正常的 3 ~ 4 倍。病理可分为渗出期、增生期和纤维化期。渗出期（损伤 24h 内）表现为富含蛋白质的渗出液"淹没"肺间质和肺泡，同时有红细胞渗出（出血）和纤维素沉积。发病近 72h，血浆蛋白凝结细胞碎片、纤维素及残余的肺表面的活性物质可以黏附在剥离的肺泡上，形成具有特征性的透明膜。渗出期以肺水肿为临床突出表现，属于较易于控制的时期。增生期（3 ~ 10d）表现为肺泡隔膜明显增厚，增生的成纤维细胞、浆细胞、白细胞和组织细胞浸润，透明膜开始机化，可见小的肺不张，此阶段毛细血管内皮细胞损伤更加明显，有灶状细胞肿胀。纤维化期（7 ~ 10d 后）特点是在肺泡间质成纤维细胞增生的同时，伴有炎性细胞浸润。病变最终导致肺间质和支气管周围纤维化。

【临床表现】

1. 症状与体征　早期主要是原发病症状，并无典型的呼吸窘迫和明显的缺氧表现，易被忽视。一般在创伤、休克或大手术后 1 ~ 3d，突然呼吸窘迫，呼吸频率常达 30 ~ 50 次/分，严重时病人烦躁不安，唇和指甲发绀，呼吸困难进行性加重，吸氧不能得到改善。咳血水样痰是 ALI 和 ARDS 的重要特征。病情后期可有发热、畏寒等肺部感染症状，可嗜睡、谵妄、昏迷等。肺部听诊可闻及干、湿啰音。若并发多脏器功能障碍，死亡率更高。

2. 临床分期

（1）损伤期　损伤后 4~6h 以原发病表现为主，呼吸可增快，呼吸频率可 >25 次/分，出现过度通气，但无呼吸窘迫。X 线胸片无阳性发现，PaO_2 尚属正常或正常低值。此期容易恢复。

（2）相对稳定期　损伤后 6~48h，逐渐出现呼吸困难、频率加快，低氧血症、过度通气、$PaCO_2$ 降低、肺部体征不明显。X 线胸片可见肺纹理增多、模糊和网状浸润影，提示肺血管周围液体积聚增多和间质性水肿。

（3）呼吸衰竭期　损伤后 48h，呼吸困难、窘迫和出现发绀，常规氧疗无效，也不能用其他原发心肺疾病来解释。呼吸频率可达 35~50 次/分，胸部听诊可闻及湿啰音。X 线胸片两肺有散在片状阴影或呈磨玻璃样改变。血气分析 PaO_2 和 $PaCO_2$ 均降低，低氧血症更加明显，常呈代谢性酸中毒合并呼吸性碱中毒。

（4）终末期　极度呼吸困难和严重发绀，出现神经精神症状如嗜睡、谵妄、昏迷等。X 线胸片示融合成大片状浸润阴影。血气分析严重低氧血症、CO_2 潴留，常有混合性酸碱失衡，最终可发生循环功能衰竭。

【实验室及其他检查】

1. 动脉血气分析　早期低氧血症是其特点，氧合指数（PaO_2/FiO_2）是诊断 ALI 和 ARDS 与判断预后的重要指标。早期 $PaO_2 < 60mmHg$ 或吸入氧气浓度（FiO_2）$>50\%$ 时，PaO_2 仍 $< 50mmHg$，$PaO_2/FiO_2 \leqslant 300mmHg$，诊断 ALI；$PaO_2/FiO_2 \leqslant 200mmHg$，诊断 ARDS。早期 $PaCO_2$ 正常或偏低，后期则出现增高。肺泡-动脉氧分压（$P_{A-a}DO_2$）可增加至 100mmHg，甚至 300mmHg。（正常值 $<60mmHg$）。吸纯氧 15min 后，$P_{A-a}DO_2$ 仍 $>200mmHg$ 有诊断意义。因为 ARDS 主要是换气功能障碍，$P_{A-a}DO_2$ 虽是计算值，但其是判断换气功能障碍的重要指标之一，并能较准确的换算，故应予以采用。

2. X 线检查　发病 1d 后，即可见两肺散布大小不等、边缘模糊的浓密斑片状阴影。可融合成大片磨玻璃样影。发病 5d 后磨玻璃样影密度增加，心影边缘不清，呈"白肺"样改变（磨砂玻璃状）。值得注意的是 ARDS 的 X 线改变常较临床症状迟 4~24h。另外 X 线改变受治疗干预的影响很大。

3. 肺 CT　CT 可见肺渗出性改变和肺实变。CT 显示的病变范围大小常能较准确地反映气体交换的异常和肺顺应性的改变。

4. 血流动力学监测　ARDS 的血流动力学常表现为 PAWP 正常或降低，心输出量增高。通过 PAWP 监测，有助于 ARDS 与心源性肺水肿的鉴别诊断。也可直接指导 ARDS 的液体治疗，避免输液过多，也可防止容量不足。

【诊断】

国内外曾多次修订诊断标准但未统一。当具有上述病因，且在短期内（多为 1~

2d）发生：①不能解释的呼吸困难；②不能解释的低氧血症；③肺水肿。应考虑 ALI 和 ARDS 的可能，此时需要密切观察病情，尤其是 PaO_2 的动态变化。中华医学会呼吸病学分会 1999 年 9 月在昆明提出 ALI/ARDS 的诊断标准：①有发病的高危因素；②急性起病、呼吸频数和（或）呼吸窘迫；③ALI：$PaO_2/FiO_2 \leqslant 300mmHg$；ARDS：$PaO_2/FiO_2 \leqslant 200mmHg$；④胸部 X 线检查两肺浸润阴影；⑤$PCWP \leqslant 18mmHg$ 或临床上能除外心源性肺水肿。凡符合以上 5 项可诊断为 ALI 或 ARDS。

【治疗】

1. 纠正低氧血症

（1）氧疗　必须尽早给氧，最初时可经面罩以 30%～50% 的氧浓度给氧，维持 PaO_2 在 80mmHg 左右。体位采取间断仰卧位和俯卧位，有助于 ALI 和 ARDS 患者的氧合和肺内分流。若无效，呼吸困难加重，PaO_2 继续下降，则可酌情选用无创机械通气；如病情严重，PaO_2 仍继续降低至 60mmHg 以下，则需气管插管或气管切开机械通气。

（2）机械通气　机械通气是目前治疗 ALI 和 ARDS 最重要且无可替代的手段之一。研究发现，ARDS 时肺泡损伤的分布并不是均匀的，即部分区域肺泡闭陷，部分区域肺泡保持开放和正常通气，通常受重力影响在下肺区存在广泛的肺水肿和肺不张，而在上肺区存在通气较好的肺泡。不同体位肺 CT 扫描证实了依赖性肺液体积聚现象，ARDS 时参与气体交换的肺容量减至正常肺容量 35%～50%，严重 ARDS 甚至减至 20%。当使用常规潮气量时，会导致通气肺泡的过度扩张，产生肺泡外气体、系统性气体栓塞和弥漫性肺损伤等所谓气压伤。基于以上认识，故提出保护性通气策略，主要目的是防止呼吸机相关性肺损伤。保护性通气策略：①低潮气量：其平台压不应超过肺静态压力－容量曲线（PV 曲线）的上拐点（潮气量 4～8mg/kg，平台压 $<30～35cmH_2O$），防止肺泡过度膨胀；②容许性高碳酸血症：为符合低潮气量，容许 $PaCO_2$ 升高；③高 PEEP：PEEP 水平高于 PV 曲线的下拐点，可维持在 $5～15cmH_2O$。保护性通气策略已经临床实践证实，并成为标准通气模式，可明显降低死亡率。

（3）糖皮质激素　ALI 和 ARDS 使用糖皮质激素，至今仍无一致看法。大多数认为有积极作用，可保护肺毛细血管内皮细胞，维护肺泡 II 型细胞分泌表面物质功能，保持肺泡稳定性；可抗炎和促使肺水肿吸收；可缓解支气管痉挛，抑制病程后期肺组织纤维化，维护肺功能。在 ALI 和 ARDS 早期使用中剂量至大剂量地塞米松 10～20mg，每 6～8h 静注 1 次，3～4d 后迅速减量，1～2 周内撤毕。危急时亦可气管内给地塞米松 5～10mg，每 1～2h 一次，或用甲泼尼龙，按相应剂量给予。

2. 治疗肺水肿

（1）严格掌握补液　一般应适当控制补液量，以最低有效血容量来维持有效循环功能，使肺处于相对"干"状态，必要时可用利尿剂。入量以静脉输液为主，出量以尿量为主，一般每日入量限于 2000ml 以内，亦可以每日静脉入量与尿量相当为原则，甚至出量稍大于入量，这对于肺水肿的控制十分有利，以免加重肺水肿。在疾病的早期，血清蛋白无明显减少时，补液应以晶体为主。如低蛋白血症者，静脉输入血浆白蛋白，以求提高胶体渗透压，使肺内水肿液回到血管内，继而应用利尿剂排出体外，当然这最好在血流动力学比较稳定的情况下进行。

（2）强心药与血管扩张剂　当 ALI 和 ARDS 低氧血症时必然造成心肌缺氧、心功能不全，继而引起肺瘀血、肺动脉高压、肺水肿等加重 ALI 和 ARDS。强心药可改善心功能，增加心排量。血管扩张剂不仅减轻心脏前、后负荷，改善微循环，更重要的是降低肺动脉高压、减少肺循环短路开放、解除支气管痉挛，有利于通气改善和纠正低氧血症。

3. 营养支持　ARDS 时机体三大物质的分解代谢增强致负氮平衡及热量供给不足，影响损伤的肺组织修复，严重者导致机体免疫和防御功能下降，会出现感染等并发症。应尽早进行肠内或肠外营养，以增强机体的抗病能力。一般中度危重病人每日需要热量 30～40kcal/kg，危重病人则需要 40～50kcal/kg。还应补充水溶性维生素和微量元素等。

第十节　急性肾衰竭

急性肾衰竭（acute renal failure，ARF）是各种病因导致的以短期内（数日或数周）肾小球滤过率急剧下降，血肌酐及尿素氮上升为特点的临床综合征。临床主要表现为氮质潴留、水电解质和酸碱平衡失调，常伴有少尿（尿量少于 400ml/d）或无尿，及全身各系统并发症。广义的急性肾衰竭概括所有的病因，分为肾前性、肾性、肾后性 3 类。肾前性急性肾衰竭是各种原因引起肾脏低灌注、肾小球滤过率下降形成的肾功能损害；肾后性急性肾衰竭为急性尿路梗阻所致的肾功能损害，仅占临床 5% 以下；肾性急性肾衰竭则是肾实质疾病造成的肾功能损害，其中约 80% 的患者由急性肾小管坏死（acute tubular necrosis，ATN）形成，即狭义急性肾衰竭。近年来国际肾脏病和急救医学界趋向于用急性肾损伤（acute kidney injury，AKI）来取代 ARF 的概念，这对于早期诊断、早期治疗和降低病死率具有更积极的意义。新的 AKI 诊断标准为 48h 内血肌酐上升 26.5μmol/L，或较原来水平增高 50%；和（或）尿量减少 < 0.5ml/（kg·h），持续 6h 以上（除外梗阻性肾病和脱水状态）。

据近年统计，急性肾衰竭发病约占重病监护患者的 30%，住院病人的 5%，每年国内因其死亡病例达万余例，涉及内、外、妇、产、儿、传染和创伤等多个学科，属临床常见的急危重症之一。本节重点主要讨论狭义的急性肾衰竭。

由于急性肾衰竭病因复杂，根据其临床表现，属于中医"癃闭"、"关格"、"溺毒""水肿"等病证范畴。

【病因病理】

一、西医病因病理

1. 病因　急性肾衰竭的病因复杂，可在许多致病条件下发生，常概括为肾前性、肾性和肾后性 3 大类。

（1）肾前性急性肾衰竭　①低血容量：常见胃肠道液体丢失（呕吐、腹泻、胰腺炎、腹膜炎、外科引流等）、肾性丢失（利尿剂、高渗性利尿、肾上腺功能不全等）、皮肤丢失（烧伤、出汗等）、严重低蛋白血症和出血等；②心功能衰竭：引起的原因有心肌、心瓣膜、心包的病变和严重心律失常等；③全身性血管扩张：主要包括血流感染、过敏反应、麻醉和降压药使用不当等；④肾脏血流动力学改变：包括疾病或药物导致的肾血管收缩（高钙血症、肝肾综合征、非甾醇类抗炎药、环孢霉素、血管收缩剂等）和出球小动脉扩张（血管紧张素转化酶抑制剂）。

（2）肾后性急性肾衰竭　常见的原因有尿路结石或血块、前列腺疾病和肿瘤等。

（3）肾性急性肾衰竭　主要包括下述几类。①急性肾小管坏死：是最常见的 ARF 类型，常在肾缺血（如脱水、失血、休克、大手术后等）或肾中毒（如氨基糖苷类、造影剂等药物；青鱼胆、蛇毒、毒蕈等生物毒素；氯化汞、磷化锌、砷、铅等重金属等）后发生。②急性小管间质疾病：主要有：药物介导（如 β - 内酰胺类、头孢菌素、磺胺类、利福平等抗生素；布洛芬、吲哚美辛等非甾醇类抗炎药；噻嗪类和襻利尿剂；雷公藤、关木通等中药）；感染（包括细菌、病毒、支原体等，以细菌侵犯肾盂和肾实质感染为主）、全身免疫性疾病（如系统性红斑狼疮及结节病）、恶性肿瘤（常见多发性骨髓瘤、淋巴肉瘤和白血病）及特发性急性小管间质肾炎（如伴眼葡萄膜炎、巨细胞性间质性肾炎）。其中药物性、急性细菌性肾盂肾炎在临床最为常见。③肾脏血管疾病和肾小球疾病：常见于急进性肾炎、肾病综合征、微血管病变（如溶血性尿毒症综合征、血小板减少性紫癜、恶性高血压病等）、肾静脉血栓（常见肾病综合征、外伤、下腔静脉血栓等）、肾动脉栓塞（大动脉粥样硬化、动脉炎、外伤及肾病综合征等）。④肾内梗阻：主要有高钙血症、高尿酸血症、多发骨髓瘤等。⑤急性肾皮质坏死：主要见于产科感染性流产、胎盘早期剥离和非产科溶血尿毒症综合征、外伤后、血流感染等。

2. 发病机理　不同病因、不同程度的 ATN，可以有不同的始动因素和持续发展因素。中毒性和缺血性 ATN 是多因素的，如中毒性 ATN 可发生在老年、糖尿病等多种因素基础之上，也可有缺血因素参与。中毒性和缺血性损害也可共同引起 ATN。

肾前性 ARF 是肾灌注减少导致血流动力学介导的肾小球滤过率（GFR）降低，并无明显的肾实质损伤，如果能在 6h 内得到纠正，则血流动力学损害可以逆转，肾功能可迅速恢复。但若肾脏低灌注持续，就可发生肾小管上皮细胞明显损伤，发展成为 ATN。

ATN 的发病机制仍未完全阐明，涉及肾血流动力学改变、肾毒素或肾缺血 - 再灌注、肾小管上皮细胞损伤及上皮细胞脱落、管型形成和肾小管腔阻塞等。

（1）小管因素　低氧/缺血、肾毒性物质可引起近端肾小管损伤，包括亚致死性可逆性功能紊乱、小管上皮细胞凋亡或坏死，并导致小管对钠重吸收减少，管 - 球反馈增强，小管管型形成导致小管梗阻，管内压增加，GFR 下降。小管严重受损可导致肾小球滤过液的反漏，通过受损的上皮或小管基底膜漏出，致肾间质水肿和肾实质进一步损伤。

（2）血管因素　肾缺血既可通过血管作用使入球小动脉细胞内 Ca^{2+} 增加，对血管收缩刺激和肾自主神经刺激敏感性增加，导致肾自主调节功能损害、血管舒缩功能紊乱和内皮损伤，也可产生炎症反应。血管内皮损伤和炎症反应均可引起血管收缩因子（如内皮素、肾内肾素 – 血管紧张素系统、血栓素 A_2 等）产生过多，而血管舒张因子，主要为一氧化氮（NO）、前列腺素（PGI_1、PGE_2）合成减少。这些变化可进一步引起血流动力学异常包括肾血流量下降，肾内血流重新分布，表现为肾皮质血流量减少，肾髓质充血等，这些均可引起 GFR 下降。

（3）炎症因子的参与　缺血性 ARF 也被称之为一种炎症性疾病，肾缺血可通过炎症反应直接使血管内皮细胞受损，也可通过小管细胞产生炎症介质（IL – 6、IL – 18、TNFa、TGFβ、MCP – 1、RAN – TES）等使内皮细胞受损，并通过 ICAM – 1 增加和 P 选择素增加，使白细胞黏附及移行增加，炎症反应导致肾组织的进一步损伤，GFR 下降。

3. 病理　由于病因及病变的严重程度不同，病理改变可有显著差异。典型的缺血性 ARF 光镜检查见肾小管上皮细胞片状和灶状坏死，从基底膜上脱落，肾小管管腔管型堵塞。管型由未受损或变性的上皮细胞、细胞碎片、Tamm – Horsfall 黏蛋白和色素组成。肾缺血严重者，肾小管基底膜常遭破坏。肾毒性 ARF 形态学变化最明显的部位在近端肾小管的曲部和直部。肾小管上皮细胞坏死不如缺血性 ARF 明显。

二、中医病因病机

1. 邪毒内侵　感受风热、湿热或疫毒，或药毒（药物的误用或用之不当，如庆大霉素、四环素、两性霉素 B 等），或误食生物毒素（如鱼胆中毒、毒蕈中毒、有毒中药等）及野蜂蜇伤、虫蛇咬伤等邪毒、毒素侵入人体，直接戕伤肾脏。

2. 血脉损伤　因于跌仆打坠、妊娠流产、挤压创伤、手术损伤致肾络受损，或气随血脱，气不化水，开阖失司而为病。

3. 营阴损耗　温热毒邪，郁闭于内，燔营耗阴；或因汗、吐、下太过及久饥不食，或烧伤烫伤，营阴损耗，津伤气脱，肾元受损；失血失液者，津血耗伤，肾失其养，气化不能而发为本病。

总之，本病的基本病机为肾失濡养或肾脏受损，气化失司，尿毒壅滞三焦。其病位在肾，与膀胱、脾、肺、三焦密切相关。由于本病起病急骤，初期即病情危重，演变十分迅速，易产生水气凌心射肺、邪扰清窍、气逆风动等多种变证，常发生内闭外脱、阴竭阳亡的危候，易危及患者的生命。

【临床表现】

急性肾衰竭的临床表现除原发病的特征性表现以外，多与肾灌注降低有关，ATN 的临床过程分为少尿期、多尿期和恢复期。

1. 少尿期　典型的为 7 ~ 14d，但也可短至几天，长至 4 ~ 6 周。患者尿量突然或逐渐减少，尿量持续少于 400ml/d 者称少尿；少于 100ml/d 者称无尿，有些患者尿量在 400ml/d 以上，称为非少尿型 ARF。患者出现进行性氮质血症，血肌酐（SCr）、尿素氮（BUN）分别上升 >44 ~ 88.4μmol/（L·d）和 >3.6 ~ 7.2mmol/（L·d）或更高，随着肾功能减退，临床上可出现尿毒症一系列表现。

（1）ARF 的全身并发症 各种尿毒症毒素在体内蓄积引起全身各系统的中毒症状。①消化系统症状：食欲减退、恶心、呕吐、腹胀、腹泻等，严重者可发生消化道出血。②呼吸系统症状：除感染的并发症外，因过度容量负荷，尚可出现呼吸困难、咳嗽、憋气、胸痛等症状。③循环系统症状：多因尿少和未控制饮水，以致体液过多，出现高血压及心力衰竭、肺水肿表现；因毒素滞留、电解质紊乱、贫血及酸中毒引起各种心律失常及心肌病变。④神经系统症状：出现意识障碍、躁动、谵妄、抽搐、昏迷等尿毒症脑病症状。⑤血液系统症状：可有出血倾向及轻度贫血现象。⑥感染是 ARF 另一常见而严重的并发症，泌尿系统感染最多见，其次为肺部感染和血流感染。在急性肾衰竭同时或在疾病发展过程中还可合并多个脏器衰竭，此类患者病死率可高达 70%。

（2）水、电解质和酸碱平衡紊乱 ①水过多：随少尿期延长，易发生水过多，表现为稀释性低钠血症、全身水肿、体重增加、高血压、肺水肿、急性心力衰竭和脑水肿等。②高钾血症：是本病常见的死亡原因，可有恶心、呕吐、烦躁、乏力、手足发麻等症状，临床可缺乏特征性表现，心电图提示心率减慢、T 波高尖、QRS 增宽、P－R 间期延长、P 波消失、Ⅰ°～Ⅲ°房室传导阻滞，严重时出现室颤或心跳骤停，需注意血清钾浓度与心电图表现两者有时存在不一致。③代谢性酸中毒：表现为深大而快的呼吸、嗜睡、恶心、呕吐等。④低钠血症和低氯血症：低钠血症可致细胞水肿，出现急性水中毒及脑水肿症状；低氯血症除稀释性外，尚可因呕吐、腹泻等而加重，表现为腹胀、呼吸表浅、抽搐等。⑤低钙血症、高磷血症：其程度都远不如慢性肾衰竭时明显，可无明显临床症状。但在纠正酸中毒之前如不补充钙剂，常诱发低钙性抽搐。

2. 多尿期 当尿量逐渐增加至 >400ml/d 时，进入多尿期，此后尿量可成倍增加，可达到 2500ml/d 以上，约持续 1～3 周或更长时间。病人的各种症状开始减轻，但仍未脱离危险，部分病人 SCr 和 BUN 仍可上升，多尿期早期仍可发生高钾血症，后期易发生脱水、低钾血症，表现为恶心、四肢麻木、腹胀、肠鸣音减弱、肌肉松弛、腱反射减弱等。

3. 恢复期 尿量逐渐恢复正常，临床症状明显改善或消失，SCr 和 BUN 接近正常，肾小球滤过功能多在 3～12 个月恢复正常，部分病人肾小管浓缩功能不全可持续 1 年以上，少数患者最终遗留不同程度的肾脏结构和功能缺陷。

【实验室及其他检查】

1. 血液检查 ①SCr 和 BUN 进行性上升，高分解代谢者［SCr 和 BUN 分别上升 > 88.4μmol/（L·d）和 >7.2mmol/（L·d）］上升更高。②血清钾浓度可升高，常大于 5.5mmol/L。③血 pH 常低于 7.35，碳酸氢根离子浓度多低于 20mmol/L。④血清钠浓度可正常或偏低。⑤可出现轻、中度贫血。

2. 尿液检查 ①尿常规检查：外观多混浊，尿蛋白多为 ＋～＋＋，尿沉渣可见肾小管上皮细胞、上皮细胞管型和颗粒管型等。②尿比重降低，多固定在 1.010～1.012 之间。③尿钠含量增高，多在 20～60mmol/L。④尿肌酐与血肌酐之比降低，常低于 20。

⑤肾衰竭指数（肾衰竭指数＝尿钠×尿肌酐/血肌酐）常大于1。⑥钠排泄分数［钠排泄分数（%）＝尿钠×血肌酐×100/血钠×尿肌酐］常大于1。尿液指标检查须在输液、使用利尿剂或高渗药物前收集标本，否则影响结果。

3. 影像学检查　目的是明确病因。①B超检查：可发现尿路梗阻性疾病；有慢性肾脏疾病病史的病人，多发现双侧肾已缩小。②放射检查：怀疑尿路梗阻，可选择腹部平片，必要时可做CT、逆行性或下行性肾盂造影等检查；考虑肾脏血管阻塞性疾病，需行肾血管造影。但应特别注意避免造影剂肾毒性加重急性肾衰竭。

4. 肾活检　在排除肾前性及肾后性原因后，致病原因不明确的肾性急性肾衰竭，如肾小球肾炎、血管炎、溶血性尿毒症综合征、血栓性血小板减少性紫癜及过敏性间质性肾炎，肾活检是特别有用的重要诊断手段。

【诊断】

一、诊断要点

1. 有明确的病因　大多有肾脏灌注不足的因素。

2. 肾功能急剧下降　数日至数周内肾小球滤过功能进行性下降，肾功能进行性减退，SCr 和 BUN 分别上升 >88.4μmol/（L·d）和 >7.2mmol/（L·d）。

3. 尿量改变　尿量因多 <400ml/d。

4. ARF 分类

（1）肾前性　有导致肾灌注低的明显因素，血压下降，中心静脉压低，尿量明显减少，尿比重增高（>1.018），BUN/SCr升高不成比例，可达20:1或更高。

（2）肾后性　有导致尿路梗阻的因素，无尿与多尿交替出现，或突然无尿；影像学检查见肾盂扩张、肾盂积水，输尿管上端扩张，或膀胱尿潴留。一周内解除梗阻因素，ARF多为可逆性。

（3）肾实质病变　①急性间质性肾炎。②肾脏血管疾病和肾小球疾病。③坏死性肾乳头炎。④急性肾皮质坏死。

二、鉴别诊断

慢性肾衰竭：慢性肾衰竭既往有慢性肾脏病史，如慢性肾炎、高血压病、糖尿病等，早期少尿不明显，夜尿多，贫血较重，影像学检查多提示双肾缩小、结构紊乱。

【治疗】

一、治疗原则

关键是立刻纠正可逆的病因，控制原发病，增加肾血流量，停用影响肾灌注或肾毒性药物，预防额外的损伤，维持水、电解质、酸碱平衡，及时处理氮质血症和各种并发症，维持机体营养。

ARF 的中医治疗应根据不同时期、不同阶段，采取相应的治则治法。多尿期正虚邪恋，余邪未清，治当扶正祛邪，标本兼顾；恢复期主要表现为正虚，当以扶正为主，常用益气养阴，温阳固涩等法。

二、西医治疗

1. 病因治疗　积极针对个体引起急性肾衰竭的原发病进行治疗，特别是补充血容量、抗休克、抗感染、纠正心衰、解除梗阻及清除创伤坏死组织等。

2. 初期治疗　①对钠排泄分数低，又无浮肿者，可静脉滴注 0.9% 氯化钠 500ml 加呋塞米 40～80mg 或更大剂量。②钙通道阻滞剂能扩张肾血管、增加肾血流，对缺血性急性肾衰竭有防治作用，但应用时要注意血压情况，低血压及休克患者禁用。

3. 少尿期治疗

（1）维持水平衡　坚持"量出为入"的原则，控制液体入量。24h 补液量为显性失液量及不显性失液量之和减去内生水量。一般用前一天的显性失液量，加 400～500ml 估算。对合并肾前性因素者若过分限制补液量常致血容量不足，加重肾损害，故应根据病人实际情况调节补液量，通过观察病人体重、呼吸、血压、中心静脉压、血清钠、肺水肿症状体征等，识别水负荷程度，保持水液的出入平衡。

（2）纠正电解质、酸碱平衡失调　①高钾血症：应急措施有 10% 葡萄糖酸钙或 10% 氯化钙 10～20ml，缓慢静脉注射；5% 碳酸氢钠 150ml 静脉滴注；葡萄糖加胰岛素静脉滴注；钠或钙离子交换树脂口服等。若血钾 ≥6.5mmol/L 者称为高钾危象，应予紧急处理，有条件者需急诊血液透析治疗。②代谢性酸中毒：二氧化碳结合力 <15mmol/L，可予 5% 碳酸氢钠 100～250ml 静脉滴注，对于二氧化碳结合力 <14mmol/L 的顽固性代谢性酸中毒，应予以血液透析治疗。

（3）血液净化治疗　①连续性肾脏替代治疗（continuous renal replacement therapy，CRRT）。CRRT 包括连续性动静脉血液滤过（CAVH）和连续性静静脉血液滤过（CVVH），适用 ARF 伴心血管衰竭、脑水肿、高分解代谢、急性呼吸窘迫综合征等多脏器衰竭患者，具有操作简便，血流动力学稳定，持续恒定模拟生理肾的滤过，每日可清除水分 10～14L，较好保证了静脉内高营养，但要加强监护，注意肝素用量。②间歇性血液透析（IHD）：优点是代谢废物的清除率高、治疗时间短，但易发生心血管功能不稳定和症状性低血压，并需要应用抗凝药，对有出血倾向的患者增加治疗风险。主张每日延长透析治疗（每周 5～6 次），每次 5～6h。

ARF 的紧急透析指征为：急性肺水肿、心力衰竭；高钾血症，血钾 ≥6.5mmol/L；严重代谢性酸中毒，二氧化碳结合力 <14mmol/L，用药物疗效不佳。ARF 的早期透析指征为：在血容量已经补足、心功能和循环稳定情况下，如观察到每小时尿量少于入量，持续 >3h，应高度警惕危重性急性肾衰竭，给予及时处理；如经补液、强心、利尿、扩血管后，尿量仍不恢复，应实施 CRRT 治疗。

（4）控制感染　早期预防性透析应用后，感染已成为 ARF 患者主要的死亡原因。常见感染部位为尿路、肺部、血液、胆道等，根据细菌培养和药物敏感试验选用对肾无毒性或毒性低的药物，按肌酐清除率调整用药剂量。

（5）对脓毒症合并急性肾衰竭患者的一些干预性治疗　包括针对存在的血管内皮细胞损伤，肾小球内微血栓的抗凝；维持平均动脉血压≥65mmHg；维持血细胞比容≥30%；严格控制血糖；对脓毒症难治性休克患者适度应用糖皮质激素及尽可能缩短机械通气时间等，均为降低脓毒症 ARF 病死率的治疗措施。

（6）并发症治疗　常见有心力衰竭、消化道出血等，可参看有关章节。

（7）饮食和营养　饮食的原则是高热量，以碳水化合物和脂肪供应为主，注意低蛋白［必须有足够的必需氨基酸、高质量的蛋白质 0.5g／（kg·d）］，并尽可能地减少钠、钾、氯摄入量；对于高分解代谢或营养不良及接受透析的患者，蛋白质摄入量可适度放宽，营养支持尽可能利用胃肠道，危重患者则需全静脉营养。

4. 多尿期治疗　多尿期早期治疗原则和方法与少尿期相同。随着尿量增加，逐渐减少透析次数直至停止。注意大量利尿后出现脱水及电解质的丢失现象，提倡及时口服补充。饮食应注意充分营养，给予高糖、高维生素和高热量饮食。

5. 恢复期治疗　此期应注意加强营养，增强体质，定期随访检查肾功能，尽量避免一切对肾脏有害的因素。少数转为慢性肾衰竭的患者，应按慢性肾衰竭进行治疗。

三、中医治疗

ARF 少尿期多伴有高钾血症，中药富含钾离子，口服容易导致或加重高钾血症，因此本病少尿期，一般不主张内服中药，口服中药治疗仅适用于非少尿型 ARF、多尿期、恢复期及已透析的患者。

（一）辨证论治

1. 阴血不足，阳气欲脱证

证候：烧伤、大出血、过度吐泻、大汗后，尿少或尿闭，精神疲惫，汗出黏冷，手足厥逆，烦躁不安，口干咽燥，舌红少津，脉细数或微细欲绝。

治法：益气固脱，滋养阴血。

方药：临床常以生脉注射液、参麦注射液或参附注射液代替。

2. 气阴两虚证

证候：尿多清长，口干欲饮，饮一溲一，神疲乏力，腰膝酸软，手足心热，舌红少津，脉细数。

治法：益气养阴，补肾固摄。

方药：参芪地黄汤（《沈氏尊生书》）加减。人参或党参、黄芪、生地、山药、山茱萸、茯苓、丹皮、泽泻、芡实、金樱子。

（二）其他治疗

1. 冬虫夏草及其虫草制剂　冬虫夏草 3～5g 隔盅炖服；百令胶囊 0.8～1.2g 或金水宝胶囊 0.99g，口服，每天 3 次。适用于多尿期、恢复期。

2. 中药结肠灌注 生大黄 15～30g，附子 10～15g，牡蛎 30g，六月雪 30g 煎水 200ml，调至适温，保留灌肠，每日 1 次。或中药结肠透析治疗：用渗透压为 280～320mOsm/kgH$_2$O 的透析液通过结肠透析机进行高位结肠灌洗透析后，再用上药进行保留灌肠，隔日 1 次。适用于少尿期。

【预防与调护】

1. 预防

（1）积极治疗原发性疾病 及早发现导致 ATN 的危险因素并加以迅速去除，是防止发生急性肾衰竭的关键。

（2）积极纠正低血容量 对失血、大量体液丢失者，快速准确地补充血容量，维持足够的循环血量，改善肾有效循环血量，防止和纠正肾脏的低灌注状态。

（3）慎用肾毒性药物 尽量避免肾毒性药物的使用，即使必须使用，也应注意补足血容量和使用预防性药物，以保护肾功能。具体做到在接受碘造影剂前、在某些特定的手术前（特别是修补腹腔动脉瘤和肾移植时）及或进行顺铂等化疗前和化疗时，应补充足够的水分；在血液病肿瘤大剂量化疗前，预先使用别嘌呤醇减少嘌呤合或降低血中尿酸；有肾脏疾病的患者，应避免使用非甾体类抗炎药；避免使用或在严密监测下使用肾毒性的抗生素，特别是老年患者，以减少医源性急性肾衰竭的发生率。

2. 调护

（1）休息 少尿期应绝对卧床休息，饮食吃易于消化的食物。

（2）监测 密切观察患者生命体征变化，早期发现心功能衰竭、尿毒症脑病的先兆。及时、准确记录出入量，并注意尿量、神志、血压、呼吸的动态变化。定时监测血电解质、酸碱平衡、肌酐、尿素氮等，以了解病情变化。

（3）预防感染 多尿期和恢复期应避免劳累，增强抵抗力，预防感染。

第十一节 弥散性血管内凝血

弥散性血管内凝血（disseminated intravascular coagulation，DIC）是在许多疾病的基础之上，凝血及纤溶系统被激活，导致全身微血栓形成，继发性凝血因子和血小板的大量被消耗，以及纤维蛋白溶解亢进，引起全身缺血及微循环衰竭的临床综合征。临床以出血、溶血、栓塞、微循环障碍乃至休克、多脏器功能障碍综合征（MODS），最终导致多脏器功能衰竭（MOF）为特点。急性 DIC 的病情进展迅速，如不及时治疗，可很快危及生命。

根据本病有皮肤及黏膜紫斑、呕血、咳血、便血、尿血等临床表现，中医可归属于血证之紫斑、呕血、便血等病范畴。正如明·张景岳所谓"血有蓄而结"、"血有虚而滞"，及清·唐容川之所谓"离经之血便是瘀血"。本病的发生多因正气亏虚或邪实壅盛而致血行瘀阻，血不循经而致出血。

【病因病理】

一、西医病因病理

引起 DIC 的病因很多，临床以感染为常见，约占发病总数的 31% ~ 43%，其中以革兰阴性菌所致的严重感染最为多见，如血流感染、胆道感染、泌尿道感染、伤寒、中毒性菌痢等，重症流行性出血热、肝炎、麻疹、水痘等病毒感染及疟疾也是诱发 DIC 的重要原因。其次为恶性肿瘤（包括急性早幼粒细胞白血病在内），占 DIC 患者总数的 24% ~ 34%，还见于消化道的各种黏液腺癌，大多发生于已有广泛转移的晚期病人。外科大手术、组织损伤、产科意外、体外循环等也都是 DIC 发生的常见病因。不同病因所引起 DIC 的途径不尽相同，但其发病机理主要有以下 4 个环节。

1. 血管内皮损伤　细菌及其毒素、病毒及其代谢产物、抗原抗体复合物、长时间休克、缺氧及酸中毒等均可导致血管内皮损伤，使基底膜胶原纤维暴露，从而激活因子Ⅻ，继而启动内源性凝血系统；同时损伤的血管内皮可释放组织因子，激发外源性凝血系统。内、外源凝血系统激活的共同后果为循环内生成凝血酶，使纤维蛋白原变为纤维蛋白，即红色血栓，造成血管内凝血。此外，血管内皮广泛损伤使前列环素（PGI_2）合成减少，有利于血小板聚集，形成白色血栓。

2. 组织促凝物质及其他促凝物质进入循环　孕期宫腔内容物（羊水、胎盘组织、死胎等）、大量组织损伤（大面积烧伤、严重外伤及大手术等）所释放的组织因子均为强烈的组织促凝物质。肿瘤细胞、放疗及化疗后肿瘤或白血病细胞破坏时所释放的内容物，革兰阴性菌的内毒素及胰酶等均为促凝物质，具有组织因子的活性。上述物质都可启动外源性凝血系统。

3. 血细胞大量损伤　各种原因引起的严重溶血（如血型不合的溶血性输血反应、药物过敏、自身免疫、溶血尿毒症综合征等），由于红细胞大量破坏释放红细胞素；血小板大量破坏（如急性血栓性血小板减少性紫癜、人工心脏瓣膜、药物过敏、自身免疫等）所释放的磷脂；白细胞大量破坏（如某些严重感染引起的急性粒细胞减少或缺乏）所释放的溶酶体酶。上述 3 种血细胞的释放物都具有强烈的促凝活性，可激活内、外源凝血系统。

4. 继发性纤溶亢进　这是机体的一种保护性代偿机能。实际上在 DIC 初期就开始了纤溶过程。激活的因子Ⅻ、生成的凝血酶、纤维蛋白在血管壁的沉积，受损的组织或血管内皮细胞释放的纤溶酶原活化素等，都能使纤溶酶原变为纤溶酶。纤溶酶为一种蛋白分解酶，可溶解纤维蛋白。当纤溶酶浓度进一步增高时，也可溶解纤维蛋白原、因子Ⅴ、因子Ⅷ。纤维蛋白及纤维蛋白原经纤溶酶消化先后形成碎片 X、Y、D、E，称之为纤维蛋白（原）降解产物（FDP）。FDP 能干扰纤维蛋白单体的聚合，对抗凝血酶及影响凝血活酶的生成，干扰血小板聚集，故 FDP 具有强烈的抗凝作用。

继发性纤溶亢进加之大量凝血因子及血小板在 DIC 过程中的消耗，使血液由高凝状态逐渐转为低凝状态。

上述 DIC 的发病机理在个体病人中往往为多种原因、多种机制同时相互作用，其过程极为复杂。下列因素常促进 DIC 的发生、发展：①血浆凝血因子及血小板数增加：孕妇分娩时易发生高凝状态，其中一部分孕妇如并发产科合并症则可导致 DIC；②纤溶活性减低：如激素可抑制纤溶活性；③单核－巨噬细胞系统阻滞：长期应用肾上腺皮质激素、脾切除及肝功能障碍时该系统功能减低，循环中形成的纤维蛋白，进入循环的促凝物质及已被激活的凝血因子不能及时清除，易于发生血管内凝血；④血流瘀滞：心力衰竭、应用 α 肾上腺能药物、巨大血管瘤等可使全身或局部血流瘀滞，有助于血管内凝血的发生。

二、中医病因病机

各种原因侵及血脉，致脉络损伤，气血瘀滞，形成瘀血证。瘀血阻络，血不循经而溢出脉外，故见出血。血液离经成瘀，新的瘀血阻碍气血正常运行，又可加重出血。气血运行不畅可导致气虚、血虚、阴虚、阳虚，致脏腑失养，机能失常，甚至死亡。

1. 感受外邪　感受外邪包括感受六淫之邪及理化、生物致病因素等。外感温热、疫毒之邪，煎熬津液，使血液黏滞，脉络瘀阻；感受寒邪，寒性收引，血脉遇寒拘挛，血液凝滞不通成瘀；外感燥邪，耗液伤津，血脉枯涩，瘀血阻滞。因此，无论感受寒、热、燥邪均可引起瘀血证候。瘀血阻络，血不循常道而溢出脉外，可引起紫斑、呕血、咳血、便血、尿血等出血证。

2. 外伤　跌仆损伤、严重烧伤、较大手术等均可使脉络损伤，出血致瘀，瘀血阻络，血溢脉外，又可引起出血。

3. 久病或热病之后　久病或热病之后导致瘀血、出血的机理主要有 3 方面：一是久病或热病耗伤津液，阴津不足以载血运行，使血行不畅；二是久病或热病使正气亏损，气虚不能推动血液正常运行；三是久病入络，使血脉瘀阻，血行不畅。三者均可导致瘀血证，进而由于瘀血阻络，血不循经而致出血。

总之，本病病因病机可以归纳为脉络损伤、血脉瘀滞、气血逆乱、诸脏同病。

【临床表现】

DIC 的发病原因虽然不同，但其临床表现均相似，除原发病的征象外，主要有出血、休克、栓塞及溶血 4 方面的表现。DIC 分急性、亚急性和慢性 3 种，其中急性占大多数，常见于革兰阴性菌感染、血流感染、流行性出血热、产科意外、急性溶血、输血血型不合、毒蛇咬伤、广泛大手术、体外循环、重度挤压伤及复合创伤，病势凶险。亚急性 DIC 见于白血病、各种癌肿及癌转移或死胎滞留，病情较缓和。慢性者少见，以高凝状态为主，出血可不明显，临床表现可被原发性疾病所掩盖，容易漏诊或误诊，常在尸解中发现，多见于系统性红斑狼疮、卵巢癌肿、巨大血管瘤、晚期糖尿病等。

1. 出血　出血可见于大部分 DIC 病人，发生率为 84%～95%，且多数出现在凝血因子、血小板已大量消耗的低凝期，如已进入纤溶亢进期，出血倾向更为明显。出血的特征为皮肤大片深紫色瘀斑及注射部位渗血，特别是以注射点为中心的出血性斑丘疹较为特殊。切口渗血不止和血不凝，分娩和产后出血不止也颇为多见。上述类型的出血往往是 DIC 的信号，应引起临床医生的警惕。此外，DIC 时也可发生鼻衄、牙龈出血、咯血、呕血、便血及尿血，如发生颅内出血可迅速致死。遇有不易用原发病解释的、突然发生的多部位出血，要考虑 DIC 的可能。必须指出，在 DIC 早期的高凝阶段可无出血症状，如此时即进行积极治疗，则整个病程可始终无出血表现；某些起病急骤的重症 DIC，可因顽固性休克或重要脏器功能衰竭而迅速死亡，也可无出血症状；少数亚临床型患者更无出血症状。故出血并非是诊断 DIC 必不可少的条件。

2. 休克或微循环衰竭　多见于急性型，休克的程度不一，与出血量不成比例，多见于血管内皮损伤所引起的 DIC，以革兰阴性菌导致的血流感染最常见。休克常突然发生，表现为一过性或持续性血压下降，早期即可出现肾、肺、脑等器官功能不全，表现为肢体湿冷、少尿、呼吸困难、发绀及神志改变，病情迅速恶化，继而出现昏迷，肾、呼吸及循环功能衰竭。顽固性休克是 DIC 病情严重、预后不良的征兆。

3. 血栓　血栓形成可发生在皮肤等浅表部位，也可发生在内脏。临床常见的有肢端、鼻尖、耳垂等部位发绀、疼痛，严重时可见坏死。常见发生于内脏的血栓有①肾：肾微血管内血栓形成十分常见，临床表现为少尿、无尿、恶心、呕吐，实验室检查血尿素、肌酐、钾等明显升高，血 pH 值降低，发生氮质血症、代谢性酸中毒及高钾血症，形成急性肾衰竭。凡临床上遇有原因不明的急性肾衰竭，应考虑到 DIC 的可能。②肺：肺微血管内血栓形成使肺泡渗出增加，甚至肺水肿。临床表现为气短、胸闷、紫绀，严重者可出现明显的呼吸困难及意识障碍。血气分析示 PO_2 降低，PCO_2 升高。肺部 X 线检查可见弥散性浸润阴影。部分患者可因急性呼吸衰竭而死亡。③肝：肝内微血管血栓形成可表现为肝大、黄疸、转氨酶升高等肝功异常。肝功能损害可影响凝血因子的合成，加重出血倾向。④脑：脑微血管血栓形成及随后伴发的脑灶性出血、水肿可出现嗜睡、烦躁及意识障碍，重者可有抽搐、肢体瘫痪、昏迷。偶尔可发生大血管血栓形成，脑动脉、肺动脉、肢体动脉或静脉均可累及，临床可出现上述部位类似动脉栓塞或静脉血栓形成的症状和体征。

4. 微血管病性溶血　可见于部分 DIC 患者。临床表现为黄疸及与出血程度不相平行的贫血。实验室检查示血间接胆红素增高，血红蛋白下降及网织红细胞升高。更为有意义的是周围血涂片上出现红细胞片和变形红细胞，若超过红细胞总数的 2%，即有实验室诊断意义。此外，仅有黄疸而无贫血时，需和 DIC 所致的肝损害及原有的肝胆疾病相鉴别。部分病人贫血和溶血无关，可能和并存的出血或原发病有关。

DIC 是一种由多种疾病引起的中间病理过程。病情的轻重缓急不一致，因此不同的病人临床表现颇为悬殊。但一般急性 DIC 至少会有两种临床表现：①在发病早期的高凝阶段，以休克及血栓形成引起脏器功能障碍为主要表现；②在凝血因子、血小板消耗后及纤溶亢进期，出血常成为突出的问题。亚急性和慢性 DIC 主要表现为出血，休克及脏器功能障碍较少见，部分慢性 DIC 可无症状，仅通过实验室检查才证实，故又称之为亚临床型。

【实验室及其他检查】

DIC的检查项目繁多，但缺乏特异性、敏感性高而又简便、快速的方法。有些试验比较精确，但花费时间太多，难以适合急症诊断的要求。由于DIC病情发展快，变化大，化验结果必须及时正确，必要时还需反复检查，作动态观察，因为在DIC的不同阶段其检验的结果不尽相同、机体代偿功能强弱亦不同。当检验结果与临床表现不一致时，要恰当评价检验结果的意义。有时临床表现可能比阳性的检验结果更为重要。DIC的实验室检查主要分以下几种。

1. 有关消耗性凝血障碍的检查

（1）血小板计数　约95%的病例都有血小板减少，一般低于100×10^9/L。如在动态观察中发现血小板持续下降，诊断的意义较大。如DIC未经彻底治疗，虽经输血或血小板，血小板计数仍不增加。反之，如血小板计数在150×10^9/L以上，表示DIC的可能性不大。有些肝病或白血病患者，血小板在DIC发生前已有明显降低，因此血小板计数无助于DIC的诊断。

（2）凝血酶原时间（PT）测定　当外源系统因子Ⅱ、Ⅴ、Ⅶ、Ⅹ大量消耗，血浆中纤维蛋白原降解产物及抗凝物质增多，PT即明显延长，阳性率可达90%以上。除非在DIC发生的极早期，PT测定正常，一般不支持DIC的诊断。正常PT为12.0 ± 0.1秒，延长3s以上则有意义。

（3）纤维蛋白原测定　约在70%左右的DIC病例，纤维蛋白原低于2.0g/L。在原有较高纤维蛋白水平或DIC的早期阶段，纤维蛋白原降低不显著，定量测定正常，动态观察就可见到纤维蛋白原有持续减少的倾向，一般低于1.5g/L时，即有诊断意义。纤维蛋白原滴定度半定量的方法简便，有实用价值。

其他如出血时间延长、凝血时间延长、血块退缩不良、部分凝血时间延长，对诊断也有参考意义，有助于DIC的诊断。

2. 有关纤维蛋白溶解亢进的检查

（1）凝血酶时间（TT）测定　纤维蛋白原明显减少或纤维蛋白（原）降解产物（FDP）增多时，均使PT延长，但测定的结果可受到肝素治疗的影响。采用连续TT是诊断FDP一项较敏感的指标。

（2）纤维蛋白降解产物的检查　正常人血清中仅有微量FDP。如FDP明显增多，即表示有纤维蛋白溶解亢进，间接地反映出DIC。

（3）血浆鱼精蛋白副凝固试验（简称3P试验）及乙醇胺试验　这是反映血浆内可溶性纤维蛋白复合体的一种试验。两者相互参考比较，意义更大。

（4）优球蛋白溶解时间测定　正常值应超过2h。如在2h内溶解，表示纤维蛋白溶解亢进。

3. 微血管病性溶血　在血清中可见到畸形红细胞，如碎裂细胞、盔甲细胞等。血片检查见破碎及变形的红细胞比例超过2%时，对DIC的诊断有参考价值。

【诊断与鉴别诊断】

一、诊断要点

1. 存在易于引起 DIC 的基础疾病。

2. 有下列两项以上临床表现。①多发性出血倾向；②不易用原发病解释的微循环衰竭或休克；③多发性微血管栓塞症状、体征，如皮肤、皮下、黏膜栓塞坏死，早期出现的肾、肺、脑等脏器功能不全；④抗凝治疗有效。

3. 实验检查有下列 3 项以上异常。①血小板低于 $100 \times 10^9/L$ 或呈进行性下降（肝病 DIC 低于 $50 \times 10^9/L$）。②纤维蛋白原低于 1.5g/L 或进行性下降（肝病 DIC 低于 1g/L），或高于 4g/L。③3P 试验阳性或 FDP 高于 200mg/L（肝病 DIC 高于 600mg/L）。④PT 缩短或延长 3s 以上，或呈动态变化，或激活的部分凝血活酶时间（APTT）缩短或延长 10s 以上。⑤优球蛋白溶解时间缩短，或纤溶酶原降低。

二、鉴别诊断

1. 重症肝病 因有多发性出血、黄疸、意识障碍、肾衰竭、血小板和纤维蛋白原下降，PT 延长，与 DIC 临床表现相似，但这并不是 DIC，两者需要鉴别。肝病患者一般无血栓表现，且 3P 试验阴性，FDP 和优球蛋白溶解时间正常。

2. 血栓性血小板减少性紫癜 本病毛细血管广泛形成微血栓：具有微血管病性溶血、血小板减少性紫癜、肾脏及神经系统损害，极似 DIC。但本病具有特征性透明血栓，血栓中无红、白细胞，不涉及消耗性凝血，故 PT 及纤维蛋白原一般正常，有时亦可异常，病理活检可以确诊。

3. 原发性纤溶亢进 本病极罕见，与 DIC 极难鉴别。因为①两者可由同一病因同时诱发；②两者均有纤溶特点：出血，FDP 升高。两者区别主要是纤溶部位，DIC 继发纤溶是对血栓形成生理性反应，典型部位局限于微循环；原发纤溶是在大血管，内皮细胞释放致活因子。

【治疗】

一、治疗原则

DIC 病情严重，病势凶险，发展迅速，必须积极抢救，否则病情即可发展为不可逆。原发病与 DIC 两者互为因果，治疗中必须同时兼顾，严密观察临床表现及实验室化验结果的变化。中医治疗应针对热毒、瘀血、虚损等基本病机采用清热、活血、补虚等不同治法以达到标本同治、气血兼顾的治疗目的。

二、西医治疗

1. 病因治疗 及时去除病因是治疗成败的关键。临床经验证明，凡是病因能迅速去除或控制的 DIC，预后较好，如部分产科意外诱发的 DIC，往往在胎儿及胎盘娩出后，未经抗凝治疗即获痊愈；某些感染触发的 DIC，经积极控制感染、纠正休克、水电解质及酸碱平衡后，DIC 即可消失。相反，多数恶性肿瘤或白血病引起的 DIC 虽使用肝素及其他多种措施，DIC 仍难以控制，或仅获暂时效果，不久又再度恶化。

2. 抗凝治疗　抗凝治疗是终止 DIC 病理过程、减轻器官损伤，重建凝血－抗凝平衡的重要措施。

（1）肝素的应用　适应证：①基本病因短期内不能去除的严重急性 DIC，尤其是感染所致者；②需补充血小板、凝血因子或使用纤溶抑制剂时，但又不能肯定体内凝血过程是否已中止，可同时或提前使用肝素；③慢性、亚急性 DIC，肝素疗效较好，值得选用。在应用肝素的同时，应采取综合治疗措施，为肝素治疗创造良好的条件。已有颅内出血及 DIC 晚期以纤溶亢进为主时禁用肝素。肝病引起的 DIC、有血管损伤或新鲜创面和切口的病人、肺结核空洞和溃疡病患者应慎用。

1）肝素钠：急性 DIC 每日 10 000 ~ 30 000U/d，一般 15 000U/d 左右，每 6h 用量不超过 5 000U，静脉点滴，根据病情可连续使用 3 ~ 5d。应用肝素，应监护 APTT，正常值为（40 ± 5）s，肝素治疗使其延长 60% ~ 100% 为最佳剂量。如用凝血时间（CT）作为肝素使用的血液学监测指标，不宜超过 30min。同时严密观察临床病情进展和有无出血加重的倾向。当诱发 DIC 的原发病得到控制，患者临床症状得到改善，凝血检查指标接近正常时，可以停用肝素。肝素过量时可用鱼精蛋白中和，鱼精蛋白 1mg 可中和肝素 100U。

2）低分子量肝素：与肝素钠相比，较少引起血小板减少，出血并发症较少，而且半衰期较长，生物利用度较高。常用剂量为 75 ~ 150IUAXa（抗活化因子 X 国际单位）/（kg·d），一次或分两次皮下注射，连用 3 ~ 5d。

（2）血小板聚集抑制剂　血小板聚集形成白色血栓只是 DIC 的一个组成部分，因此血小板聚集抑制剂难以逆转整个 DIC 过程，一般应和肝素同时使用。如短期内病因能去除的轻型 DIC 及 DIC 基本控制，已停用肝素的患者也可单独应用。常用的血小板聚集抑制剂为双嘧达莫，剂量为每日 400 ~ 800mg，静脉滴注。本药副作用小，使用安全。低分子右旋糖酐也有抑制血小板聚集的作用，同时具有扩充血容量、降低血液黏稠度、保护血管壁的光滑完整、阻止红细胞聚集等作用。每日用量为 500 ~ 1 500ml，静脉滴注。

（3）抗凝血酶（AT－Ⅲ）　当患者体内 AT－Ⅲ 水平明显低下时，可影响肝素的抗凝作用，此时如同时补充 AT－Ⅲ，可取得满意的疗效。

3. 溶栓治疗　在血管内凝血启动的同时，体内即开始了纤溶过程，这是机体为维持微循环畅通的一种保护机能，所以一般无需溶栓治疗。但当微血栓所致的顽固性休克和（或）重要脏器功能衰竭，包括肝素在内的各种治疗无效时，值得试用纤溶激活剂。纤溶激活剂使纤溶酶原转变为纤溶酶，溶解已形成的血栓，疏通微循环，恢复组织灌注及重要生命器官的功能。常用的溶栓药物有尿激酶和组织纤溶酶原激活剂（t－PA）。

4. 纤溶抑制剂的应用　纤溶抑制剂可抑制纤溶酶原激活剂的形成，从而使纤溶酶生成减少，降低机体的纤溶活性，大剂量时尚可直接灭活纤溶酶。纤溶抑制剂在 DIC 早期的高凝阶段忌用，因可加重微血管内的血栓形成，导致 DIC 恶化。故纤溶抑制剂只适用于 DIC 的消耗性低凝血期及继发性纤溶亢进期，如此时不能肯定血管内凝血是否已中止，应与肝素合用。常用制剂有抗血纤溶芳酸、氨甲环酸、抑肽酶。

5. 血小板及凝血因子的补充　DIC 时大量血小板及凝血因子在微血管内血栓形成过程中被消耗，因此，对有明显出血倾向及需手术治疗的患者，应在病因治疗和充分抗凝治疗的基础上补充适量的血小板和凝血因子，一般应同时给予肝素治疗。现在临床多采用成分输血。当血小板计数低于 $20 \times 10^9/L$，疑有颅内出血或其他危及生命之出血者，需输入血小板悬液；也可输新鲜血浆，每次 10～15ml/kg，需肝素化；若患者失血多致贫血，可酌情应用新鲜全血。若患者出现明显的纤维蛋白原血症时，应补充纤维蛋白原，首次剂量 2.0～4.0g，静脉滴注，24h 内给予 8.0～12.0g。由于纤维蛋白原半减期较长，一般每 3d 用药 1 次。

6. 其他治疗

（1）肾上腺皮质激素　尚有争论。它具有抗炎、抗休克、抗过敏及减低血管通透性等作用，因而有利于改善微血管灌注，增加机体抗内毒素能力及止血功能。长期应用可阻滞单核－巨噬细胞系统，阻碍纤维蛋白及被激活的凝血因子的清除，故可加重DIC。在内毒素休克、急性肾上腺皮质功能衰竭综合征、出血倾向明显及 DIC 晚期以纤溶为主时，可短期应用，其他情况下应慎重。

（2）山莨菪碱　有助于改善微循环及纠正休克，DIC 早、中期可应用，每次 10～20mg，静脉滴注，每日 2～3 次。

三、中医治疗

（一）辨证论治

1. 热入营血证

证候：壮热，口渴，烦躁不安，重则神昏谵语，皮肤紫斑，面积较大，甚至有便血、呕血，溲赤，便秘，舌质红绛，或者紫暗，苔黄，脉弦滑数。

治法：清热凉血化瘀。

方药：犀角地黄汤（《备急千金要方》）加味。水牛角、玄参、地黄、丹皮、赤芍、丹参。

如热毒炽盛，发热、出血严重者可加生石膏、紫草、龙胆草等，冲服紫雪丹；若腑实壅盛，腹胀满，大便秘结，脉滑实者，可加大黄、芒硝等以通腑泄热。

2. 血行瘀滞证

证候：皮肤有紫斑，或有尿血、鼻衄、齿衄、咳血，口唇发绀，舌紫暗或有瘀点瘀斑，脉细涩或沉细。

治法：活血化瘀。

方药：血府逐瘀汤（《医林改错》）加减。当归、赤芍、川芎、桃仁、红花、柴胡、枳壳、生地、桔梗、甘草、牛膝。

偏于气虚者，可见神疲倦怠乏力，心悸气短，舌质淡，色暗，脉弱而缓，加党参、黄芪等以益气；阳虚者，见畏寒喜暖，四肢不温，倦怠乏力，舌淡紫，脉沉细或脉微欲绝，加熟附子、干姜、肉桂以温阳；阴虚者，见手足心热，低热，形体消瘦，舌质红，脉弦细数，加熟地、阿胶、白芍等以滋阴。出血较甚者，加三七、丹参、紫草以化瘀止血。若神志不清，加用苏合香丸以开窍醒神。

（二）中成药

1. 丹参注射液 每次 10～20ml 加入 5% 葡萄糖注射液或 0.9% 氯化钠注射液 250ml 中静脉滴注，可以起到活血化瘀之功效。

2. 生脉注射液或参麦注射液 每次 60～100ml 加入 5% 葡萄糖注射液或 0.9% 氯化钠注射液 250ml 中静脉滴注。适用于气虚或阴虚血瘀患者。

3. 参附注射液 每次 60～100ml 加入 5% 葡萄糖注射液或 0.9% 氯化钠注射液 250ml 中静脉滴注。适用于阳虚血瘀患者。

【预防与调护】

由于 DIC 病情复杂，应采用综合措施进行防治，恢复体内正常的凝血和抗凝血的平衡。预防和去除引起 DIC 的原发性疾病，终止促凝物质入血为首位的治疗原则，如及时有效地控制感染、去除滞留在管腔内的死胎、切除肿瘤等。改善微循环，及时纠正微循环障碍，改善组织灌流是治疗 DIC 时的第二位治疗原则，其中包括补充血容量、纠正酸中毒、应用血管活性药物、增强心功能。恢复凝血和纤溶的正常的动态平衡，临床上 DIC 时凝血和纤溶两个病理过程往往交错在一起，但治疗以抗凝为主，即使在后期以纤溶为主的 DIC 病人也不主张单独使用抗纤溶药物。常用的活血化瘀中药，如丹参、川芎嗪、参附注射液等，对治疗 DIC 也有一定疗效。

第十二节 多脏器功能障碍综合征

多脏器功能障碍综合征（multiple organ dysfunction syndrome，MODS）是指急性严重感染及非感染因素（如创伤、烧伤、大手术后、病理产科、心肺复苏等）作用机体，24h 之后导致机体两个或两个以上系统器官或脏器功能同时或序贯发生功能障碍的临床综合征。受损器官包括肺、肾、肝、胃肠、心、脑、凝血、周围循环及代谢功能等。其病因复杂、治疗困难、死亡率高，是急诊临床的常见症。

对 MODS 概念上的认识需强调几点：①原发致病因素是急性而继发受损器官，可在远隔原受伤部位；②致病与发生 MODS 的时间须间隔 24h 以上；③机体脏器原有功能良好，功能损害属可逆性，一旦发病机制阻断，脏器功能可望恢复；④一些慢性疾病的终末期及发病学上相关的脏器疾病，虽也涉及多个脏器，均不属于 MODS 的范畴。

MODS 区别于多系统器官衰竭（multiple system organ failure，MSOF）：①前者指某些器官功能已不能有效维持内环境稳定的一种病理生理状态，而后者是静态概念，危及生命，不能反映疾病发展过程；②前者强调临床过程的变化，随着病程发展，可早期发现，早期干预，既可加重，也可逆转，而后者则是前者的终末期表现。

MODS 在外科急诊手术后的发生率约 7% ~ 22%，在腹腔感染败血症则为 30% ~ 50%。在内科系统感染中的发生率为 12%。其病死率的高低与脏器衰竭数目有关，有关报道一个脏器衰竭死亡率约为 30%，两个脏器约为 60%，三个脏器衰竭约为 85%，四个脏器衰竭死亡率几乎 100%。

历代医籍所记载的各种病因所致脏器受损，邪毒炽盛，正气衰惫，气血逆乱，凶恶并见的临床表现与 MODS 相似的有"厥证"、"脱证"等。近年来多数学者把本病称之为"脏竭证"，取多脏腑合病或并病，表现多种证候，多个脏腑精气衰竭之意。

【病因病理】

一、西医病因病理

1. 病因

（1）严重感染。败血症、肺部感染、腹腔内脓肿、重症胰腺炎、重症胆管炎、弥漫性腹膜炎、流行性出血热、重症病毒性肝炎等。

（2）严重创伤。胸部、腹部、颅脑及严重复合性外伤，大面积烧伤等。

（3）大手术。肺叶、肝叶、胰十二指肠、腹主动脉瘤切除等巨大复杂的胸腹部手术。

（4）病理产科。

（5）缺血缺氧性损害。休克、复苏后综合征、弥散性血管内凝血（DIC）、血栓形成。

（6）治疗失误。高浓度氧吸入、大量应用去甲肾上腺素等血管收缩药、输液或输血过多、长期大量使用抗生素、大剂量激素的应用等。

（7）其他。急性中毒、麻醉意外、长时间低氧血症、器官储备功能低下的老年人和免疫能力低下者，原先存在多种慢性疾病者。

2. 病理改变

（1）肺改变。支气管肺炎，肺出血，肺瘀血、水肿、炎性细胞浸润。

（2）肝改变。淤胆、瘀血、淤滞；Glisson 氏鞘淋巴细胞浸润；其他病变：如消化道出血、食道静脉瘤破裂、肝脏缺血性坏死。

（3）肾改变。肾小管变化：混浊肿胀，变性，充满蛋白管型；间质变化：水肿及淋巴细胞浸润。

（4）弥散性血管内凝血（DIC）。

（5）脑改变。神经细胞肿胀、空泡变、皱缩甚至出现坏死，胶质细胞增生、间质有黏性细胞浸润。

（6）心脏改变。心内膜可出血、坏死，心肌横纹消失、细胞肿胀、空泡变性、心肌断裂，线粒体消失，出现酶的带状消失，心肌微血管淤滞。

（7）微循环。呈现高度淤滞，血管内皮细胞肿胀，空泡变，有的脱落，内皮及基底膜可有血浆浸润，血管周围胶原纤维可有纤维素浸润。间质普遍嗜酸性增强。

3. 发病机制　尚未完全阐明，目前认为和下列因素有关。

（1）促炎 - 抗炎失衡　促炎反应介质如白介素 - 1、白介素 - 8 和肿瘤坏死因子等，介导血小板活化因子，趋化白细胞和循环细胞因子，引起细胞因子黏附于内皮细胞并活化凝集，产生大量继发性介质并参与发热、心动过速、呼吸加快、通气灌注失衡，并引起乳酸性酸中毒等。与此同时，抗炎介质如白介素 - 2、白介素 - 4、白介素 - 6、白介素 - 10、白介素 - 13 与转化生长因子 β 等抑制白介素 - 1、白介素 - 8、肿瘤坏死因子，以维持炎症反应的平衡。当机体受到创伤、烧伤、感染、休克等影响时，促炎 - 抗炎平衡失调，促炎因子占优势，导致器官功能损伤。

（2）两次打击与双相预激　机体受到创伤、感染、休克等首次"打击"后，组织器官产生原发性或第一次的损伤，与此同时，这些损伤会激活机体的免疫系统，使组织和细胞对细菌和毒素的"再次打击"敏感性升高，一旦损伤未得到及时修复或继发感染或微循环功能障碍时，机体便会遭到这些继发性病变的第 2 次"打击"，由于首次损伤或打击已经致敏或使免疫预激活，第 2 次的打击会导致免疫功能爆发性激活，产生并释放大量炎性因子，经级联反应放大，加重炎症损伤，导致 MODS。

（3）肠道菌群 - 内毒素移位　肠道内有大量的正常菌群以维持机体的肠内环境平衡。当创伤、感染、休克等原因导致肠道黏膜缺血、损伤后，肠上皮细胞功能受损，一方面引起肠道黏膜屏障功能障碍，肠内细菌移位或直接进入血循环；另一方面，肠内菌群增殖失衡，产生的内毒素增加，大量的内毒素透过异常的肠黏膜屏障被吸收入血循环，导致脓毒症，造成全身各脏器功能受损。内毒素导致 MODS 的机制主要通过以下 3 个途径：①直接或间接通过补体系统、激活中性粒细胞和单核 - 巨噬细胞，促进 SIRS 发生；②激活凝血、纤溶和激肽系统，并促使白细胞合成和释放组织因子，促进 DIC 形成；③损伤细胞线粒体，引起能量代谢障碍，造成细胞损伤。

（4）缺血再灌注损伤　当复苏后或休克控制时，血流动力学改善，加之经较长时间的低灌注状态，缺血区域或经治疗，或酸中毒等病理变化，使该区域再次开通血流，即"再灌注"，并常由此发生"再灌注损伤"（reperfusion injury），又称"再灌注综合征"。通常表现为重要器官血灌注量再次降低，出现少灌注或无灌注，造成细胞崩解及器官功能衰竭。再灌注损伤与钙离子内流、氧自由基产生有密切关系。再灌注时可促使 ATP 分解代谢增强，其代谢产物次黄嘌呤堆积，且黄嘌呤脱氧酶转化成为黄嘌呤氧化酶，后者作用于次黄嘌呤使之成为黄嘌呤，同时产生超氧阴离子，此种氧自由基作用于血管内皮细胞，造成内皮细胞的氧化性损害。氧自由基还可引起远隔器官的损伤。

（5）代谢障碍　MODS 突出的临床特点是高动力型循环和高代谢状态。由不同原因引起的 MODS 在临床表现上大体一致，故认为 MODS 的发生机制主要与代谢障碍有关。由于神经 - 内分泌因素的影响，肾上腺皮质激素、胰高血糖素等分解激素增多，机体分解代谢亢进，能量消耗增加，无氧代谢增加，糖与脂肪氧化与利用障碍，机体能源缺乏，故转而分解大量肌蛋白，能量供应不足以及胞浆中 ATP 减少，明显抑制了腺苷酸环化酶，影响环磷酸腺苷（cAMP）的形成，使依赖 cAMP 做信使的许多激素不能发挥调节作用，致 MODS 的发生。

（6）基因多态性　严重损伤后全身性炎症反应失控及器官损害受体内众多基因的调控，遗传学机制的差异性是许多疾病发生、发展中内因的物质基础。基因多态性是决定个体对应激打击的易感性、耐受性、临床表现多样性，及对治疗反应差异性的重要因素。

二、中医病因病机

本病的形成，多是由于外邪侵袭或素体亏虚，又复感外邪、严重创伤、失治误治等，使热毒炽盛，脏气耗伤，阴阳失调，气滞血瘀，水湿泛滥，痰饮内生，瘀热互结，腑气不通，甚则阴阳离决所致。无论何种致病原因，病情发展至 MODS，常是疾病转归的必然趋势。此时，证情多表现为以虚为本，虚实并见，寒热错杂。总之，阴阳逆乱是 MODS 发病的关键，气滞血瘀是其基本病理改变和中间环节，而正气欲脱、阴阳离决是该病发展的最终阶段。

【临床表现】

主要为原发病和受累脏器功能不全的临床表现。MODS 的脏器功能不全发生的先后序列，因原发病不同而异，一般肺是最早受累的器官。MODS 病程大约 14～21d，并经历 4 个阶段：休克、复苏、高分解代谢状态和器官衰竭阶段。目前将临床表现分为下列 4 期。

第一阶段：始于原发病 2～7d 后，一般情况正常或轻度烦躁，循环血容量需要轻度增加，心率加快，血压下降；轻度呼吸性碱中毒；少尿，利尿剂反应差；胃肠胀气；肝功能正常或轻度胆汁淤积；分解代谢加强，高血糖，胰岛素需要量增加；意识模糊或神情恍惚；血液系统正常或轻度异常。

第二阶段：始于原发疾病 7～14d 后，急性病容，烦躁；心功能为高排容量依赖型；呼吸急促，呼碱、低氧血症；肌酐清除率下降，轻度氮质血症；不能耐受食物；高胆红素血症，PT 延长；高分解代谢状态；嗜睡；白细胞增多或减少，血小板减少。

第三阶段：发生于原发疾病 2 周后，一般情况差；休克，心输出量下降，水肿；严重低氧血症，ARDS；氮质血症，有血液透析指征；肠梗阻，应激性溃疡；临床黄疸；代谢性酸中毒，高血糖；昏迷；凝血功能异常。

第四阶段：濒死感；血管活性药物维持血压，水肿、SvO₂ 下降；高碳酸血症、气压伤；少尿，血透时循环不稳定；腹泻，缺血性肠炎；转氨酶升高，严重黄疸；骨骼肌萎缩，乳酸酸中毒；昏迷；DIC。此期病人已濒临死亡。

【实验室及其他检查】

根据受累脏器如外周循环、心、肺、肾、肝、胃肠道、凝血系统、脑、代谢等进行动态的相关辅助检查，以了解各脏器功能受损情况，检查项目如下：

1. 循环 心率（律）、血压、心电图及血流动力学指数。血流动力学指数包括：①中心静脉压（CVP）的监测：MODS 发展过程中 CVP 降低则提示低血容量，应加快补液，若 CVP 增值快则表明液体量充足或存在左心贮备不足。CVP 的正常值为 8 ~ 12cmH$_2$O。在 MODS 时，应连续观察 CVP 的动态改变；②Swan - Ganz 导管的监测：可床旁监测右房压（RAP）、肺动脉压（PAP）、肺毛细血管楔压（PCWP）、心输出量（CO）、心脏指数（CI）。PCWP 正常值为 5 ~ 12mmH$_2$O，其高低与肺水肿发生有密切关系。PCWP 的升高常在肺水肿的临床症状和 X 线表现之前发生。因此，监测 PCWP 对左心功能的判断有重要意义。

2. 呼吸 呼吸频率及幅度；动脉血气分析；应用机械通气者监测 TV、I/E、PEEP、FiO$_2$、气道峰压等。

3. 胃肠 胃肠减压者监测胃液的外观颜色、量、pH 值、隐血，必要时细菌培养；腹部监测腹胀情况、肠鸣音、压痛及触痛；腹部引流者监测引流液的颜色、量、病原学培养及药敏、常规及生化。

4. 肾脏 肾功能（肌酐、尿素氮）、尿量（24h）、尿常规。

5. 肝脏 肝功能（胆红素、总蛋白、白/球、LT），免疫指标，AKP、AFP、LDH、γ - GT、尿三胆等。

6. 血液 血常规，凝血机制，怀疑 DIC 查 FIB、3P、D - 二聚体，骨髓项及细菌培养。

7. 神经系统 神志（意识状态）、瞳孔（大小、形态、光反射）、各种生理及病理反射，有条件监测颅内压、脑电图。

8. 代谢 血电解质（K$^+$、Na$^+$、Cl$^-$、Ca^{2+}、Mg^{2+}、P^{2+}），微量元素（Cu、Fe、Zn、Se），血糖，必要时测血胰岛素水平、甲状腺功能等。

【诊断与鉴别诊断】

一、诊断要点

MODS 诊断标准国内外尚未统一。有 Fry 诊断标准、日本望月标准、Knaus 标准、MODS 分级诊断标准、Marshall 标准、庐山会议标准。

较成熟的 MODS 诊断标准是：诱发因素＋全身炎性反应综合征（SIRS）＋器官功能不全。即：①存在严重创伤、休克、感染及大量坏死组织存留或重症胰腺炎、病理产物等诱发 MODS 的病史或病因；②存在着持续高代谢、高动力循环和异常耗能等全身过度的炎性反应或脓毒症的表现及相应的临床症状；③存在 2 个以上器官功能不全，同时还要除外直接暴力所致的原发性器官衰竭。

目前国际上对 MODS 的评分标准是 1995 年由 Marshall 提出的，其中涉及最常发生功能障碍的 6 个器官系统，并从中选出一个最具代表性的变量。Marshall 等以 MODS 评分中每一器官系统变量的得分大于或等于 3 分作为该器官系统衰竭的标准（表 2 - 4）。

表 2 – 4　MODS 严重程度评分标准（Marshall，1995）

器官系统	分值				
	0	1	2	3	4
呼吸系统（PaO_2/FiO_2）	> 300	226 ~ 300	151 ~ 225	76 ~ 150	≤75
肾脏（血清肌酐，单位 μmol/L）	≤100	101 ~ 200	201 ~ 350	351 ~ 500	> 500
肝脏（血清胆红素，单位 μmol/L）	≤20	21 ~ 60	61 ~ 120	121 ~ 240	> 240
心血管系统（PAHR）	≤10.0	10.1 ~ 15.0	15.1 ~ 20.0	20.1 ~ 30.0	> 30.0
血液系统（血小板计数，单位 10^9/L）	> 120	81 ~ 120	51 ~ 80	21 ~ 50	≤20
神经系统（Glasgow 评分）	15	13 ~ 14	10 ~ 12	7 ~ 9	≤6

注：①计算 PaO_2/FiO_2 时不考虑是否使用机械通气、通气方式，是否使用 PEEP 及大小；

②血清肌酐不考虑是否接受透析治疗；

③PAHR = HR × RAP（右房压或 CVP）/MAP。

二、鉴别诊断

主要与各系统、器官因其他疾病造成的功能障碍或衰竭相鉴别。各种疾病均可使受累器官功能障碍，如肝硬化可导致肝功能衰竭等，但因病因不属于本综合征标准，故均不属于 MODS。这类疾病尽管可以出现器官功能障碍乃至衰竭，但因原发病明确，故不难鉴别。

【治疗】

一、治疗原则

祛除病因，控制感染，阻止触发因子，有效地抗休克，改善微循环，重视营养支持，维持机体内环境平衡，增强免疫力，防止并发症，实行严密监测，注意脏器间相关联系，实行综合防治。

二、西医治疗

1. 控制原发病　是治疗 MODS 的关键。应早期去除或控制诱发 MODS 的病因，避免机体遭受再次打击。如控制感染灶，早期、足量、合理地使用抗生素，对感染性 MODS 是治疗关键。应根据致病菌和药物敏感试验选用有效的抗菌药，采用抗生素治疗包括 3 个给药阶段：①在取得培养及药敏报告前，应按照经验性抗生素方案给药，抗生素应能覆盖引起感染的所有致病菌，选用对肝、肾影响小的抗生素，如抗厌氧菌的甲硝唑（或替硝唑）和抗需氧菌的第三代头孢菌素，对腹腔严重感染的致病菌效果较好；②经 3 ~ 4d 取得药敏报告后，应选用针对性更强的抗生素治疗以取得最佳疗效，并需预防二重感染的发生；③在抗生素治疗后 7 ~ 9d，患者情况明显好转，可考虑改为口服给药，以巩固疗效。清理创面，控制出血，防止创面感染，是烧/创伤处理的基本要求。其他如保持肠道通畅，恢复肠道屏障功能，积极治疗休克等是重要的治疗措施。

2. 纠正组织缺氧 是 MODS 重要的治疗目标。提高氧输送、降低氧需、改善组织细胞利用氧的能力。

（1）支持动脉氧合 通过氧疗、机械通气完成。对于非急性呼吸窘迫综合征或急性呼衰患者支持动脉氧合的目标是将动脉血氧分压维持在 80mmHg 以上或动脉血氧饱和度维持在 94% 以上。对于急性呼吸窘迫综合征或急性呼衰患者支持动脉氧合的目标是将动脉血氧分压维持在 55~60mmHg 以上或动脉血氧饱和度维持在 90% 以上。

（2）增加心输出量 对心功能及其前后负荷和有效血容量进行严密监测，确定输液速度及晶体与胶体、糖水与盐水、等渗与高渗液的科学分配，血管活性药物的合理搭配等。循环支持的最终目的是保证足够的氧运送量，以满足机体的耗氧量，避免机体因缺氧而发生乳酸堆积，以及其他代谢和免疫失常。复苏要及时、充分，避免长时间缺血和低灌注，增加供氧，改善细胞功能。对于严重全身性感染患者，应尽快进行体液复苏，6h 内达到以下复苏目标：①中心静脉压（CVP）8~12mmHg；②平均动脉压≥65mmHg；③每小时尿量≥0.5ml/kg；④ScvO₂ 或 SvO₂≥70%。监测血流动力学对指导补液治疗很有帮助。为维持较高的心输出量，有时需要使用正性肌力药和血管活性药物，如洋地黄、多巴胺、多巴酚丁胺、硝普钠、酚妥拉明等。洋地黄类如毛花苷 C 是有效的强心剂。多巴胺可从中小剂量开始给药［2~5μg/（kg·min）］，逐渐加量，一般不超过 20μg/（kg·min），对血压较低的病人可加用间羟胺。多巴酚丁胺既能较好提高每搏量，而不降低左室顺应性，又不增加外周血管阻力，常用剂量为 5~20μg/（kg·min），但要保证足够的液体容量。可酌用白蛋白、新鲜血浆以补充血容量，增加心搏量，维持血液胶体渗透压，防止肺水肿。使用血管扩张剂有利于减轻心脏前、后负荷，增大脉压，促进微循环畅通，可选用硝普钠、酚妥拉明、乌拉地尔（压宁定）等。中药参麦注射液、参附注射液、黄芪注射液具有强心、改善心肌代谢、调节血压、增强免疫功能等多种药理作用。纳洛酮对各类休克均有效，尤其对感染性休克更适用，使用剂量为 0.8~1.2mg 静脉注射。

（3）支持血液携带氧能力 可输红细胞，使血红蛋白浓度达到 80~100g/L 以上或红细胞比容维持在 30%~35% 左右。

（4）改善组织细胞氧利用能力 MODS 和休克可导致全身血流分布异常，肠道和肾脏等内脏器官常常处于缺血状态，持续的缺血缺氧，将导致急性肾衰竭和肠功能衰竭，加重 MODS。因此，改善内脏灌注是 MODS 治疗的重要方向。心源性休克时，小剂量多巴胺［5~10μg/（kg·min）］+多巴酚丁胺［5~10μg/（kg·min）］可增加肾脏及肠系膜血流，可增加心肌收缩力，增加心排出量和氧输送。感染性休克时，去甲肾上腺素［2~20（μg/min）］+多巴酚丁胺［5μg/（kg·min）］联合应用是最为理想的血管活性药物，可改善异常的血管扩张，增加外周血管阻力；增加肾脏、肠系膜及冠脉血流。去甲肾上腺素是有效治疗感染性休克的血管活性药物，可提高血压、改善组织灌注，在合并心功能障碍时应联合应用多巴酚丁胺。

3. 抗炎性介质 基于炎症反应失控是导致 MODS 的根本原因这一认识，抑制 SIRS 有可能阻断炎症反应发展，最终降低 MODS 病死率。除抗生素的应用外，还扩大到一系列对炎性介质的调节和拮抗。免疫调控治疗实际上是 MODS 病因治疗的重要方面。包括以下方面：

（1）血液净化治疗　①改善肾功能；②维持血流动力学稳定；③清除炎症介质、免疫调节作用；④维持内环境稳定；⑤通过清除肺间质水肿，改善局部微循环和实质细胞摄氧能力，促进氧合，提高组织氧利用，起到治疗保护肺功能肝功能的作用。

（2）糖皮质激素和非激素抗炎药　糖皮质激素有显著的抗炎、抗毒素、免疫抑制和抗过敏、抗休克等作用，可降低脓毒症、感染性休克的病死率，对 MODS 的治疗有益。在有效抗生素治疗下，可采用短疗程大剂量冲击疗法，每次剂量为地塞米松 10 ~ 40mg，或甲泼尼龙 100 ~ 300mg，或氢化可的松 100 ~ 200mg，每隔 4 ~ 6h 静脉给药 1 次，用药时间一般不超过 3d。非类固醇类抗炎药如吲哚美辛、布洛芬等可以阻断环氧化酶通路，从而消除 PCL_2 的有害作用，如减少白介素 – 2 的生成等。

（3）抗氧化剂　基于毒性氧代谢产物在炎性反应和炎症介导的组织损伤中起重要作用的理论，应用抗氧化作用防止炎症介导的组织损伤而不抑制炎症反应，以起到保护宿主免遭损害的作用。抗氧化剂有 3 类：①酶类，包括超氧化物歧化酶、过氧化物酶、谷胱甘肽过氧化物酶、硒；②非酶类，包括谷胱甘肽、N 乙酰半胱氨酸、维生素 E、维生素 C；③血浆，血浆中抗氧化作用的成分主要是铜蓝蛋白和转铁蛋白。

（4）酶抑制剂　乌司他丁是广谱酶抑制剂，对胰蛋白酶、糜蛋白酶、弹性蛋白酶、透明质酸酶等有明显抑制作用，能稳定溶酶体膜，抑制多种炎症介质释放，从而减轻组织器官损伤。乌司他丁 20 万 ~ 30 万 U 加入生理盐水 20ml，静脉泵注，每 8 ~ 12h 一次，疗程 7 ~ 10d。

4. 合理的营养支持与代谢调理　目标是进一步加速组织修复，促进患者康复。为机体提供适当的营养底物，以维持细胞代谢的需要，而不是供给较多的营养底物以满足机体营养的需要。代谢调理是营养支持和代谢支持应用于代谢亢进病人的发展。代谢调理的方法：①降低代谢率：应用环氧化酶抑制剂，抑制前列腺素合成，降低分解代谢率，减少蛋白质分解，如布洛芬、吲哚美辛等；②应用重组的人类生长激素和生长因子，促进蛋白质合成，改善负氮平衡，如生长素、胰岛素、类固醇激素。

5. 抗凝治疗　MODS 易于合并凝血功能紊乱，抗凝治疗十分必要。重组人类活化蛋白 C（APC）是一种内源性的抗凝血物质。有研究证明其可以通过减少嗜中性粒细胞释放某些细胞因子而有抗炎作用并促进纤维蛋白溶解，对抑制血栓形成有一定作用。严重感染导致器官功能衰竭的重要机制之一是炎症反应导致凝血激活和广泛的血管内凝血，因此积极干预凝血系统，有可能逆转严重感染导致的多脏器功能衰竭。可选用低分子肝素。

三、中医治疗

中医中药防治 MODS 具有潜在研究价值。中医早期采用"菌毒并治"理论治疗 MODS，并在此基础上逐渐形成了活血化瘀法治疗血瘀证，清热解毒法治疗毒热证，扶正固本法治疗急性虚证，通里攻下法治疗腑气不通证的"四证四法"的辨证治疗原则。

1. 热毒炽盛证

证候：壮热烦躁，口渴唇焦喜冷饮，面赤气粗，甚则抽搐，昏愦，大便秘结，小便短赤，舌质红，苔黄少津，脉洪数或滑数。

治法：清热解毒，泻火救阴。

方药：清瘟败毒饮（《疫疹一得》）加减。生石膏、生地、水牛角、黄连、栀子、桔梗、黄芩、知母、赤芍、玄参、连翘、丹皮、竹叶、甘草。

若出现神昏谵语，唇紫甲青，斑疹隐隐，舌红绛而干，苔黄或焦黄，脉细数。为热陷心包证，宜清心开窍，清热解毒，上方加麦冬、丹参、银花、连翘、石菖蒲。

可选用清开灵注射液 40ml 或醒脑静注射液 20ml 静脉滴注。

2. 热瘀互结证

证候：身热口渴不欲饮，烦躁易怒，或神昏谵语，发斑吐衄，尿少便干，舌红绛或有瘀斑或紫暗，苔焦黄，脉细数。

治法：清热解毒，凉血活血。

方药：犀角地黄汤（《千金要方》）合黄连解毒汤（《外台秘要》）加减。水牛角、生地、赤芍、丹皮、黄连、黄芩、黄柏、栀子。

可选用清开灵注射液 40ml 静脉滴注，并配合丹参注射液 20ml 静脉滴注。血必净注射液 50～100ml 静脉滴注，1～2 次/d，疗程为 7d。

3. 阳明腑实证

证候：脘腹痞满，腹痛拒按，喘促呕恶，发热烦躁，神昏谵语，口干食少，大便秘结，舌质红，舌苔焦燥起芒刺，脉沉实有力。

治法：苦寒攻下，通腑泄热。

方药：大承气汤（《伤寒论》）加减。大黄、厚朴、枳实、芒硝。

用耳、体穴针刺：耳穴（肝、胆区）用王不留行贴压，针刺体穴（足三里、公孙），并加电针刺激，促进肠蠕动，减少肠道黏膜表面的有害物质与肠道的接触时间，对肠黏膜屏障功能起到了防御作用。可单用大黄粉口服或灌肠。

4. 阴阳耗脱证

证候：面色苍白，神志恍惚，息促气短，唇甲青紫，四肢厥冷，汗出不止，尿闭不出，舌质暗淡，脉微欲绝。

治法：回阳救逆，益气固脱。

方药：四逆汤（《伤寒论》）合生脉散（《内外伤辨惑论》）加减。附子、人参、干姜、麦冬、五味子、甘草。

阴脱者每次用生脉注射液 40ml，静脉推注，继之以 50～100ml 静脉滴注；阳脱者每次用参附注射液 20ml 静脉推注，继之以 50～100ml 静脉滴注；阴阳俱脱者可联合应用生脉注射液和参附注射液，剂量、用法同上。

【预防与调护】

1. 预防 ①积极治疗原发病，清除 MODS 的诱发因素。严重感染、休克、外伤是诱发 MODS 最常见的病因，一旦发生就要积极控制感染，早期抗休克，迅速恢复组织灌注和氧输送，及时采取适当的手术治疗。②对危重患者应严密监护，动态观察生命体征和液体出入量，进行重要脏器的理化检查，全面了解器官功能，早期发现器官功能受损情况，并给予针对性的治疗。③尽可能地改善全身情况，如体液、电解质和酸碱平衡等。

2. 调护 ①对危重患者应早期给予营养支持，早期建立肠道营养，应用特殊营养底物和配方，以加强蛋白质的补充。②治疗期间要卧床休息，避免劳累，加强护理，预防感染，保持健康的心理状态，避免情绪紧张激动，减少不良精神刺激。

第十三节 危重病营养支持治疗

【危重病应激状态下代谢特点】

应激是机体受到内外因素如创伤、感染、休克及强烈刺激时出现的一系列反应，机体在应激状态下代谢紊乱越明显，营养支持也越困难。

1. 神经 – 内分泌激素水平增加 应激时体内儿茶酚胺、糖皮质激素、胰高血糖素及甲状腺素水平明显增加，使血糖浓度增加，但糖氧化直接供能减少，糖无效循环增加，组织对糖的利用也发生障碍。

2. 细胞因子生成增加 与代谢改变有关的细胞因子如肿瘤坏死因子（TNF）、白介素（IL）、前列腺素 E_2（PGE_2）、一氧化氮（NO）等在应激时明显增加，其中最重要的是 TNF、IL – 1、IL – 6，均能增加急性相蛋白质的合成，使氨基酸从骨骼肌丢失增多，肌蛋白降解增加，其中 IL – 1 还能引起谷氨酰胺活性下降，使肠道对谷氨酰胺的摄取减少，IL – 1、TNF 还能减少白蛋白 mRNA 转录，并促进白蛋白自血管内向血管外间隙转移，加重低蛋白血症。

3. 蛋白质代谢改变 应激时蛋白质分解代谢较正常增加 40% ~50%，尤其是骨骼肌的分解明显增加，瘦肉群明显减少，分解的氨基酸部分经糖异生作用后供给能量，部分供肝脏合成急性相蛋白（如 C – 反应蛋白、α – 胰蛋白酶等）原料、每日约需 70g 蛋白质。由于蛋白质分解增加，机体内的肌酐、尿素生成量增加，呈明显负氮平衡，机体每日可丢失氮 20 ~30g。

4. 糖代谢改变 危重病人糖代谢为糖原异生，血糖浓度升高，但糖的氧化直接供能却减少，组织对糖的利用也发生障碍。研究发现，应激时血糖的生成速度为 2mg/（kg·min），较正常血糖量增加 150% ~200%。糖的利用障碍是应激状态下糖代谢的另一个特点。虽然胰岛素的分泌量正常甚至增高，但却因胰岛素受体的作用被抑制，糖的氧化代谢发生障碍，糖的利用受限。

5. 脂代谢改变 应激状态下脂肪动员增加，氧化加速，其脂肪氧化速度是正常时的 2 倍，血液中极低密度脂蛋白、甘油三酯及游离脂肪酸浓度增加。游离脂肪酸浓度增加又可在肝内重新转变成甘油三酯，如果甘油三酯转运障碍，则在肝内堆积形成脂肪肝。由于脂肪分解加速，形成酮酸血症，并因糖无氧酵解增加可出现乳酸血症，二者均可引起代谢性酸中毒。

6. 电解质及微量元素改变 严重的创伤、MODS 患者极易出现低血钾、低血镁、低血磷及电解质紊乱，这可能与高糖血症及高胰岛素血症密切相关。胰岛素促进钾离子由细胞外向细胞内转移，故引起低血钾；同时胰岛素能够促进 ATP 合成，使磷消耗增加，血磷下降；胰岛素还能够增加肌肉对镁的摄取，而导致低镁血症。

【危重病早期营养支持治疗】

1. 早期营养支持目的 以往对营养支持的目的被简单地认为是供给能量、营养底物以保持氮平衡，保存机体的瘦肉群。但仅注意这些是不够的，细胞是机体最基础的功能单位，器官功能的维护与组织的修复均有赖于细胞得到适当的营养底物进行正常的代谢。当营养底物不足时，细胞产生的 ATP 量下降，细胞凋亡加速，它将与组织灌注不良、氧供不足、细胞毒素、细胞因子、炎症介质等共同导致器官功能障碍。因此，应激的早期营养支持目的是减轻营养底物不足，支持器官、组织的结构与功能，调节免疫和生理功能，阻止器官功能障碍的发生。

危重病早期营养不是提供足量营养素，因为危重状况下不可能用能量的补充量来抵消能量的消耗量。早期过度热卡供应可能反而有害，导致高糖血症、脂肪浸润和 CO_2 产量增加、免疫抑制、液体量过多，以及电解质紊乱。需要指出，营养过量和营养供应不足同样有害。

个体化的营养治疗有助于合理的蛋白质和能量供应。对危重病患者来说，营养供给时应考虑机体的器官功能、代谢状态及其对补充营养底物的代谢、利用能力。供给量超过机体代谢负荷，将加重代谢紊乱与脏器功能损害。对于危重病患者营养供给应增加氮量，减少热量，降低热氮比，即给予代谢支持。

2. 代谢支持原则

（1）支持的底物由碳水化合物、脂肪和氨基酸混合组成。能量应该以非蛋白供能为主，由碳水化合物和脂肪同时供能。

（2）减少葡萄糖供能，以及联合强化胰岛素治疗控制血糖水平。脂肪补充量可达 1~1.5g/（kg·d），应根据血脂廓清能力进行调整，脂肪乳剂应匀速缓慢输注。

（3）根据氮平衡计算的蛋白质需要量 1.5~2g/（kg·d）。一般以氨基酸作为肠外营养蛋白质补充的来源，静脉输注的氨基酸液含有各种必需氨基酸及非必需氨基酸。

（4）应激早期合并全身炎症反应的危重病患者，能量供给在 20~25kcal/（kg·d）是大多数危重病患者能够接受并可实现的能量供给目标，即所谓"允许性"低热卡喂养。

早期营养支持的血糖水平应当控制在 5.6~11.1mmol/L。应激和感染的代谢反应可导致应激性激素分泌增加，产生胰岛素抵抗、糖异生。高分解代谢时，即便非糖尿病患者，输注葡萄糖也常常出现高糖血症。过多热量与葡萄糖的补充可增加二氧化碳的产生，增加呼吸肌做功、肝脏代谢负担和淤胆发生等，特别是对合并有呼吸系统损害的重症患者。随着对严重应激后体内代谢状态的认识，降低非蛋白质热量中的葡萄糖补充量，葡萄糖:脂肪保持在 60:40～50:50 以及联合强化胰岛素治疗控制血糖水平，已成为重症患者营养支持的重要策略之一。

3. 营养支持时机 危重病应急后机体代谢率明显增高，出现一系列代谢紊乱，机体营养状况迅速下降，发生营养不良，是创伤危重病普遍存在的现象，并成为影响患者预后的独立因素。应激后分解代谢远远大于合成代谢，过早地增加营养不但不能被机体利用，还会增加代谢负担甚至产生不利的影响，应激后 48h 内静脉滴注葡萄糖即可达到显著的节氮目的，营养支持适当时机应在应激后 48h。危重病由于在病情相对稳定之前多不能由膳食提供足够的营养，原发病和应激所致的呼吸、循环及内环境紊乱又会影响营养支持的实施，因此营养支持应在呼吸、循环相对稳定和内环境紊乱基本纠正后才能进行。

4. 肠内营养与肠外营养的优缺点 （表 2-5、表 2-6）

表 2-5 肠内营养

优点	缺点
符合生理	需要更多时间达到全量
维护免疫功能	与消化道功能状况有关
维护肠道功能	肠道梗阻是其反指征
费用低	
增加肠道血流量，减少缺血 - 再灌注损伤	血流动力学不稳定，肠瘘，重度腹泻

表 2-6 肠外营养

优点	缺点
有肠内营养反指征时	消化道系统淋巴组织萎缩
补充肠内营养不足	脓毒症发病率增高
24h 内可达到全量	菌群过度生长
反指征少	细菌移位

【危重病早期肠外营养】

1. 肠外营养适应证 任何原因导致胃肠道不能使用或应用不足，应考虑肠外营养，或联合应用肠内营养。对于合并肠功能障碍的危重病患者，肠外营养支持是其综合治疗的重要组成部分。合并有营养不良而又不能通过胃肠道途径提供营养的危重病患者，如不给予有效的肠外营养治疗，患者的死亡危险将增加 3 倍。肠外营养在下述情况也可能是必需的：完全性肠梗阻、腹膜炎、无法控制的呕吐、小肠源性的严重腹泻（＞1500ml/d）、重度小肠麻痹、高流量（＞500ml/d）肠瘘、重度营养不良。

2. 肠外营养禁忌证 肠外营养不应用于能经口或管饲摄入足够营养素的患者，也不应用于没有明确肠外营养目标者，亦不应用于延长终末期患者的生命。

3. 全合一系统（三合一） 全合一系统是指将所有肠外营养成分混合于同一个容器中。使用该系统的益处包括营养素的利用和吸收更好、且输注更容易。此外，代谢并发症的风险也较小。

全肠外营养液必须是患者全部所需营养素的溶液。包含氨基酸、碳水化合物、脂肪、水、电解质、维生素和微量元素。营养液应当根据患者的代谢、疾病状况、需求和治疗目标加以个体化，并不存在适用于每一个患者的"理想"肠外营养液。标准配方中的宏量和微量营养素经常需要根据充血性心力衰竭、肺或肾功能不全、急性胰腺炎以及肝性脑病等情况加以调整。营养液还需要根据患者的年龄和个体治疗需要进行调整。

常用的脂肪乳含有长链脂肪酸（LCTs，碳原子数 16～20），来自于大豆或红花油。然而，其中过多的 n−6 脂肪酸含量对危重症患者的巨噬细胞和中性粒细胞功能、甘油廓清均存在不良影响。磷脂成分的代谢可能干扰脂和脂蛋白代谢。其影响包括减少细胞膜胆固醇（红细胞或白细胞），干扰低密度脂蛋白（LDL）与其受体的结合。目前临床上使用的是将中链脂肪酸（MCTs）和 LCTs 混合输注的脂肪乳。将 LCTs 和 MCTs 进行内乳化形成的化学混合甘油三酯分子，称为结构脂肪乳，可提供 MCTs 的益处而没有不良作用，同时 LCTs 又可提供必需脂肪酸。

危重病患者脂肪乳剂的用量一般可占非蛋白供能的 40%～50%，为 1.0～1.5g/(kg·d)，高龄及合并脂肪代谢障碍的患者脂肪乳剂补充应减少。脂肪乳剂须与葡萄糖同时使用才有进一步的节氮作用。

4. 肠外营养输注 肠外营养应当在限定的情况下根据治疗计划进行，且应当在患者的血流动力学指标稳定后进行。肠外营养输注的启动应以持续 24h 为基础，尤其是对心功能不全或无法耐受循环全肠道外营养（TPN）输注计划所需的高速液体量的患者。为避免代谢性并发症，应在 2～3d 内缓慢增加至目标量。此外，最好采用输注泵。

【危重病早期肠内营养】

1. 肠内营养适应证及时机 经胃肠道途径供给营养应是危重病首先考虑的营养支持途径，因为它可获得与肠外营养相似的营养支持效果，只要胃肠道解剖与功能许可，并能安全使用，应积极采用肠内营养支持，任何原因导致胃肠道不能使用或应用不足，才考虑肠外营养，或联合应用肠外营养。

一旦血流动力学稳定，早期开始喂养（创伤后 6h 内）有益于预后，减少肠道渗透性，降低 MOF。早期管饲喂养可降低腹部创伤病人的感染并发症。一个创伤后 6h 开始肠内营养和进入 ICU 24h 后开始同样的肠内营养的研究表明，在创伤后 6h 接受肠内营养的病人，他们的 MOF 参数降低。

危重病早期肠内营养可以减少应激引起的高代谢反应、帮助阻止应激性溃疡、维持肠道肽、分泌型 IgA 和黏液的分泌、减少由于失用性萎缩引起的氮和蛋白质的丢失、刺激消化酶的合成、维持胃肠道的吸收、免疫、内分泌和屏障功能。对于创伤患者，肠内营养较肠外营养更符合生理，费用更低。有证据显示肠内营养可降低脓毒症并发症的发生率。肠内营养和肠外营养联合应用理论上可避免热卡摄入不足，减少 TPN 患者的感染性并发症。

2. 肠内营养主要并发症 误吸是肠内营养最可怕的并发症，在肠内营养过程中，年龄和营养的位置是误吸最显著的危险因素。在怀疑病人需要延长肠内营养的情况下，推荐早期使用经皮胃造口术或经口空肠置入术，可以减少危重病人肠内营养中断和并发症。误吸危险因素还包括神经状态的恶化、胃反流和胃排空能力的降低。

重症患者往往合并胃肠动力障碍，头高位可以减少误吸及其相关肺部感染的可能性。经胃营养患者应严密检查其胃腔残留量，避免误吸危险，通常需 6h 抽吸一次残留量。如残留量≤200ml，可维持原速度；如残留量≤100ml，应增加输注速度到 20ml/h，如残留量≥200ml，应暂时停止输注或减低输注速度。

3. 肠内营养配方 对危重病人而言，肠内营养的选择要根据患者的代谢支持以及器官支持状态来决定。目前有许多"疾病专用配方"的肠内营养，比如针对高血糖症、低蛋白血症等。配方中以果糖或缓释淀粉作为碳水化合物供给，降低高血糖，或配方中增加蛋白含量来纠正低蛋白血症。

通常情况下，肠内营养蛋白质中有一部分以短肽形式存在，与整蛋白和游离氨基酸相比，短肽更易消化。脂肪中也有一部分为中链脂肪酸，无需胰液与胆盐即可吸收。患者本身的消化吸收能力决定了选择哪一种配方。存在胃肠道功能不良的患者应当选择短肽型或氨基酸型的水解蛋白配方，脂肪含量较低。同样可以强化精氨酸和谷氨酰胺。

在危重病患者中，可以通过肠内营养途径补充免疫营养素。有研究显示精氨酸、$n-3$ 脂肪酸和核苷酸等免疫增强的肠内营养有助于改善预后，包括降低感染率、促进黏膜修复、减少 ICU 患者的多器官功能衰竭发生率，缩短住院时间。

【药理学营养】

1. 药理学营养概念 现代临床营养支持已经超越了以往提供能量、恢复"正氮平衡"的范畴，而是通过代谢调理和免疫功能调节，营养支持发挥着"药理学营养"的重要作用，成为现代创伤危重病患者治疗的重要组成部分。也就是说，增加某些营养素用量，可能有益于调节免疫和改善肠道功能。

2. 谷氨酰胺 谷氨酰胺是人体最丰富的游离氨基酸，构成细胞外氨基酸库的 25% 和肌肉氨基酸库的 60%。因此，跨细胞膜的浓度梯度高达 34:1（细胞内/细胞外）。机体最大的蛋白质库是肌肉，因而也是内源性谷氨酰胺的主要来源。肌肉中储存的谷氨酰胺估计约有 240g。

谷氨酰胺不仅是蛋白质合成的前体，还是许多代谢过程的重要中间体。作为前体，谷氨酰胺为嘌呤嘧啶和核苷合成供氮。它也是谷胱甘肽的前体和肾脏合成氨的重要底物。由于其在转氨基反应中所起的多种作用，谷氨酰胺可被视为氨基酸合成的重要调节物质。谷氨酰胺还是胃肠道细胞的重要代谢能源（小肠和结肠细胞）。

大量研究表明在极量运动后、大手术后以及危重症时，谷氨酰胺水平下降。脓毒症患者的谷氨酰胺水平降低与不良预后相关。

动物实验发现：添加了谷氨酰胺的肠外营养可改善肠道的免疫功能、减少细菌易位，以及刺激分泌型 IgA 的恢复。在人体研究中，经肠内或肠外补充谷氨酰胺对氮平衡、细胞内谷氨酰胺水平、细胞免疫以及细胞因子产生均有促进作用。

许多研究发现高分解和高代谢条件下均存在谷氨酰胺耗竭。谷氨酰胺池的减少（低至正常的 20% ~50%），在损伤和营养不良时很常见，且与损伤的严重程度、持续时间相一致。大手术后的谷氨酰胺耗竭会持续 20~30d。

小肠是吸收谷氨酚胺的主要器官。由于谷氨酰胺耗竭，应急和营养不良时吸收减少。谷氨酰胺对于维持肠道的正常结构、功能和代谢是必需的，尤其在危重症肠黏膜屏障受损时。免疫细胞也依赖于谷氨酰胺，因而谷氨酰胺的耗竭对免疫功能也有很大影响。

在肠外营养中添加谷氨酰胺对重度分解代谢（如烧伤、创伤、大手术或骨髓移植）、肠功能不全（炎性疾病、感染性肠炎、坏死性小肠结肠炎）以及免疫缺陷（艾滋病、骨髓移植或危重症）患者有益。

如果肠外营养添加谷氨酰胺，应当在分解代谢发生后尽快实施。对于 60~70kg 的患者，肠外营养中谷氨酰胺双肽的有效剂量为 18~30g（含有谷氨酰胺 13~20g），重度损伤患者可能需要更大剂量。

3. ω–3 多不饱和脂肪酸（ω–3PUFAs） 传统的中、长链脂肪乳剂由于富含 ω–6 多不饱和脂肪酸（ω–6PUFAs），而具有增加炎症反应的趋势，往往使得临床使用处于两难处境。近年来，ω–3PUFAs 由于具有抗炎的功能而备受关注。ω–3 鱼油脂肪乳剂在脓毒症、全身炎症反应综合征、严重创伤、外科大手术后等重症患者的治疗上取得较好的疗效，相对于传统的脂肪乳剂，初步显示了其在外科重症患者营养治疗的优越性。

ω–3PUFAs 主要代表为二十碳五烯酸（ERA）和二十二碳六烯酸（DHA），陆地动植物几乎均不含 EPA、DHA，只有高等动物的脑、眼、睾丸等含有少量的 DHA，但海洋藻类和浮游生物 ω–3PUFAs 含量较高，那些以藻类和浮游生物为食的深海鱼类富含 ω–3PUFAs。因此从这些深海鱼类中萃取取的鱼油是人体摄取 DHA 及 EPA 的主要来源。研究发现，DHA 和 EPA 的代谢产物通过减少白细胞的游走及渗出，并能减少炎症递质的生成而参与了炎症的消退过程。通常情况下，机体细胞膜结构中 ω–3PUFAs 与 ω–6PUFAs 保持一定的比例，肠内与肠外营养途径增加 ω–3PUFAs 摄入，使得细胞膜结构中 ω–3PUFAs 与 ω–6PUFAs 比例为 1:2~4，为最佳比例。

第三章　急性中毒和物理因素疾病

第一节　急性中毒概论

某种物质进入人体，通过生物化学和生物物理作用，而产生组织器官功能紊乱或结构损害的全身性疾病，称为中毒（poisoning）。凡能引起中毒的物质称毒物。

毒物的概念是相对的，有学者主张以"外源性化学物"一词替代"毒物"。如某些治疗药品超过剂量时，可产生毒性作用，如：镇静安眠药、洋地黄等；某些食品在储存、加工、烹饪不当时，也可产生毒性作用，如：臭米面、霉变甘蔗等。而在一定条件下，某些毒物在特定情况下对机体相对无毒，甚至可起到治疗作用。如有机磷杀虫剂中毒时使用大剂量阿托品，甲醇中毒时可用乙醇解毒等。毒物可根据其来源和用途分为：工业性毒物，药物，农药和有毒动植物等。

根据接触毒物的剂量和时间把中毒分为急性中毒（acute poisoning）和慢性中毒（chronic poisoning）两大类。短时间内吸收大量毒物，迅速引起一系列病理生理变化，甚至危及生命称为急性中毒。是临床常见的急症，其病情急骤，变化迅速，必须尽快作出诊断与急救处理。长时间接触较小剂量毒物可引起慢性中毒。慢性中毒起病较缓，病程长，缺乏特异性诊断指标，容易误诊或漏诊。急性中毒是急诊医学的重要组成部分。现在，急性中毒和临床毒理学已成为一个独立的医学专业，并有专门的课程和专业的医师。

急性中毒属于中医学"暴疾"、"暴病"、"卒病"的范畴。中医最早关于中毒的论述见于《金匮要略》中"禽兽鱼虫禁忌并治"和"果实菜谷禁忌并治"两篇。中医学认为中毒乃毒物经人体食道、气道、血脉、皮肤等途径进入体内，致使机体气血阴阳失调，津液输布机能受阻，损伤脏器的急性病症。急性中毒的病位多见于肺胃并累及心、脑、肝、肾及血脉。一般急性中毒初起多为实证，后期可转为虚证或虚实夹杂证。因此，对于急性中毒的现代治疗，仍具有重要的研究价值和不可替代的作用。

【中毒的原因和发病机制】

一、病因

1. 职业性中毒　在生产、储存、运输、使用过程中，有些原料、中间产物和成品是有毒的，当不注意劳动保护和安全防护，与毒物长时间密切接触发生的中毒。

2. 环境污染 生活环境中，空气、水源、土壤被毒物污染造成的中毒。

3. 食品被毒物污染 食用被农药污染又未洗净的食物，如：蔬菜、水果；或食用因中毒死亡的动物造成的二次中毒。

4. 医源性中毒 因错误用药或药物剂量过大引起的中毒。近年来中药中毒报道日渐增多。

5. 误服中毒 误将毒物作为可食用物品服用而引起的中毒。

6. 自杀或谋杀 以服用毒物进行自杀；或将毒物混入饮料或食品中诱骗他人服用。

7. 化学武器 军用化学武器有多种，多用于战争。

二、毒物的吸收、代谢和排出

1. 毒物的吸收 毒物可通过呼吸道、消化道、皮肤黏膜吸收进入人体。毒物的吸收、毒物进入途径与毒物本身特性有关，某些毒物仅有1～2种入侵途径（如毒蕈），而另一些则可有多种途径（如有机磷农药）。大多数毒物均可经口食入，由消化道吸收，为日常生活中毒的主要吸收途径。粉尘、烟雾、蒸汽、气体主要由呼吸道吸收，如：一氧化碳中毒。少数脂溶性毒物可通过完整的皮肤或黏膜吸收，如有机磷农药、苯胺等。某些特殊情况下，毒物也可直接进入血液，如毒蛇咬伤、注射毒品等。

2. 毒物的分解 毒物被吸收后进入血液，迅速分布于全身。在体内主要通过肝脏的氧化、还原、水解、结合等作用进行代谢，使毒物的生物活性、分子大小、溶解度发生变化。如通过生化过程，可将亲脂性毒物转化为亲水性代谢产物，使其毒性降低。大多数毒物经代谢后毒性降低，易于排出，为解毒过程。但也有少数毒物在代谢后毒性反而增加，如对硫磷氧化后成为毒性更大的对氧磷。

3. 毒物的排泄 毒物的排泄速度与毒物本身生物化学特点及机体排泄器官的功能和血液循环状况有关。大多数毒物进入体内经肝脏代谢转化后毒性减弱或消失，并由肾脏排泄，一些毒物亦可以原形经肾脏排泄。少数毒物可由皮肤汗腺、乳腺、泪液、呼吸道、胆道或肠道排泄。气体和易挥发的毒物吸收后，可以原形从呼吸道排出。毒物脂溶性高或血浆蛋白结合率高，中毒时毒物剂量较大，休克等因素亦会导致毒物排泄速度减慢，可在体内蓄积。

三、中毒的机制

毒物的种类繁多，其对机体造成的损害机制不一。

1. 局部刺激腐蚀作用 强酸、强碱可吸收组织中水分，并与蛋白质或脂肪结合，使细胞变性、坏死。

2. 缺氧 镇静安眠药、海洛因、乙醚等通过毒物抑制或麻痹呼吸中枢；有毒刺激性气体吸入后可引起喉头水肿、支气管痉挛或肺水肿而影响肺通气和换气功能；窒息性毒物如氰化物、硫化氢、一氧化碳、亚硝酸盐等毒物通过不同途径阻碍氧的吸收、转运和利用。以上均可造成机体缺氧。

3. 抑制酶活力 一些毒物本身或其代谢产物可抑制酶活力，通过破坏细胞内酶系统而引起中毒。如有机磷农药抑制胆碱酯酶，重金属抑制含巯基的酶的活力，氰化物抑制细胞色素氧化酶等。

4. 麻醉作用 有机溶剂、吸入性麻醉药有强亲脂性。脑组织和细胞膜脂类含量高，该类物质可通过血脑屏障，进入脑细胞而抑制脑功能。

5. 受体竞争 如阿托品阻断胆碱能受体，产生毒性作用。

6. 干扰细胞膜或细胞器的生理功能 四氯化碳在体内经酶催化而形成三氯甲烷自由基，自由基作用于肝细胞膜中不饱和脂肪酸，产生脂质过氧化，使内质网、线粒体变性，造成肝细胞坏死。酚类可使线粒体内氧化磷酸化作用解偶联，妨碍三磷酸腺苷的形成和储存。

四、影响中毒的因素

1. 毒物因素 毒物的毒性与其化学结构和理化性质密切相关。如空气中的毒物颗粒愈小、挥发性愈强、溶解度愈大，则吸入肺内的量愈多，毒性愈大。另外，毒物的毒性与毒物的浓度、剂量、作用时间成正比。同一种毒物因其中毒途径不同，对机体造成的损伤也有所不同。

2. 机体因素 个体对毒物的敏感性不同。这取决于个体的营养、健康状态、性别、年龄、生活习惯等因素。

五、中医病因病机

1. 误服不洁或有毒之物 毒物入胃，壅于胃腑，累及肠道，弥漫三焦，伤及脾运，滋生湿浊，升降失常，气机逆乱；或痰蒙清窍，流窜经络而生诸证。

2. 误吸有毒之气 毒物渗入毛脉，闭阻肺气，扰乱气机，渗入营血，迫及心神而生诸证。

3. 毒蛇虫兽所伤 毒物经皮毛而入，抑遏卫阳，并营卫失守，由卫入气，热盛动风而生诸证。或毒物直入血脉，燔于营血，陷于心包，扰动神明，伤津耗液，累及肝肾而生诸证。

【临床表现】

一、急性中毒

根据毒物对机体的影响，急性中毒可产生各种症状。

1. 皮肤黏膜症状 ①灼伤：见于强酸、强碱、苯酚、来苏尔等腐蚀性毒物灼伤。②紫绀：凡造成氧合血红蛋白不足的毒物均可产生紫绀，如亚硝酸盐中毒产生高铁血红蛋白血症；镇静安眠、麻醉药抑制呼吸中枢而影响通气；刺激性气体引起肺水肿而影响肺的换气等均可因低氧血症而产生紫绀。③黄疸：鱼胆、毒蕈、四氯化碳等中毒损害肝脏可致黄疸。④樱桃红：见于氰化物、一氧化碳中毒。

2. 眼部症状　①瞳孔扩大：见于抗胆碱药（阿托品）、毒蕈、抗组织胺药、三环类抗抑郁药等中毒。②瞳孔缩小：见于有机磷、氨基甲酸酯、阿片类、巴比妥、氯丙嗪、毒扁豆碱等中毒。③视力障碍：见于甲醇、有机磷、肉毒中毒。

3. 神经系统症状　①昏迷：见于麻醉药、镇静安眠药、酒精、有机溶剂、抗组胺类、有机磷、一氧化碳等中毒；各种窒息性毒物中毒引起严重缺氧导致脑缺氧而致昏迷，如氰化物、硫化氢、亚硝酸盐等中毒。另外，中毒也可引起休克而导致脑缺血，也可出现昏迷。②肌肉颤动和抽搐：见于有机磷、氨基甲酸酯、拟除虫菊酯类、异烟肼、一氧化碳、毒鼠强、氨茶碱、呼吸兴奋剂、毒品等中毒。③瘫痪：可见于蛇毒、肉毒、一氧化碳、可溶性钡盐、三氧化二砷等中毒。④精神失常：一氧化碳、酒精、阿托品及新型毒品安非他明（俗称 K 粉）等中毒可产生精神症状。

4. 呼吸系统症状　①呼吸气味：蒜臭味见于有机磷杀虫剂、砷、硒、黄磷中毒。酒味见于酒精及其他醇类化合物中毒。香蕉味见于醋酸乙酯、乙戊酯中毒。水果味：见于乙醇、丙酮、卤代烃中毒。②呼吸减慢：镇静安眠药、吗啡中毒。③呼吸加快：见于甲醇、水杨酸中毒。④急性肺水肿：刺激性气体、有机磷杀虫剂、一氧化碳、海洛因、百草枯等中毒。

5. 循环系统症状　①心律失常：洋地黄、乌头碱、安非他明、蟾蜍等中毒可兴奋迷走神经，拟肾上腺素类、三环类抗抑郁药等可兴奋交感神经，均可引起心律失常；大多数抗心律失常药中毒可导致心律失常；损害心肌的毒物，如锑剂、一氧化碳、蛇毒等也可引起心律失常。②休克：急性中毒时休克较常见，其原因有剧烈吐泻或严重化学灼伤导致血浆外渗致血容量减少，如三氧化二砷、巴豆等中毒及强酸、强碱等中毒；毒物抑制血管舒缩中枢，使血管扩张，致有效循环血容量不足，见于巴比妥、氯丙嗪、阿片类等中毒；毒物造成心肌损害，心排血量下降，见于吐根碱、锑、砷等中毒。③心跳骤停：可由于毒物直接损害心肌，如洋地黄、氨茶碱、锑剂中毒；也可因严重缺氧导致心跳骤停，如：窒息性毒物氰化物、硫化氢中毒。可溶性钡盐、棉酚、排钾利尿剂中毒可引起的严重低钾血症而导致心跳骤停。

6. 泌尿系统症状　肾小管损害导致急性肾衰竭，出现少尿甚至无尿。见于①急性肾小管坏死：见于升汞、氨基糖甙类抗生素、鱼胆、蛇毒、四氯化碳等中毒。②肾缺血：各种中毒引起的休克可导致肾缺血。③肾小管堵塞：磺胺结晶时其结晶可堵塞肾小管；中毒造成血管内溶血，游离血红蛋白经尿排出时可堵塞肾小管，如砷化氢中毒。

7. 血液系统症状　毒物可使血液系统受到损害。①溶血性贫血：由于中毒后红细胞破坏增速，可表现出贫血、黄疸，严重者发生血红蛋白尿和急性肾衰竭，如砷化氢、苯胺等中毒。②白细胞减少及再生障碍性贫血：见于氯霉素、抗癌药、苯等中毒。③出血：见于阿司匹林、氯霉素、抗癌药等中毒引起的血小板量或质的异常；或肝素、蛇毒、水杨酸、敌鼠等中毒引起的血液凝固障碍。

8. 代谢紊乱　①代谢性酸中毒：见于水杨酸、甲醇、双缩脲中毒。②低血糖：见于酒精、磺胺类、降糖药中毒。③低血钾：利尿剂、皮质激素、洋地黄、毒蕈等中毒。④发热：见于抗胆碱药、棉酚中毒，及铸造热（吸入大量金属烟雾后出现的发热及呼吸道症状)。

二、慢性中毒

长期接触较小剂量的毒物,可引起慢性中毒。慢性中毒多见于职业中毒和地方病。

【实验室及其他检查】

1. 尿液 尿液呈红色提示摄入利福平;酚或甲酚中毒时,尿液呈灰色。血尿提示能引起凝血功能障碍的毒物中毒;蛋白尿、血尿提示肾损害的毒物中毒;磺胺类中毒尿中可出现结晶。

2. 血液 静脉血呈褐色提示高铁血红蛋白血症;粉红色血浆提示引起溶血的毒物中毒;

有机磷中毒患者血液胆碱酯酶活性降低;亚硝酸盐中毒血中可检测出高铁血红蛋白;一氧化碳中毒血中可检测出碳氧血红蛋白;钡剂、利尿药、泻药、茶碱类、甲苯中毒可出现低钾血症;低血糖症见于降糖药、乙醇、磺胺类、水杨酸类等中毒;血清转氨酶、胆红素升高见于乙醇、毒蕈、对乙酰氨基酚、四氯化碳等中毒;血肌酐、尿素氮升高见于砷化物、甲苯、汞、乙二醇及鱼胆等中毒;窒息性、刺激性毒物中毒可产生低氧血症;甲醇、乙醇、阿司匹林中毒出现代谢性酸中毒;另外昏迷病人应常规监测动脉血气。

3. 心电图 Ⅰ类和Ⅲ类抗心律失常药、抗精神病药、抗疟药、有机磷杀虫剂、重金属中毒可引起心动过速和各种心律失常及 ST – T 改变;地高辛、β 受体阻断剂、钙通道阻滞剂、有机磷杀虫剂中毒常可导致房室传导阻滞或缓慢心律失常。

4. X 线检查 腹部 X 线检查有助于摄入钙、重金属元素(砷、铁、汞、铅、铊)、碘化物中毒;胸片发现弥漫性或斑片状阴影提示吸入有毒气体(氨气、氯气、硫化氢、二氧化硫)、烟雾(铍、金属氧化物和多聚体化合物)和蒸汽(浓酸、全醛、烃汞)及化学除草剂中毒。

实验室检查不仅可为中毒的诊断提供线索,而且可了解患者各脏器功能状况及有无并发症,为判断病情、指导抢救提供帮助。

5. 特殊检查 毒物分析对诊断有较强的特异性,但敏感性低。有条件时,应从容器、剩余的食物、毒物或药物、染毒的空气、中毒患者的排泄物、洗出的胃液,及患者的血液、尿样、大便及其他可疑物品中留取标本,进行毒理学分析测定。能通过血液标本直接或间接测定的毒物有:甲醇、水杨酸、地高辛、对乙酰氨基酚、茶碱类、有机磷杀虫剂、氰化物、亚硝酸钠、一氧化碳等;巴比妥类、苯二氮类、三环类抗精神病药、镇静催眠药、抗组织胺药等,若血中浓度低,可进行尿液毒物分析。毒理学分析不能替代医生的思维和临床判断。

【诊断要点】

急性中毒的诊断主要依据病史(包括毒物接触史)和临床表现。

一、毒物接触史

病史是确定诊断极有价值的资料。对有服毒的可能性者，可通过病人及同事、家属、亲友、现场目击者作调查。了解患者生活情况、精神状态，经常服用的药物种类，身旁有无空药瓶、药袋，存放于家中的药品或毒物有无缺少等来估计是否服毒、何种毒物及其剂量。怀疑为食物中毒时，应调查同餐进食者有无类似症状发生。职业中毒者应询问职业史，包括工种、工龄、接触毒物种类和时间及防护条件等。对一氧化碳中毒要了解室内有无炉火、通风情况及同室其他人员情况。总之，对任何疑似中毒及中毒者都要详细了解发病现场情况，并积极寻找接触毒物的证据。

二、临床表现

毒物的种类繁多，其中毒的临床表现多种多样。因此，临床上对突然出现原因不明的呕吐、昏迷、惊厥、呼吸困难、紫绀、休克，应考虑某种毒物中毒的可能。对原因不明的酸中毒、心律失常、电解质紊乱、贫血、白细胞减少、血小板减少及肝肾功能损害等也应考虑中毒的可能性，避免误诊或漏诊。

急性中毒患者如有肯定的毒物接触史，要分析其症状特点，症状出现的时间和顺序是否符合某种毒物中毒的临床表现规律。并根据主要症状，进行重点而必要的体格检查，首先应注意患者的意识、呼吸、脉搏、血压等生命体征，给予紧急处理。病情允许时，再系统补充检查。疑似中毒及急性中毒时应常规留取可能含毒的标本，如患者的排泄物（呕吐、胃内容物、尿、粪等），血标本送检或以备送检进行毒物分析。但不能等待检验结果后，才开始治疗。

【治疗】

一、治疗原则

急性中毒病情演变迅速，应尽快开始救治。立即终止接触毒物；清除人体内尚未吸收或已被吸收的毒物；使用特效解毒剂；积极对症治疗。

二、西医治疗

1. 立即终止接触毒物　由呼吸道吸入有毒气体、粉尘、蒸汽，如一氧化碳、硫化氢、有机溶剂等，在评估现场环境，确保施救人员安全后，立即将病人撤离中毒现场，移至空气新鲜的地方。由皮肤侵入的毒物，立即脱去污染的衣服，用肥皂水和大量清水彻底清洗接触部位的皮肤和毛发。某些毒物需用特殊清洗液（表3-1）。由胃肠进入的毒物应立即停止服用。

表 3 - 1　特殊毒物的清洗溶液

毒物种类	特殊清洗溶液
苯胺、苯酚、硝基苯、香蕉水、溴苯	10% 酒精液冲洗
酸性毒物（铊、有机磷、甲醛、汽油、氨基甲酸酯、磷、溴、氧化锌）	5% 碳酸氢钠溶液或肥皂水冲洗，再用大量清水冲洗干净
磷化锌、黄磷	1% 碳酸钠溶液冲洗
碱性毒物（氨水、氨、氢氧化钠、碳酸钠）	2% 醋酸、3% 硼酸、1% 枸橼酸溶液冲洗

2. 清除体内毒物

（1）清除胃肠道尚未吸收的毒物　清除胃内毒物常用为催吐法和洗胃法。早期清除毒物可明显改善病情，且愈早、愈彻底愈好。

催吐：病人神智清楚且能合作时，可行催吐。先用压舌板、筷子或患者手指刺激咽后壁或舌根部引起呕吐，再让患者饮温水 300～400ml，再刺激呕吐，如此反复进行，直到胃内容物完全吐净为止。药物诱发呕吐现已少用。以下病人不宜催吐：①昏迷、惊厥状态；②吞服腐蚀性毒物，原有食道胃底静脉曲张、主动脉瘤者催吐有可能引起胃出血或穿孔；③年老体弱、妊娠、高血压、休克者。

洗胃：洗胃宜尽早进行，一般在服毒后 6h 内洗胃效果最好。但当服毒量大时，部分毒物仍可能滞留于胃内；某些毒物使胃排空变慢（如有机磷）；毒物颗粒细小，易嵌入胃黏膜皱褶内；有些毒物吸收后，部分又由胃排出；因此，即使超过 6h，多数仍有洗胃的必要。吞服腐蚀性毒物者、食道胃底静脉曲张患者，插胃管有可能引起穿孔或出血，一般不宜洗胃。惊厥患者插胃管可能诱发惊厥。昏迷患者插胃管可能导致吸入性肺炎，操作时应谨慎。必要时先作气管插管，然后再插洗胃管。

洗胃液的选择：一般情况下，若未明毒物种类，可用温开水。若已知毒物种类，可选用适当的解毒物质。如：①保护剂：适用于吞服放射性毒物后，起保护胃黏膜作用，可选用牛奶、蛋清、植物油、米汤等。②溶剂：饮入脂溶性毒物如煤油、汽油等有机溶剂时，可先用液状石蜡 150～200ml，使其溶解而不被吸收，然后再洗胃。③吸附剂：活性炭是强有力的吸附剂，可吸附多种毒物，无任何毒性作用，可用 20～30g 加水 200ml，由胃管注入。④解毒剂：可与体内存留的毒物起中和、氧化、沉淀等化学反应，改变毒物的理化性质，使其失去毒性。根据毒物种类不同，可选用 1:5000 高锰酸钾液或 2% 碳酸氢钠液。⑤中和剂：吞服强碱可选用弱酸，如稀醋、果汁等；强酸时，可选用弱碱，如氢氧化铝凝胶，但不能用碳酸氢钠，因其遇酸可生成二氧化碳，使胃肠膨胀，有造成穿孔的危险。⑥沉淀剂：可与毒物作用，生成溶解度低、毒性小的物质，用作洗胃剂。如硫酸钠与可溶性钡盐作用，生成不溶性硫酸钡；生理盐水与硝酸银作用，生成氯化银。

宜选用粗大胃管由口腔插入 50cm 左右。插胃管时应避免误入气管，若能吸出胃液，则说明胃管在胃内；或通过呼气末二氧化碳浓度（$ETCO_2$）监测，引导插入胃管。确定胃管在胃内后，应首先吸出所有胃内容物。洗胃时，患者应取左侧卧位，头低并转向一侧，避免洗胃液误吸入气管。每次注入液量不宜过多，约 200～250ml，以免促使毒物进入肠道。应反复灌洗，直到吸出液澄清，无特殊气味或药物碎片为止，一般洗胃液总量至少 2～5L，甚至可用到 6～8L。拔胃管时，应先将管口夹住，再予拔出，避免管内液体反流入气管。

活性炭吸附：活性炭能吸附多种毒物，可增强洗胃效果。摄入毒物 60min 内给予疗效最好。洗胃后经胃管予以活性炭 20～30g/次，每 4h 一次。

导泻：洗胃后灌入泻药清除已进入肠道的毒物，减少毒物在肠道停留时间，减少其吸收。为避免促进脂溶性毒物的吸收，一般不用油类泻剂。常用硫酸钠或硫酸镁 15g 溶于 150ml 水内，或山梨醇 1g/kg 配合活性炭口服或由胃管灌入。肾功能不全和昏迷患者不宜使用硫酸镁，避免镁离子对中枢神经系统的抑制作用。导泻过程中应注意水、电解质平衡。

全肠道灌洗：是一种快速有效的肠道毒物清除方法，可在 4～6h 内清空肠道。用高分子聚乙二醇等渗电解质液灌洗，以 2L/h 灌注速度能加速肠道毒物排出，减少吸收。适用于严重、吸收缓慢、活性炭不易吸附或含金属（锂、钾）元素毒物中毒患者。

（2）清除皮肤上的毒物　立即脱去污染的衣服，用大量清水、稀释肥皂水或生理盐水冲洗皮肤毛发。

（3）清除眼内毒物　若毒物溅入眼内立即用清水或生理盐水反复多次冲洗至少 15min。

3. 促进已吸收毒物的排出

（1）吸氧　一氧化碳中毒时，吸氧尤其是高压氧可促使碳氧血红蛋白解离，加速一氧化碳的排出。

（2）利尿　绝大多数毒物经肾脏排泄，静脉输注葡萄糖液可增加尿量而促进毒物的排出。

少数毒物如苯巴比妥、水杨酸类等可选用较强的利尿剂如呋塞米增加尿量，促进其排出。改变尿液 pH 可促使部分毒物从尿液排出。如以碳酸氢钠碱化尿液，可增加弱酸性化合物苯巴比妥和水杨酸类离子化，使其不易被肾小管上皮细胞重吸收，而由尿中排出。使用上述方法时，应注意水电解质平衡，心肾功能不全时谨慎使用。

（3）人工透析　血液透析或腹膜透析，主要用于清除血液中的乙醇、甲醇、苯巴比妥类、水杨酸、茶碱等。特别对伴有肾功能不全、呼吸抑制患者的更具有指征。透析应尽早使用，在 12h 内进行效果较好，否则时间过长，毒物与血浆蛋白结合，则不易透出。血液透析和腹膜透析对一些分子量大、脂溶性、与蛋白质结合率高的毒物，清除作用不及血液灌流。

（4）血液灌流　将患者血液流过装有活性炭或合成树脂的装置，毒物被吸附后，血液再输回患者体内。由于活性炭吸附谱广，可吸附分子量大、脂溶性、与蛋白质结合的各种毒物，如巴比妥类（短效、长效）、有机磷、百草枯、三环类抗抑郁药、毒鼠强、有机氯、抗结核药等。血液灌流已成为急性中毒的首选方法。但应注意，在灌流过程中，血液的正常成分如血小板、白细胞、凝血因子、二价阳离子也能被吸附排出，故需要监测和补充。

（5）连续肾脏替代疗法（CRRT）　能够连续性清除体内毒物，并对脏器功能起支持作用。尤其适用于重症中毒患者。

（6）血浆置换　用于大、中分子或与蛋白质结合的毒物中毒，但会有大量血浆废弃。

4. 特殊解毒剂应用

（1）金属中毒解毒药　多为螯合剂，常用氨羧螯合剂和巯剂螯合剂。包括有依地酸钙钠是最常用的氨羧螯合剂，可与多种金属形成稳定而可溶的金属螯合物排出体外。适用于铅中毒。用法：1g 加于 5% 葡萄糖液 250ml 稀释后静脉滴注。3d 为 1 疗程，休息 3～4d 后可重复给药。其他药物包括二巯丙醇、二巯丙醇磺酸钠等。

（2）有机磷农药中毒解毒药　阿托品、解磷定等。

（3）高铁血红蛋白血症解毒药　小剂量亚甲蓝（美蓝）可使高铁血红蛋白还原为正常血红蛋白，用于治疗亚硝酸盐、苯胺、硝基苯等中毒引起的高铁血红蛋白血症。大剂量使用效果则相反，可产生高铁血红蛋白血症。用法：1% 亚甲蓝 5～10ml（1～2mg/kg）稀释后静脉注射，必要时重复应用。药液注射外渗易引起组织坏死，应予注意。

（4）氰化物解毒药　氰化物中毒一般用亚硝酸盐 - 硫代硫酸钠方法。先给予亚硝酸盐，使血红蛋白氧化产生一定量的高铁血红蛋白，后者再与血液中的氰化物形成氰化高铁血红蛋白。高铁血红蛋白能夺取已与氧化型细胞色素氧化酶结合的氰离子，硫代硫酸钠与氰离子作用转变为毒性低的硫氰酸盐排出体外。用法：立即吸入亚硝酸异戊酯，3% 亚硝酸钠溶液 10ml 缓慢静脉注射，继之用 25% 硫代硫酸钠 50ml 缓慢静脉注射。

（5）中枢神经系统抑制解毒药　①纳洛酮：为阿片类麻醉药的解毒药，对此类药引起的呼吸抑制有特异的拮抗作用。同时对急性酒精中毒有一定的催醒作用，对各种镇静安眠药如安定、巴比妥类、抗精神病药等中毒也有较好疗效。另外，当机体处于应激状态时，能使垂体前叶释放 β - 内啡肽，引起心肺血管功能障碍，而纳洛酮也能拮抗 β - 内啡肽对机体产生的不良影响，适于多种危重症的治疗。用法：0.4～0.8mg 静脉注射。必要时可 1h 后重复 1 次。②氟马西尼：该药是苯二氮类药物的拮抗药。用于安定、硝西泮、氯氮等中毒的治疗。

（6）其他解毒药　异烟肼中毒可用大剂量维生素 B_6，通过其竞争受体达到解毒作用。氟乙酰胺中毒可用乙酰胺（解氟灵）解毒等。常用解毒药见表 3 - 2。

表 3 - 2　常用解毒药

毒　物	解　毒　药	毒　物	解　毒　药
地高辛	地高辛抗体	有机磷农药	解磷定、阿托品
抗胆碱药	毒扁豆碱	亚硝酸盐	亚甲蓝
对乙酰氨基酚	乙酰半胱氨酸	重金属	螯合剂
异烟肼	维生素 B6	甲醇	乙醇、叶酸、4 - 甲基吡唑
三环类抗抑郁药	碳酸氢钠	氟乙酰胺	乙酰胺（解氟灵）
吗啡、海洛因	纳洛酮	抗凝血灭鼠剂	维生素 K
苯二氮类	氟马西尼	毒鼠强	二巯基丙磺酸钠
钙通道阻滞药	钙剂	氰化物	亚硝酸钠、亚硝酸异戊酯、硫代硫酸钠
乌头碱	阿托品		

5. 对症治疗 由于目前大多数急性中毒并无特效解毒药，而且急性中毒的毒物在靶器官作用的后果极为相似，加之短时间内难以查明毒物性质，很多中毒患者入院时生命垂危，故对症治疗尤为重要。可保护重要脏器，恢复其功能，防止发生多脏器功能不全，帮助危重病人度过险关，赢得时间，为下一步治疗打下基础。

（1）急性中毒病人应卧床休息，保暖。密切观察神志、呼吸、血压、脉搏、尿量等情况。

（2）急性中毒病人易出现循环衰竭，可通过输液、输血、纠正酸中毒、强心、利尿、血管活性药物等措施维持循环功能的稳定。心跳停止者，立即心肺复苏。

（3）昏迷病人，必须保持呼吸道通畅，及时清除口腔内呕吐物或气道内分泌物，并予吸氧、吸痰。按时翻身以免发生坠积性肺炎和褥疮。伴呼吸衰竭者，应立即人工呼吸，气管插管或气管切开，辅助呼吸。可同时给予呼吸兴奋药可拉明、洛贝林等。伴有惊厥者可静脉注射地西泮，每次 10mg，或按 0.1~0.2mg/kg。也可肌注或静脉注射苯巴比妥每次 0.1~0.2g 等。

（4）伴有脑水肿者，使用甘露醇、地塞米松脱水治疗。

（5）出现肺水肿、休克、肾衰竭、水电解质酸碱平衡紊乱、心跳骤停等情况，治疗详见有关章节。

三、中医治疗

急性中毒病情凶险，变化急骤，邪毒侵袭人体后迅速深入血分，损伤五脏，引起脏腑功能紊乱，甚至阴阳离决。故扶正祛邪、调整脏腑功能是治疗本病的基本原则。本病早期，邪毒在表，正气未虚，应以祛邪为主。若邪毒内侵，脏腑功能紊乱，应以调治脏腑为主。有大量的单方验方效果颇佳，还有较多中成药在临床上疗效确切，应用较多。

1. 涌吐 取 10~20 个生鸡蛋清，加明矾搅匀后口服。或以甘草、地榆、玄参、瓜蒂、苦参煎汁顿服，再刺激咽喉部催吐。或反复由胃管注入，抽出，方法见"洗胃"一节。

2. 泻下 毒物已入肠道，可用泻法加速毒物从大便排泄。可采用番泻叶 15g 水煎服。或大黄、甘草、防风煎服。或以上药液由胃管注入。或大承气汤（方用大黄、厚朴、芒硝、枳实），300~500ml 灌肠。

3. 利尿 车前草、白茅根各 30g 煎水服。或五苓散 18g，白糖 30g 兑水服。

4. 解毒方药 ①绿豆甘草解毒汤，用绿豆、生甘草、丹参、连翘、大黄、石斛，水煎服，1 日 2 剂。②生甘草 15g、大黄 10g、防风 30g 煎水服。或茅根、芦根煎水服。③中药洋金花有抗胆碱样作用，可用于有机磷农药中毒。可使用洋金花注射液 2ml~4ml，肌肉注射。④急性酒精中毒可用葛根煎服，或葛花解酲汤煎服。⑤镇静安眠药中毒或其他造成中枢神经抑制的药物，可使用安宫牛黄丸胃管注入，或醒脑静注射液 10~20ml，静脉滴注。

急性中毒时可表现为神昏、痛证、厥脱、癃闭、喘证、血证等诸多证候，可参见相应章节或中毒各论。

【预防与调护】

1. 普及预防中毒的宣教　　向公众介绍预防中毒和有关急救知识。如农村喷洒农药季节宣传防止农药中毒。初冬时节宣传预防一氧化碳中毒。不可食用工业用酒精或用油等。不吃有毒和霉烂变质的食品。野生蕈常有毒且不易辨认不可食用。

2. 加强毒物管理　　生产使用储存有毒物品的单位、个人应严格遵守操作及保管制度，所有生产设备必须密闭，防止有毒物质跑、冒、滴、漏。生产有毒物质的车间还应加强通风措施，排出毒物。对农药及灭鼠药要加强管理，严禁生产、销售、使用国家明令禁止农药及灭鼠药。医院、药店应加强对处方用药的管理，以免误服或用药过量造成中毒。对家庭存有的药物或有毒物质，务必远离小儿及精神病人。

3. 建立中毒控制和信息网络　　该网络可 24h 对公众或医务工作者提供中毒的信息知识和临床咨询。

第二节　　急性一氧化碳中毒

一氧化碳（carbon monoxide，CO）无色、无臭、不溶于水、无刺激性气体，分子量 28.01，比重 0.967。凡含碳物质燃烧不完全均可产生。吸入过量一氧化碳即可发生中毒，本病中医病名为"煤气中毒"。早在宋朝朱慈的《洗冤集录》中就有记载："中煤炭毒土坑漏火气而臭秽，人受熏蒸，不觉而死。"

【病因病理】

一、西医病因病理

环境通风不良和缺乏防护是造成一氧化碳中毒的主要原因。其发生原因有以下 3 种情况。

1. 生活性中毒　　室内燃烧炭火、煤炉、煤气、液化气，当室内门窗紧闭，通风不良；或火炉、燃气器具无烟囱或烟囱堵塞情况下，均使室内一氧化碳浓度升高，造成急性一氧化碳中毒。

2. 职业性中毒　　工业生产中接触一氧化碳的作业有 70 余种。如炼钢、炼铁等冶金工业，合成制取化工原料过程，矿井、隧道采掘爆破作业，建筑材料工业使用的炉窑等，均可有大量的一氧化碳产生，若防护不当，容易造成职业性中毒。

3. 意外事故　　煤气、液化气泄漏，井下瓦斯爆炸，失火时吸入大量烟雾等均可因吸入过量一氧化碳而引起大批人员中毒。另外也可通过吸入一氧化碳作为自杀或他杀的手段。

一氧化碳可经肺泡和毛细血管壁迅速弥散入血，进入血中的一氧化碳约 90% 与红细胞内血红蛋白可逆性结合形成碳氧血红蛋白（COHb）。由于一氧化碳与血红蛋白的亲和力是氧与血红蛋白亲和力的 250 倍左右，而 COHb 的解离速度又比氧合血红蛋白大

3600 倍，故即便吸入较低浓度的一氧化碳也可产生大量的 COHb，使红细胞失去摄氧能力，造成机体急性缺氧。一氧化碳还作用于细胞色素氧化酶，造成细胞内窒息。由于血管吻合支少且代谢旺盛，中枢神经系统对缺氧最为敏感，往往首先受累。一氧化碳无蓄积作用，多以原形从肺呼出。

中枢神经系统和心肌对缺氧最为敏感。一氧化碳中毒后，由于血红蛋白携氧和脑组织利用氧的功能障碍，细胞膜钠泵及钙泵能量供应衰竭，细胞内钠离子和钙离子浓度增高，形成以细胞性脑水肿为主要病理基础的急性中毒性脑病，并可进一步造成细胞间隙水肿和微循环障碍，加重脑组织缺氧。缺氧生成大量酸性代谢产物、氧自由基及炎症介质，引起脑细胞膜脂质过氧化，对脑组织损伤也起重要作用。另外，缺氧使血管内皮细胞肿胀造成脑血管循环障碍，又可致皮层下、基底节出现局灶性坏死、广泛性脱髓鞘病变，导致少数患者发生迟发性脑病。心肌对缺氧亦很敏感，可导致心肌损害和各种心律失常。当血中 COHb 浓度超过 60% ~ 70% 时可迅速发生心跳、呼吸停止及脑电活动消失。

二、中医病因病机

中医认为本病主要病机为煤气伤正，血不载气。病位主要在脑、心及其经络，涉及肺、脾胃、肝、肾等脏腑。煤气乃秽浊之毒气，若侵入人体则致血不能载气，使气机不畅，津液失于输布，聚之为痰浊。痰浊可中阻脾胃，致清阳不升，浊阴不降，脑络痹阻，清窍失养。秽浊毒气也可使气机逆乱，肝气郁结，肝阳化风，肝风痰浊上扰脑神、蒙蔽清窍、神明失守出现神昏发热，甚至抽搐。病及他脏，可致肺水、心动悸、胃肠出血等。重症可发展为阴阳气血相失，阴阳离决，元气虚脱，心神颓败，而致亡阴亡阳。

【临床表现】

一、急性中毒

急性一氧化碳中毒的症状与血中 COHb 浓度有密切关系，同时也与病人中毒前的健康状况、有无心肺及脑血管疾病等有关。临床上按病情轻重分为 3 级。

1. 轻度中毒　患者可出现剧烈头痛、头昏、心悸、恶心、呕吐、四肢无力、步态不稳、视物不清及嗜睡、感觉迟钝、意识模糊或幻觉、谵妄，甚至抽搐等。病人口唇可呈樱桃红色。血液中 COHb 含量高达 10% ~ 20%。一般于脱离中毒场所后吸入新鲜空气或氧气数小时后，症状很快消失。

2. 中度中毒　病人除上述症状外，出现多汗、脉搏加快，呼吸困难、意识丧失、浅至中度昏迷。此时血液中 COHb 浓度高于 30% ~ 40%。及时脱离现场并吸氧治疗后可逐渐消失，不会有明显并发症，亦不会遗留后遗症。

3. 重度中毒　患者意识障碍严重呈深昏迷，瞳孔缩小，瞳孔对光迟钝或消失，其他各种反射均消失。四肢肌张力增高，牙关紧闭，大小便失禁，抽搐或阵发性去大脑强直。常有脑水肿、呼吸衰竭、肺水肿、上消化道出血、休克、严重的心肌损害、心律失常、脑局灶性损害等，部分病人可有高热。血液中COHb浓度高于50%。若短时间吸入大量高浓度一氧化碳，患者常很快进入昏迷，呼吸困难和呼吸肌麻痹而迅速死亡，甚至"电击样"死亡。

重度中毒患者经救治，从昏迷转苏醒后，常出现躁动、意识模糊、定向力丧失，或记忆力丧失。或出现以智力障碍为主的精神症状：幻觉、错觉、语无伦次、行为异常等，称急性木僵型精神障碍。也可出现短暂轻度的偏瘫、舞蹈症、癫痫发作、眼球震颤及周围神经病变。

二、急性一氧化碳中毒迟发型脑病

部分重度中毒患者昏迷苏醒后，意识恢复正常，经过2～30d的"假愈期"后，又可出现神经精神症状，包括定向力丧失、反应迟钝、表情淡漠、痴呆木僵、记忆障碍、二便失禁、四肢肌张力增强、震颤，少数可出现锥体束损害表现，如偏瘫、腱反射亢进、病理反射阳性。大脑皮层局灶性功能障碍，如运动性失语、失明、继发性癫痫等。也可出现周围神经炎及颅神经损害表现。

【实验室及其他检查】

1. 碳氧血红蛋白测定　碳氧血红蛋白测定是诊断一氧化碳中毒的特异性指标，但必须在脱离接触后8h内取血送检才有诊断价值。监测血中COHb浓度，不仅可明确诊断，还有助于分型和估计预后。目前临床上已开始利用碳氧血红蛋白的光谱吸收特性，采用经皮无创测定其浓度，更为简便快捷。

2. 脑电图检查　发现弥漫性不规则性慢波，双额低幅慢波及平坦波，对COHb的测定有辅助诊断意义。

3. 其他检查　急性一氧化碳中毒患者动脉血气 PaO_2 和 SaO_2 降低，$PaCO_2$ 正常或轻度降低。头部CT可见脑部有病理性密度减低区，提示脑水肿，同时CT检查可排除其他能引起或加重昏迷的原因。

【诊断和鉴别诊断】

一、诊断要点

根据有吸入较高浓度一氧化碳的病史，出现急性中枢神经损害的症状和体征，结合及时测定血中COHb浓度，一般可作出诊断。

二、鉴别诊断

在一氧化碳暴露史不明确，尤其是病人已经处于昏迷时，应与脑血管意外、糖尿病昏迷、颅脑外伤，及其他毒物中毒等情况相鉴别。可通过详细询问病史、体格检查及实验室检查一一排除。

【治疗】

一、西医治疗

1. 迅速终止一氧化碳继续吸收 让患者尽快脱离中毒现场，移至空气新鲜处。救助人员进入现场施救时应注意自身安全，加强通风措施，必要时佩戴一氧化碳防护面具。

2. 氧疗 吸氧能加速 COHb 的解离和促使一氧化碳排出。因此，一氧化碳中毒患者常规予以吸氧。神志清楚病人可采用密闭式呼吸面罩吸入纯氧，此法在防漏条件下，氧流量 6L/分时，氧浓度可达 60% ~ 80%，简便快捷，在无高压氧的情况下为首选。但在有条件时，特别是中重度患者，有神经精神症状者及合并妊娠者，高压氧治疗应为首选。因高压氧不仅能加速 COHb 的解离和一氧化碳的排出，而且能增加血液中物理溶解氧（在 3 个大气压下，血浆携氧量可达 5ml/dl），提高动脉氧分压，可迅速纠正组织缺氧，缩短昏迷时间，降低病死率，并减少后遗症尤其是迟发性脑病的发生。

3. 防治脑水肿 ①防治脑水肿：严重的一氧化碳中毒，脑水肿在 24 ~ 48h 内达高峰，应及时脱水。常用 20% 甘露醇 1 ~ 2g/kg，快速静脉滴注，待症状缓解后减量。也可使用静脉注射呋塞米或糖皮质激素如地塞米松。伴有抽搐者，首选地西泮 10 ~ 20mg 静脉注射。抽搐停止后以苯巴比妥 0.5 ~ 1.0g 静脉滴注。②改善脑微循环可用低分子右旋糖酐 500ml 加入川芎嗪 150mg 静脉滴注，每日 1 次。

4. 对症治疗 脑性高热可采用物理降温方法，用人工降温毯将体温降至 32 ~ 34℃，必要时配合冬眠药物。对昏迷病人应保持呼吸道通畅，出现窒息或呼吸停止者立即气管插管，进行人工呼吸。为防治继发肺部感染，应定时翻身，已发生肺部感染者可选用广谱抗生素，并注意纠正水、电解质和酸碱平衡紊乱。

5. 促进脑细胞代谢 可用胞二磷胆碱 1000mg 稀释后静脉滴注，每天 1 次。纳洛酮 0.4 ~ 0.8mg 静脉注射，有良好的催醒作用。其他药物有三磷酸腺苷、辅酶 A、细胞色素 C、大剂量维生素 C 及维生素 B 族等。

二、中医治疗

中医药治疗对该病具有一定优势，重症抢救和西医治疗配合疗效确切。而在后遗症的治疗上，则有明显优势，根据辨证论治，配合针灸治疗，效果良好。

（一）辨证论治

1. 风痰上扰证

证候：头痛眩晕，四肢乏力，恶心呕吐，视物不清，或口唇樱桃红色，神志恍惚，甚而昏迷抽搐，双目直视，舌质淡，苔白腻，脉弦滑。

治法：芳香化浊，豁痰开窍。

方药：涤痰汤（《奇效良方》）加减：陈皮、制半夏、茯苓、枳实、制南星、竹茹、天麻、藿香、佩兰、甘草。水煎服。

伴抽搐者加石决明、钩藤、全蝎、以平肝息风。伴发热、舌质红、苔黄腻、脉弦滑数者，合用安宫牛黄丸（《温病条辨》）。

2. 阴竭阳脱证

证候：神志不清，身热面红，多汗如珠，呼吸气粗，舌红干，脉数无力。继而面色苍白，口唇青紫，四肢厥冷，大汗淋漓，气短息微，脉微欲绝。

治法：益气敛阴，回阳固脱。

方药：生脉散（《内外伤辨惑论》）合参附汤（《正体类要》）加减：红参、麦冬、附子、龙骨、牡蛎、五味子、丹参。或生脉注射液和参附注射液注射。

（二）中成药

1. 安宫牛黄丸　可醒神开窍止痉，清热凉血。每次 1 丸，昏迷者由鼻饲管注入。

2. 醒脑静注射液　功效类似安宫牛黄丸。每次 10～20ml，5% 葡萄糖水 250～500ml 稀释后静脉注射或滴注。

【预防与调护】

一氧化碳中毒患者转诊途中，应保持呼吸道通畅，持续高流量吸氧。

对公众加强预防一氧化碳中毒的宣传，室内生有炭火时保持通风，火炉应安装排气烟囱，燃气管道及器具要定期检修。厂矿应认真执行安全标准，经常检测空气中一氧化碳浓度。出现头痛、头晕、呕吐等不适症状时，及时打开门窗，呼吸新鲜空气或及时去医院就诊。

第三节　急性有机磷杀虫药中毒

有机磷杀虫药中毒（organophosphorus pesticide poisoning，OPP）是指有机磷杀虫药进入人体，达到一定浓度时，抑制胆碱酯酶，使乙酰胆碱蓄积，对人体产生损害的一种全身性疾病。主要表现为呼气和呕吐物有大蒜味，流涎多汗、瞳孔缩小、肌束震颤、肺水肿等。少数患者可并发迟发性神经病、中间综合征。有机磷杀虫药中毒是一个常见病，全球每年发生 200 多万人，其中死亡约 2 万人，主要在发展中国家。我国 20 世纪 80 年代每年发病超过 10 万人，90 年代以来有所下降，但病死率仍高达 12%。

有机磷杀虫药属有机磷酯类或硫化磷酸酯类化合物，多为淡黄色或棕色油状，少数为晶体，稍有挥发性，且有大蒜味。一般难溶于水（敌百虫、乐果、甲胺磷、磷胺溶于水），易溶于有机溶剂，遇碱易分解失效（敌百虫遇碱可生成毒性更大的敌敌畏）。

有机磷杀虫药是我国使用最多的一种杀虫药，常用的多达数十种，其毒性按小白鼠经口半数致死量（LD_{50}）分为以下 4 类（表 3-3）：

表 3 - 3 有机磷杀虫药分类

分　类	名　称
剧毒类 $LD_{50} < 10mg/kg$	甲拌磷（3911）、内吸磷（1059、杀虱多）、对硫磷（1605，一扫光）、丙氟磷（DFP）、毒鼠磷、苏化203（治螟磷）、速灭磷（磷君）、特普（TEPP）等
高毒类 $LD_{50} 10 \sim 100mg/kg$	甲基对硫磷、甲胺磷（多灭磷、克满隆）、氧乐果、敌敌畏、磷胺（大灭虫）、马拉氧磷（氧马拉松）、水胺硫磷（羟氨磷）、稻瘟净（EBP）、保棉丰（亚砜）、谷硫磷（保棉磷、谷赛昂）、杀扑磷（麦达西磷）、乙硫磷（益赛昂、蚜螨立丁、1240）等
中度毒类 $LD_{50} 100 \sim 1000mg/kg$	乐果、乙硫磷、敌百虫、久效磷（永伏虫）、乙酰甲胺磷（高灭磷）、除草磷、除线磷、二嗪农（地亚农）、倍硫磷（百治屠、番硫磷）、杀螟松（速灭虫、杀螟硫磷）、稻丰散（益尔散、甲基乙酯磷）、亚胺硫磷（酞胺硫磷）、大亚仙农等
低毒类 $LD_{50} 1000 \sim 5000mg/kg$	马拉硫磷（马拉赛昂、4049）、辛硫磷（肟硫磷、腈硫磷）、氯硫磷、四硫特普、独效磷、矮形磷等

注：经国务院批准，原国家计委和农业部决定自2007年1月1日起在国内禁销禁用上述有机磷杀虫药中的甲胺磷、对硫磷、甲基对硫磷、久效磷和磷铵5种高效有机磷农药。

有机磷中毒分为急性中毒与慢性中毒，本节主要叙述急性中毒。急性有机磷杀虫药中毒属中医"中毒"范畴，病性初期多为实证，后期可转为虚证，或虚实夹杂证。

【病因病理】

一、西医病因病理

1. 常见原因 ①职业性和使用性中毒：在生产和使用有机磷杀虫药过程中，因设备密闭不严，化学物跑、冒、滴、漏或个人操作不慎，防护不严，违反操作规程而污染了手、皮肤、呼吸道所致。②生活性中毒：其发生率比职业性中毒高4~5倍，主要因自服、误服、饮用被有机磷杀虫药污染的水源、蔬菜、瓜果等中毒，也有因滥用有机磷杀虫药治疗皮肤病或灭鼠中毒。引起中毒的有机磷杀虫药多为剧毒、高毒类，如甲拌磷、内吸磷、甲胺磷、对硫磷、氧乐果等，约达有机磷中毒人数的70%~80%。

2. 毒物代谢 有机磷杀虫药主要经胃肠道、皮肤黏膜、呼吸道吸收，之后迅速分布全身各脏器，其中以肝脏浓度最高，其次为肾、肺、脾等，肌肉和脑最少。有机磷杀虫药主要在肝脏内代谢，进行生物转化，一般氧化后毒性反而增强。如对硫磷转化为对氧磷，毒性增强300倍，敌百虫转化为敌敌畏，乐果转化为氧乐果，马拉硫磷转化为马拉氧磷等，最终水解而解毒或减低毒性。有机磷杀虫药排泄较快，吸收后6~12h血中浓度达高峰，24h内通过肾脏由尿排泄，48h后完全排出体内。

3. 中毒机制 中毒机制主要是有机磷进入体内与神经系统中的乙酰胆碱酯酶（AchE）结合，使其失去活性，丧失水解神经递质乙酰胆碱（Ach）的能力，使乙酰胆碱在胆碱能神经突触间隙中蓄积，使下一胆碱能神经元或效应器过度兴奋或抑制。胆碱能神经包括①全部副交感神经节后纤维，相应的受体为M受体。②极少数交感神经节后纤维，如支配汗腺的神经和骨骼肌的血管舒张神经，相应的受体为 M 受体。③全部副交感和交感神经节前纤维，相应受体为 N_1 受体。④横纹肌运动终板，相应受体为 N_2 受体。⑤中枢神经系统也存在乙酰胆碱递质，M 胆碱受体和 N 胆碱受体均有。因此，有机磷杀虫药中毒对机体主要生理功能的破坏是严重和广泛的。乙酰胆碱酯酶也存在于红细胞中，肝细胞及胶质细胞合成的丁酰胆碱酯酶，虽也被有机磷抑制，但不产生功能障碍。有机磷杀虫药中毒除胆碱酯酶抑制作用外，对脏器还有直接作用，其机制不十分清楚。

4. 病理　有机磷杀虫药中毒时，对内脏器官的损害，可使心肌细胞脂肪变性、心肌间质充血水肿、单核细胞浸润、心外膜点状出血，右心房、左心室轻度扩张，多数病人有心肌纤维断裂现象。肺泡Ⅰ型和Ⅱ型上皮细胞破坏、肺水肿。脑细胞脂肪变性、水肿，脑间质水肿。肝、肾也可受到不同程度损害。

二、中医病因病机

有机磷杀虫药属湿浊秽毒之邪，可经口、鼻、皮肤侵入人体，邪毒直中脾胃，损胃伤脾，败伤中气，脾虚胃逆而见恶心、呕吐、腹痛等症。毒入于肺，肺失宣肃，肺气上逆，或耗伤肺气而见咳嗽喘促；毒入于肝，疏泄失职，气血逆乱，甚则肝阳上亢，肝风内动而见眩晕、肌肉震颤、抽搐等症；肝风痰浊，上扰清窍，闭塞窍络，而见烦躁、谵语、甚则昏迷。毒入于肾，伤及真元，肾失开阖而见尿频、甚则二便失禁。毒入于心，心失所养，神明逆乱，阴阳失调，甚则阴阳离决而神机化灭。若毒邪郁于肌肤，留滞经络，阻滞气血，肌肤筋脉失养可见痿软无力或疮疡斑疹。

【临床表现】

急性有机磷杀虫药中毒其发病的时间与毒物的种类、接触剂量、侵入途径、机体健康状况有密切关系。一般呼吸道吸入中毒发病迅猛，口服中毒 10min 至 2h 发病，危重者可 5min 内发病，数十分钟内死亡。经皮肤吸收的中毒，12h 内发病，多数 4～6h 出现症状。

一、症状与体征

1. 毒蕈碱样表现　毒蕈碱样表现出现最早，主要是副交感神经过度兴奋所致，类似毒蕈碱样作用。表现为平滑肌痉挛和腺体分泌增加，常见多汗、流泪、流涕、流涎；瞳孔缩小、视物模糊；恶心、呕吐、腹痛、腹泻、尿频、大小便失禁；心率减慢、血压下降；咳嗽、气促、口吐白沫，重者肺水肿。

2. 烟碱样表现　主要是交感神经过度兴奋和神经肌接头过度兴奋所致。常表现为面色苍白，心率加快，血压增高，全身紧缩或压迫感，肌纤维颤动。肌纤维颤动多自眼睑、舌、面、手指开始渐发展至全身，甚至全身肌肉强直痉挛。晚期肌力减退，呼吸肌麻痹致周围性呼吸衰竭。

3. 中枢神经系统表现　有机磷杀虫药极易穿透血脑屏障，使大脑先兴奋后抑制。

常出现头晕、头痛、乏力、共济失调、烦躁不安、谵妄，甚至抽搐、昏迷、中枢呼吸衰竭。

4. 局部损害　对硫磷、内吸磷、敌敌畏、敌百虫接触皮肤后可引起过敏性皮炎，并可出现水疱和剥脱性皮炎。有机磷杀虫药溅入眼内可引起结膜充血和瞳孔缩小。

5. 其他表现　有机磷杀虫药对内脏器官的直接、间接毒性作用可致中毒性心肌炎、冠脉供血不足、多种形式心律失常（甚至 QT 间期延长、扭转型室速）、心力衰竭、休克、脑水肿（相应眼底改变轻）、急性坏死性胰腺炎、消化道出血、肝肾损害、血浆低渗透压、多脏器功能衰竭等。

约 6% ~ 15% 的急性有机磷杀虫药中毒可出现"反跳"现象，表现为经治疗症状明显缓解后 2 ~ 5d，病情突然急剧恶化，重新出现有机磷杀虫药急性中毒症状，病死率 > 50%，其发生机制尚不十分清楚，可能与毒物滞留肠道，致继续吸收有关。亦可能与解毒药减量过快或停药过早有关；可能与毒物经肝脏代谢后的有毒产物或原形随胆汁分泌储于胆囊，在病情好转时，由于进食或其他因素刺激，胆囊收缩，使毒物排入肠道，造成二次中毒或其他原因。

二、并发症

1. 迟发性神经病　是指个别急性重度有机磷杀虫药中毒的患者在症状消失后 2 ~ 3 周出现感觉、运动型周围神经病的表现，重者出现脊髓侧索神经障碍。迟发性神经病的机制不十分清楚，可能因有机磷杀虫药抑制神经靶酯酶并使其老化所致。临床上常先表现为手脚发麻、疼痛、小腿酸痛，继而下肢肌力减退，出现对称性迟缓性瘫痪，两上肢也可累及。查体：痛、触觉减退，呈手套、袜套样分布，肌张力、腱反射减弱，一般 6 ~ 12 个月恢复。病情重者发病 2 ~ 3 个月后可出现肢体远端肌萎缩及下肢肌张力增高，腱反射亢进，出现病理征，一般 1 年后病情稳定，但肌萎缩和脊髓锥体束损害长期不易恢复，甚至终身致残。

有机磷杀虫药中毒迟发性神经病半数由甲胺磷引起，敌敌畏、敌百虫及乐果次之，少数由马拉硫磷、丙氟磷、对硫磷、水胺硫磷或甲拌磷中毒引起。

2. 中间综合征　是指急性有机磷杀虫药中毒经积极救治急性胆碱能危象消失后 1 ~ 4d 内，迟发性神经病变出现之前的一组以四肢近端肌肉、颈肌、Ⅲ ~ Ⅶ、Ⅹ 对颅神经支配的肌肉和呼吸肌的麻痹为突出表现的临床综合征。发病机制尚未阐明。主要表现为意识清楚，屈颈抬头无力，外展上臂及屈髋困难，可有眼睑下垂，眼球活动受限，嚼肌无力，声音嘶哑和吞咽困难等。经治疗一般 4 ~ 18d 后恢复，个别患者晚期可出现呼吸肌麻痹而死亡。

【实验室及其他检查】

1. 全血胆碱酯酶活力测定　全血胆碱酯酶活力测定是有机磷杀虫药中毒特异性实验指标，与中毒严重程度正相关。常用的方法有羟胺比色法、检压法、胆碱酯酶快速测定盒等，胆碱酯酶快速测定盒检测快速、简便、易于掌握、误差较小，尤其适用于基层医务人员（非化验人员）。正常人 ChE 活力为 80% ~ 100% 。<70% 为中毒。

2. 毒物分析   取剩余的毒物或可能含毒的标本（如呕吐物，胃内容物等）送检，可检出有机磷杀虫药，并能确定种类。毒物分析很重要，但不能等待检查结果报告后才开始治疗。

3. 尿中有机磷杀虫药分解产物测定   敌百虫在体内的分解产物三氯乙醇、对硫磷和甲基对硫磷的分解产物对硝基酚均可由尿中测出，可反映毒物吸收，有助于有机磷杀虫药中毒的诊断。

4. 其他   白细胞总数及中性粒细胞增高，可有毒性变。有研究显示：末梢血红细胞、血红蛋白早期可以增高，血小板增高，血糖、C 反应蛋白、心肌酶、肌钙蛋白 I、肝功能、血清淀粉酶亦可增高，凝血功能、脑电图等可有异常。迟发性神经病神经肌电图可见失神经电位，多相电位增多，运动神经传导速度减慢，远端潜伏期延长等。

【诊断与鉴别诊断】

一、诊断要点

急性有机磷杀虫药中毒主要诊断依据：①有机磷杀虫药接触史；②临床表现呼气或呕吐物有大蒜味、流涎多汗、瞳孔缩小、肌束震颤、意识障碍等可作出诊断。③全血胆碱酯酶活力降低和毒物鉴定可确定诊断。

急性有机磷杀虫药中毒根据其临床表现及全血胆碱酯酶活力，一般分为轻、中、重度。

1. 急性轻度中毒   短期内接触较大量有机磷杀虫药，在 24h 内出现头晕、头痛、恶心、呕吐、多汗、胸闷、视力模糊、无力等症状，瞳孔可缩小。全血胆碱酯酶活力一般在 50% ~ 70% 。

2. 急性中度中毒   除上述症状加重外，还有肌束震颤，瞳孔缩小，轻度呼吸困难，流涎，腹痛，腹泻，步态蹒跚，意识清楚或模糊。全血胆碱酯酶活力一般在 30% ~ 50% 。

3. 急性重度中毒   除上述症状外，出现下列情况之一：①肺水肿；②抽搐；③昏迷；④呼吸麻痹；⑤脑水肿。全血胆碱酯酶活力一般 <30% 。

二、鉴别诊断

1. 急性胃肠炎   急性胃肠炎的呕吐、腹痛、腹泻等与急性有机磷杀虫药中毒的表现有相似之处，但前者有暴饮暴食或不洁饮食史，无瞳孔缩小、多汗、流涎、肌颤、口吐白沫等，全血胆碱酯酶活力正常。

2. 中暑   中暑可有多汗、抽搐、昏迷等与急性有机磷杀虫药中毒的表现相似，但前者在高温、高湿度环境中发病，体温多在 38℃ 以上，多无瞳孔缩小、流涎、呼气大蒜味等。全血胆碱酯酶活力正常。

3. 食物中毒   有进食腐败变质食物病史，腹泻明显，重者可脱水，无流涎、瞳孔缩小、呼气有大蒜味、肌颤等。胆碱酯酶活力正常。

4. 其他农药中毒 无大蒜味、胆碱酯酶活力正常，毒物鉴定可鉴别。

【治疗】

一、治疗原则

急性有机磷杀虫药中毒多为中、重度中毒，应即刻洗胃、导泻，促进毒物排出；同时运用抗胆碱能药、胆碱酯酶复活剂解毒；对症治疗等。配合针灸缓解症状并有醒神、抗惊厥、抗休克作用；中药内服通腑排毒、解毒，提高西医解毒药的疗效，减少其用量，减轻其副作用。

二、西医治疗

1. 迅速清除未被吸收的毒物

（1）吸入中毒 立即离开现场，转移至空气新鲜的地方。

（2）经皮肤吸收 脱去被污染的衣服，用大量清水或肥皂水（敌百虫中毒忌用）彻底清洗接触的皮肤，尤其是毛发、指甲等隐蔽之处，最好用淋浴式。

（3）溅入眼内 可用2%碳酸氢钠溶液（敌百虫中毒忌用）或生理盐水冲洗。

（4）口服中毒

1）洗胃：即使服毒超过24h也立即用清水、生理盐水（可避免低渗血症）、2%碳酸氢钠溶液（敌百虫忌用）或1:5000高锰酸钾溶液（对硫磷中毒忌用）充分洗胃，直至洗出液澄清无味为止（详见中毒总论）。服毒量大时应留置胃管，反复洗胃。

2）导泻：洗胃后尽早导泻，清除滞留在肠道内的毒物及从胆汁排出的毒物，以免其继续吸收或重吸收而加重病情。常用硫酸钠20~40g溶于20ml水中一次注入胃管，30min无导泻作用则再加水500ml口服。或用20%甘露醇250ml注入胃管，继而给生理盐水500ml，未泻者4~6h后重复一次至便泻出现。因硫酸镁副作用较大，重症患者不宜运用。在迅速清除未被吸收毒物的同时用有机磷杀虫药中毒的解毒药。

2. 特效解毒药的运用 运用原则为确诊后早期、联合、首次足量给药。

（1）胆碱酯酶复活剂

1）作用机制：胆碱酯酶复活剂能使失活的胆碱酯酶复活，也作用于外周 N_2 受体，对横纹肌接头阻断有直接对抗作用，明显改善烟碱样表现，但其机制不十分清楚。此外，也有较弱的阿托品样作用。

2）常用药物：一般认为，中毒48h后，失活的胆碱酯酶已"老化"，其疗效就较差或无明显重活化作用，故胆碱酯酶复活剂应早期、首次足量运用，可减少重复用药次数及用药总量，并需与抗胆碱能药合用。常用复活剂有氯解磷定、双复磷等，均为肟类化合物。一般首选氯解磷定和双复磷，其重活化作用较强，毒性作用较小。目前大多数国家早已不使用碘解磷定。复活剂的复活程度依复活剂的种类及有机磷杀虫药的种类不同而不同，如对内吸磷、对硫磷、丙氟磷、敌敌畏、甲胺磷等有较好的重活化作用，对乐果、敌百虫和马拉硫磷的重活化作用较差。

3）常见不良反应：短暂眩晕、视力模糊、复视、血压升高等，用量过大可引起癫痫样发作。碘解磷定剂量较大时有口苦、咽干、恶心，注射过快可致暂时性呼吸抑制。双复磷注射过快可出现口周、四肢或全身发麻，发热，甚至心律不齐，个别人发生中毒性肝炎。

（2）抗胆碱能药

1）阿托品：阿托品是常用的抗胆碱能药，与乙酰胆碱争夺胆碱受体，主要作用于外周 M 受体，对 N 受体无明显作用，对中枢作用也小，故对缓解毒蕈碱样症状明显，对中枢神经的中毒症状作用较弱，对烟碱样症状和恢复胆碱酯酶活力无作用，所以在中毒早期有必要与中枢抗胆碱药及胆碱酯酶复活剂联用。也应尽早、首次足量使用（足量不等于过量），药物用至阿托品化后逐渐减量至停药。阿托品化的指标为：口干、皮肤干燥、心率不低于正常值。瞳孔扩大，面色潮红不是可靠指标。如用药过程中出现瞳孔散大，心率 >120 次/分，神志模糊，烦躁不安，抽搐，昏迷和尿潴留，甚至肺水肿等，提示阿托品中毒，应停用阿托品。对有心动过速及高热者，应慎用阿托品。

2）东莨菪碱：东莨菪碱、苯那辛等为中枢性抗胆碱能药，对中枢 M 受体、N 受体作用大，对外周 M 受体作用小，不仅能抗有机磷杀虫药引起的毒蕈碱样表现，而且能较好地减轻或消除有机磷杀虫药中毒出现的躁动不安、惊厥和呼吸中枢抑制。安全范围大、用量小，应与阿托品联用，但应注意各自减量和延长间隔时间。

3）盐酸戊乙奎醚（长效托宁）：盐酸戊乙奎醚是我国军事医学科学院毒物药物研究所设计合成的新型抗胆碱药，其对中枢、外周的 M、N 胆碱能受体均有作用，且有一定选择性。与阿托品相比，能较强而较全面地对抗有机磷杀虫药中毒引起的毒蕈碱样、烟碱样表现和中枢神经系统中毒表现，药物吸收快，作用时间长，不良反应少而轻。和胆碱酯酶复活剂合用对严重有机磷中毒有明显疗效，尤其适用于毒性作用时间较长或使胆碱酯酶易老化的有机磷杀虫药。"盐酸戊乙奎醚取代阿托品救治有机磷杀虫药中毒技术"在 2003 年已被卫生部列入第二轮面向农村和基层推广适宜技术十年百项计划项目。

病人确诊后，应立即运用盐酸戊乙奎醚。①按轻、中、重度首次剂量给药（表 3 - 4），中、重度中毒首次用药均需与氯解磷定联用。②首次用药 30min 后，如中毒症状尚未明显消失和全血胆碱酯酶活力 <50% 时，再肌注首次剂量的半量；③如首次用药后 1～2h，中毒症状仍未明显消失，或重新出现和全血胆碱酯酶活力 <50% 时，再给首次剂量的半量，同时应重新洗胃或消除病人身上的农药；④病情基本好转后，如仅有部分毒蕈碱样症状，可肌注盐酸戊乙奎醚 1～2mg；如仅有烟碱样症状，或全血胆碱酯酶活力 <50% 时，可肌注氯解磷定 0.5～1.5g；⑤中毒 48h 后如胆碱酯酶已老化或中毒症状基本消失，但全血胆碱酯酶活力仍 <50% 时，应酌情肌注盐酸戊乙奎醚 1～2mg，每6～12h 一次，维持阿托品化。停药指证见下文。

（3）解毒药复合制剂

解磷注射液为常用解毒复合制剂，每支 2ml，含阿托品 3mg、苯那辛 3mg、氯解磷定 400mg，重症患者可加用氯解磷定。具有标本兼治、起效迅速、控制症状全面、方便、安全易掌握等特点。

（4）常用解毒药的首次剂量及用法　常用首次剂量（表3-4），碘解磷定的剂量可按氯解磷定折算，1g氯解磷定相当于1.5g碘解磷定。解毒药的给药途径一般以肌注为宜（碘解磷定只能静脉注射），3~5min后起效。当病情危急和注射部位血流缓慢或休克时，应采用静脉注射。因静脉滴注给药在短时间内进入体内药物少，且半衰期短，不能达到有效浓度，故在急救中不宜静脉滴注给药。

表3-4　有机磷杀虫药中毒常用解毒药的首次剂量表

药物名称	轻度中毒（肌注）	中度中毒（肌注或静脉注射）	重度中毒（肌注或静脉注射）
氯解磷定	0.5~1g	1~2g	2~3g
双复磷	0.25~0.5g	0.5~0.75g	0.75~1g
阿托品	2~4mg	4~10mg	10~20mg
东莨菪碱	0.3~0.5mg	0.5~1mg	2~4mg
盐酸戊乙奎醚	1~2mg	2~4mg	4~6mg
解磷注射液	0.5~1支	1~2支	2~3支

（5）重复给药及停药　上述剂量应根据病情、中毒途径、毒物种类、服毒量、就诊时间、胆碱酯酶活性、病人敏感性等酌情调整首次剂量、重复用药、重复次数及剂量。一般来说，轻度中毒不需重复给药，单纯呼吸道吸入中毒者，一般不重复给阿托品。中度、重度中毒首次足量给药后30~60min未出现上述药物足量指征时，重复给药，一般为首次用药量的一半，重复给药间隔应根据病情和药物在体内的半衰期（阿托品约2h，复活剂一般1~1.5h）而定，不应机械定时定量重复。解毒剂足量的指标为中毒症状基本消失和全血胆碱酯酶活力持续稳定在50%甚至60%以上，可停药观察，故应每30~60min测1次胆碱酯酶活性以指导用药。如停药12~24h以上，全血胆碱酯酶活力仍稳定在60%以上，可以出院，但最好观察3~7d再出院，防止病情复发。出现"反跳"现象应立即再给抗胆碱能药治疗，并达到阿托品化。

3. 对症治疗　主要针对肺水肿、呼吸麻痹、呼吸中枢衰竭、休克、中毒性心肌炎、心律失常、心脏骤停、脑水肿等并发症进行治疗。

（1）保持呼吸道通畅　呼吸衰竭是病人死亡的首要因素，故保持病人呼吸功能是抢救成功的关键，也是抗毒药物发挥疗效的基础。

（2）吸氧　无论病情轻重，均需吸氧。

（3）止抽搐　当阿托品和/或复活剂治疗后仍出现惊厥症状时，可用地西泮、苯妥英钠、苯巴比妥等抗癫痫药治疗，地西泮为首选。

（4）醒脑　对于中枢呼吸衰竭或呼吸明显抑制经解毒治疗改善不满意时，均可加用纳洛酮治疗，并兼有催醒作用，可每2h左右静脉注射0.4~0.8mg。重症者可给糖皮质激素。

（5）血液净化　可试用血液灌流等净化治疗。

（6）并发症治疗　对有机磷杀虫药中毒迟发性神经病患者，可按一般周围神经病处理。

对并发中间综合征的患者需及时建立人工气道，应用正压呼吸，给氧，及时纠正水、电解质、酸碱平衡紊乱等。

三、中医治疗

（一）辨证论治

1. 毒邪侵入脏腑

证候：恶心呕吐、呕吐物有大蒜味、腹痛、汗出、流涎、咳嗽、气促、心悸、头晕、周身乏力、视物模糊、肢体震颤、抽搐，甚则大汗淋漓、四肢厥冷、烦躁神昏、二便自遗、脉微欲绝。

治法：早期正气未衰，应解毒祛邪，若出现阳气虚脱，则应益气回阳固脱。

方药：大承气汤（《伤寒论》）洗胃后灌胃，通腑排毒。药物：大黄、枳实、厚朴、芒硝。继服绿豆甘草汤（验方）：绿豆、白茅根、银花、生甘草、石斛、丹参、大黄、竹茹。

若见神昏，用至宝丹一丸化水从胃管灌入；或用清开灵注射液 40ml 或醒脑静注射液 20ml 加入 5% 葡萄糖注射液或生理盐水 250ml 静脉点滴。

益气回阳固脱用参附汤（《正体类要》）：人参、附子；或用参附注射液 10～20ml 加入 5% 葡萄糖液或生理盐水 200ml 静脉点滴。

2. 毒邪留滞经络

证候：肢体麻木、疼痛、甚则痿软无力，或皮肤瘀斑、疮疡、舌质暗、脉沉细或沉涩。

治法：解毒活血通络。

方药：补阳还五汤（《医林改错》）加味。黄芪、当归尾、赤芍、地龙、川芎、红花、桃仁，可加绿豆、甘草解毒。

若有食少纳呆、头晕乏力等脾胃虚弱、气血不足等证，可加大黄芪量，并酌加党参、白术、山药。

（二）针灸

肌肉颤动取大椎、合谷透劳宫、曲池、足三里、太冲，强刺激不留针；惊厥、神昏取人中、合谷、涌泉，强刺激不留针。肢体痿软、麻木、疼痛取足三里、阳陵泉、外关、天柱，中等刺激，留针 15～20min。

（三）其他

1. 天仙子、洋金花适量水煎服。

2. 生甘草 120g、水煎 2 次取汁 200ml 冲滑石粉 15g 加黄豆面搅拌成浆，待澄清后取上清液灌服。或绿豆120g、生甘草60g煎汤冷服。

3. 瓜蒂涌吐，0.6~0.9g研末服。

【预防与调护】

1. 预防 在生产、运输和贮存有机磷杀虫药过程中必须专人管理，加强设备和器具维修，防止跑、冒、滴、漏。在生产和使用有机磷杀虫药时应严格遵守各种操作规程，严禁饮食、吸烟，饭前必须洗净双手，做好个人防护。喷洒过有机磷杀虫药的水果、蔬菜、谷物等在一个月内不得使用。同时要普及防治有机磷杀虫药中毒的有关知识，提高认识。

2. 调护 患者应卧床休息，严密观察病情变化，详细记录体温、脉搏、呼吸、血压等。昏迷病人应保持呼吸道通畅，勤翻身，防止褥疮和肺炎，注意口腔护理，中、重度中毒者需禁食3d，昏迷3~5d者需鼻饲，经治疗病情缓解后，给予营养丰富、清淡易消化的流质饮食，少量多餐。对自服毒者，应有专人守护，更要关心体贴，良言善语，给予心理治疗。

第四节 急性酒精中毒

酒精广泛用于工业、医药卫生和生活，可由消化道、呼吸道和皮肤吸收。急性酒精中毒（acute alcohol poisoning）大多因饮入过量含乙醇的酒类饮料导致以神经精神症状为主的中毒性疾病。严重时可累及呼吸和循环系统，导致意识障碍，呼吸循环衰竭，甚至危及生命

本病中医谓之恶酒候。巢元方认为："酒者……其气剽悍而有大毒，入胃则酒胀气逆，上逆于胸，内熏于肝胆，故令肝浮胆横，而狂悖变怒，失于常性，故云恶酒也。"在国家标准《中医临床诊疗术语》中将一次饮酒过量，出现神明失主，烦躁、欲呕、酣睡、昏厥等为主要表现的厥病类疾病称为酒厥。与"酒疸"、"酒毒"有相似之处。

【病因病理】

一、西医病因病理

酒中有效成分为乙醇。乙醇为无色、易燃、易挥发的液体，具有醇香气味，易溶于水及大多数有机溶剂。由粮谷类或水果类发酵制成的酒，乙醇浓度较低，如啤酒约3%~5%，葡萄酒10%~25%；而蒸馏后制成的烈性酒如白酒、白兰地、威士忌等，其浓度高达40%~60%。职业酒精中毒少见，多因一次饮用过量所致，但中毒量由于个体差异很大，无确定范围。在含酒精的空气中工作可因吸入而中毒，偶有婴幼儿物理降温时使用大量酒精擦浴而致中毒。

1. 乙醇的吸收、分布、代谢和排出 饮入的酒精大部分经胃和小肠上段迅速吸收。80%~90%在1h内完全吸收，胃内有无食物、酒精浓度等均可影响吸收速度。吸收后

的乙醇通过血液循环按组织含水量的比例分布于全身，血液中乙醇浓度可直接反映全身浓度。乙醇主要（90%）在肝内代谢，先由乙醇脱氢酶及过氧化氢酶氧化为乙醛，再由乙醛脱氢酶氧化为乙酸，乙酸进一步转化为乙酰辅酶A，进入三羧循环氧化形成二氧化碳和水。乙醇以原形由尿、呼吸气、汗液、唾液的排泄总量不足10%。乙醇的清除率为100mg/kg·h^{-1}，成人每小时清除乙醇7g，约合100%的乙醇9ml。尽管个体对乙醇的耐受程度极不一样，但大多数成人致死量为纯乙醇250~500g。

2. 中毒机制

（1）中枢神经系统抑制作用　乙醇具有脂溶性，能透过血脑屏障及大脑神经细胞膜迅速作用于中枢神经系统。血中乙醇浓度较低时，乙醇作用于脑内突触膜苯二氮－γ氨基丁酸受体，减弱γ－氨基丁酸对中枢的抑制作用，故表现为兴奋作用。随着血浓度的增加，兴奋转为抑制作用。乙醇对中枢神经系统的抑制作用，可随剂量的增加，由皮层向下，通过边缘系统、小脑、网状结构到延髓，表现为共济失调，昏睡或昏迷。严重时进一步抑制延髓心血管运动中枢和呼吸中枢，引起循环衰竭和呼吸衰竭。

（2）代谢异常　乙醇在肝内代谢生成大量NADH，使细胞内还原氧化比值（NADH/NAD）增高，导致很多依赖NADH/NAD比值正常的代谢过程发生异常，如乳酸浓度增高，酮体蓄积而致酸中毒，糖异生受阻出现低血糖。

（3）心血管损害　乙醇中毒可使心肌耗氧量增加，心肌损害，严重时可引起心排血量下降和血压下降。亦可产生心律失常。

（4）消化道损害　高浓度乙醇损伤胃肠黏膜，甚至引起应激性溃疡而至上消化道出血。一次大量饮酒或长期饮酒还可造成肝脏损伤。

二、中医病因病机

明代酒病专论《万氏家传点点经》（明·万全）提出酒毒致病首损脾胃，再传他脏他腑。当代一些医家认为该病首先是酒毒壅胃，损伤脾胃，运化不利，出现呕恶。然后胃气上逆或痰湿内生，最后根据其他脏腑虚实情况出现酒浊扰心、引动肝风或火与痰并上扰心神，出现烦躁、意乱、昏迷。甚则痰火闭塞心窍或火热灼阴，阴损及阳，气阴两亏而现酒厥。长期饮酒损伤脾胃，升降失职，湿阻中焦出现纳差、乏力、消瘦，严重者损及肝肾，肾伤则精髓不足充脑，患者记忆力减退，技巧不能，甚则痴呆。

【临床表现】

一次过量饮酒可引起中枢神经系统抑制，其症状与饮酒量、血中酒精浓度和个人耐受性相关。临床上大致分为3期。

1. 兴奋期　当饮酒者血中乙醇浓度达到11mmol/L（500mg/L）时，出现头昏、头痛、乏力、自感欣快、兴奋。若血中浓度进一步增高（乙醇浓度超过16mmol/L），情绪不稳定、言语增多、感情用事、有时粗鲁无礼或有攻击行为，也可沉默寡言、孤僻。此时患者常颜面潮红或苍白，呼出气带有酒味。

2. 共济失调期　血中乙醇浓度达到11~33mmol/L（500~1500mg/L）时，出现动作不协调，步态蹒跚，语无伦次，眼球震颤，视物模糊，恶心呕吐。

3. 昏睡期　血中乙醇浓度达到 54mmol/L（2500mg/L）以上时，患者转入昏睡期，表现为面色潮红或苍白，昏睡，瞳孔散大，体温降低。特别是血浓度超过 87mmol/L（4000mg/L）以上时，患者常陷入深昏迷，心率加快，血压下降，呼吸缓慢且带有鼾声，甚至大小便失禁，抽搐，呼吸、循环麻痹。由于咽部反射减弱，饱餐后呕吐，有时可导致吸入性肺炎，甚至窒息死亡。

重症酒精中毒患者可并发酸碱平衡失调、电解质紊乱、低血糖、消化道出血、肺炎、脑血管意外、心律失常等。儿童急性酒精中毒，损伤较成人为重，一般少有兴奋过程，常很快沉睡，不省人事。由于严重低血糖，易发生惊厥、休克和脑水肿。

酒醉醒后可有头晕、头痛、乏力、恶心、震颤等症状。长期饮酒者，因已有耐受性，症状较轻。个别患者酒醒醒后出现肌肉胀痛、伴肌球蛋白尿，甚至出现急性肾衰竭。

【实验室及其他检查】

1. 血清乙醇浓度　急性中毒时呼出气中酒精浓度与血清乙醇浓度相当。

2. 动脉血气分析　急性中毒时可出现轻度代谢性酸中毒。

3. 血清电解质　急性中毒时可见低血钾、低血镁和低血钙。

4. 血清葡萄糖　急性中毒时可出现血糖降低。

5. 血清 β – 内啡肽　急性中毒时可增高。

【诊断与鉴别诊断】

一、诊断要点

患者有过量饮酒史，呼出气中有明显酒味，临床上有中枢神经系统抑制症状，可作出急性酒精中毒的诊断。呼出气或血清乙醇浓度测定有助于确定诊断。

二、鉴别诊断

主要与引起昏迷的疾病相鉴别，如镇静安眠药中毒、CO 中毒、有机溶剂中毒及急性脑血管疾病、糖尿病昏迷、颅脑外伤等，必要时采集血、尿、唾液、胃内容物作乙醇测定和相关毒物测定，以及相关实验室与影像检查以确定诊断。

【治疗】

一、西医治疗

1. 一般治疗　注意休息，保暖，意识不清且呕吐频繁者，应警惕窒息发生。轻症患者可予以催吐，一般无需药物治疗，以对症为主。兴奋躁动的患者必要时加以约束，共济失调患者应避免活动以防外伤。

2. 重症中毒治疗

（1）催吐与洗胃　由于乙醇吸收快，加之大多数病人均有频繁自发呕吐者，故一般可不必洗胃。若饮酒量大，又未出现呕吐，可予催吐或洗胃，防止乙醇进一步吸收。洗胃后可灌入牛奶、蛋清等保护胃黏膜。酒精中毒常伴意识障碍，催吐或洗胃时应注意防止发生窒息或吸入性肺炎。

（2）对症治疗　酒精中毒意识不清者应保持气道通畅，充分供氧，必要时气管插管机械通气。纳洛酮具有特异性对抗 β–内啡肽作用。可静脉注射纳洛酮 0.4 ~ 0.8mg，可以缩短昏迷时间，并有保护大脑功能，必要时 15 ~ 30min 重复一次，直至苏醒。狂躁患者可予小剂量安定 5 ~ 10mg 肌注，禁用吗啡、氯丙嗪及巴比妥类药物。持续昏迷患者应警惕是否同时服用其他毒物或是否合并其他疾病。剧烈呕吐可使用甲氧普胺 10mg 肌注。合并上消化道出血者，使用西咪替丁静脉注射或质子泵抑制剂奥美拉唑注射。

（3）加速乙醇代谢　可补充维生素 B_1、维生素 B_6 及烟酸加速乙醇在体内氧化，并可治疗 Wernicke 脑病。美他多辛（metadoxine）能加速体内乙醇和乙醛代谢与排出，并可改善酒精引起的抑制和兴奋症状，并能增加肝脏 ATP 浓度和细胞内氨基酸运转。可予 500mg 口服，每天 2 次。

（4）血液透析或腹膜透析　严重急性中毒时可采用血液透析或腹膜透析以促使体内乙醇快速排出。急性乙醇中毒的透析指针为：血中乙醇含量超过 109mmol/L（5000mg/L），特别是伴酸中毒或疑有甲醇中毒以及疑有其他毒物中毒。

二、中医治疗

（一）辨证论治

1. 湿热壅滞证

证候：大量饮酒后，恶心、呕吐痰涎，甚则呕血、便血；狂躁或昏睡不语，重症者神昏谵语，舌质红，苔黄腻，脉实数。

治法：清泻湿热，和中解毒。

方药：抽薪饮（《景岳全书》）：黄芩、石斛、木通、栀子、黄柏、枳壳、泽泻、甘草。呕吐痰涎明显者加半夏、竹茹；昏迷者加菖蒲、郁金、葛花。

2. 酒毒内积证

证候：饮酒太过，呕吐痰涎，头痛心烦，胸脘痞塞，手足震颤，脉弦滑。

治法：消食解毒。

方药：葛花解醒汤（《兰室秘藏》）加减：葛花、砂仁、白豆蔻、神曲、茯苓、猪苓、泽泻、白术、木香、青皮、陈皮、黄连、菖蒲。

（二）中成药及单方

1. 单方　葛花 15g，煎水服。黑豆 250g 煮汁服用。

2. 中成药　醒脑静注射液 20 ~ 40ml 稀释后静脉注射或加入 5% ~ 10% 葡萄糖注射液 500ml 中静滴。清开灵注射液 40 ~ 60ml 加入 5% ~ 10% 葡萄糖注射液静脉滴注，每日

1 次。

【调护】

重度酒精中毒患者应严密观察病情变化，详细记录呼吸、脉搏、血压等生命体征，病情变化及时抢救。急性酒精中毒经治疗多数能恢复，但合并有心、肝、肺、肾病变、消化道出血者，或昏迷时间超过 10h 者，或血中乙醇浓度过高者，预后较差。

第五节　镇静催眠药中毒

镇静催眠药对中枢神经系统具有抑制作用，大剂量应用可麻醉抑制全身，包括延髓中枢。一次性或短时间内服用大剂量此类药物，可出现昏迷、呼吸抑制、休克等，甚至危及生命，称为镇静催眠药中毒。

近年来我国镇静催眠药中毒的发病数日见增多，特别是城镇，已占急性中毒的发病率首位。最常见的为苯二氮䓬类药物，其次为苯巴比妥类与吩噻嗪类药物。

急性镇静催眠药中毒大致与中医学的厥脱及痉病相似。

【镇静催眠药分类】

急性镇静催眠药中毒原因多为药物滥用、误服和自杀自服，中毒途径绝大多数是口服，少数经肌肉或静脉注射途径。镇静催眠药可分为 4 大类。

1. 苯二氮䓬类

（1）长效类　半衰期 >30h，包括苯二氮（利眠宁）、地西泮（安定）、氟西泮（氯安定）。

（2）中效类　半衰期 6~30h，包括阿普唑仑、奥沙西泮、替马西泮。

（3）短效类　如三唑仑。

2. 巴比妥类

（1）长效类　包括巴比妥、苯巴比妥钠（鲁米钠）。

（2）中效类　包括戊巴比妥、异戊巴比妥（阿米妥）。

（3）短效类　包括司可巴比妥（速可眠）、硫喷妥钠（戊硫巴比妥钠）。

3. 非巴比妥、非苯二氮䓬类　有水合氯醛、格鲁米特（导眠能）、甲喹酮（安眠酮）、甲丙氨酯（眠尔通）。

4. 吩噻嗪类（抗精神病药）　又称强安定药或神经阻断剂。吩噻嗪类药物按其侧链结构不同可分为 3 类：脂肪族，如氯丙嗪（冬眠灵）；哌啶类，如硫利达嗪（甲硫达嗪）；哌嗪类，如奋乃静（羟哌氯丙嗪）、氟奋乃静（氟非拉嗪）、三氟拉嗪（甲氧氯丙嗪）。

【病因病理】

镇静催眠药均为脂溶性药物，吸收后可分布于全身，易通过血脑屏障，作用于中枢神经系统。因此出现毒性作用快，但作用时间短。镇静催眠药大多数在肝脏代谢，可能造成肝脏损伤。其代谢产物主要经肾脏排出。吩噻嗪类和巴比妥类药物排泄较慢，故作用时间较长。

苯二氮䓬类药物能增强 γ - 氨基丁酸（GABA）能神经的功能，从而对中枢神经产生抑制作用。中枢神经突触后膜表面有苯二氮䓬受体、GABA 受体、氯离子通道组成的大分子复合物，苯二氮䓬类药物与苯二氮䓬受体结合后，可加强 GABA 与 GABA 受体结合的亲和力，增强 GABA 介导对突触后的抑制，产生中枢神经系统的抑制作用。

巴比妥类对 GABA 能神经作用与苯二氮䓬类相似，但苯二氮䓬类主要选择性作用于边缘系统，影响情绪和记忆力。而巴比妥类则作用广泛，主要作用于网状上行激活系统，引起意识障碍。随着剂量的增加，由镇静催眠作用到麻醉，直至延髓麻痹产生呼吸衰竭和循环衰竭。

非巴比妥类非苯二氮䓬类药物对中枢神经系统有与巴比妥类相似的作用。

吩噻嗪药物主要作用于脑干网状结构，其作用机制被认为是药物抑制中枢神经系统多巴胺受体，减少邻苯二酚氨的生成所致。临床上用以减轻紧张焦虑、妄想幻觉及病理性思维等精神症状。吩噻嗪类药物还可抑制脑干血管运动和呕吐反射，阻断 α 肾上腺素能受体、抗组织胺及抗胆碱能等作用。

【临床表现】

1. 苯二氮䓬类中毒　本药较为安全，但一次给药量过大（如超过治疗量的 10 倍），或反复给药致蓄积可能发生中毒。中毒的特点是中枢神经系统抑制，如头晕、嗜睡、昏睡、意识模糊及共济失调等。一般无锥体外系和植物神经系统症状。重度中毒也可出现严重中枢神经系统抑制，表现昏迷和低体温，不同程度的呼吸抑制，呼吸浅而慢，呼吸困难和呼吸性酸中毒，重者可致呼吸停止；由于药物致血管扩张、心输出量减少，可出现血压下降、脉搏加快及尿量减少等，重者休克、心搏骤停、肾衰竭。值得注意的是，苯二氮卓类中毒如出现长时间深昏迷、呼吸循环抑制等严重症状，应警惕是否同时服用其他毒物或合并其他疾病。

2. 巴比妥类中毒　中毒症状与剂量正相关。轻度中毒，服药量为催眠剂量 2~5 倍，可出现嗜睡、记忆力减退、言语不清、反应迟钝、判断和定向障碍。中度中毒，服药量为催眠剂量的 5~10 倍，患者昏睡或浅昏迷、呼吸减慢、眼球震颤。重度中毒，服药剂量为催眠剂量的 10~20 倍，患者呈深度昏迷，瞳孔缩小，呼吸浅慢甚至停止，体温、血压下降，早期可有四肢强直、腱反射亢进、踝震挛阳性，后期则各种反射消失；长时间昏迷易并发肺炎、肺水肿，脑水肿、肾衰竭危及生命。易导致肝脏损害，出现肝脏肿大、黄疸。

3. 非二苯氮䓬类中毒　非苯二氮䓬类药物与巴比妥类中毒的中枢神经系统症状相似，但各有其特点。①水合氯醛对心、肝、肾损害较大。②甲喹酮中毒时呼吸抑制明显，易出现肌张力增强、腱反射亢进、肌震挛、抽搐等锥体束征，部分病人有出血倾向。③格鲁米特由于有肠肝循环，因而半衰期较长，故中毒的意识障碍呈周期性波动，伴抗胆碱能神经症状，如瞳孔散大、口干、尿潴留等。因其能作用于血管运动中枢，心血管抑制较重。④甲丙氨酯安全范围较大，较少误服中毒。中毒时表现为昏睡，常伴有面色潮红、瞳孔散大、血压下降等。偶有重度中毒的患者恢复过程中，突然死亡，可能与本药水溶性差，长期缓慢吸收有关。

4. 吩噻嗪类中毒 轻度中毒仅表现为胸闷、嗜睡、昏睡，体位性低血压，或烦躁不安。由于该药锥体外系反应明显，常伴有肌张力增强、震颤及静坐不能；急性肌张力障碍可导致斜颈、吞咽困难及牙关紧闭等。肝脏损害可出现腹痛、恶心、呕吐、黄疸、肝脾肿大等。氯丙嗪有拮抗 α - 肾上腺素能神经作用，常伴有血压下降，心动过速，甚至休克。吩噻嗪类药物对心血管的毒性较大，易出现房室传导阻滞、室性心律失常，心电图可见 QRS 波增宽和 ST - T 改变，甚至肺水肿或心搏骤停。其抗胆碱作用可出现心动过速、高温、尿潴留、肠蠕动减少。严重者出现昏迷，瞳孔缩小，呼吸抑制。

【实验室及其他检查】

1. 血、尿、胃液中药物定性及定量测定 血清苯二氮䓬类药物浓度测定对诊断帮助不大，因活性代谢物半衰期及个人药物排出速度不同。

2. 动脉血气分析 了解呼吸抑制程度。

3. 其他 包括血液生化检查，如血糖、转氨酶、肝肾功能、电解质及心电图等检查，可判断毒物对机体损害程度。

【诊断与鉴别诊断】

一、诊断要点

出现意识障碍和呼吸、循环抑制患者，如有服用大剂量镇静催眠药史，诊断一般不难。但对服药史不确定的患者主要依靠排除诊断方法。血液、尿液、呕吐物中检出有镇静催眠药有助于明确诊断。

二、鉴别诊断

1. 其他毒物中毒 患者多有一氧化碳、乙醇、吗啡、海洛因、有机溶剂等相应毒物接触史。

2. 急性脑血管疾病 有高血压、动脉硬化史，局部定位体征，如偏瘫、脑膜刺激征等，头部 CT 检查有助于鉴别。

3. 代谢性脑病昏迷 多有糖尿病、慢性肝肾疾病等病史，及时测定血糖、血酮、血氨、动脉血气、电解质及肝肾功能等有助于诊断。

4. 癔病性昏迷 患者虽有意识障碍，但呼吸循环功能稳定，无其他异常体征，发病前常有精神刺激史，无毒物接触史，暗示治疗有效。

【治疗】

一、西医治疗

（一）清除毒物

1. 彻底洗胃　由于该类药物能使胃排空延迟，故即便是服药时间超过 6h 或更长，也应予彻底洗胃。一般首选 1∶5000 高锰酸钾溶液，也可以用生理盐水或温开水灌洗。

2. 吸附、导泻　洗胃后灌入活性炭 20～30g，每 4～6h 一次。能吸附各种镇静安眠药。可同时注入 50% 硫酸钠 40～60ml 导泻。

3. 强力利尿　输入碳酸氢钠及葡萄糖溶液，碱化尿液促使巴比妥离子化，加速排出减少重吸收。对巴比妥类中毒效果较好，对吩噻嗪类中毒无效。

4. 血液净化　血液净化是清除已进入血液循环内毒物的最好方法，可根据条件选用腹膜透析、血液透析或血液灌流。其中血液灌流效果最好，宜首选。有下列情况之一可考虑实施：摄入量已达致死量，且估计已被吸收；中枢神经系统抑制逐渐加深，中毒症状严重；伴有严重水、电解质和酸碱失衡；伴有心、肾衰竭。

（二）特效解毒疗法

氟马西尼（flumazenil）为苯二氮䓬类拮抗剂，能通过竞争抑制苯二氮䓬受体而阻断苯二氮䓬类药物的中枢神经系统作用。用法：每次 0.2mg，缓慢静脉注射，继之 0.1～0.2mg/min 维持，直至患者有反应或总量达 2mg。

巴比妥类、非巴比妥非苯二氮䓬类、吩噻嗪类药物目前尚无特效解毒药。

（三）加强生命支持治疗

1. 加强呼吸支持、促进意识恢复　对深昏迷或有呼吸抑制者，适量使用中枢兴奋剂，首选美解眠，兼有促进意识恢复作用，50mg 稀释于 5% 葡萄糖液 10ml 静脉注射，5～10min 一次；或 200～300mg 稀释于 5%～10% 葡萄糖液 500ml，静脉滴注。也可用洛贝林、尼可刹米等。纳洛酮对促进意识恢复有一定疗效，可对抗镇静催眠药的呼吸和循环抑制作用。可每次 0.4～0.8mg 静脉注射，必要时重复使用，或 2mg 加入 5% 葡萄糖液静脉滴注。

2. 维持重要脏器功能　①保持气道通畅：及时吸痰，深昏迷患者需气管插管或气管切开。保证吸入足够的氧及排出二氧化碳。②严密心电监护：如出现心律失常，在纠正水电解质失衡的基础上，给予抗心律失常药。出现肺水肿时，可静脉注射利尿剂、糖皮质激素等。③维持血压：镇静安眠药中毒易出现低血压，多因血管扩张所致，首先应输液补充血容量，如无效可考虑给予间羟胺、去氧肾上腺素（新福林）等 α 受体兴奋剂。吩噻嗪类中毒禁用 β-肾上腺素能受体兴奋药，如异丙肾上腺素、多巴胺等，以免导致血压进一步下降。

3. 对症治疗 ①低体温者，应注意保暖。②昏迷患者易发生肺炎，应常翻身、拍背、定时吸痰。并针对病原体选用抗生素治疗。③急性肾衰竭：多因休克所致，应及时纠正休克。如已进入少尿或无尿阶段，应保持水、电解质平衡。④如伴震颤麻痹综合征可选用苯海索（安坦）或东莨菪碱等。

二、中医治疗

（一）辨证治疗

1. 阳脱证

证候：神志恍惚，息微失声，面色苍白，大汗不止，四肢厥冷，二便失禁，舌淡或紫，脉微欲绝。

治法：回阳固脱。

方药：参附汤（《正体类要》）加味：红参，炮附子。

若大汗不止，加五味子、龙骨、煅牡蛎，潜阳敛汗；四肢逆冷加桂枝、当归、干姜；呼吸困难，加五味子、黄芪。

2. 气阴两虚欲脱证

证候：神志淡漠，声低息微，自汗盗汗，呼吸浅慢，舌红无苔，脉细数无力或欲绝。

治法：益气养阴。

方药：生脉散（《内外伤辨惑论》）加味：人参，麦冬，五味子。

肢冷尿少加附子、肉桂温肾化气；汗多者加黄芪、山萸肉，益气滋阴固脱。

治疗要点，毒邪初入胃肠时，中药催吐泻下等排毒，若毒邪入胃肠已久，当及时应用大剂量解毒中药并分型辨证论治。神昏较重时当醒神开窍；症情危重，有阴阳离决之势时，急以回阳救逆固脱。

（二）针灸治疗

回阳救逆：针刺关元、内关、肾俞、三阴交穴，或艾灸涌泉穴。

第六节 其他常见毒物中毒

Ⅰ 乌头类药物中毒

【病因和毒理作用】

乌头为毛茛科多年生草本植物，品种很多，包括川乌、草乌、附子等。其味辛，性热，有大毒，必须经加工炮制后方可入药。乌头主要致毒成分为乌头碱、次乌头碱、杰斯乌头碱等，尤以乌头碱毒性最强，口服 0.2mg 即可中毒，致死量为 3～4mg。除上述中药外，尚有雪上一枝蒿、搜山虎、雪莲花、天雄等都含有乌头碱成分。部分中成药中也可能含有乌头碱，如大、小活络丹，止痛丹，舒经活血丸，风湿骨痛丸等。另外民间使用的一些草药也可能含有乌头碱成分，应引起注意。乌头碱可通过消化道迅速吸收，主要作用于神经系统，使中枢神经及外周神经包括自主神经（尤其是迷走神经）先兴奋后抑制，阻断神经－肌肉传导，同时直接损害心肌，产生心律失常，血压下降，呼吸抑制。严重者可出现心源性休克及阿斯综合征，甚至引起多系统损害，最后发生心跳骤停和呼吸衰竭。

【临床表现与诊断】

90%患者在用药后 0.5~4h 发病。出现神经及循环系统症状，神经系统可表现为四肢、口舌及全身麻木、颤抖，步行困难，头昏眼花，视力模糊，复视，瞳孔改变，耳鸣，烦躁不安，语言不利，甚至抽搐、昏迷。心血管系统表现为胸闷心悸，心动过缓或过速，各种心律失常，尤其是各种室性心律失常如频发、多源性室性期前收缩，室上性期前收缩，室性心动过速，房室传导阻滞等，严重时血压下降，面色苍白，四肢厥冷，甚至发生阿－斯综合征、室颤死亡。消化系统可出现恶心呕吐，流涎，腹痛，腹泻，大便失禁。呼吸系统表现咳嗽，呼吸急促，发绀，急性肺水肿，可出现呼吸肌痉挛窒息、呼吸衰竭死亡。最常见的死亡原因为严重心律失常、室颤和呼吸衰竭。

对服用含有乌头碱类药物（尤其是过量服用、生服或与酒同服）后较快出现神经系统及心血管系统症状，心电图检查出现各种心律失常、ST 段改变及 T 波低平者应考虑乌头碱中毒。

【治疗】

1. 清除毒物　立即催吐或洗胃，催吐可用吐根糖浆，可用 0.02%~0.05% 的高锰酸钾或等体温生理盐水洗胃，洗胃后可用活性炭悬液，成人用活性炭 50~100g，儿童 1~2g/kg，服用毒物时间较长者可以 2% 盐水高位灌肠。

2. 静脉输液　补充 5% 葡萄糖生理盐水或 10% 葡萄糖注射液，同时补充维生素 B 族和维生素 C。

3. 抗心律失常　阿托品不仅可消除因迷走神经兴奋而出现的心律失常，也可减轻流涎、呕吐等消化系统症状，还可兴奋呼吸中枢。对心率缓慢、不规则或严重窦性心动过缓，可予阿托品 0.5~1mg 静脉注射，每 15~30min 重复 1 次。如仍有频发室性期前收缩、阵发性室性心动过速等可选用利多卡因 50~100mg 稀释后静脉注射，或以 1~3mg/min 静滴维持。

乌头碱中毒有时可并发尖端扭转性室性心动过速，可参考心律失常有关章节治疗。

4. 对症治疗　呼吸抑制可予吸氧、呼吸兴奋剂及人工通气。抽搐者予以止痉治疗。乌头碱中毒常伴有严重呕吐、腹泻，易出现水、电解质及酸碱平衡紊乱，尤其是低钾血症，常又成为室性心律失常的诱因，故应及时予以纠正。心力衰竭患者给予强心苷类。

5. 中药解毒　选用以下方法：①蜂蜜 50~100g，开水冲服；②绿豆、黄连、黑豆水煎服；③姜草绿豆汤：生姜、甘草、绿豆，水煎服；④银花甘草三豆汤：银花、甘草、黑豆、绿豆、赤小豆，水煎后，配蜂蜜服。⑤独参汤或参附汤，煎服。⑥苦参30g，水煎服，对乌头碱所致的心律不齐有纠正作用。

Ⅱ　灭鼠药中毒

【分类及毒理作用】

我国目前使用的灭鼠药种类有十余种，根据灭鼠药毒性作用时间与毒理机制分类如下：

1. 按毒性作用时间分类

（1）急性灭鼠药　指鼠食后24h内毒性发作而死的灭鼠药，包括毒鼠强（四亚甲基二砜四胺）、氟乙酰胺、氟乙酸钠、磷化锌、毒鼠磷等。

（2）慢性灭鼠药　指鼠食数天后毒性发作致死的灭鼠药，有抗凝血类的敌鼠钠、灭鼠灵等。

2. 按毒理机制分类

（1）抗凝血类灭鼠药　其化学结构类似于维生素k，进人体内造成凝血因子及凝血酶合成障碍，凝血时间延长，导致严重内出血死亡。如华法林、敌鼠钠、灭鼠灵、溴鼠隆、灭鼠酮等。

（2）兴奋中枢神经系统灭鼠药　①包括毒鼠强（没鼠命、三步倒、四二四），可拮抗GABA，产生强烈的中枢神经系统兴奋，出现反复惊厥，致死量为5~12mg；②含氟灭鼠药：氟乙酰胺（氟醋酸钠、1080），可经消化道、呼吸道及皮肤吸收，在体内经酰胺酶脱氨基后形成氟乙酸，氟乙酸在体内生成氟柠檬酸，氟柠檬酸堆积可直接兴奋中枢神经系统，导致抽搐发作；同时可导致三羧循环中断，使三磷腺苷合成障碍，使心、脑、肺、肝、肾等重要器官产生难以逆转的损伤。致死量为0.1~0.5g。由于其毒性强，在环境中及体内不易分解，易造成二次中毒，国家已明令禁止生产、销售、使用此类灭鼠药。

（3）其他灭鼠药　①磷化锌（或磷化铝），口服或吸入时，在胃及肺中可与胃酸和水反应，生成磷化氢而致中毒。其毒性作用出现较缓慢，从呼吸道吸入首先刺激呼吸道致黏膜充血、水肿，肺泡充血、渗出，发生急性肺水肿，进而影响心、肝、肾等器官；②安妥：能增加毛细血管通透性，引起肺水肿、胸腔积液及肝肾损害；③灭鼠优（抗鼠脲、抗鼠灵）：可抑制烟酰胺代谢，影响神经－肌肉接头传递；④鼠立死（杀鼠嘧啶）：维生素B6拮抗剂，干扰氨基酸的氨基转换和脱羧反应，导致急性代谢障碍，表现神经系统兴奋、抽搐；⑤毒鼠磷：为有机磷酸酯类，抑制胆碱酯酶活力。

【临床表现及诊断】

灭鼠药中毒的临床表现因灭鼠药种类、剂量、摄入途径不同而表现各异。

1. 抗凝血类灭鼠药中毒　主要特征为出血倾向。早期表现恶心呕吐，腹痛，食欲差，低热，误服 1 ~ 3d 后出现不同部位、不同程度出血，如鼻腔、牙龈、皮下出血，血尿、便血或柏油样便，严重时内脏器官大出血，常因失血性休克或颅内出血而死亡。

2. 毒鼠强中毒　轻症表现为头痛，头晕，恶心呕吐，腹痛，腹泻，胸闷，四肢麻木，乏力，烦躁，恶心，呕吐，上腹部烧灼感，伴腹痛，甚至呕血、肝脏肿大及触痛，半数病人出现精神症状；重症患者神志模糊，突然昏倒，出现严重阵发性惊厥或癫痫样大发作，伴呕吐白沫，两眼向上凝视，大小便失禁，可有多系统损害，常因剧烈抽搐导致呼吸衰竭死亡。

3. 含氟灭鼠药中毒　轻度中毒：头痛头晕，恶心呕吐，上腹疼痛，精神萎靡，视力模糊，乏力，四肢麻木，肌束震颤，口渴。中度中毒：除上述症状，出现烦躁，阵发性抽搐，分泌物增多，心肌损害，血压下降，呼吸困难。重度中毒：出现昏迷，惊厥，二便失禁，严重心肌损害，心律失常，心力衰竭，呼吸衰竭。

4. 磷化锌中毒　轻者口渴，恶心呕吐，呕吐物有蒜臭味，腹痛腹泻，头晕，胸闷，心悸；重者意识障碍，抽搐，口腔黏膜糜烂，病情进展可出现肺水肿、脑水肿、心肌损害、肝肾功能损害、休克。

5. 灭鼠优中毒　中毒表现为头痛头晕，意识障碍，痉挛，抽搐，心律失常，呼吸困难，呼吸肌麻痹，呼吸衰竭。

对有误服或其他原因引起的灭鼠药摄入史，并且出现与之相应临床症状者，诊断不难。但服药史不明确时，应注意与其他药物中毒或心脑血管疾病及出血性疾病鉴别。可收集残余药物、病人的呕吐物、尿液及血液进行灭鼠药检测以明确诊断。

【治疗】

灭鼠药中毒的治疗首先应阻断毒物进一步吸收，可根据情况采用催吐、插管洗胃并注入药用炭、导泻等措施。常规静脉补液，必要时可进行血液透析或血液灌流排出进入血中的毒物。灭鼠药中毒并发症多而严重，如脑水肿、肺水肿、惊厥、心律失常等，应积极予以对症处理。对于各种不同的灭鼠药中毒可采用相应的特殊疗法。

1. 抗凝血类灭鼠药中毒　维生素 k_1 10mg 肌内注射，儿童 1 ~ 5mg 肌内注射，每 4 ~ 6h 一次，连续 5d，以后改口服；重者予维生素 k_1 10 ~ 20mg 稀释后静脉滴注维持，用药至出血停止、凝血酶原正常为止。另可予大剂量维生素 C，出血现象重者可输新鲜血浆或全血。

2. 毒鼠强中毒　二巯基丙磺酸钠（NaDMPS）为广谱重金属解毒剂，能拮抗毒物的神经肌肉阻遏和呼吸抑制，对一些神经毒物，尤其是含巯基的毒物具有特异解毒作用。可予 0.125 ~ 0.25g 肌注，每 8h 一次，2d 后改为 0.125g，2 次/天，4d 后 0.125g，1 次/天。毒鼠强中毒突出表现为抽搐，应强调镇静、控制抽搐治疗，可予地西泮 10 ~ 20mg 静脉注射，或 50mg 加入 5% 葡萄糖注射液 250ml 静滴，直至抽搐控制，24h 总量不得超过 100mg。苯巴比妥钠 0.1 ~ 0.2g 肌注，每 6h 一次。经以上治疗，仍难控制抽搐，应请麻醉科医师采用硫喷妥钠等药物实行全身麻醉。有条件者尽早考虑进行血液净化（血液透析、血液灌流或血浆置换），加速毒鼠强排出。呼吸衰竭者及早行气管切开，呼吸机辅助通气，维持血压、血氧稳定，同时应用甘露醇、呋塞米脱水利尿，促进毒物排泄，减轻中毒及缺氧所致的脑水肿，保护肝肾功能，维持水、电解质、酸碱平衡。

3. 含氟灭鼠药中毒 可用 1∶5000 高锰酸钾液或清水彻底洗胃，再用硫酸镁或硫酸钠 20～30g 导泻，为保护消化道黏膜，洗胃后给予牛乳或生鸡蛋或氢氧化铝凝胶。乙酰胺（acetamide）商品名解氟灵，为特异解毒剂，其结构与氟乙酰胺相似，可竞争酰胺酶，阻断氟乙酸生成，从而清除氟乙酰胺对三羧循环的阻断。每次 2.5～5.0g 肌注，2～4次/天，或 0.1～0.3g/（kg·d），分 2～4 次肌内注射，重症患者首次给予 5～10.0g，连续用药 5～7d。醋精（乙二醇乙酸脂）6～30mg 肌注，每 30min 一次。在没有乙酰胺的情况下，可用无水乙醇 5ml 溶于 100ml 葡萄糖溶液中静脉滴入，每天 2～4 次。抽搐者给予地西泮 10～20mg 缓慢静注，根据病情反复注射或加入液体中静脉滴入，或同时给予苯巴比妥 0.1～0.2g 肌注，每 6～8h 一次。

4. 磷化锌中毒 主要为对症治疗。可用 0.5%～1% 硫酸铜液催吐，或用 0.2% 硫酸铜液洗胃，使磷化锌转化为不溶性的无毒的磷化铜；或以 0.05% 高锰酸钾液洗胃，使磷化物氧化为磷酸盐失去毒性；洗胃后以硫酸钠 20～30g 导泻，不得食用牛奶、油类、脂肪食物、鸡蛋清用来导泻，以免促进磷的吸收。

5. 灭鼠优中毒 大量口服或静脉注射维生素 B6 或烟酰胺。

Ⅲ 百草枯中毒

百草枯又名克芜踪、对草快、杀草快、一扫光等，为联吡啶杂环类化合物，是目前最常用的速效触杀型除草剂，进入土壤后很快失活，且在土壤中无残留，正常情况下使用，对动物和环境无危害，多由误服或自杀口服导致中毒，也可经皮肤吸收中毒致死。

【毒理作用】

百草枯在酸性环境下性质稳定，遇碱性分解，多由胃肠道摄入、呼吸道吸入和受损皮肤渗透。进入人体后，随血液迅速扩散到各组织器官，其中以肺和骨骼中含量最高，大部分 5d 内以原形随粪、尿液排出，少量经乳汁排出。百草枯中毒作用机制尚未完全明确，多数学者认为百草枯作为一种电子受体，经微粒体还原型辅酶、细胞色素 C 还原酶等催化作用下产生大量有毒的超氧化物分子，导致细胞膜脂质过氧化，使血清中丙二醛生成增加，超氧化歧化酶活性降低，引起细胞水肿、变性、坏死。由于肺泡细胞对百草枯具有主动摄取和蓄积特性，故肺损伤最突出，表现为肺内出血及肺泡表面活性物质的减少和失衡，炎症细胞浸润，继而出现肺水肿、透明膜变性，最终使胶原沉积、纤维细胞增生，肺间质纤维化，甚至导致多脏器功能衰竭。此外，百草枯中毒能竞争性抑制干扰呼吸链电子传递，影响生物氧化磷酸化过程，从而使能量合成减少甚至停止，引起细胞衰竭。

【临床表现】

1. 呼吸系统表现 肺部表现最突出，以胸闷、咳嗽、呼吸困难和发绀多见，严重中毒者，24h 内可迅速出现肺水肿、肺出血，1～3d 内出现急性呼吸窘迫综合征（ARDS）而死亡。1 周后存活患者，病情变化以进行性肺渗出性炎性病变、肺纤维化形成和呼吸衰竭为主，2～3 周后又出现呼吸窘迫、难治性低氧血症，肺纤维化进行性加重，最终因呼吸衰竭死亡。

2. 消化道表现 口、咽喉烧灼感、口腔黏膜溃烂、食管灼伤、恶心、呕吐、腹痛、腹泻，甚至呕血、便血和胃穿孔等。严重患者 1～7d 出现肝区疼痛、肝大、触痛、黄疸及肝功能异常，甚至可致急性肝坏死。

3. 泌尿系统表现 常于中毒 1～3d 出现尿频、尿急、尿痛等膀胱刺激症状，严重者短期内即可发生急性肾衰竭。

4. 循环系统表现 早期较少见，重者可有中毒性心肌损害，血压下降。

5. 神经系统表现 多见于严重中毒患者，常见头痛、头晕、嗜睡、精神异常、幻觉、面瘫、抽搐、昏迷等精神神经症状，并可发生脑水肿及脑出血等。

6. 血液系统表现 少数患者可见贫血、血小板减少和高铁血红蛋白血症，严重者发生弥散性血管内凝血。

7. 局部表现 皮肤污染致接触性皮炎、皮肤红斑、灼伤、水疱，甚者溃疡和坏死等；高浓度百草枯液污染指甲后，可致指甲白点、横断、甚至脱落；眼污染出现刺激症状及结膜、角膜灼伤，甚者形成溃疡；呼吸道吸入则鼻喉产生刺激性症状和鼻出血等。

【诊断】

（1）有明确的百草枯接触史和典型的上述临床表现；

（2）实验室检查可行血、尿百草枯测定，可协助明确诊断，注意样本要保存在塑料试管内；

（3）外周血白细胞计数显著增高；血气分析提示重度低氧血症。

（4）X 线肺部检查：早期主要为肺纹理增多，肺间质炎症，可见点、片状阴影，肺部透亮度减低或毛玻璃样改变，中期出现肺实变或大片实变，同时出现部分肺纤维化，后期则出现肺纤维化及肺不张。

（5）肺功能检查，表现为弥散障碍、中等度气道阻塞和（或）限制性通气异常。

【治疗】

减少毒物的吸收、促进体内毒物排泄、加强支持治疗。目前尚无百草枯中毒的有效解毒剂。

1. 清除毒物 立即脱离现场，皮肤污染时，立即用流动清水或肥皂水冲洗 15min，眼睛污染时立即用流动清水清洗 10min，局部应用抗菌药物，防止继发感染。口服者立即催吐，用清水彻底洗胃或 2% 碳酸氢钠灌胃，洗胃时避免引起食管或胃穿孔。然后用

30%漂白土、皂土或活性炭60g灌胃，以吸附胃肠内的百草枯。再予以硫酸镁、硫酸钠或20%甘露醇导泻，重复应用，以清除毒物，直到粪便中出现吸附剂。口服后2h内清除毒物疗效最好，对有口咽部、食管损伤征象患者要禁食。

2. 合理氧疗　保持呼吸道通畅，确保呼吸功能正常，禁止高浓度吸氧，以免增强百草枯的毒性作用，但当氧分压<40mmHg或发生ARDS时，可吸入高于21%浓度的氧气，无效及呼吸困难者及早给予人工辅助呼吸。

3. 清除氧自由基　及时给抗氧化剂，如维生素E、维生素C、乙酰半胱氨酸、还原型谷胱甘肽、依达拉奉、姜黄素、氨溴索清除氧自由基，保护器官功能。

4. 激素和免疫抑制剂　糖皮质激素（甲泼尼龙、地塞米松）及免疫抑制剂（环磷酰胺、硫唑嘌呤、氟尿嘧啶）能有效抑制渐进性的肺纤维化。目前多采用糖皮质激素联合环磷酰胺冲击治疗百草枯中毒。具体方法为甲泼尼龙500mg静脉滴注，1次/天，根据病情连用14d或21d后逐渐减量至停药。环磷酰胺800mg静脉滴注，连用2次，第2周重复，以后酌用可有较好效果，以上药物必须尽快使用。

5. 血液净化　是治疗百草枯中毒的重要手段。目前临床主要的血液净化手段有血液灌流、血浆置换和血液透析，其中血液灌流为最优选择。血液灌流至尿检阴性为止，血液灌流开始的早晚与患者存活与否有关，灌流越早，病死率越低。

6. 对症治疗　积极补液、利尿，保持机体水、电解质平衡、防止继发感染，加强营养支持。康复新液局部或口服使用，可减轻口腔及消化道灼伤，联苯双酯15mg/次，3次/天口服，具有稳定肝细胞膜的作用，防治肝损害。真菌感染多发生于治疗1周后，一旦出现及时给予抗真菌药物。

7. 其他药物治疗　新型广谱抗纤维化药物吡啡尼酮有逆转百草枯中毒所致肺损伤和纤维化的潜力。

8. 中医治疗　血必净、复方丹参注射液等中成药对改善微循环、清除氧自由基有一定的疗效。

Ⅳ　阿片类药物中毒

【病因与毒理作用】

阿片类药物主要指阿片生物碱类镇痛剂及其合成代用品，包括吗啡、哌替啶（度冷丁）、罂粟碱、可待因、芬太尼、美沙酮、海洛因及鸦片。中毒人群大多为青少年，中毒原因主要为吸入（包括鼻吸、烫吸和烟吸）、注射（包括静脉、皮下和肌内），少数误食、误用，口鼻腔和直肠黏膜吸收。阿片类药物进入血-脑脊液屏障后可刺激中枢神经系统内特异性阿片受体，抑制大脑皮层的高级中枢，继之影响延脑，抑制呼吸中枢和兴奋催吐化学感受区，产生镇静、呼吸抑制作用；并有提高胃肠道平滑肌、括约肌张力，减缓肠蠕动作用；大剂量吗啡可抑制延髓血管运动中枢和促进组胺释放，扩张周围血管引起低血压和心动过缓。长期应用具有耐受性及成瘾性。吗啡是阿片类药物的主要作用成分，吗啡的致死量为 0.25g。

【临床表现】

阿片类药物中毒临床表现基本一致。口服过量者多在 0.5～1h 出现症状，静脉注射后迅速出现中毒症状。患者临床表现为欣快感和兴奋，中毒可分为轻度中毒和重度中毒。轻度中毒：表现为头晕，头痛，恶心，呕吐，出汗，口渴，幻觉，兴奋或抑郁，瞳孔缩小，心率减慢，血压下降，肌张力增高，尿潴留等。重度中毒：典型临床表现为昏迷、呼吸高度抑制及瞳孔小如针尖，称为吗啡中毒的"三联征"。呼吸抑制表现为呼吸极度缓慢，甚至完全停止，常伴严重发绀，可伴有惊厥、角弓反张、对光反射消失、脉搏细弱、血压降低及心动过缓，最后致休克、呼吸循环衰竭死亡。哌替啶中毒除对呼吸抑制外，由于哌替啶同时具有阿托品样作用，因此有瞳孔扩大，心动过速。

【诊断要点】

1. 用药及吸毒史　有临床应用过量阿片类药物史，尤其是静脉注射或吸毒史。

2. 临床表现　出现以上典型临床症状者，排除因其他药物引起的中毒。对怀疑阿片类药物中毒者，可诊断性静脉注射纳洛酮，若即刻能解除呼吸抑制者，可协助诊断。

3. 实验室检查　尿及胃内容物检测有阿片类药物的存在。

【治疗】

轻度中毒者以对症治疗为主，应密切观察意识和呼吸变化。重度中毒者应予紧急处理。

1. 复苏支持　保持呼吸道通畅，高流量吸氧。对呼吸高度抑制、严重缺氧者立即气管插管，人工通气。

2. 解毒药物　尽快使用阿片受体拮抗药纳洛酮，可迅速逆转纠正或减轻改善阿片类药物所造成的昏迷与呼吸抑制。首剂 0.4～0.8mg 静脉注射或肌内注射，本药单次注射维持时间短，可每 5～15min 重复，直至呼吸恢复或总量达 10mg。也可以 2mg 加入 5% 葡萄糖注射液 500ml 中静脉滴注维持。纳洛酮注射后可引发呕吐，对高血压、心律失常患者慎用。

3. 输液利尿　纠正水电解紊乱和维持酸碱平衡，加速阿片类毒物及其代谢产物的排出。

4. 洗胃导泻清除毒物　口服中毒者应常规洗胃及导泻，用 1∶2000 高锰酸钾液洗胃，拔出胃管前将硫酸钠 15～30g 或大黄粉由胃管注入以导泻，促进毒物快速排出。由于吗啡可导致幽门痉挛，胃排空延缓，故口服中毒患者洗胃时间应适当延长。

5. 对症治疗　脑水肿者予以脱水、利尿及肾上腺糖皮质激素治疗。

V　新型毒品中毒

新型毒品主要是相对于鸦片、海洛因、大麻等传统麻醉药品而言，指人工化学合成的致幻剂、兴奋剂类毒品，是由国际禁毒公约和我国法律法规所规定管制的、直接作用于人的中枢神经系统，使人兴奋或抑制，连续使用能使人产生依赖性的精神药品（毒品）。

【新型毒品分类】

新型毒品根据毒理学性质可分为 4 类。

1. 中枢兴奋药　苯丙胺（安非他明）及其衍生物，如甲基苯丙胺（俗称冰毒）等。

2. 致幻药　包括植物来源和化学合成的，色胺类（如裸盖菇素）、麦色酰二乙胺、苯烷胺类（如麦司卡林）和分离性麻醉剂（苯环己哌啶和氯胺酮，氯胺酮俗称 K 粉）等。

3. 兼有中枢兴奋和致幻作用药　亚甲基二氧基甲基苯丙胺，俗称摇头丸等。

4. 中枢抑制为主的药物　氟硝西泮和 γ-羟基丁丙酯（俗称液体迷魂药）。

【毒理作用】

1. 苯丙胺类　苯丙胺是一种类似于儿茶酚胺神经递质作用的化合物，吸收后易通过血脑屏障，促进脑内儿茶酚胺递质（多巴胺和去甲肾上腺素）释放，减少抑制性神经递质 5-羟色胺的含量，产生神经兴奋和欣快感。故有收缩周围血管，兴奋心脏，升高血压，松弛支气管平滑肌、散大瞳孔、收缩膀胱肌等作用。苯丙胺中毒剂量为 15~20mg，30mg 则有严重反应。

2. 氯胺酮　其为中枢兴奋性氨基酸递质甲基-天门冬氨酸受体特异性阻断药，选择性阻断痛觉冲动向丘脑-新皮层传导，故具有镇痛作用；对大脑边缘系统有兴奋作用，能使意识与感觉分离；滥用氯胺酮后能够抑制神经细胞活性，从而导致大脑中正在发育的神经细胞凋亡，引发精神中毒反应、幻觉及精神分裂症状。

3. 亚甲基二氧基甲基苯丙胺　属苯丙胺类兴奋剂的衍生物，具有苯丙胺样中枢兴奋和麦色酰二乙胺样致幻作用，但甲基苯丙胺中枢兴奋作用强于苯丙胺，1.5mg/kg 即可导致死亡。毒性反应是通过氧自由基的神经毒的形成而产生，药物滥用所产生的成瘾性与多巴胺神经元密切相关。多巴胺是快感和兴奋的重要物质，摇头丸有显著增加多巴胺效价作用，长期滥用可使脑细胞反应下降，导致脑细胞损害。

4. γ-羟基丁丙酯　俗称液体迷魂药，是一种中枢抑制剂，滥用后可导致欣快感、放松和行为放纵，医疗用药时使用很小剂量，即可治疗发作性睡病。该药的镇静作用剂量与致死剂量接近，安全范围很小，特别与乙醇及中枢抑制剂合用时，其潜在的致命中毒作用增加。

【临床表现与诊断】

1. 苯丙胺类中毒　常见精神兴奋、躁动不安、易激惹、焦虑、偏执性幻觉或惊恐；重者头痛、高热、震颤、惊厥、攻击或偏执行为、心悸、心律不齐、血压升高（有时可导致颅内出血）、致命的恶性心律失常、血压降低甚至休克、精神错乱、分裂症、肝肾衰竭、昏迷甚至死亡；亦可出现口干、口中有金属味道，厌食、恶心、呕吐、腹泻及腹部绞痛等症状；慢性中毒者体重减轻、精神异常，并发肝炎、感染性心内膜炎、败血症及性病、艾滋病等。

2. 氯胺酮中毒　神经精神中毒反应，轻者为做梦感和漂浮感，重者为语言含糊不清、头昏、精神错乱、过度兴奋、幻听、幻视、谵妄、活动异常、怪异和危险行为。心血管表现心率增快，心功能衰竭，甚至死亡。

3. 亚甲二氧基甲基苯丙胺中毒　严重损伤神经精神系统，引发认知障碍及精神病症状，主要表现为：躁狂、焦虑、抑郁、睡眠障碍和记忆障碍。其他躯体障碍包括：高热、出汗、震颤、惊厥、肌肉活动增加、心血管功能障碍（血压变化及心律失常）等严重致命损害。

4. γ－羟基丁丙酯中毒　主要变现为体温下降、恶心、呕吐、意识丧失、心率减慢、呼吸抑制、惊厥、呕吐及昏迷。当与苯丙胺类中枢兴奋剂合用时，危险性增加。与酒精及中枢抑制剂合用，可出现恶心和呼吸困难，甚至死亡。

【实验室检查】

1. 毒物检测　口服中毒时留取胃内容物、呕吐物、尿液和血液进行毒物定性检查，有条件时测定血药浓度协助诊断。

2. 其他检查

（1）动脉血气分析　严重中毒者表现为低氧血症和呼吸性酸中毒。

（2）血液生化检查　血糖、电解质和肝肾功能检查。

通常根据滥用相关毒品史（常见于经常出入特殊社交和娱乐场所的青年人），临床表现及实验室检查可做出诊断。

【治疗】

1. 清除毒物

（1）催吐、洗胃　可促进体内未吸收药物排出，以减少药物吸收，做到尽早、尽快、彻底。轻度中毒者可行催吐，洗胃液以 1∶5000 高锰酸钾液反复冲洗，直至洗出液体呈澄清透亮为止，中重度中毒患者洗胃时注意保护呼吸道，以防窒息及吸入性肺炎发生。

（2）活性炭吸附　应用活性炭混悬液吸附未吸收的毒物。活性炭的应用比较重要，可加快药物由血液反渗入胃肠，降低血液中药物浓度，反复给予活性炭疗效较好，同时应用泻剂，使已吸附药物的活性炭在适当时由胃肠道排出。

（3）补液利尿　5% 或 10% 葡萄糖液＋维生素 C 静点，酸化尿液促进药物排出，同时口服氯化钠，予利尿剂增加尿量，以加速毒物及其代谢产物的排出。严重中毒患者，可行腹膜透析及血液透析。

2. 解毒药　新型毒品无特效解毒药，纳洛酮对新型毒品中毒出现中枢抑制或呼吸骤停、意识丧失有一定作用，同时对血压、心率有一定影响，应密观血压及心率变化情况。

3. 复苏支持治疗

（1）出现休克征象，抗休克治疗。高热患者，补足液体后可物理降温，酌情予以退热药，体温降至38℃左右可停止降温。

（2）氯丙嗪可控制高血压及中枢神经兴奋症状。对极度兴奋、烦躁和惊厥者，可用地西泮10～20mg静注，予以约束带等控制患者躁动。

（3）轻度中毒患者予以高流量吸氧治疗，中重度患者出现呼吸抑制，在保证呼吸道通畅的情况下，予纳洛酮治疗，以早、迅速、足量为治疗原则。立即静脉注射0.4～0.8mg，如呼吸未见改善，3～5min后可重复推，直至意识恢复，呼吸改善。呼吸骤停者予以气管插管，呼吸机辅助呼吸。

（4）出现心律失常，选用抗心律失常药物治疗；血压明显升高可予硝苯地平、硝普钠、酚妥拉明控制血压，剂量根据血压水平调整。

（5）耐心细致进行心理疏导，使患者了解相关知识，避免再次服用此类药物。

Ⅵ 亚硝酸盐中毒

【病因与毒理】

亚硝酸盐中毒是因误食亚硝酸盐、饮用亚硝酸盐含量高的井水或食入含大量硝酸盐及亚硝酸盐的蔬菜而导致的组织缺氧为主要表现的急性中毒。

亚硝酸盐系强氧化剂，进入体内后能使血液中的低铁（二价铁）血红蛋白氧化成高铁（三价铁）血红蛋白，形成高铁血红蛋白血症而失去携带氧的能力，致使组织缺氧，出现发绀，故又称为肠源性青紫症。此外，亚硝酸盐有松弛血管平滑肌特别是小血管平滑肌的作用，使血管扩张，血压下降。亚硝酸盐中毒量为0.3～0.5g，致死量为1～3g。

【临床表现与诊断】

亚硝酸盐中毒潜伏期一般为1～3h，但若误食纯亚硝酸盐其潜伏期仅为10～15min。本病发作时的典型表现是皮肤、黏膜呈青紫色，几乎所有病人均有口唇、舌尖、指端青紫，重者眼结膜、颜面及全身皮肤呈紫黑色。其他中毒表现为头晕、头痛、乏力、胸闷、嗜睡、烦躁不安、呼吸急促，恶心呕吐、腹痛、腹泻。严重时出现心率加快、呼吸困难、肺水肿、惊厥、昏迷、血压下降、休克，如不及时救治，随时出现衰竭而死亡。

病人有进食含硝酸盐或亚硝酸盐食物史，或饮用含亚硝酸盐的井水史，临床出现青紫症状可作出初步诊断。必要时对呕吐物、胃内容物进行化验以明确诊断。有条件者可作高铁血红蛋白定量或定性检验，亚硝酸盐中毒时血液中高铁血红蛋白含量常大于10%，本病有时需排除其他毒物所致的高铁血红蛋白血症，如苯的氨基和硝基化合物等中毒。

【治疗】

1. 清除胃肠道毒物。根据患者病情行催吐或插胃管洗胃，以 1∶5000 高锰酸钾溶液彻底洗胃，继之用硫酸镁或硫酸钠导泻。

2. 高流量吸氧，保持呼吸道通畅，使用呼吸兴奋剂，必要时施行人工通气。

3. 特效解毒治疗。立即予美蓝（亚甲蓝）1~2mg/kg，稀释后缓慢静脉注射，2h 后症状不缓解，可重复注射 1 次。美蓝原系强氧化剂，在体内还原型辅酶作用下具有还原性，可将血红蛋白中的三价铁还原为二价铁，恢复其运氧功能。但美蓝剂量如果过大，可大量消耗体内还原型辅酶，使部分美蓝未被还原而仍具有氧化性，结果反而起与治疗相反的作用，加重发绀。葡萄糖和维生素 C 具有还原作用，维生素 C 是三价铁转为二价铁过程的必需物质，能直接将高铁血红蛋白还原成血红蛋白，并可加强美蓝的疗效，一般用 50% 葡萄糖注射液 60ml 加维生素 C 1g 静脉注射。

4. 经以上治疗，仍有严重发绀者，可输新鲜血 300~500ml，必要时予以血液透析。

5. 对症治疗。恶心、呕吐等常易导致水电解质及酸碱平衡紊乱，故应及时予以纠正，抽搐者予以止痉治疗，有意识障碍、昏迷者可用阿片受体拮抗剂纳洛酮对症治疗，积极控制休克、呼吸衰竭等并发症。

第七节　中　暑

中暑（heat illness）是指高温或烈日暴晒引起体温调节功能紊乱所致的一组临床综合征，以高热、皮肤干燥、无汗及中枢神经系统症状为特征。重度中暑依照发病机制和临床表现分为：热痉挛、热衰竭和热（日）射病 3 型。本病主要流行于每年的 6~10 月份，南方多见，在烈日、长时间高温环境下工作的人员更易发病。热射病如不及时采取有效的抢救措施，死亡率可高达 5%~30%。

中医认为夏季暑气当令，气候炎热，人若长时间在烈日下或高温中劳作，伤及气阴，暑热之邪乘机侵入，骤然发为高热、出汗、神昏、嗜睡，甚则躁扰、抽搐而成本病，属"暑证"范畴。

【病因病理】

一、西医病因病理

1. 病因　中暑的发病主要是人体对高温环境的适应能力不足。发病的主要原因有：①环境因素：在大气温度升高（>32℃）、湿度较大（>60%）的环境中，长时间工作或从事重体力劳动，或炎夏烈日下暴晒等，如果防暑降温措施不足，常极易发生中暑。有资料表明，连续 3d 平均气温超过 30℃和相对湿度超过 73%时最易发生中暑。②机体因素：凡导致机体热负荷增加或散热机能发生障碍的因素均可诱发中暑。主要有：一是产热增加，如从事剧烈运动或重的体力劳动，发热，甲状腺功能亢进或应用某些药物

（如苯丙胺）；二是散热障碍，如湿度较大、过度肥胖、穿透气不良的衣服等；三是汗腺功能障碍，如先天性汗腺缺乏症、大面积皮肤烧伤后瘢痕形成、硬皮病等；四是热适应差，如慢性疾病患者、肥胖、营养不良、年老体弱、产妇等也易发生中暑。

2. 病理　尸体解剖发现其病理主要为小脑和大脑皮质神经细胞坏死，特别是 Purkinje 细胞病变尤为突出，有的甚至消失，发病数日后病变区有胶质细胞浸润；心脏有局灶性心肌细胞溶解、出血、坏死，心外膜、心内膜和瓣膜组织出血。部分见不同程度的肝细胞变性坏死和胆汁淤积；肾上腺皮质可见出血。如为剧烈运动引起中暑者常见肌肉变性、坏死。休克和循环衰竭者的病理表现为脑充血、水肿和散在性出血点，胸膜、腹膜和小肠有出血点，肝小叶有中心坏死，肾有缺血表现和肾小管退行性变。

3. 发病机制　在下丘脑体温调节中枢控制下，正常人的体温一般在 37℃ 左右，这是产热与散热平衡的结果。人体产热主要来自体内氧化代谢过程中产生的基础热量，肌肉收缩、运动和不自主的寒战也是产生热量的主要来源。在室温（15～25℃）下，人体散热通常靠辐射（60%），其次为蒸发（25%）和对流（12%），少量为传导（3%）；若周围环境温度超过皮肤温度时，人体只能靠出汗以及皮肤和肺泡表面的蒸发而散热。每蒸发 1g 水，可带走 2.4KJ 热量。人体散热还通过循环血流将深部组织的热量带至皮下组织，并通过扩张的皮肤血管散热。因此，皮肤血管扩张和经皮肤血管的血流越多，散热越快。皮肤血管扩张可使皮肤温度较深部组织低 1℃。

高温对人体的影响：高热直接作用于细胞膜或细胞内结构，致分子间结合改变，线粒体可有变性。

（1）体温调节　在高温条件下，人体血液循环和汗腺功能对调节体温起主要作用。高温超过一定限度，产热量大于散热量时，体温调节失控，可突然出现高热而发生热射病。此时汗腺功能发生障碍，出汗减少进一步加重高热。

（2）中枢神经系统　高温对中枢神经系统有抑制作用，初期使注意力不集中，反应迟钝，肌肉工作能力降低，动作准确性和协调性差。待体温增高到一定程度神经系统功能失控，出现谵妄、狂躁，最后深度昏迷。

（3）心血管系统　高温引起机体散热的增加，促使皮肤血管扩张，血液重新分配，心输出量增加，心脏负荷加重。此外，高热能引起心肌缺血、坏死，易促发心功能减弱或心力衰竭。这时心排出量降低，输送到皮肤血管的血液量减少而影响散热。

（4）呼吸系统　由于肺血管内皮热损伤会发生 ARDS。

（5）水、电解质代谢　出汗是高温作业时的主要散热途径。正常人日出汗量生理限度为 6L，热适应后的个体出汗速率是正常人的 2 倍。而汗中氯化钠含量约为 0.3～0.5%，大量出汗伴有盐丢失，引起循环障碍及失钠而发生热痉挛。

（6）消化系统　高温引起血液重新分配，使消化道血液减少，胃蠕动减弱，胃液分泌减少而影响食欲。中暑时直接热毒性和胃肠道灌注减少可引起缺血性溃疡，易发生消化道出血。

（7）泌尿系统　高温时汗多和心排量降低，可使肾血流量减少和肾小球滤过率下降，尿液浓缩，出现蛋白尿及细胞管型尿，横纹肌溶解出现肌红蛋白尿，可导致急性肾衰竭。

（8）其他　高温时血清丙氨酸转氨酶、天冬氨酸转氨酶、乳酸脱氢酶及肌酸磷酸激酶增高，甲状腺素分泌减少。

体温大于42℃时，蛋白可变性，体温大于50℃时，数分钟后所有细胞均死亡。

二、中医病因病机

1. 暑为火热之邪　如《丹溪心法·中暑》曰："暑乃夏月炎暑也，盛热之气者，火也。"

2. 中暑多属虚证　体虚之人易中暑，夏令炎热气候致人体津气耗伤，故虚者居多。

3. 多湿之人易中暑　《医门法律·热湿暑三气门》："体中多湿之人最易中暑，两相感召故也。外暑蒸动内湿，二气交通，因而中暑"，又说："平素积痰，充满经络，一旦感召盛暑，痰阻其气，卒倒流涎，此湿暑合病之最剧者也"。说明多痰多湿体质外感暑热之邪易致中暑。

中暑因感受夏令暑热病邪而发病，发病初期多暑伤气分，导致阳明热盛；其次变化迅速，易暑热传入营血，出现"闭窍、动风、动血"危候；即使治疗得当，疾病后期也常遗有津气损耗。

【临床表现】

根据我国《职业性中暑诊断标准》，可将中暑分为先兆中暑、轻症中暑和重症中暑三级。其临床表现如下：

一、先兆中暑

在高温环境下工作一定时间后，出现头昏、头痛、口渴、多汗、全身疲乏、心悸、注意力不集中、动作不协调等症状。体温正常或略有升高。如及时将患者转移到阴凉通风处安静休息，补充水、盐，短时间内即可恢复。

二、轻症中暑

除上述症状加重外，体温至38℃以上，伴面色潮红，大量出汗，皮肤灼热等表现；或面色苍白、皮肤四肢湿冷、血压下降、脉搏增快等虚脱表现。如进行及时有效的处理，常常于数小时内恢复。

三、重症中暑

1. 热射病（heat stroke）　又称中暑高热，是一种致命性急症，高热、无汗和意识障碍是本病的3大特征。往往在高温环境下工作数小时，或老年、体弱、慢性病患者在连续数天高温后发病。先有头晕、头痛、恶心、全身不适、软弱、多汗等，之后体温突然升高，可高达40℃以上，出现嗜睡、谵妄和昏迷等意识障碍，皮肤干燥、无汗、潮红或苍白，甚至出现脉率增快、血压下降、脉压增宽、紫绀等周围循环衰竭征。或有心律失常，呼吸快而浅，后期呈潮式呼吸，可出现抽搐，瞳孔由小变大，对光反射迟钝或消失。严重患者出现休克、心力衰竭、肺水肿、脑水肿、肝肾功能衰竭或弥散性血管内凝血（DIC），预后不良。

头部直接受太阳辐射引起的热射病称日射病，属于热射病的特殊类型。

2. 热痉挛（heat cramps） 在高温环境进行重体力劳动，出汗过多后，口渴大量饮水而盐分补充不足以致血中氯化钠浓度显著下降，引起肌肉痉挛伴有收缩痛。肌痉挛好发于活动较多的四肢肌肉和腹肌，尤以腓肠肌为严重，常呈对称性、阵发性发作。严重的肌痉挛可引起横纹肌溶解症。患者意识清楚，体温一般正常。可为热射病的早期表现。

3. 热衰竭（heat exhaustion） 多见于饮水不够的老年人、体弱者和婴儿，也可见于从事高温作业的工人，补够盐而补水不足者。因体内无过量热积蓄，一般无高热，患者先有头晕、头痛、多汗、恶心、呕吐，继之出现口渴、冷汗淋漓、疲乏、焦虑、胸闷、面色苍白、轻度脱水、脉搏细弱或缓慢、血压下降、心律不齐，可有晕厥，手足抽搐。严重患者出现循环衰竭。

热衰竭可以是热痉挛和热射病的中介过程，如不治疗可发展成为热射病。

【实验室检查】

1. 热射病 白细胞总数及中性粒细胞分类增高，尿中可见到蛋白和管型。血尿素氮、血清丙氨酸转氨酶、天冬氨酸转氨酶、乳酸脱氢酶增高。可有酸中毒、低钠、低钾血症。心电图可见各种心律失常和ST段、T波的变化。

2. 热痉挛 血常规一般无大的变化，血清生化检查见血清钠、氯降低，血清肌酸磷激酶增高等。

3. 热衰竭 血常规提示血液浓缩，高血钠症，氮质血症。

【诊断与鉴别诊断】

一、诊断要点

诊断需结合季节、气温和临床表现。

1. 环境与体质 有在高温环境中工作、生活的病史，或有引起中暑的身体的基础情况（体弱多病、产妇等），或其他诱因（失水、失钠等）。

2. 临床表现 如热射病的高热、无汗、昏迷；热痉挛的肌肉痉挛；热衰竭的循环障碍等。

3. 实验室检查 ①血常规：可见白细胞总数、中性粒细胞分类增高以及血液浓缩现象。②血清生化：低钠、低氯或高钠，丙氨酸转氨酶、乳酸脱氢酶等增高。③其他：可见轻度酸中毒，尿素氮增高等。④心电图变化：ST - T改变，各种心律失常等。

二、鉴别诊断

主要与其他引起高热伴有昏迷的疾病相区别。如热射病必须与脑型疟疾、脑炎、脑膜炎、有机磷农药中毒、中毒性肺炎、菌痢等鉴别；热衰竭应与消化道出血、宫外孕或低血糖等鉴别；热痉挛伴腹痛应与各种急腹症鉴别。

1. 乙型脑炎　二病发病季节相似，均有昏迷、高热，但乙型脑炎起病过程较慢。本病往往二三日后才出现高热、昏迷，且有脑膜刺激征，病理反射阳性，脑脊液异常等，有助于区别。

2. 急性脑血管病　此病起病较快，意识障碍程度与中风性质、病变部位有关，一般有定位表现，体温升高较慢，头颅 CT 检查有助鉴别。

3. 有机磷农药中毒　本病患者有接触或吞服毒物病史，初起体温不高，有瞳孔缩小、皮肤湿冷、肺部啰音等表现。实验室检查：血清胆碱酯酶活性降低有助于确定诊断。

4. 低血糖　低血糖患者有较长时间饥饿或使用降糖药等异常情况，临床表现头晕、晕厥、冷汗等，低血糖一般血压不下降，补糖后病情迅速改善。

【治疗】

一、治疗原则

快速降温是中暑患者治疗的关键，降温速度决定患者的预后。目前西医治疗以降低体温和对症支持治疗为主，中医辨证施治具有一定的优势。本病采用中西医结合的治疗措施，疗效较好。

二、西医治疗

（一）先兆中暑与轻症中暑

应立即撤离高温环境，在通风阴凉处安静休息，并补充清凉含盐饮料，即可恢复。疑有循环衰竭倾向时，可酌情给葡萄糖盐水静滴。体温升高者应及时给予物理降温。

（二）重症中暑

1. 一般治疗　热衰竭和热痉挛患者应转移到通风阴凉处休息，热痉挛患者口服凉盐水和含盐饮料或静脉注射生理盐水，可迅速好转。有循环衰竭者应静脉补给生理盐水并加葡萄糖液和氯化钾。一般患者 30min 至数小时内可恢复。热射病患者应积极处理，

2. 降温治疗　通常要求在 1h 内使直肠温度降至 38.5℃ 以内。常用如下方法：

（1）物理降温　①冰敷：在头部、腋部、腹股沟置冰袋以防体温回升，本法更适用于不能耐受 4℃ 浸浴、昏迷不深、老年、体弱以及有心血管疾病的人，避免患者在 4℃ 浸浴过程中发生寒战而加重心脏负担，引发严重的心律失常和心力衰竭。②酒精擦浴：用 50% 的酒精擦浴颈动脉、股动脉、腘动脉等大血管处。③体内降温：体外降温无效者，用冰盐水进行胃或直肠灌洗，也可用 20℃ 或 9℃ 无菌生理盐水进行血液透析或腹膜透析。

（2）药物降温 氯丙嗪（冬眠灵）能降低体温调节中枢兴奋性，降低代谢，阻断交感神经，扩张血管，松弛肌肉和降低氧耗量。剂量用 25～50mg 加入葡萄糖 500ml 中静脉滴注 1～2h。用药过程中注意血压变化，血压下降时，应减慢滴速或停用。

（3）对症支持治疗 给氧、吸痰，保证呼吸道通畅。补液不宜过速以免发生心力衰竭。纠正酸中毒和电解质紊乱。低血压可用升压药，心力衰竭用毛花苷 C。疑有脑水肿和早期急性肾衰竭者，试用甘露醇和利尿药，急性肾衰者可进行血液透析。烦躁不安或抽搐者，可用地西泮 10mg 或苯巴比妥钠 0.1～0.2g/次肌注。

三、中医治疗

（一）辨证论治

1. 中暑阳证

证候：壮热多汗，或兼见恶寒，烦躁，口渴多饮，面赤气粗，大便燥结，小便短赤，舌质红而少津，脉洪数，指纹深红，透达气关。

治法：清泻阳明，益气生津。

方药：白虎加人参汤（《伤寒论》）加减。生石膏、知母、人参、粳米、麦冬、生甘草。

中暑伤津明显，可以在方中加入芦根、生地，使热却津来，病退矣；如中暑热不甚，而津气大伤，证见身热、心烦、溺黄、口渴、自汗、肢倦、神疲、脉虚无力者，可用以津伤为主证的清暑益气汤（《脾胃论》），方中西洋参、石斛、甘草、粳米益气生津，黄连泻心火，知母清阳明热，西瓜翠衣、荷梗、竹叶清热涤暑；如暑热挟湿，证见微恶风寒，身热烦躁，口渴便溏者，应选用黄连香薷饮；如壮热烦渴，汗多溺短，脘痞身重，脉洪大者，可用苍术白虎汤。

2. 中暑阴证

证候：暑期大汗不止，面色不华，头晕心悸，精神萎靡，汗出肢冷，发作时昏倒仆地，气息短促，舌质紫暗，苔白腻，脉象沉微，沉缓，指纹多淡滞。

治法：益气固脱，益阴复阳。

方药：生脉散（《内外伤辨惑论》）合参附汤（《正体类要》）加减。人参、麦冬、五味子、附子、龙骨、牡蛎。

如兼见神昏，可选用苏和香丸。

3. 暑证蒙心证

证候：证见高热烦躁、汗出胸闷、突然神昏跌仆、不省人事或昏狂谵语、身热肢厥，舌绛起刺，脉象洪数，指纹紫暗，直达命关。

治法：清心开窍，凉血解毒。

方药：中成药可选用安宫牛黄丸（《温病条辨》）、至宝丹（《太平惠民和剂局方》）或紫雪丹（《外台秘要》）。

上述 3 种成药均有良好的清心开窍作用，其中安宫牛黄丸优于清热兼能解毒，至宝丹长于芳香辟秽，紫雪丹兼能息风。待神志转清后，可选取清营汤加减，昏狂重者加郁金 6g，石菖蒲 10g；烦渴欲吐者加竹叶 12g；瘀血重者加桃仁 10g，红花 6g。

（二）专病专方

1. 口服中成药 十滴水，每次 2.5~5ml，每日两次。或人丹，口服或含服，1 次 0.1~0.2g。

2. 醒脑静注射液 醒脑静注射液 20ml 加入生理盐水 250ml 中静脉点滴，每日 1 次，配合常规治疗，具有较好降温、恢复意识的效果。研究表明，醒脑静具有抑制血管通透性，改善脑细胞代谢，减轻脑水肿，促进意识恢复，清除氧自由基和抗氧化作用，并弥补了氯丙嗪药物在中枢性降温过程中对脑细胞所产生的抑制作用。

（三）针灸治疗

中暑阳证以针刺为主，针刺用泻法。中暑阴证以灸为主，亦可针刺。暑热蒙心以针刺为主，针刺用泻法。常用穴位有人中、内关、足三里、曲池、委中等。

（四）其他疗法

刮痧、抓痧治疗 刮痧即为在患者胸、腹、颈、项、背及手背弯曲处用羹匙、铜钱边缘刮皮肤至皮下出血，出现青紫血斑，可使病人苏醒。抓痧部位选背、胸、肋、腹不等，因人因证而异，方法为用拇、食指或食、中指在所抓部位提捏，以瘀血为度。本法能畅通气血，发散郁寒，与刮痧一样都是使皮下充血的物理疗法，具有兴奋与疏导作用。

【预防及调护】

1. 预防 加强防暑的卫生宣传教育，夏季向居民宣传防暑知识。居处通风，降低室温，适当饮用防暑饮料。产妇、老年人、体衰、慢性病患者应特别注意防暑措施，一旦出现中暑应及时治疗。厂矿加强防暑降温措施，改善劳动条件，隔离热源，通风，降低车间温度，提高机械化、自动化生产水平以替代人工操作，合理调整作息时间，饮用防暑饮料，执行高温作业就业的规定。

2. 调护 重症中暑患者，尤其是出现休克、昏迷、心衰、肺水肿、肝肾功能或弥散性血管内凝血者，病情凶险，预后不良，应努力抢救。应在重症监护病房（ICU），实施心、肺、脑、肾等脏器功能方面的全面监护。

第四章　常见临床急症

第一节　重症支气管哮喘

重症支气管哮喘（severe asthma）是指哮喘严重急性发作，经常规治疗，哮喘症状仍持续存在或继续恶化，甚至迅速发展至呼吸衰竭等一系列危重并发症的一类哮喘。由于病情重，而且不稳定，可危及生命，因此必需予以高度重视。

哮喘是由多种细胞包括气道的炎性细胞、结构细胞（如嗜酸性粒细胞、肥大细胞、T淋巴细胞、中性粒细胞、平滑肌细胞、气道上皮细胞等）、细胞组分参与的气道慢性炎症性疾病。临床上，哮喘症状具有反复发作的特征，其表现形式和发展速度差异较大。哮喘发作的严重程度通常分为4级，其中重度、危重及持续发作超过12h的哮喘持续状态（status asthmaticus）患者，均应归属重症支气管哮喘。流行病学研究显示，在世界范围内哮喘的发病率及死亡率均呈增加趋势。我国哮喘患者至少有2千万以上，其中约10%的哮喘住院患者属重度支气管哮喘，病死率高达9%~38%。

重症支气管哮喘属于中医"哮证"、"喘证"、"痰饮"等范畴。

【病因病理】

一、西医病因病理

哮喘发病主要包括宿主和环境两方面因素。宿主因素与遗传有关；环境因素与接触外源性过敏源，如屋尘、粉尘、花粉、真菌、昆虫、纤维、皮毛、食物、化妆品、药物、有机溶剂、各种金属饰物等。诱发因素如气候、运动、呼吸道感染、精神和心理因素、微量元素缺乏、药物及糖皮质激素使用不当、水和电解质紊乱、酸中毒及出现严重的并发症等易触发。

哮喘的发病机制尚未完全阐明，目前普遍认为可逆性的气流受限、气道高反应性和反复气流受限加重是哮喘的基本病理生理特征，气道炎症是哮喘发病的共同病理学特征。其表现为气道上皮的损伤与脱落，以嗜酸性粒细胞和淋巴细胞为主的多种炎性细胞浸润，气道内多种炎性介质、趋化因子增多，气道毛细血管扩张、通透性增高和渗出物分泌亢进。气道炎症引起气道的高反应性，并通过释放细胞因子而导致支气管痉挛、黏膜充血水肿及气道结构重塑，使气道阻塞、气流受限，气道阻力显著升高，肺内残气量、功能残气量增加，生理死腔增大，肺泡通气/血流（V/Q）比例失调。在肺容积增加和压力－容积曲线的上部呼吸时，为克服肺、胸的弹性回缩力，需增加呼吸做功，因而出现严重的呼吸困难甚至呼吸窘迫。在哮喘发作的早期，临床主要表现为低氧血症，重症患者由于气道进行性陷闭，造成低通气状态，易迅速形成高碳酸血症。若阻塞严重，程度进一步加重，病情常很快发展至严重的呼吸衰竭。

二、中医病因病机

明代秦景明《病因脉治·哮病》云："哮病之因，痰饮留伏，结成窠臼，潜伏于内。偶有七情之犯，饮食之伤，或外有时令之风寒，束其肌表，则哮喘之症作矣。"清代李用粹《证治汇补》记载："哮即痰喘之久而常发者，因内有壅塞之气，外有非时之感，膈有胶固之痰，三者相合，闭拒气道，搏击有声，发为哮病。"扼要地指出了哮证病机为宿痰伏肺，发病与复加外感、饮食、情志、劳倦等因素有关，以致痰阻气道，肺失肃降，气道挛急。其病位在肺。

1. 寒痰阻肺　素有宿痰，外感寒邪，内客于肺，或因中阳不足，寒从内生，聚湿成痰，上干于肺，寒痰阻肺，痰气搏结，壅塞气道，故喉中痰鸣而发寒哮。

2. 热痰阻肺　素有宿痰，外邪袭表，郁而化热，痰热壅肺，肺失清肃，肺气上逆，故发热哮。

3. 阳虚痰盛　久病肺、脾、肾三脏俱虚，肺不能主气，肾不能纳气，脾虚生痰，故见哮喘持续不解。重者阳气暴脱，发生喘脱危候。

【临床表现】

哮喘具有发作性、时间节律性、季节性和可逆性的特点。常因接触变应原、刺激物或呼吸道感染诱发。

1. 症状　患者发作前出现打喷嚏、流涕、鼻咽部发痒等先兆症状，其后迅速表现为突发或急剧加重的极度呼气性呼吸困难，甚至呼吸窘迫，伴有咳嗽、咯痰、胸闷。

2. 体征　呼吸急促，频率常大于 30 次/分，呈端坐呼吸，精神紧张，烦躁不安，面色苍白，大汗淋漓，四肢发凉，皮肤黏膜紫绀，可有明显的三凹征，所有辅助呼吸肌均参与呼吸运动，甚至出现胸腹部呼吸矛盾运动，胸廓饱满，叩诊呈过清音，肺下界下移，呼吸音减弱，肺泡呼吸音异常，呼气时间明显延长，两肺广泛哮鸣音，心浊音界缩小，心率加快，常 >120 次/分，甚至心律失常及血压下降，可出现"肺性奇脉"，常因呼吸衰竭或窒息而死亡。

一般可根据患者说话的困难情况，大致判断哮喘的严重程度。在气道严重阻塞时，呼吸音可减弱甚至消失，即为"静止肺"（寂静的肺），往往是病情危重的标志，也可能是合并自发性气胸。如果患者出现神志改变、意识模糊、嗜睡、表情淡漠等，为病情危重的征象。

【实验室及其他检查】

1. 肺功能测定 主要包括肺量计指标和呼气流量峰值（PEF），对诊断哮喘的严重程度、指导治疗十分重要。肺量计是测定气流受阻及其可逆性的重要参数，如一秒钟用力呼气容积（FEV_1）、用力肺活量（FVC）等。借助峰速仪在床旁可直接测定PEF，该指标有助于诊断和评估病情严重程度。若FEV_1占预计值（％）小于60％或PEF小于60％个人最佳值，PEF或FEV_1变异率大于30％，应视为重度哮喘发作。

2. 血气分析 对重症支气管哮喘价值很大。由于过度通气，早期常表现轻度低氧血症、低碳酸血症、呼吸性碱中毒。随着病情加重和持续时间延长，低氧血症更加严重，当FEV_1低于25％时，常出现高碳酸血症和呼吸性酸中毒。

3. 血常规与生化 常见中性粒细胞和嗜酸性粒细胞数升高。可有电解质紊乱，但无特异性。重症哮喘合并呼吸衰竭患者若血清肌酐水平升高，则需监护治疗。肌酸磷酸激酶升高提示呼吸肌肉的高分解。

4. 痰液涂片 哮喘患者的痰液中嗜酸性粒细胞或中性粒细胞测定，可用于评估哮喘相关的气道炎症。

5. 胸部X线 常用于明确气胸，纵隔气肿，肺不张或肺炎等并发症。

6. 心电图 常有窦性心动过速、室上性心动过速、电轴右偏，右束支传导阻滞。

【诊断与鉴别诊断】

一、诊断要点

2008年3月中华医学会呼吸病学分会哮喘学组修订的《支气管哮喘防治指南》确定了哮喘诊断和分级标准。重度支气管哮喘的诊断程序更重要的是评估发作的严重程度和对治疗的反应性。

（一）诊断标准

1. 反复发作喘息、气急、胸闷或咳嗽，多与接触变应原、冷空气、物理化学性刺激以及病毒性上呼吸道感染、运动等有关。

2. 发作时在双肺可闻及散在或弥漫性，以呼气相为主的哮鸣音，呼气相延长。

3. 上述症状和体征可经治疗缓解或自行缓解。

4. 除外其他疾病所引起的喘息、气急、胸闷和咳嗽。

5. 临床表现不典型者（如无明显喘息或体征），应至少具备以下一项试验阳性：①支气管激发试验或运动激发试验阳性；②支气管舒张试验阳性（FEV_1增加≥12％，且FEV_1增加绝对值≥200ml）；③呼气流量峰值（PEF）日内（或2周）变异率≥20％。

符合1~4条或4、5条者，可以诊断为哮喘。

（二）急性发作时病情严重程度的分级标准（表4-1）

表4-1　哮喘急性发作时病情严重程度的分级

临床特点	轻度	中度	重度	危重
气短	步行、上楼时	稍事活动	休息时	
体位	可平卧	喜坐位	端坐呼吸	
讲话方式	连续成句	单词	单字	不能讲话
精神状态	可有焦虑，尚安静	有时焦虑或烦躁	常有焦虑、烦躁	嗜睡或意识模糊
出汗	无	有	大汗淋漓	
呼吸频率	轻度增加	增加	常 >30 次/分	
辅助呼吸肌活动及三凹征	常无	可有	常有	胸腹矛盾运动
哮鸣音	散在，呼吸末期	响亮、弥漫	响亮、弥漫	减弱，乃至无
脉率（次/分）	<100	100 ~ 120	>120	脉率变慢或不规则
奇脉	无，<10mmHg	可有，10 ~ 25mmHg	常有 >25mmHg（成人）	无，提示呼吸肌疲劳
最初支气管舒张剂治疗后 PEF 占预计值或个人最佳值%	>80%	60% ~ 80%	<60% 或 <100L/分 或作用持续时间 <2h	
PaO_2（吸空气，mmHg）	正常	≥60	<60	<60
$PaCO_2$（mmHg）	<45	≤45	>45	>45
SaO_2（吸空气,%）	>95	91 ~ 95	≤90	≤90
pH 值				降低

注：只要符合某一严重程度的某些指标，而不需要全部指标，即可提示为该级别的急性发作。

二、鉴别诊断

1. 心源性哮喘　常见于急性左心衰。大多数发生于老年人，既往有高血压病、冠心病、风湿性心脏病、心肌病等心脏病病史和临床表现，特点为夜间出现阵发性呼吸困难，不能平卧，咳嗽频繁，常咳出粉红色泡沫样痰，两肺可闻及广泛的水泡音和哮鸣音，左心界扩大，心率增快，心尖部可闻及奔马律。胸部 X 线检查可见心脏增大，肺瘀血，对强心、利尿、扩血管药物反应较好。

2. 急性肺栓塞　多有下肢深静脉血栓形成、肿瘤、手术后或长期卧床等病史。除呼吸困难、咳嗽外，多有明显胸痛、咯血、惊恐、晕厥等临床表现。血气分析显示明显的低氧血症，但一般肺部听不到哮鸣音，平喘药无效，进一步确诊须借助核素的肺通气/灌注扫描、肺动脉造影检查。

3. 自发性气胸　病程长的哮喘病人，由于肺气肿和肺大泡的形成，偶可在哮喘急性发作时并发气胸，使呼吸困难的症状突然加重，其特征为出现胸部重压感，大多为单侧性，吸气性呼吸困难，患侧叩诊鼓音，呼吸音减弱或消失，肋间隙饱满，且平喘药物治疗无效。胸部 X 线检查即可及时作出诊断。

【治疗】

一、治疗原则

抑制炎症，解除气流受阻，改善缺氧状态，控制感染，纠正水、电解质与酸碱平衡失调。

二、西医治疗

治疗哮喘的药物分为控制药物和缓解药物。控制药物：是指需要长期每天使用的药物，这些药物主要通过抗炎作用使哮喘维持临床控制状态，包括吸入糖皮质激素（简称激素）、全身用激素、白三烯调节剂、长效 β_2 受体激动剂、缓释茶碱及其他有助于减少全身激素剂量的药物等；缓解药物：是指按需使用的药物，这些药物能迅速解除支气管痉挛从而缓解哮喘症状，也是重症支气管哮喘治疗的西药，包括速效吸入 β_2 受体激动剂、全身用激素、吸入性抗胆碱能药物、短效茶碱及短效口服 β_2 受体激动剂等。

1. 给氧 重症哮喘患者都存在不同程度的低氧血症，因此都应给氧。根据病情需要，可选用鼻导管或面罩给氧。氧气需要加温湿化，以免干燥、过冷刺激气道。患者二氧化碳潴留明显且在未进行机械通气时，应低流量给氧，以免加重二氧化碳潴留。

2. 糖皮质激素 是控制气道炎症最有效的药物。对中重度哮喘急性发作者，应尽早使用全身激素；对重症哮喘者，应用糖皮质激素是必不可少的。给药途径包括吸入、口服和静脉 3 种。

（1）吸入给药 吸入是哮喘长期控制的首选途径，吸入激素的局部抗炎作用强，药物能直接作用于呼吸道，所需剂量较小，因此全身性不良反应较少。临床常用气雾剂给药，每天药物剂量为二丙酸倍氯米松 200 ~ 2000μg、布地奈德 200 ~ 1600μg、丙酸氟替卡松 100 ~ 1000μg。也可以通过溶液吸入给药。

（2）口服给药 适用于中度哮喘发作、慢性持续哮喘吸入大剂量激素联合治疗无效的患者和作为静脉应用激素治疗后的序贯治疗。一般使用半衰期较短的激素（如泼尼松、泼尼松龙或甲泼尼龙等）。泼尼松的维持剂量最好每天≤10mg。对于严重的急性哮喘是需要的，因为它可以预防哮喘的恶化、减少因哮喘而急诊或住院的机会、预防复发、降低病死率。口服激素与静脉给药疗效相当，副作用小。推荐用法：泼尼松龙 30 ~ 50mg 或等效的其他激素，每日单次给药，5 ~ 10d。

（3）静脉给药 对严重急性哮喘发作或口服激素不能耐受者，应静脉注射或滴注琥珀酸氢化可的松（400 ~ 1000mg/d）或甲泼尼龙（80 ~ 160mg/d）。无激素依赖倾向者，可在短期给药（3 ~ 5d）；有激素依赖倾向者应延长给药时间，控制哮喘症状后改为口服给药，并逐步减少激素用量。静脉给药和口服给药的序贯疗法可减少激素用量和不良反应。

地塞米松因半衰期较长，对肾上腺皮质功能抑制作用较强，一般不推荐使用。

3. 肾上腺素 β₂受体激动剂   应用速效 β₂受体激动剂，可选择吸入、口服和注射 3 种方式给药。

（1）吸入给药   其松弛气道平滑肌作用强，通常在数分钟内起效，疗效可维持数小时。初始吸入后每隔 20min 可重复一次或连续雾化给药，共 2 ~ 4 次，随后根据需要间断给药（每 4h 一次），不宜单独长期使用，否则可引起骨骼肌震颤、低血钾、心律失常等不良反应。常用的药物有沙丁胺醇及特布他林。吸入药物的剂型包括气雾剂、干粉剂和溶液等。其中，气雾剂和干粉剂吸入是缓解轻至中度急性哮喘症状的首选药物，沙丁胺醇每次吸入 100 ~ 200μg；特布他林每次吸入 250 ~ 500μg。上述药物的溶液如沙丁胺醇 2.5 ~ 5mg，特布他林 5 ~ 10mg 经雾化泵吸入被认为是一种更有效和安全的给药方式，适用于轻至重度哮喘发作。

（2）口服给药   沙丁胺醇 2 ~ 4mg；特布他林 1.25 ~ 2.5mg，每天 3 次。通常在服药后 15 ~ 30min 起效，疗效维持 4 ~ 6h。口服给药虽较方便，但不良反应比吸入给药时明显。

（3）注射给药   虽然平喘作用较为迅速，但因全身不良反应的发生率较高，国内较少使用。

4. 其他

（1）茶碱类   具有舒张支气管平滑肌作用，同时有强心、利尿、扩张冠状动脉、兴奋呼吸中枢和呼吸肌等作用。常用药物为氨茶碱，通常静脉给药，负荷剂量 4 ~ 6mg/kg，加入 100ml 液体中静脉滴注，0.5h 滴完，继以 0.6 ~ 0.8mg/（kg·h）静滴维持。成人每日氨茶碱总量一般不超过 1.5g。氨茶碱最适合的浓度为 6 ~ 15μg/ml，若 >20μg/ml 则毒性反应明显增高。多索茶碱与氨茶碱作用相同，副作用小。

（2）抗胆碱类药   通过降低迷走神经张力而舒张支气管，与 β₂受体激动剂联合应用具有协同、互补作用，有气雾剂和雾化溶液两种剂型。经压力型定量手控气雾剂（pMDI）吸入溴化异丙托品气雾剂，常用剂量为 20 ~ 40μg，每天 3 ~ 4 次；经雾化泵吸入溴化异丙托品溶液的常用剂量为 50 ~ 125μg，每天 3 ~ 4 次。溴化泰乌托品为长效药物，每天吸入 1 次，能选择性抑制 M_1 和 M_3 受体。

（3）白三烯调节剂   作为中重度哮喘的联合治疗用药，能减少患者每天吸入糖皮质激素的剂量，提高吸入糖皮质激素的临床疗效。通常口服给药。扎鲁司特 20mg，每天 2 次；孟鲁司特 10mg，每天 1 次；异丁司特 10mg，每天 2 次。

（4）抗生素   对伴有肺部感染者应根据临床资料、细菌学及血清学检查结果选用足量、敏感的抗生素，并经静脉给药以尽快控制感染。

（5）补液与营养支持   急性重症哮喘常伴有脱水，注意适当补液以稀释痰液，促进痰液排出。因病人呼吸肌消耗能量大，使用机械通气时，耗能更大。应注意补充营养，可鼻饲高蛋白、高脂肪和低碳水化合物，也可静滴葡萄糖液、氨基酸、脂肪乳和冻干血浆等。

（6）促进排痰

①祛痰剂：溴己新 8 ~ 16mg，每日 3 次；氯化铵 0.3 ~ 0.6g，每日 3 次；氨溴索

30mg，每日 3 次；②雾化吸入：湿化气道，稀释痰液，以利排痰，可用 α 糜蛋白酶、生理盐水和溴己新等雾化吸入；③还可配合机械性排痰、抽吸痰，或支气管灌洗或纤维支气管镜灌洗。

（7）镇静剂　应避免使用镇静剂，以免加重二氧化碳潴留。

5. 机械通气　经上述治疗后，临床症状和肺功能无改善甚至恶化的重症哮喘急性发作者，应及时进行机械通气治疗。

机械通气治疗的指征主要包括：意识改变、呼吸肌疲劳、$PaCO_2 \geqslant 45mmHg$ 等。可先采用经鼻（面）罩无创机械通气（NPPV），若无效应及早行气管插管机械通气。哮喘急性发作机械通气需要较高的吸气压。哮喘持续状态患者应用机械通气一般不超过 1 周，通常仅需 24～72h，使患者渡过危险，并注意处理机械通气时的并发症。气流阻塞明显改善时可撤机。

6. 防治并发症　注意防治脑水肿、颅高压、消化道出血、窒息、心力衰竭和 DIC 等。

三、中医治疗

（一）辨证论治

1. 寒哮

证候：呼吸急促，喉中哮鸣，胸膈满闷，咳痰稀白，面色晦滞，或有恶寒，发热，身痛，舌质淡，苔白滑，脉浮紧。

治法：宣肺散寒，化痰平喘。

方药：射干麻黄汤（《金匮要略》）加味。方用射干、麻黄、细辛、半夏、生姜、紫菀、款冬花、甘草、五味子、大枣、蝉蜕、地龙。若外寒内饮，寒象较甚者，可用小青龙汤（《伤寒论》），酌配杏仁、苏子、白前、橘皮等化痰利气，葶苈子泻肺涤痰。若痰稠胶固难出，哮喘持续难平者加猪牙皂、白芥子豁痰利窍以平喘。

2. 热哮

证候：呼吸气促，喉中哮鸣，胸闷息粗，呛咳阵作，张口抬肩，不能平卧，痰黄黏稠难出，或心烦，口唇紫绀，口干口苦，大便秘结，小便短赤，舌红苔黄腻，脉滑数。

治法：清热化痰，宣肺定喘。

方药：定喘汤（《摄生众妙方》）加减。方用白果、炙麻黄、杏仁、法半夏、苏子、款冬花、黄芩、桑白皮、全瓜蒌、桔梗、枳实。痰黄黏稠难出者，加葶苈子、川贝、冬瓜仁；胸闷息粗甚者，加郁金、地龙；口唇紫绀、胸闷痛者，加丹参、延胡索、桃仁、红花、川芎；若见昏迷、咳喘痰稠、大便秘结者，加青礞石、大黄、沉香粉（冲服）。

3. 阳气暴脱证

证候：哮喘持续不解，喘息鼻煽，胸闷气促，张口抬肩，端坐不能平卧，面青唇紫，神疲气怯，汗出如油，四肢厥冷，脉浮大无根，或见歇止，或模糊不清。

治法：回阳救逆固脱。

方药：参附汤（《正体类要》）加味合黑锡丹（《太平惠民和剂局方》）。人参、熟附子、肉桂、五味子、生姜、大枣，急煎频服，并送服黑锡丹。面色青紫，胸闷痛者加桃仁、红花、丹参。

（二）其他疗法

1. 针刺疗法　取肺俞、定喘、膻中、天突、内关、气海、关元等穴，行强刺，留针 20～30min。

2. 耳针疗法　取平喘、肺、气管、内分泌、交感等，强刺激，留针 10min。

【预防与调护】

1. 预防　哮喘教育是一个长期、持续过程，需要经常教育，反复强化，不断更新，持之以恒。避免接触过敏源、化学刺激物等危险因素，在确定过敏源后，部分病人通过脱敏治疗可预防或减轻哮喘发作的症状或减少发作频度。增强体质、预防感冒，避免精神刺激。

2. 调护　①将患者安置在洁静、通风好的病房，避免一切可能的外源性过敏源接触，如来苏尔等刺激性气味强的消毒液，地面可用 1 ∶ 100 的施康消毒液拖擦后再用清水拖净。病室被褥需温暖适度，卧床宜有靠背支撑。②取舒适坐位或半卧位，保持呼吸道通畅，及时清理呼吸道分泌物，及时监测病情，评估治疗疗效。③培训指导病人正确掌握使用各种定量雾化吸入装置的技术，严格掌握剂量。④根据患者的饮食爱好，配制水分含量较多的高热量、高蛋白、高维生素、易消化食谱，特别强调新鲜水果蔬菜的摄入。

第二节　重症肺炎

重症肺炎（life‑threatening pneumonia）是由各种病原微生物所致的肺实质性炎症，造成严重血流感染。临床上伴有急性感染的症状，多见于老年人，青壮年也可发病。临床表现呼吸频率 ≥30 次/分，低氧血症，$PaO_2/FiO_2 < 300mmHg$，需要机械通气支持，肺部 X 线显示多个肺叶的浸润影，脓毒性休克，需要血管加压药物支持 >4h 以上，少尿，病情严重者可出现弥散性血管内凝血、肾功能不全而死亡。参考肺炎的分类，重症肺炎也可分为重症社区获得性肺炎（severe community‑acquired pneumonia，SCAP）和重症医院获得性肺炎（severe hospital acquired pneumonia，SHAP），SHAP 又可分为两类，入院后 4d 以内发生的肺炎称为早发型，5d 或以上发生的肺炎称为迟发型，两种类型 SHAP 在病原菌分布、治疗和预后上均有明显的差异。在 SHAP 当中，呼吸机相关性肺炎（VAP）占有相当大的比例，而且从发病机制、治疗与预防方面均有其独特之处。据估计我国每年约有 250 万人患肺炎，年发病率约 2/1000，年死亡 12.5 万例，死亡率 10/10 万人，文献报道 SCAP 的病死率为 21%～58%，而 SHAP 的病死率为 30%～70%。

本病属于中医学"风温"、"肺热病"、"咳嗽"等病证发展到严重阶段的重症范畴。

【病因病理】

一、西医病因病理

SCAP 最常见的基础病是慢性阻塞性肺疾病（COPD），几乎一半的 SCAP 患者合并 COPD，是最主要的易感因素；其次是慢性心脏疾病、糖尿病、酗酒、高龄、长期护理机构居住等；约有 1/3 的 SCAP 患者在发病前是身体健康的。SHAP 的发生与患者的个体因素、感染控制相关因素、治疗干预引起的宿主防御能力变化等有关。患者相关因素包括多方面，如存在严重急/慢性疾病、昏迷、严重营养不良、长期住院或围手术期、休克、代谢性酸中毒、吸烟、合并基础性疾病、中枢神经系统功能不全、酗酒、COPD、呼吸衰竭等，合并基础病是 SHAP 发生的重要风险因素。

SCAP 最常见的病原体为肺炎链球菌（包括 DRSP）、军团菌属、流感杆菌、革兰阴性肠杆菌（特别是克雷伯杆菌）、金黄色葡萄球菌、肺炎支原体、铜绿假单胞菌。SHAP 早发型的病原体与 SCAP 者类似；晚发型 SHAP 以肠杆菌科细菌（大肠埃希菌、克雷伯杆菌）、铜绿假单胞菌、不动杆菌等革兰阴性杆菌以及金黄色葡萄球菌等革兰阳性球菌，其中多为耐甲氧西林金葡菌（MRSA）等多见。

具有易感因素的患者，被足够数量的具有致病力的病原菌，通过吸入微量含有移生致病菌的口咽分泌物，误吸胃内容物，吸入已被污染的气雾剂，远处血行播散，临近感染灶的直接侵入，胃肠细菌移生，从气管插管直接进入下呼吸道并破坏宿主防御机制。侵入肺实质的致病微生物及其释放的毒素，刺激巨噬细胞、内皮细胞等产生内源性介质如肿瘤坏死因子（TNF）、内皮源性舒张因子（EDRF）等；激活凝血和纤溶系统、补体系统、激肽系统等多种生物活性物质；产生心肌抑制因子（MDF）抑制心肌收缩力。一旦炎性细胞高度活化，进一步引起炎症介质的瀑布样释放，而机体的抗炎机制不足与之对抗起作用时，出现全身炎症反应综合征（SIRS）/代偿性抗炎反应综合征（CARS）失衡，其结果是全身炎症反应的失控，从而引起严重脓毒症（Sepsis）、脓毒性休克（Septic shock），并可引起全身组织、器官的损害，出现多器官功能障碍综合征（MODS）。

二、中医病因病机

寒冷、饥饿、劳累、失眠等因素，致使脏腑虚弱，或素患旧疾，兼之痰浊内蕴，遇外感风温或温热邪毒，传变入里犯肺而致本病。常见病机如下：

1. 痰热壅肺　《医学三字经》云："肺为脏腑之华盖……只受得本脏之正气，受不得外来之客气……只受得脏腑之清气，受不得脏腑之病气……"外邪入里则化为热毒，影响肺之通调水道功能，则津聚而为痰，或内邪干肺，如精神、饮食、起居等失调因素首先损伤有关脏腑的正常功能，进而导致诸如气滞、血瘀、食停、湿积、痰蕴，感受风温或温热邪毒，易于传变入里，热毒内攻，与体内痰浊相搏，则化为痰热，以致痰热壅盛，阻遏肺气而发病。

2. 热陷心包　叶天士云："温邪上受，首先犯肺，逆传心包"。若禀赋虚弱感邪较重者，可出现逆传凶险之候。由于正气虚弱，热毒炽盛，真阴耗伤，易致热毒深入营血，邪陷心包、蒙蔽清窍而见神昏。

3. 肺热腑实　肺与大肠相表里，肺经痰热壅阻，邪热下传于腑，肠腑热结，腑气不通。热毒累及心阳，可致厥脱，最终导致阴竭阳亡。亡阳是在阳气由虚而衰的基础上的进一步发展，亦可因大汗、失精、大失血等阴血消亡而阳随阴脱，或因剧毒刺激、痰瘀阻塞心窍等而使阳气暴脱。亡阴是在病久而阴液亏虚基础上的进一步发展，也可因壮热不退、大吐大泻、大汗不止致阴液暴失而成。

【临床表现】

1. 一般症状与体征　寒战，高热，但亦有体温不升者。可伴头痛，全身肌肉酸痛，口鼻周围出现疱疹。恶心、呕吐、腹胀、腹痛。体温在 39～41℃，脉搏细数，血压下降 <90/60mmHg，神志模糊，烦躁不安，嗜睡、谵妄、抽搐和昏迷。四肢厥冷，出冷汗，少尿或无尿。

2. 呼吸系统

（1）咳嗽、咯痰、咯血　可为干咳、咯黏痰或脓性痰，有时咯铁锈痰或血痰，甚至咯血；伴发肺脓肿（厌氧菌感染）时可出现恶臭痰。

（2）胸痛　多为尖锐的刺痛，咳嗽吸气时加重。

（3）呼吸困难　表现为气促、进行性呼吸困难、窘迫等。

（4）体征　呼吸急促无力或为深大呼吸，呼吸频率 >30 次/分，鼻翼扇动，口唇及肢端发绀，肺病变部位语颤增强，叩诊浊音或实音，肺泡呼吸音减弱，可闻及干湿啰音，部分病人可闻及胸膜摩擦音。

3. 并发症　炎症反应进行性加重，可导致其他器官功能的损害。常并发①Sepsis；②Septic shock：是重症肺炎患者较常出现的临床征象，也是患者需进入 ICU 监护的常见原因之一；③MODS。

【实验室及其他检查】

1. 血常规　白细胞 >10～30×10⁹/L，或 <4×10⁹/L，中性粒细胞多在 80% 以上，并有中毒颗粒，核左移。累及血液系统时，可有血小板计数进行性下降，导致凝血功能障碍。

2. X 线胸片　早期表现为肺纹理增多或某一个肺段有淡薄、均匀阴影，实变期肺内可见大片均匀致密阴影。SARS 肺部有不同程度的片状、斑片状浸润性阴影或呈网状改变，部分患者进展迅速，呈大片状阴影；常为多叶或双侧改变，阴影吸收消散较慢；肺部阴影与症状、体征可不一致。

3. 胸部　CT 主要表现为多叶多段高密度病灶，在病灶内有时可见空气支气管征象，于肺段病灶周围可见斑片状及腺泡样结节病灶，病灶沿支气管分支分布。

4. 病原学

（1）痰液　痰培养在 24～48h 可确定病原菌。亦可痰涂片作革兰染色，革兰染色镜检如发现优势菌，特别是细胞内细菌应考虑为致病菌，某些特殊染色如吉曼尼兹（gimenez）染色，可见巨噬细胞内呈紫红色细菌应考虑为军团杆菌可能。

（2）血培养　严重感染伴血流感染者，于抗菌药物使用前，可在血液中培养出致病菌。

（3）经纤支镜防污染性毛刷（PSB）、支气管肺泡灌洗液（BAL）标本培养　两者的敏感性和特异性均较高，PSB 者分别为 69% 和 95%；BAL 者敏感性 72%～100%、特异性 69%～100%。两者的操作技术要求较高，需技术熟练人员操作。

（4）真菌血清学检测　由于痰培养阳性较低，近年来研究发现通过测定真菌的细胞壁成分半乳甘露聚糖（GM）和代谢产物 1-3-β 葡聚糖可提高对真菌感染的诊断能力。临床上的作用还有待更进一步观察。

5. 血气分析　动脉血氧分压下降，$PaO_2/FiO_2 < 300mmHg$，早期产生呼吸性碱中毒，晚期出现代谢性酸中毒及高碳酸血症。

6. 心电图　可有心肌损伤、传导阻滞、心动过速等改变。

【诊断与鉴别诊断】

一、诊断要点

（一）肺炎诊断

1. 新近出现的咳嗽、咳痰，或原有呼吸道疾病加重，并出现脓性痰，伴或不伴胸痛。

2. 发热。

3. 肺部干湿性啰音以及实变体征。

4. 白细胞 $>10～30×10^9/L$，或 $<4×10^9/L$，伴或不伴核左移。

5. X 线胸片见片状、斑片状浸润性阴影或间质性改变，伴或不伴胸腔积液。

以上 1～4 项中任何 1 项加第 5 项，并排除肺结核、肺肿瘤、非感染性肺间质疾病、肺水肿、肺不张、肺栓塞、肺嗜酸性粒细胞浸润症、肺血管炎等，可建立肺炎诊断。

（二）重症肺炎的诊断标准

1. 出现意识障碍。

2. 呼吸频率 ≥30 次/分。

3. 呼吸空气时，$PaO_2 < 60mmHg$、$PaO_2/FiO_2 < 300mmHg$，需行机械通气治疗。

4. 动脉收缩压 $<90/60mmHg$，并发脓毒性休克。

5. X 线胸片显示双侧或多肺叶受累，或入院 48h 内病变扩大 ≥50%。

6. 血尿素氮 $>7mmol/L$，少尿，尿量 $<20ml/h$，或 $<80ml/4h$，或并发急性肾衰竭需要透析治疗。

但晚发性发病（入院 > 5d、机械通气 > 4d）和存在高危因素者（如老年人、慢性肺部疾病或其他基础疾病、恶性肿瘤、免疫受损、昏迷、误吸、近期呼吸道感染等），即使不完全符合重症肺炎规定标准，亦视为重症。

二、鉴别诊断

1. 肺结核 与急性干酪性肺炎与大叶性肺炎的临床表现、X 线特征颇相似，但前者病人的病程较长，对一般抗生素无效，痰中可找到结核分枝杆菌，以资鉴别。

2. 非感染性呼吸系统急症 由于本章主要讨论的是感染引起的重症肺炎，因此，在鉴别诊断时，亦需与一些非感染原因引起的呼吸系统急症进行鉴别，如吸入性损伤，非感染原因引起的急性呼吸窘迫综合征（ARDS），急性放射性肺炎等。

【治疗】

一、治疗原则

消除诱因，控制感染，积极防治并发症，保持生命体征稳定。

二、西医治疗

1. 一般治疗 卧床休息，注意保暖，摄入足够的蛋白质、热量和维生素，易于消化的半流质。监测呼吸、心率、血压及尿量。高热时可予前额放置冰袋或酒精擦浴，不轻易使用阿司匹林或其他退热剂。气急或紫绀等缺氧表现时，给予机械通气。剧烈咳嗽或伴胸痛时可予可待因 15 ~ 30mg 口服。烦躁不安，谵妄者可服安定 5mg 或水合氯醛 1 ~ 1.5mg，不应用抑制呼吸的镇静剂。

2. 控制感染

（1）经验性抗菌药物治疗 对于经验性治疗重症肺炎患者应采取重锤猛击和降阶梯疗法的策略，在获得细菌学培养结果之前应早期使用广谱足量的抗生素，以抑制革兰阴性和革兰阳性的病原菌。抗生素应用原则是早期、足量、联合、静脉应用。查清病原菌后，可选用敏感抗生素。

1）SCAP 治疗：对于 SCAP 而言，合理运用抗生素的关键是整体看待和重视初始经验性治疗（empiric therapy）和后续的针对性治疗（target therapy）这两个连续阶段，并适时实现转换，一方面可改善临床治疗效果，另一方面避免广谱抗生素联合治疗方案滥用而致的细菌耐药。早期的经验性治疗应有针对性地全面覆盖可能的病原体，包括非典型病原体，因为约 5% ~ 40% 患者为混合性感染；若存在铜绿假单胞菌感染的诱发因素，亦需应用相关抗生素。SCAP 应选用 β - 内酰胺类加阿奇霉素或喹诺酮类，青霉素过敏者可选呼吸类喹诺酮加氨曲南。如有假单胞菌危险因素，应选用特定的 β - 内酰胺类，如头孢吡肟、哌拉西林/三唑巴坦、亚胺培南、美罗培南，加抗假单胞菌喹诺酮类，或者上述的 β - 内酰胺类加氨基糖苷类，再联合大环内酯类或抗假单胞菌喹诺酮类。

2）SHAP 治疗：SHAP 早发型抗菌药物的选用与 SCAP 相同，SHAP 迟发型抗菌药物的选用以喹诺酮类或氨基糖苷类联合 β - 内酰胺类。如为 MRSA 感染时联合万古霉素，如为真菌感染时应选用有效抗真菌药物。流感嗜血杆菌：首选第二、三代头孢菌素、新大环内酯类、复方磺胺甲恶唑、氟喹诺酮类，替代药 β - 内酰胺类/β - 内酰胺酶抑制剂（舒他西林、安美叮）。

若有可靠的病原学结果，按照降阶梯简化联合方案调整抗生素，选择高敏、窄谱、低毒、价廉药物，但决定转换时机除了特异性的病原学依据外，最重要的还是患者的临床治疗反应。如果抗菌治疗效果不佳，则应"整体更换"。抗感染失败常见的原因有细菌产生耐药、不适当的初始治疗方案、化脓性并发症或存在其他感染等。疗程长短取决于感染的病原体、严重程度、基础疾病及临床治疗反应等，一般链球菌感染者推荐10d。非典型病原体为 14d，金黄色葡萄球菌、革兰阴性肠杆菌、军团菌为 14 ~ 21d。SARS 对抗感染治疗一般无效。

（2）抗真菌治疗　根据患者临床情况选择经验性治疗、抢先治疗或针对性治疗的策略。目前应用的抗真菌药物有多烯类、唑类、棘白菌素类等。多烯类如两性霉素 B 虽然广谱、抗菌作用强，但毒性很大，重症患者难于耐受，近年研制的两性霉素 B 脂质体毒性明显减轻，且抗菌作用与前者相当。唑类如氟康唑、伊曲康唑及伏立康唑等，氟康唑常应用于白念珠菌感染，但对非白念珠菌及真菌疗效较差或无效；伏立康唑对念珠菌及真菌均有强大的抗菌作用，且可透过血 - 脑屏障。棘白菌素类如卡泊芬净，是通过干扰细胞壁的合成而起抗菌作用，具有广谱、强效的抗菌作用，与唑类无交叉耐药，但对隐球菌无效。对于病情严重、疗效差的真菌感染患者，可考虑联合用药，但需注意药物间的拮抗效应。抗真菌治疗的疗程应取决于临床治疗效果，根据病灶吸收情况而定，不可过早停药，以免复发。

3. 抗休克治疗　此类休克属于血容量分布异常的休克，存在明显的有效血容量不足，治疗上首先应进行充分的液体疗法，尽早达到复苏终点：中心静脉压 8 ~ 12cmH$_2$O、平均动脉压（MAP）≥65mmHg，尿量≥0.5rnl/（kg·h），混合血氧饱和度（SVO$_2$）≥70% 。在补充血容量后若血压仍未能纠正，应使用血管活性药物。根据病情可选择多巴胺、去甲肾上腺素等；若存在心脏收缩功能减退者，可联合应用多巴酚丁胺，同时应加强液体管理，避免发生或加重肺水肿，影响氧合功能及抗感染治疗效果。

4. 肾上腺糖皮质激素　具有稳定溶酶体膜，减轻炎症和毒性反应，抑制炎症介质的产生，对保护各个脏器功能有一定作用。常用甲泼尼龙，主张大剂量、短程（不超过3 日）治疗，必须在有效控制感染前提下应用，在感染性休克中，糖皮质激素的应用越早越好，在组织细胞严重损害之前应用效果尤佳。一般建议应用氢化可的松200 ~ 300rng/d，分 2 ~ 3 次，疗程共 5 ~ 7d。

5. 呼吸支持　见急性呼吸衰竭与机械通气临床技术章节。

6. 其他治疗　近年应用新的疗法，如强化胰岛素治疗，免疫调节剂，蛋白酶抑制剂如乌司他丁、单克隆抗体等。

7. 基础病的治疗　在发生重症肺炎时，患者的基础病多数情况下出现恶化，如COPD、心功能不全、糖尿病等，故在抗感染治疗的同时，应加强对基础病的治疗，以缓解病情的进展、恶化。

8. 加强营养支持　重症肺炎患者的热量消耗较大，早期分解代谢亢进，目前建议补充生理需要量为主，过多的热量补充反而对预后不利，且加重心脏负荷。病情发展稳定后则需根据患者体重、代谢情况而充分补充热量及蛋白，一般补充热量 30～35kcal/kg，蛋白质 1～1.5g/kg，改善营养状态，有利于病情恢复及呼吸肌力增强、撤离呼吸机。

9. 维持或纠正重要器官功能　随着病情进展，重症肺炎可引起多器官功能受到损害，常见有肾、消化道、肝、内分泌、血液等器官或系统的功能损害，故在临床上应密切监测机体各器官功能状况。一旦出现器官功能受损，根据程度的不同应采用相应的治疗措施。

三、中医治疗

1. 痰热壅肺证

证候：高热面赤，汗出不解，咳喘胸痛，痰多痰鸣，咯黄痰或痰带血丝，或铁锈色痰，烦渴，便秘，小便黄赤，舌红，苔黄或腻，脉弦滑数。

治法：清热化痰，宣肺平喘。

方药：麻杏石甘汤（《伤寒论》）加减。麻黄、杏仁、生石膏、牛蒡子、黄芩、桔梗、虎杖、白花蛇舌草、甘草。痰热盛加桑白皮、知母；喘甚加葶苈子、射干；便秘加大黄、大青叶；痰黄稠加胆星、天竺黄。

痰热清注射液 20ml 静脉滴注，每天 1 次。

2. 热陷心包证

证候：神志异常，烦躁不安，面红，发热，咳嗽，喘息，或皮疹，唇绀，谵语，喉间痰鸣，痰黄或黏，口干渴，舌红或绛，苔黄或干，脉滑数。

治法：清心泄热，豁痰开窍。

方药：清营汤（《温病条辨》）加减。水牛角、生地、丹皮、元参、竹叶、银花、连翘、黄连、丹参、麦冬、石菖蒲、天竺黄、甘草。昏迷者加服安宫牛黄丸或紫雪丹；抽搐者加全蝎、蜈蚣；便秘者，加大黄粉 3g（冲服）；热盛动血，呈现斑疹者加羚羊角、丹皮。正虚欲脱，出现高热骤降，大汗肢冷，昏不知人，脉微欲绝者，予参附汤（《正体类要》）加味：红参、炮附子、麦冬、五味子、煅龙骨、煅牡蛎，浓煎呷服，以益气敛阴，回阳固脱。

清开灵注射液 20～40ml、醒脑静注射液 20～40ml 静脉滴注，每天 1 次。正虚欲脱者予参附注射液 20ml 静脉滴注，每天 1 次。

3. 肺热腑实证

证候：咳嗽，咳痰，喘息，痰黄或黏，腹胀，便秘，发热，舌红，脉弦数。

治法：清肺定喘，泻热通便。

方药：宣白承气汤（《温病条辨》）加味。生石膏、生大黄、杏仁、瓜蒌皮、黄芩、桑白皮、葶苈子、郁金、桃仁、川芎。

痰热清注射液 20ml 静脉滴注，每天 1 次。

【预防与调护】

1. 预防 ①养成良好的生活习惯，戒烟和避免过度饮酒，保持良好的营养状态等，同时注意口腔清洁、呼吸和耐寒锻炼。注射肺炎链球菌和流感病毒疫苗。②减少交叉感染，包括医护人员洗手、医疗器械消毒、严格遵守感染控制操作规程、隔离耐药菌感染的患者等。减少口咽和胃部的细菌定植和防止呼吸道误吸，以硫糖铝代替制酸剂和 H_2 受体拮抗剂预防急性胃黏膜病变，避免消化道污染、减少镇静剂的使用等。

2. 调护 ①心理护理：稳定情绪，做好人工气道和机械通气的管理。②饮食宜清淡易于消化，忌吃油腻、生冷、辛辣等刺激食物，以免生痰助热。③定时变换体位，轻拍背部，以利痰涎咳出，促进炎症吸收。

第三节 急性肺栓塞

肺栓塞（pulmonary embolism）是各种栓子阻塞肺动脉及其分支，以肺循环障碍和呼吸功能障碍为主要表现的临床综合征，栓子包括血栓栓塞、脂肪栓塞、羊水栓塞和空气栓塞等。急性肺栓塞指发病时间较短，一般在 14d 以内。若发病时间超过 14d，在 3 个月以内者称为亚急性肺栓塞。

肺血栓栓塞症（PTE）是肺栓塞最常见的一种类型，其血栓主要来源于深静脉血栓形成（DVT）。PTE 和 DVT 有着重要联系，两者是同一疾病在不同发病阶段、不同部位的不同临床表现，临床实践无法完全划分它们。结合临床发病特点，本节主要论述 PTE 的诊疗。

肺栓塞的发病率随年龄增加而上升，60 岁以上人群患病迅速增加。在我国目前缺乏准确的流行病学资料，近期临床诊断病例数明显上升，提示肺栓塞并非属少见疾病。欧美国家统计：未治 PTE 病死率高达 20% ~30%，漏诊率达 60%。

肺栓塞属于中医的"喘证"、"厥证"、"胸痛"、"血证"等病证范畴。

【病因病理】

一、西医病因病理

静脉血栓形成的基本原因是血流停滞、血液高凝状态及血管壁损伤。常见的诱因是高龄、卧床少动、创伤、术后、慢性心肺疾病、肥胖、恶性肿瘤、妊娠、口服避孕药以及与遗传性相关的易栓症（如蛋白 S 缺乏、蛋白 C 缺乏）等。

一般肺栓塞发病部位在肺的下部及右肺多见，多发栓塞较单一栓子常见。病变若累及两个肺叶或伴体循环动脉压下降者为大范围肺栓塞；伴肺组织坏死者为肺梗死。

肺脏具有两套血管系统，其一是组成小循环的肺动脉和肺静脉，属于肺的机能性血管，进行气体交换；其二为大循环的支气管动脉和静脉，是肺的营养性血管。因此，肺血管床有较大的储备能力，同时还能滤过血液、防止小血栓流入体循环，并通过肺组织对血栓的自溶作用使小血栓溶解。所以当小血栓堵塞肺血管床时，临床症状少见。肺栓塞引起的病理生理学改变主要包括血流动力学和气体交换两个方面的异常。由于机械阻塞，一方面直接影响肺循环和呼吸功能；另一方面通过心肺的反射效应、神经体液因素和栓塞后的炎症反应等导致多种功能和代谢变化。轻者可无明显改变，重者可导致肺循环阻力增加、肺动脉高压、急性右心功能不全、休克及猝死。上述功能的损害程度取决于肺动脉堵塞的范围、速度、基础心肺功能状态及血栓溶解快慢等。

二、中医病因病机

1. 瘀血痹肺　《血证论》曰："跌打最危险者，则有血攻心肺之症。血攻心者，心痛欲死，或心烦乱，或昏迷不省人事……血攻肺者，面黑胸胀，发喘作渴，乃气虚血乘肺也。"《女科经纶》曰："产后伤风咳嗽，是恶露上攻，流入肺经，或面赤，发喘欲死……多是瘀血入肺。"外伤、手术或产后，损及经脉，滋生恶血，恶血循经脉上攻，壅塞心肺，闭阻血脉，而成本证。

2. 痰瘀壅肺　《类证治裁》曰："若血入肺，面赤，喘欲死……如败血冲心，胸满上气。"饮食不节，过食肥甘，或七情过激，肝郁乘脾，脾虚失运，痰湿内生，阻碍血行，血脉阻闭。若痰瘀之邪循血脉上行，内舍于肺，壅阻肺脉，肺失宣降。

3. 肺闭气脱　《素问·四时刺逆从论》曰："少阴有余，病皮痹隐疹，不足，病肺痹。"老年体虚，或久病后失于调养，则气阴两耗。气虚而行血无力，阴伤则脉道不充，可致瘀阻肺脉，肺之气血壅塞，甚则气机不相接续，阳气欲脱。

【临床表现】

一、症状

症状轻重主要取决于栓子大小、栓塞的部位、数目及心肺功能。小的栓塞可无明显症状，巨大栓塞可致猝死。对近期手术、制动及肿瘤等高危病者，应警惕肺栓塞患病可能。

1. 呼吸困难及气促　是肺栓塞最常见的症状，发生率 > 80%，尤以活动后明显，常于大便后、上楼梯时出现，静息时缓解。对"不能解释的呼吸困难"应考虑肺栓塞可能性。

2. 胸痛　呈胸膜性疼痛者，发生率 > 40%，常为周边的较小栓子累及到胸膜；或心绞痛，发生率 > 4%，多为较大的栓子引起。

3. 咯血　肺梗死的主要症状，多在梗死后 24h 内发生，多为小量，鲜红色，数日后可变成暗红色，发生率 > 11%。

4. 晕厥　发生率 > 13%，可为肺栓塞的最早或唯一症状，应引起重视。其最主要原因是由大块肺栓塞（堵塞血管在 50% 以上）所引起的脑供血不足。

5. 咳嗽　发生率 > 37%，多为干咳，或有少量白痰。

6. 烦躁不安、惊恐甚至濒死感　发生率＞15%。

传统上作为肺栓塞临床症状特征的"肺梗塞三联征"（呼吸困难、胸痛及咳血）者不足30%。

二、体征

1. 呼吸急促、发绀　呼吸急促最常见，若呼吸频率＞20次/分，有临床诊断价值。发绀发生率＞11%。

2. 发热、心动过速　发热发生率＞24%，常为低热，少数可见中度以上发热。心动过速发生率＞28%，心率＞100次/分。

3. 颈静脉充盈或搏动　发生率＞12%，是肺栓塞十分重要的体征。

4. 肺部啰音　其中哮鸣音发生率＞5%，干湿性啰音发生率＞18%。

5. 肺动脉瓣区第二音亢进或分裂　发生率＞23%。

6. 胸腔积液　出现胸腔积液相关体征发生率＞24%。

7. 其他　低血压表现不常见，若出现常提示为大范围肺栓塞的重症。

三、临床分型

1. 急性 PTE

（1）大面积 PTE　即肺主干动脉或其主要分枝栓塞，多见于年老肥胖病人，常于手术后活动或大便用力时发病，临床上以休克和低血压为主要表现（除外低血容量休克、血流分布异常休克和心源性休克的基本疾病因素，收缩压＜90mmHg，或较基础血压下降幅度≥40mmHg，持续15min以上）或需要升压药物维持，严重者可导致猝死。

（2）非大面积 PTE　即不符合以上大面积 PTE 患者，一般不会引起突然死亡，常表现为右心功能不全或心肌坏死，如颈静脉充盈、肝脏肿大、中心静脉压增高、心肌肌钙蛋白升高等。

2. 慢性血栓栓塞性肺动脉高压　单发或多发的 PTE 均可导致慢性血栓栓塞性肺动脉高压。存在肺动脉内的血栓并非一定属急性 PTE，其中部分可能是慢性血栓栓塞性肺动脉高压或慢性血栓栓塞性肺动脉高压的急性加重。临床上，通过判断患者是否存在进行性慢性肺动脉高压的相关症状体征、慢性肺动脉血栓栓塞的影像征象、心电图及超声心动图提示右心室肥厚等符合慢性肺源性心脏病的诊断标准，进行分析甄别。

3. 深静脉血栓的症状和体征　由于下肢 DVT 与 PTE 紧密关联，应特别注意。下肢 DVT 主要表现：患肢肿胀、周径增粗、疼痛或压痛、浅静脉扩张、皮肤色素沉着、行走时患肢易疲劳或肿胀或肿痛。但有约半数或以上的下肢 DVT 患者无自觉症状和体征。

上肢的 DVT 大多发生在锁骨下静脉、颈内静脉、腋静脉，常由中心静脉导管、起搏器等异物长期滞留引起。

【实验室及其他检查】

1. 血生化检查　D–二聚体是交联纤维蛋白特异的降解产物，该指标特异性低，但阴性者具有高度排除 PTE 诊断的价值。心肌肌钙蛋白 I 或 T 和脑钠素（BNP）升高与心肌坏死和心功能不全有关，若阴性可判定肺栓塞低危。此外，常见血沉增快，血清胆红素、乳酸脱氢酶和磷酸肌酸激酶升高。

2. 核素肺通气/灌注扫描　是安全、无创及最常用的肺栓塞诊断方法。典型征象是呈肺段分布的灌注缺损，与通气显像不匹配。若不呈肺段性分布者诊断价值受限。

3. 增强 CT 扫描　主要有增强的螺旋 CT 和电子束 CT 检查，能发现段以上的肺动脉内血栓。直接征象为肺动脉内低密度充盈缺损；间接征象为肺野楔形密度增高影，主肺动脉、左右肺动脉主干扩张或盘状肺不张等。

4. 肺动脉造影　是诊断肺栓塞最经典的方法。该检查有一定危险性，特别是并发肺动脉高压的病人。主要征象是：肺动脉内充盈缺损，肺动脉分支完全阻塞（截断现象），肺野无血流灌注，肺动脉分支充盈和排空延迟。

5. 磁共振成像　对段以上的肺动脉内栓子诊断敏感性和特异性均较高。

6. 深静脉血栓的检查　多普勒血管超声技术可以发现 95% 以上有症状的下肢近端静脉内的血栓；磁共振成像技术对有症状的急性 DVT 诊断的敏感性和特异性达 90% 以上；静脉造影是诊断 DVT 的"金标准"。

7. 其他

（1）动脉血气分析　常出现 $PaO_2 < 80mmHg$，及低碳酸血症。部分患者结果正常。

（2）心电图改变　主要表现为电轴右偏，肺型 P 波，$S_1Q_{III}T_{III}$ 型，右胸前导联及 II、III、aVF 导联 T 波倒置，完全性或不完全性右束支传导阻滞。多数表现为非特异性变化，常为一过性的改变。

（3）胸部 X 线检查　可见区域性肺血管纹理稀疏、纤细，肺野透亮度增加；肺野局部浸润性阴影；尖端指向肺门的楔形阴影；肺不张或膨胀不全；右肺下动脉横径增宽等。表现缺乏特异性，胸片也可"完全正常"。

（4）超声心动图　直接征象是运动或不活动的右心栓塞；间接征象有右室扩大、右室运动减弱、室间隔左移、左室变小、肺动脉压增高和三尖瓣反流等。

【诊断与鉴别诊断】

一、诊断要点

首先是提高对肺栓塞的诊断意识。在临床上，肺栓塞的临床表现形式多样，缺乏特异性，通常仅有一二个提示肺栓塞的症状。此外，检查发现肺动脉内的血栓栓塞，也不一定是急性肺栓塞。由于典型肺栓塞征象的病人不多，对于高危者，特别是呼吸困难、胸痛、咳血、晕厥或休克，伴有不对称下肢肿胀、血栓性静脉炎、不明原因肺动脉高压者，依规范诊断程序，确定或排除存在肺栓塞的可能。

二、鉴别诊断

1. 急性冠脉综合征　急性冠脉综合征好发于中年以上，既往有冠心病病史者；胸痛持续、剧烈；除外心源性休克外，一般血压下降缓慢，可伴休克征象；呼吸系统症状如呼吸困难、咳嗽不明显；通过心电图动态特征演变、血清酶学、肌钙蛋白检测和冠状动脉造影可确诊。肺栓塞好发于青年至老年人，既往有深静脉血栓、肿瘤或近期手术制动的病史；胸痛剧烈，持续时间不定；血压下降严重而急剧；"呼吸困难、或咳嗽、或咯血"呼吸系统症状常见；心电图变化无特异性；经核素扫描、肺动脉造影、CT 及磁共振成像检查可以确诊。

2. 胸膜炎 肺栓塞病人近 1/3 可出现胸腔积液，易被误诊为结核性胸膜炎。肺栓塞病人的结核中毒症状不明显，胸水量少，多为血性，吸收较快（1 ~ 2 周内自然吸收），X 线胸片常显现吸收较快的肺浸润或梗死等阴影，与结核性胸膜炎不同。

3. 肺不张 术后肺不张易与肺栓塞相混淆，但动脉血气分析通常不正常。肺不张患者周围静脉功能多正常，进一步做核素肺灌注/扫描或肺动脉造影可鉴别。

【治疗】

一、治疗原则

对确诊肺栓塞的患者，治疗原则主要包括密切监护生命体征，必要时给予呼吸和循环支持；消除血栓，恢复肺组织灌注；防止血栓进一步形成及脱落。由于肺栓塞的临床表现复杂而凶险，急性者往往表现为厥证、脱证；慢性者可表现为气滞血瘀、脏腑功能失调等证，中医治疗应在辨证基础上，遵循"急则治其标，缓则治其本"的原则进行。

二、西医治疗

1. 一般处理 应对患者密切监护，监测呼吸、心率、血压、心电图及血气分析等变化；为防止栓子再次脱落，要求病人安静、绝对卧床，同时保持大便通畅，避免用力；对于有焦虑和惊恐症状的患者，可适当使用镇静剂；胸痛者给予止痛剂哌替啶 50mg 肌内注射。

2. 呼吸及循环支持治疗 对于低氧血症的患者，给予吸氧；若呼吸表浅、紫绀等呼吸功能严重衰竭者，立即实施无创通气或气管插管机械通气；为防止抗凝或溶栓药物使用后切口局部大量出血，应避免施行气管切开。

对于右心功能不全者，应给予正性肌力作用的药物多巴胺 5 ~ 10μg/（kg·min）和多巴酚丁胺 2.5 ~ 5μg/（kg·min）；对于休克者，可加大剂量或加用间羟胺 10 ~ 30mg 联合静滴。

3. 溶栓治疗 可迅速溶解部分或全部血栓，恢复肺组织再灌注，减少肺动脉阻力，改善右心衰竭，降低疾病的病死率和复发率。

溶栓指征：主要适应于大面积的 PTE 患者，即因栓塞所致休克或低血压的病人；次大面积 PTE 患者，即血压正常，但超声心动图显示右心运动功能减退或临床上出现右心功能不全表现，又无禁忌证者。对于血压和右室运动功能均正常者，不推荐进行溶栓。溶栓的时间一般应在发病 14d 以内，对明确溶栓指征者宜尽早进行。

溶栓治疗的绝对禁忌证：有活动性出血，及近期自发性颅内出血者。

相对禁忌证：主要为14d内曾行外科大手术、分娩、器官活检或不能压迫止血部位的血管穿刺，2个月内的缺血性中风，10d内的胃肠道出血，15d内的严重创伤，一个月内的神经外科或眼科手术，难以控制的严重高血压（收缩压 > 180mmHg，舒张压 > 110mmHg），近期曾行心肺复苏，血小板计数 < 100×10^9/L，妊娠，细菌性心内膜炎，严重肝、肾功能不全，糖尿病视网膜病，出血性疾病等。

常用的成人溶栓方法是：①尿激酶 20 000IU/kg，持续静脉滴注 2h；或负荷量 4400IU/kg，静脉注射 10min，继而 2 200IU/（kg·h），持续静脉滴注 12h；②重组组织型纤溶酶原激活剂（rt－PA）50～100mg，持续静脉滴注 2h。上述溶栓药物疗效均达 90% 以上，且较安全。

溶栓疗法主要并发症是出血，发生率为 5%～7%，其中 1%～2% 导致严重颅内出血，发生者近半数死亡。因此，用药前要求进行充分评估，必要时配血，做好输血准备，并告知患者及家属相关风险。

使用尿激酶溶栓治疗时，应避免同时使用肝素。溶栓治疗结束后，一方面应对临床及相关检查进行动态观察，评估疗效；另一方面还需每 2～4h 测定凝血酶原时间（PT）或活化部分凝血酶原时间（APTT），当其水平低于正常值的 2 倍时，宜开始规范的肝素抗凝治疗。

4. 抗凝治疗　为治疗 PTE 和 DVT 的基本治疗方法，能抑制血栓进一步形成，使血栓在自身纤溶系统的作用下部分或完全溶解。常用的抗凝药物有肝素和华法林。

对临床疑诊为 PTE 和 DVT 者，只要无抗凝治疗禁忌证，均应开始有效的抗凝治疗。禁忌证主要包括活动性出血、凝血功能障碍、未控制的严重高血压等。

肝素常用连续静脉滴注，先予负荷量 2 000～5 000IU 或按 80IU/kg 静脉注射，继之 18IU/（kg·h）维持静脉注射。治疗开始 24h 内每 4～6h 测定 APTT，根据结果调整剂量，尽快使 APTT 达到并维持正常值 1.5～2.5 倍，稳定后改为每天测定 APTT 一次。低分子肝素与普通肝素抗凝作用相似，但出血和血小板减少副作用低，常用低分子肝素如依诺肝素钠（enoxaparin）1mg/kg，皮下注射，每 12h 一次；或 1.5mg/kg，皮下注射，每天一次，日用量不超过 180mg。

肝素抗凝治疗时间至少应用 5d，通常 7～10d，直至临床情况平稳。在使用肝素 3～5d 时必须检测血小板计数，若迅速出现 30% 以上的下降或 < 100×10^9/L 时，应停止使用肝素。

新型抗凝药物磺达肝葵钠因不引起肝素诱导的血小板减少症，已用于 PTE 和 DVT 治疗。

华法林需肝素开始应用第 1～3d 后加服，初始剂量每天 3.0～5.0mg，因华法林需要数天才能发挥作用，两药至少重叠 4d，以后调节剂量，使国际正常化比率（INR）达到 2.0～3.0，或 PT 延长至正常的 1.5～2.5 倍，即可停止使用肝素或低分子肝素，单独服用口服抗凝药华法林，疗程至少 3～6 月，治疗中依监测 INR 值调整华法林剂量。华法林的主要并发症是出血，可以用维生素 k 拮抗。

5. 外科及导管介入治疗

（1）血栓摘除术　由于手术需要较高技术条件，风险大，死亡率较高。因此，仅用于内科治疗失败或不宜内科治疗的紧急情况，如致命性的大面积 PTE、大面积髂股静脉血栓形成、存在继发静脉闭塞后发生肢体坏疽的危险者。

（2）导管介入治疗　主要适用肺动脉主干或主要分支的巨大血栓，溶栓和抗凝治疗禁忌病人，经溶栓治疗无效者。常用局部药物溶栓与介入去除血栓的技术，后者主要有：抽吸血栓、破碎血栓及水流血栓切除 3 种。

（3）腔静脉滤器的应用　具有防止肢体深静脉大块血栓再次脱落阻塞肺动脉的作用。下腔静脉滤器适应于下肢近段深静脉血栓，抗凝治疗有禁忌或出血并发症；经充分抗凝而反复发生 PTE；伴血流动力学改变的大面积 PTE；近段大块血栓溶栓治疗前；伴有肺动脉高压的慢性反复性 PTE；行肺动脉血栓切除术或肺动脉血栓内膜剥脱术者。对于上肢 DVT 患者，可使用上腔静脉滤器。置入滤器后，如无禁忌证，宜长期口服华法林抗凝，并定期检查滤器上是否存在血栓形成。

6. DVT 的防治　对急性 PTE 病人的治疗绝不能忽视 DVT 的检查和处理，以防 PTE 的再发。DVT 的防治方法包括：健康教育、早期下床活动、梯度弹力加压袜等机械预防、低剂量肝素，或外科手术。

三、中医治疗

1. 瘀血痹肺证

证候：胸痛剧烈、痛处固定不移，胸胀闷，喘促咳逆，声高息粗，心悸，咳血或痰中带血，面色紫暗，舌质暗红，或有瘀斑、瘀点，脉涩或弦紧。

治法：活血祛瘀，通脉宣肺。

方药：血府逐瘀汤（《医林改错》）合二味参苏饮（《正体类要》）加减。桃仁、红花、当归、生地黄、川芎、赤芍、桔梗、柴胡、枳壳、人参、苏木、延胡索、香附、全蝎、地龙、甘草。

2. 痰瘀壅肺证

证候：胸闷痛如窒，喘促，不能平卧，咳嗽痰多，或痰中带血，神疲乏力，心悸，汗出，面色晦暗，下肢青筋显露，足肿，舌质暗淡，苔白腻，脉沉或弦数。

治法：化痰定喘，破血通脉。

方药：定喘汤（《摄生众妙方》）合桃核承气汤（《伤寒论》）加减。人参、紫菀、炒白术、杏仁、陈皮、胆南星、款冬花、制半夏、茯苓、炙麻黄、桃仁、红花、地龙、大黄、芒硝、苏木、川芎。

3. 肺闭气脱证

证候：烦躁不安，面色苍白，四肢厥冷，大汗淋漓，胸闷，喘促，胸痛，心悸，唇指紫绀，甚者神志不清或昏迷，脉微欲绝。

治法：回阳救逆，活血化瘀。

方药：参附汤（《正体类要》）加味。人参、熟附片（先煎）、黄芪、当归、干姜、五味子、桃仁、红花、炙甘草。

【预防与调护】

1. 预防

（1）健康教育及锻炼　鼓励控制体重和参加适度锻炼，避免吸烟等不良嗜好，凡老年体弱、长途旅行、久病卧床、行腹腔和盆腔手术后者，更应注意加强腿部的活动，经常更换体位，术后早期活动，经常抬高下肢，必要时穿弹力袜，行腓肠肌电按摩或下肢气囊压迫，以减轻下肢血液的凝滞，预防产生 DVT。

（2）药物　实施个体化抗凝预防措施，定期检查，防止血栓形成。

2. 调护　①病人应采取平卧位或半卧位，从溶栓开始应绝对卧床休息 12～14d，给予氧气吸入，可用高流量面罩吸氧。②加强护理，重视精神心理安慰；饮食宜清淡、易消化、富含纤维素和维生素，鼓励多饮水，应禁食辛辣、酒烟；保持大便通畅，避免用力排便，如大便干结，可口服缓泻药物。③严密观察病情变化，及时向医生提供病情变化信息，预防出血等并发症。

第四节　高血压急症

高血压急症（hypertensive emergency）是原发性或继发性高血压患者，在某些诱因作用下，血压突然和显著升高（一般超过 180/120mmHg），同时伴有进行性心、脑、肾等重要靶器官功能不全的表现。高血压急症包括高血压脑病、颅内出血、脑梗死、急性心力衰竭、肺水肿、急性冠状动脉综合征、主动脉夹层动脉瘤、子痫等。高血压急症产生的危害，除与血压升高的绝对水平和速度有关外，靶器官受累程度亦极为重要，临床必须重视，并立即降低血压或将血压控制在合理范围，阻止靶器官的损害和严重并发症发生。

高血压亚急症是指血压显著升高，但无新近发生急性进行性严重靶器官损害者。

估算我国目前约有 2 亿高血压患者，高血压急症的发病率约占高血压患者的 5%，其导致的并发症是使人致残、致死的常见病因，属临床常见的急危重症之一。

中医文献虽无高血压的记载，但有类似的症状描述。高血压急症临床表现凶险、多样、易变，由于靶器官受损的差异，主要见于中医内科"头痛"、"眩晕"、"中风病"、"喘证"、"胸痹心痛"、"癃闭"、"水肿"等的范畴。

【病因病理】

一、西医病因病理

原发性高血压、肾实质疾病、肾血管性高血压、嗜铬细胞瘤等任何类型的高血压均能发展形成高血压急症。随着疾病的进程演变，各种高血压可造成心、脑、肾等重要脏器结构和功能损害，损伤血管及使血管重构。

　　高血压急症病因复杂，在原有高血压的基础上，如用药不当、极度疲劳、寒冷刺激、吸烟、更年期内分泌改变、精神因素等诱发，使病人血液中循环的肾素、血管紧张素Ⅱ、去甲肾上腺素及精氨酸加压素等收缩血管的活性物质突然显著升高，全身周围小动脉痉挛，外周血管阻力迅速增高，肾脏出、入球小动脉收缩或扩张，随后血压急剧上升，引起压力性多尿，血容量减少，又反射性促使上述收缩血管的活性物质生成和释放，进一步损伤小动脉内膜，诱导血小板聚集，最后血管活性物质过度分泌、血小板血栓形成、微血管内凝血、坏死性小动脉炎、小动脉血管内膜增生及痉挛等多种病理性现象出现，相互影响，恶性循环。

　　高血压急症患者的重要靶器官损害多样，各组织病理生理变化随靶器官损害的差异而不同。心脏由于压力负荷增加，或冠状动脉硬化、急性缺血、甚至心肌坏死，可发生心力衰竭或急性冠状动脉综合征；脑组织因脑小动脉持久性痉挛、组织缺血和毛细血管通透性增高，血液内液体外渗增加，出现脑水肿和颅内压增高，进而可发生脑出血或栓塞；肾脏则因细小动脉内膜增生和纤维素样坏死，引起肾衰竭。上述结果，最终形成进行性心、脑、肾等重要靶器官功能不全。

二、中医病因病机

　　本病发生多因情志失调、饮食不节、禀赋不足及劳欲过度等因素，导致人体脏腑阴阳气血失调，痰瘀交阻，风火内生，或脾肾两虚，肾关不能开合，湿浊毒邪内蕴。其病位主要在肝心脾肺肾。病机要点可概括为虚（肝肾阴虚、心肺脾肾阳虚）、火（肝火、痰火）、风（肝风）、湿（痰湿、湿毒）、气（气逆、气滞、气虚）、血（血瘀、出血）6个方面，易发生心脉痹阻、内闭外脱、正虚不复、喘脱、阴竭阳亡等危候。

　　1. 情志失调，肝阳暴盛　《素问·生气通天论》曰："阳气者，大怒则形气绝，而血菀于上，使人薄厥。"五志过极或暴怒伤肝，致肝阳暴涨，气血并走于上，或挟痰火，或阳化风动，上扰清窍，轻者眩晕、头痛，重者卒倒不知；或血溢脉外，形成眩晕、头痛、昏厥、中风。另《杂病源流犀烛·心病源流》曰："喜之气能散外，余皆足令心气郁结而为痛也。"气机郁滞，津液不得输布，聚而为痰，气滞、痰浊痹阻心脉，又可发展为胸痹心痛。

　　2. 饮食不节，嗜酒过度　饮食失节，过饱或过食肥甘咸厚味，嗜酒过度，则损伤脾胃，运化失常，痰湿内生，上犯心胸，清阳不展，心脉痹阻，导致胸痹心痛；痰湿若上干于肺，肺气上逆，可致喘证；痰郁化热，血行不畅，痰热血瘀或携风阳之邪，蒙阻清窍，导致视物不清、眩晕、头痛、昏厥、肢体不遂。此似《丹溪心法·中风》曰"湿土生痰，痰生热，热生风也。"

　　3. 体虚劳欲，阴阳失调　禀赋不足，久病正虚，血行不畅，脑脉瘀阻；或劳倦伤脾，脾虚聚湿生痰，上扰清窍；劳神过度则暗耗阴血，房劳过度则损伤肾阴，均可导致肝肾阴虚，相火上扰，产生眩晕、头痛；或阳虚水泛，上凌心肺，而致喘证；或阴损及阳，脾肾阳虚，水液代谢异常，脾胃升降失司，肾关不能开合，湿浊毒邪内蕴，开始夜尿增加，渐成尿少、口有尿味、呕吐，生成癃闭、水肿。

【临床表现】

患者常因过度劳累、寒冷、紧张和情绪激动等所诱发，主要以短期内发生血压急剧升高为特征，临床表现如下：

1. 高血压的一般表现   常伴植物神经功能失调的症状，如头痛、头晕、目眩、恶心、呕吐、视力模糊、多汗、面色苍白或潮红等。体检：血压一般超过 180/120mmHg，严重时收缩压达 210~240mmHg，舒张压达 120~130mmHg，烦躁不安，心浊音界扩大，心率加快，主动脉瓣心音亢进等。

2. 靶器官损害

（1）高血压脑病   以舒张压增加为主，大于 120mmHg，有头痛、头胀、烦躁不安、恶心呕吐、视物模糊，严重者意识障碍甚至昏迷。可产生一过性局限性神经系统症状和体征，如暂时性偏瘫、失语，局限性抽搐、病理性神经反射等征象。

（2）脑卒中   包括脑梗死、脑出血及蛛网膜下腔出血。

（3）急性冠脉综合征   主要表现为胸部不适或胸痛，常位于胸骨后或左胸部，可向左臂、肩和背等部位放射等。

（4）充血性心力衰竭   主要表现为呼吸困难、咳嗽、咯粉红色泡沫样痰、发绀、肺部啰音、心率加快、心脏扩大等。

（5）肾衰竭表现   主要表现为少尿或无尿、水肿、食欲减退、恶心呕吐等。

（6）主动脉夹层动脉瘤   胸痛常呈撕裂样尖锐痛或跳痛，位于前胸并扩展至背部，可涉及头颈、腰部、上腹，伴濒死的恐惧感，休克，在主动脉病变部位及其向大分支扩展的部位有血管性杂音及震颤，外周动脉搏动消失或两侧强弱不等，两臂血压有明显差异，突然出现主动脉关闭不全的体征、急腹症或神经系统障碍等，同时具有血管阻塞的表现。

（7）嗜铬细胞瘤危象   血压升高可为阵发性或持续性，伴有眼底改变、心脏增大或肾功能不全。阵发性血压升高患者多有体位变化、用力、情绪等诱发，伴头痛、汗出、心悸、面色苍白、恶心呕吐、胸痛、腹痛等。

（8）子痫   妊娠 20 周至分娩后一周的高血压，蛋白尿或水肿，惊厥或昏迷。

【实验室检查】

1. 动态血压检测   可记录 24h 内血压波动，正常人血压呈双峰-谷型，夜间血压最低，上午 6~10 时、下午 4~8 时各有一峰，有明显昼夜波动的规律特征。

2. 化验检查   心肌梗死患者心肌损害标记物——心脏肌钙蛋白（T 或 I）、肌酸激酶同工酶（CK-MB）升高；血浆 B 型利钠肽（BNP）及其前体（NT-proBNP）上升，反映心功能不全；尿液分析、血尿素氮、血肌酐等测定可了解肾损害和肾功能状况；根据情况选择测定肾素、血管紧张素、醛固酮、皮质类固醇、儿茶酚胺，以进一步明确原发疾病。

3. 其他辅助检查

（1）眼底检查 发现视网膜血管局限或弥漫性痉挛，静脉增粗，或视网膜乳头水肿或出血，乳头水肿。

（2）心电图 能反映心肌缺血、心室肥厚、心肌劳损及心律失常的情况，必要时需注意其动态变化。

（3）超声及超声心动图 分别可辅助诊断心脏腔室的大小、室壁的厚度，心功能，动脉硬化斑块，主动脉、肾上腺的疾病。

（4）放射检查 胸部 X 线片能显示心脏大小、肺部瘀血的病变；颅脑、主动脉、肾上腺、冠状动脉 CT 和主动脉、冠状动脉、肾动脉造影检查，有利于原发病或病变部位和性质的确定。CT 扫描可显示脑室受压、对称性低密度区，提示脑水肿。

【诊断与鉴别诊断】

一、诊断要点

如具备下列临床表现，考虑高血压急症的诊断。

1. 多数具有原发性或继发性高血压病史，可有寒冷刺激、精神创伤、过度劳累、内分泌功能失调等诱发因素。

2. 血压显著升高或突然血压急剧升高，达到超过 180/120mmHg；同时具有高血压脑病、脑卒中、急性心力衰竭、肺水肿、急性冠状动脉综合征、主动脉夹层动脉瘤、子痫等疾病的表现和实验室检查依据，证实患者进行性心、脑、肾等重要靶器官受损存在。

3. 符合下列特殊情况：单纯舒张压高于 140mmHg 和/或收缩压高于 220mmHg，无论有无症状或脏器功能损害者；或血压中度升高，并发急性肺水肿、主动脉夹层动脉瘤、心肌梗死的患者；或不伴有特别高的血压值，并存妊娠期的子痫或某些急性肾小球肾炎的患者。

二、鉴别诊断

颅内占位性疾病：多见于肿瘤、脑内脓肿、脑积水、寄生虫等病，起病缓慢，头痛、呕吐、视神经水肿等颅内高压表现逐渐出现，且进行性加重，有固定的局灶性神经体征。眼底检查：单侧或双侧视神经水肿，无视网膜小动脉痉挛。颅脑 CT 或 MRI 可见局灶性病变。

【治疗】

一、治疗原则

争分夺秒，全力抢救，积极降压，使患者血压在短时间内迅速合理降至安全范围，阻止靶器官的进一步损害，防止严重并发症的产生，恢复脏器的生理功能。

降压的初始目标应在数分钟至1h内，使平均动脉压下降幅度不超过治疗前的25%，随后2～6h内将血压降至160/100mmHg左右，以后24～48h逐步降低血压至正常水平。降压时需充分考虑患者年龄、高血压病程、病前血压状况、靶器官受损程度及部位的差异，拟定个体化治疗方案，有针对性地选择适当的药物、降压幅度及速度。如对高血压急症合并脑卒中、老年患者等，降压治疗的幅度及速度应当更缓慢和谨慎。

给药方式上，通常院外应立即选用患者身旁常有的降压药物，如尼群地平10mg、卡托普利25mg等，咬碎后舌下含服，病情稍稳定后送往医院；院内抢救采用静脉途径给药，并选用半衰期较短的药物；一旦达到初始目标血压，改用口服药物，静脉用药逐渐减停。

本病急性期表实症状突出，根据患者的证候特点予平肝潜阳、开窍醒神、息风化痰、理气活血等为主；对脱证，又当扶正固本，回阳救逆。

二、西医治疗

1. 降压治疗　静脉药物选用①硝普钠：属血管扩张剂，对动、静脉血管都有直接扩张作用，50～100mg加入5%葡萄糖溶液250～500ml中，一般剂量0.25～10μg/（kg·min），本药特点是立即起效、作用强、维持时间短，一般作为高血压急症的首选用药。临床应用时应做到临用临配，药液滴注超过6～8h，应重新配制。急性肾功能不全时，为避免硫氰酸钠中毒，需慎用此药。②乌拉地尔：为肾上腺素能α受体阻断剂，10～50mg加入5%葡萄糖溶液250ml中，以6～24mg/h静脉滴注，该药疗效确切，安全性好，适用于除合并妊娠外的多种高血压急症。③硝酸甘油：属硝酸酯类血管扩张剂，10～20mg加入5%葡萄糖溶液500ml中，以5～100μg/min静脉滴注，对合并心肌缺血者尤为适用。④拉贝洛尔：为肾上腺素能α、β受体阻断剂，25～50mg加入20～40ml葡萄糖溶液中缓慢静注，也可以0.5～2mg/min静脉滴注，适用于除急性心力衰竭以外的多数高血压急症；伴哮喘、心动过缓、房室传导阻滞者禁用。⑤酚妥拉明：为非选择性α受体阻断剂，一般5～10mg快速静注，起效后10～25mg加入5%葡萄糖溶液250ml中，以0.5～1mg/min速度静脉滴注维持，作为嗜铬细胞瘤所致高血压危象治疗的首选药物。

静脉降压起效快，作用时间短，使用不宜超过48h，并应密切监测血压，一般用药6～12h内宜加用口服降压药，两种用药方式的联合与衔接，可防止停用静脉降压药后血压回升，可巩固疗效，保证后续稳定、长期的降压效应。

口服降压药物，要选择服用方便、价格适宜、适合长期应用的药物，使血压保持在相对稳定的安全范围，从而预防和逆转靶器官损害。常用合理药物联合方案第一步：①利尿剂和血管紧张素转化酶抑制剂（ACEI）或血管紧张素受体阻滞剂（ARB）；②钙拮抗剂和ACEI或ARB；③β受体阻滞剂和钙拮抗剂；④利尿剂和钙拮抗剂；第二步：①钙拮抗剂＋利尿剂＋ACEI或ARB；②钙拮抗剂＋β受体阻滞剂＋ACEI或ARB等。

2. 高血压急症靶器官损害患者的降压治疗　一方面各种类型的高血压发生机制不同，靶器官受损部位、程度也有差异；另一方面各种降压药作用强度、作用机制、给药途径、不良反应也有所不同。故要遵循个体特点，针对性地选择有效的药物，提高抢救成功率。

（1）合并急性左心衰 降压治疗目标是 <130/80mmHg，常选择硝普钠、或乌拉地尔降压，需同时选用利尿剂、快速洋地黄制剂、吗啡及常规处理措施（吸氧、半坐卧位等），及时合理使用 ACEI 或 ARB、β 受体阻滞剂及醛固酮受体拮抗剂。

（2）合并急性冠脉综合征 首选硝酸甘油降压，降压治疗目标是 <130/80mmHg。如血压降低后，有适应证应当立即进行溶栓、血管再通治疗，同时应用止痛、抗凝、抗血小板聚集、β 受体阻滞剂、ACEI 类等药物。

（3）合并肾功能不全 最有效的方法是血液透析，可选择袢利尿剂、ACEI 类、α 受体阻滞剂、钙拮抗剂，24h 将血压降至 130/80mmHg 或 MAP 降低不超过 25% 为宜。

（4）合并脑卒中 降压幅度与疾病性质有关。一般脑出血急性期，如果收缩压 > 200mmHg 或平均动脉压 > 150mmHg，应考虑积极持续降低血压；如果收缩压 > 180mmHg 或平均动脉压 >130mmHg，无疑似颅内高压证据者，间断或持续给药降低血压；如疑有颅内压升高者，降低血压时，还需要监测颅内压，同时注意脱水。蛛网膜下腔出血者，血压 >180mmHg 时，应当降压到正常或起病前水平，常用尼莫地平。对于急性缺血性脑卒中患者，降压更要慎重，除非≥180/100mmHg，或伴有严重心衰、主动脉夹层、高血压脑病者，一般不予降压，降压的目标是 24h 内降低 15%，药物以利尿剂为基础，有适应证可用溶栓疗法。

（5）合并主动脉夹层动脉瘤 在患者耐受的情况下，半小时内降低至收缩压 100 ~ 110mmHg，选用硝普钠或乌拉地尔、β 受体阻滞剂、钙拮抗剂、止痛剂，有条件应考虑手术治疗。一般不用 ACEI 类，因有干咳的不良反应。

（6）合并嗜铬细胞瘤危象 主要选择 α 受体阻滞剂和 β 受体阻滞剂联合治疗。

（7）合并子痫 重度患者首选具有降压、解痉作用的硫酸镁，5g 稀释至 20ml 静脉 5min 缓慢推注，再以 1 ~ 2g/h 维持；也可用拉贝洛尔；口服药物包括硝苯地平、美托洛尔、甲基多巴。同时给予镇静、适时终止妊娠。

3. 降低颅内压和减轻脑水肿 可用呋塞米 40 ~ 80mg 加入 50% 葡萄糖溶液 20 ~ 40ml 中静注，也可用 20% 甘露醇 250ml 快速静滴，必要时 6h 后重复 1 次。应用利尿、脱水剂时由于大量排尿，会丢失大量电解质，因此要根据尿量补充。必要时短期可选择应用肾上腺皮质激素。

4. 一般治疗 吸氧、镇静、卧床休息、支持疗法；应监护心电、血压等重要生命体征。

三、中医治疗

（一）辨证论治

1. 肝阳上亢证

证候：平素时有头晕或头痛，头胀，胸胁胀满，心烦易怒，口苦心烦，肢体麻痹，多在情志失调后加剧，或伴呕吐，失语，偏瘫，甚则昏仆，不省人事，肢体拘急，舌质红，苔黄，脉弦紧。

治则：平肝潜阳。

方药：天麻钩藤饮（《杂病证治新义》）加减。天麻、钩藤、石决明、栀子、黄芩、夏枯草、毛冬青、赤白芍、益母草、牛膝、葛根、半夏。

肝风内动者加地龙、僵蚕、全蝎；昏迷，邪扰神明者，灌服至宝丹或安宫牛黄丸。痰湿内盛者加石菖蒲、胆南星；神昏，痰蒙清窍者用苏合香丸化痰开窍；咳痰喘促不得平卧，饮凌心肺者加葶苈子、瓜蒌、桂枝；尿少或尿闭，湿浊毒邪壅结三焦者加大黄、滑石。

清开灵注射液 40~60ml 加入 5%~10% 葡萄糖液 500ml 静脉滴注，每日 1~2 次。

2. 血瘀内阻证

证候：平素胸闷痛或头痛，部位固定，头晕肢麻，乏力，或郁闷、劳累后，症状明显加剧，舌质暗，苔白，脉弦细或涩。

治则：活血化瘀。

方药：血府逐瘀汤（《医林改错》）加减。桃仁、红花、天麻、川芎、枳实、当归、地龙、钩藤、赤白芍、珍珠母。

气滞胀闷明显者，加郁金、元胡以理气；气虚明显者，加党参、白术以益气。

血塞通注射剂 200~400mg 加入 5%~10% 葡萄糖 250~500ml 静脉滴注，每日 1 次。

3. 阳虚欲脱证

证候：平素头晕心慌，面色不华，气短乏力，畏寒肢肿，夜尿频数，或小便不畅，盛者突发喘促，汗出如油，手足厥逆，尿少或尿闭，神志障碍，舌苔白滑，脉沉细或细弱。

治则：回阳固脱。

方药：参附汤（《正体类要》）加味。人参、熟附片（先煎）、黄芪、龙骨、牡蛎、五味子、茯苓、红花、炙甘草。

脱证或由闭而脱，气阴俱伤的危急证者，可用参麦注射液 20ml 加入 50% 葡萄糖 40ml 中静脉注射，或 40~60ml 加入 10% 葡萄糖 250ml 静脉滴注，每日 2 次；也可用参附注射液 5~20ml 加入 50% 葡萄糖 40ml 静脉注射，每日 1~2 次。

由于目前临床应用中医药在即时降压疗效方面不甚理想，临证仍主要以西药为主。

（二）专病专方

口服中成药：复方罗布麻、脉君安、珍菊降压片等，有降压的作用，可选择应用。

【预防与调护】

1. 预防　对病人加强高血压病和高血压症的宣传教育工作，倡导科学、健康的生活方式，具体包括控制体重、合理膳食、加强体育活动、减轻精神压力、保持平衡心理，消除不利于心理和身体健康的行为和习惯，做到早发现、早诊断、早干预、早治疗，使病人充分知晓自己的病情，包括合理用药、血压控制目标、血压监测、疾病的治疗率、危害及危险因素等，达到降低高血压，保证生活质量，避免其致残、致死的目的。

2. 调护　对病人实施血压、液体出入量、心电图、心脑肾功能等监测，保持安静，加强护理巡视，防止摔倒以及假牙等异物的吞入。

第五节　急性心律失常

心律失常是由于心脏的自律性和传导性异常而使心脏收缩的节律、频率及收缩顺序发生失常。急性心律失常是指在多种因素作用下骤然发作的甚至危及生命的心律失常。心律失常的危害性取决于其病因、对血流动力学的影响和可能产生的并发症。严重心律失常多发生于原有器质性心脏病的病人，也可因电解质紊乱及某些药物影响所致。

各种心律失常按其发生的电生理机制和心电图表现可分为激动形成异常和激动传导异常两大类，有时两者可合并存在。在临床上，常按心律失常发作时心率的快慢分为快速性和缓慢性两大类，以便于临床初步诊断并确定治疗原则，有一定的临床意义。心律失常的治疗包括病因治疗，去除病灶，改良基质，发作时心律失常的控制和预防复发等。

急性心律失常属于中医"心悸"、"怔忡"、"昏厥"、"厥证"等范畴。中医医籍所记载的外邪、情志、正虚、痰瘀等所致的极脉、脱脉、促脉等与快速性心律失常症状相似，而由此所产生的结脉、代脉、迟脉等则与缓慢性心律失常的表现近似。

本节主要讨论急诊常见的阵发性室上性心动过速，快速性心房颤动，室性心动过速等快速性心律失常。

Ⅰ　阵发性室上性心动过速

临床上所称的狭义的阵发性室上性心动过速（简称室上速）主要是指房室结折返性心动过速（AVNRT），与房室折返性心动过速（AVRT），占阵发性室上性心动过速90%以上，与中医疾脉、极脉、脱脉、部分复合脉相似。本节主要讨论狭义的阵发性室上性心动过速。

【病因病理】

一、西医病因病理

AVNRT 是由房室交界区存在的传导速度快慢不同的双径路，而形成的折返环路连续激动所致。常发生于无器质性心脏病的患者。AVRT 发生于预激综合征患者，由房室结区和房室传导副束（旁路）及隐匿性旁路传导。

二、中医病因病机

1. 痰火扰心　《云林神彀·怔忡》云："心若时跳又时止，痰因火动。"《证治准绳·悸》言："是以各脏有疾，皆能与包络之火合动而作悸。"热郁生痰，痰热互结，上扰心神而为惊悸怔忡；同时各脏与心皆有经络相通，故诸脏之疾皆可循经扰心，引动包络之火发为悸忡。

2. 阴血亏虚　　《杂病源流犀烛·怔忡源流》曰："怔忡，心血不足病也……快快动摇，不得安宁，无时不作。"《仁术便览·惊悸怔忡》言："惊悸者血虚，惊悸有时。"心主血，心血亏虚，神气失守，故心中空虚，心神不宁发为惊悸，怔忡。

【临床表现】

阵发性心悸是本病的主要临床症状，可表现为突然发作，突然终止，持续时间长短不一，短则几秒钟，长则数小时，甚则数天。患者可有紧张、焦虑、恐惧、眩晕、乏力，甚则晕厥、休克、心绞痛、心功能不全等。并发症轻重取决于患者心脏有无器质性心脏病，以及发作时患者心室率与持续的时间。

【心电图诊断】

①连续3个以上快速 QRS 波，频率 150～250 次/分，节律规则；②QRS 波形态、时限正常，发生室内差异性传导时，QRS 波宽大畸形；③P′波为逆传型，常重叠于 QRS – T 波群内，或位于其终末部，逆行 P′波与 QRS 波群保持恒定关系；AVNRT 时 R – P′间期 <60～70ms，AVRT 时，R – P′间期 >110～120ms；④ST – T 波有时继发性改变。心电生理检查证实房室结双径路或房室旁路，心房、心室程序刺激可诱发或终止心动过速。

【治疗】

一、西医治疗

1. 机械刺激迷走神经　　适用于无明显血流动力学障碍的年轻患者，可作为室上速急诊治疗的第一步，常用的方法有①颈动脉窦按摩（病人仰卧位，先按摩右侧，无效时再按摩左侧，切勿双侧同时按摩）；②valsalva 动作（深吸气后屏气，再用力作呼气动作）；③刺激咽喉部诱导恶心等，刺激过程中应监测心电图或脉搏，一旦心动过速终止即停止刺激。

2. 心功能正常，血流动力学稳定者
（1）维拉帕米 5～10mg 加入 5% 葡萄糖溶液 10～20ml，10min 内缓慢静脉注射，无效者 10min 后可重复注射 1 次。
（2）地尔硫卓 10mg 加入 5% 葡萄糖溶液 10～20ml，10min 内缓慢静脉注射，无效者 10min 后可重复注射 1 次。
（3）腺苷 6～12mg 加入 5% 葡萄糖溶液 2～5ml，快速重复静脉注射。
（4）普罗帕酮 70mg 加入 5% 葡萄糖溶液 20ml，10min 内缓慢静脉注射，无效者 10～15min 后可重复注射 1 次，总量不超过 210mg。

3. 伴明显低血压和严重心功能不全者　药物治疗无效时，可选用直流电复律或食管心房调搏术等。

（1）毛花苷 C　首剂 0.4mg 加入 5% 葡萄糖溶液 20ml，缓慢静脉注射，对正在服用洋地黄制剂患者首剂减半。无效者 0.5h 后可重复静脉注射一次，总量不超过 1.2mg（预激综合征伴有心房颤动患者禁用）。

（2）腺苷　腺苷 6～12mgl 加入 5% 葡萄糖溶液 2～5ml，快速静脉注射。腺苷具有起效快和半衰期短的优点，应快速推注。有哮喘病史者不宜使用，使用茶碱类药物患者腺苷应增量，腺苷有诱发短暂心房颤动的可能，对预激综合征患者有害。

（3）直流电复律　对伴血流动力学不稳定的患者，如明显低血压或严重心功能不全患者，药物治疗无效时，可采用同步、直流电复律。术前，给咪达唑仑 2～6mg 静脉缓慢注射，或地西泮 20～50mg 静脉缓慢注射。吸纯氧。同步直流电复律，能量选择 100～200J（单相波），或选择 70～100J（双相波）。

（4）经食管心房调搏术　①超速抑制法（S1S1 刺激）：起搏频率超过心动过速频率 10～20 次/分开始，之后按 10～20 次/分递增。②程序刺激法（S1S2 刺激）：用程序性配对间期逐渐缩短的期前收缩刺激，找出适时的期前收缩以终止阵发性室上性心动过速急性发作。食管心房调搏术终止阵发性室上性心动过速成功率可达 90%。其中，AVRT 的成功率比 AVNRT 高。

（5）导管消融治疗　快径和慢径消融都能有效的根治 AVNRT，但是慢径消融所致的三度房室传导阻滞并发症低（1%～8%），又保持正常的 PR 间期，不影响心脏功能。因此慢径消融是首选途径，当慢径消融失败后才选用快径消融。

4. 伴高血压或心绞痛和交感神经张力亢进者　宜首选 β 受体阻滞剂。

（1）艾司洛尔　负荷量 0.3mg/kg，静脉注射，然后按每分钟 50～200μg/kg 维持量静脉滴注。

（2）美托洛尔　5mg 加入 5% 葡萄糖溶液 20ml，缓慢静脉注射。

二、中医辨证论治

1. 痰火扰心证

证候：心悸时发时止，烦躁胸闷，失眠多梦，口干苦，大便秘结，小便短赤，舌红苔黄腻，脉滑数或见疾脉、极脉。

治法：豁痰清热，定悸安神。

方药：黄连温胆汤（《备急千金要方》）加减。黄连、竹茹、枳壳、茯苓、陈皮、清半夏、木香、苦参、远志、大黄。湿热重者加茵陈、栀子。火郁伤阴者加生地、麦冬。痰热重者加瓜蒌、胆南星。心悸重者加珍珠母、磁石。

2. 阴虚血亏证

证候：心悸怔忡，惊惕不安，虚烦不寐，五心烦热，口干盗汗，伴耳鸣腰酸，头晕目眩，舌红少苔，脉细数、疾。

治法：滋阴养血，安神定悸。

方药：天王补心丹（《摄生秘剖》）加减。生地、玄参、沙参、白芍、当归、天冬、麦冬、五味子、柏子仁。口干舌燥、心悸不宁者，加黄连、百合；虚火妄动，腰酸耳鸣者，加龟板、熟地、知母、黄柏。兼有瘀血者，也可在方中加赤芍、丹皮。

Ⅱ　快速性心房颤动

心房颤动（atrial fibrillation，Af，简称房颤）时心室率大于 100 次/分称为快速性房颤，与中医的涩脉、促脉、散脉相似。

【病因病理】

一、西医病因病理

心房无序的颤动失去了有效的收缩与舒张，心房泵血功能恶化或丧失，加之房室结对快速心房激动的递减传导，引起心室极不规则的反应。心室律（率）紊乱、心功能受损和心房附壁血栓形成是房颤病人的主要病理生理特点。

快速性房颤多发生于高龄患者，常见于冠心病、高血压性心脏病、风湿性心脏病、心肌病、充血性心力衰竭、糖尿病、肺源性心脏病、甲亢性心脏病、感染性心内膜炎、缩窄性心包炎等。

二、中医病因病机

1. 气血虚弱　久病体虚，暗耗气血；或血崩外伤，失血夺气；或饮食失宜，或脾胃内伤，生化乏源；气血虚弱，则心失所养，心神不宁，发为心悸。如《血证论·惊悸》所言："失血家多是气血虚悸"，《花韵楼医案》：说"血崩本属气虚下陷，血去阴液亦亏，心中悸惕。"《类证治裁·怔忡惊恐论治》亦云："心脾气血本虚，而致怔忡惊恐。"

2. 饮阻血瘀　内伤七情，喜怒忧思皆可致气机郁滞，心气滞涩，血脉瘀阻，致使阴阳失调，心神逆乱；药食失宜，败胃伤脾，湿聚成饮，饮聚为痰，痰饮互结，血滞、气逆，止于心，则为心悸怔忡，头目眩晕，四肢逆冷，脉沉涩或散。如《景岳全书》言："涩为阴脉……为脾寒少食，为胃寒，为呕，为二便违和，为四肢逆冷。"《临证指南医案》亦言："脉涩小……逆气痰饮互结。"

【临床表现】

快速性房颤的症状取决于发作时的心室率、心功能、伴随的疾病、房颤持续时间以及患者感知症状的敏感性等多种因素。大多数患者有心悸、呼吸困难、胸痛、疲乏、头晕和黑蒙等症状，由于心房利钠肽的分泌增多还可引起多尿。快速性房颤的严重并发症如卒中、栓塞或心力衰竭、晕厥并不常见，但却是一种严重的并发症，常提示存在窦房结功能障碍及房室传导功能异常、主动脉瓣狭窄、肥厚型心肌病、脑血管疾病或存在房室旁道等。

心脏听诊第一心音强弱不一，心律绝对不规则，在心室率增快时，可有明显的脉搏短绌。

【心电图诊断】

1. 心电图特点 ①P波消失，代之以形状、间隔、振幅不等的心房颤动波（f波）；②f波频率350～600次/分；③心室搏动间隔绝对不整，心室率常在100～160次/分；④QRS波形态正常，合并有室内差异传导时QRS波增宽。如果房颤发作比较频繁，可使用动态心电图检查。

2. 超声心动图 对于发现房颤可能伴随的器质性心脏病、评价卒中的危险因素、预测房颤复律后的复发危险、指导房颤复律有意义。

3. 经食管超声心动图 对于评价心脏结构、发现左心房血栓的敏感性高于经胸超声心动图。

【治疗】

一、西医治疗

1. 药物治疗 治疗目的：①恢复窦性心律，减少房颤复发。②控制心室率，保持血流动力学稳定和预防血栓栓塞并发症。

（1）**药物的选用** ①对于永久或持续的房颤，推荐应用β受体阻滞剂或者非二氢吡啶类钙离子拮抗剂控制心率。②如果不存在预激综合征，房颤急性发作时推荐静脉给予β受体阻滞剂（艾司唑仑、美托洛尔、普萘洛尔）或者非二氢吡啶类钙离子拮抗剂（维拉帕米、地尔硫卓）来减慢心室率，对于有心力衰竭和低血压的患者要慎用。③对于有房颤和心力衰竭的患者，如果没有旁路存在，推荐静脉给予毛花苷C或者胺碘酮控制心室率。④对于伴有心力衰竭、左心室功能减退的房颤患者，口服地高辛可以有效控制房颤患者静息状态下的心室率。⑤地高辛与β受体阻滞剂或者非二氢吡啶类钙离子拮抗剂联合应用可以控制房颤患者的静态和动态心率。⑥如果其他措施不成功或者有禁忌证，可以静脉应用胺碘酮，以控制房颤患者的心率。

（2）**急症治疗**

1）心室率＞160次/分时，属心脏急诊。此时应积极控制心室率，或恢复正常窦性心律。常用于控制心室率的药物：①普罗帕酮：70mg加入5%葡萄糖溶液20ml，10min内缓慢静脉注射，无效者10～15min后可重复一次，总量不宜超过210mg。②胺碘酮：3mg/kg缓慢静脉注射，持续20min，然后1.2～1.5g/min持续静脉用药；或者600mg/d，分次口服，直至总量10g，然后每日100～400mg维持。③毛花苷C：0.4mg加入5%葡萄糖溶液10～20ml，10min内缓慢静脉注射，注意：预激综合征合并房扑、房颤者忌用。

2）心功能正常患者可用：①地尔硫卓：10mg加入5%葡萄糖溶液10～20ml，

10min 内缓慢静脉注射，无效者 10min 后可再注射一次。②维拉帕米：5～10mg 加入 5% 葡萄糖溶液 20ml，10min 内缓慢静脉注射，无效者 10min 后可再注射一次。③美托洛尔：5～10mg 加入 5% 葡萄糖溶液 20ml，缓慢静脉注射。

2. 同步直流电复律 当心室率快、血流动力学不稳定时，应首选同步直流电复律，开始能量为 200J（单相波）或者更大。双相波除颤用 100～200J，尤其适用于长时间房颤患者。电复律后应用胺碘酮或者奎尼丁维持窦性心律。

3. 预防血栓栓塞并发症 快速性房颤持续 48h 以上，有发生血栓栓塞的可能，尤其既往有栓塞史、左心房内有血栓、人工机械瓣置换术后均主张长期正规抗凝治疗。在复律之前的 3 周及成功复律后 4 周内应用华法林抗凝，保持 INR 2.0～3.0，预防发生血栓栓塞并发症。对孤立性房颤、血栓栓塞低危患者、老年人或有出血危险的患者，可以选用阿司匹林（200～300mg/d）等抗血小板聚集药物。

心绞痛、心肌梗死、脑卒中、肺水肿患者，急性房颤产生血流动力学不稳定时，应立即转复而不要因抗凝治疗而耽误，但要在药物和电转复前静脉注射肝素或者皮下注射低分子肝素抗凝。

二、中医辨证论治

1. 气血虚弱证

证候：心悸怔忡，头晕目眩，胸闷气短，体倦乏力，面色无泽，畏寒肢冷，爪甲色淡，纳呆，舌质淡，舌体有齿印苔少，脉涩。

治法：益气养血，安神定悸。

方药：归脾汤（《济生方》）加减。人参、黄芪、当归、白术、茯苓、远志、酸枣仁、龙眼肉、木香、大枣、生姜。伴有伤寒表虚者加桂枝、白芍；伴风热犯肺者加双花、蝉衣；伴暑湿犯胃者加苏叶、黄连、藿香、槟榔；肝胆湿热者加茵陈、青蒿、公英、郁金；肾虚者加仙灵脾、冬虫夏草。

2. 饮阻血瘀证

证候：心悸怔忡，面肿气喘，胸闷胸痛，痰涎壅盛，脘痞纳呆，或面色灰暗，爪甲紫绀，或肢厥尿少，舌质暗，有瘀点，脉涩，无力。

治法：蠲饮祛痰，补元定悸。

方药：葶苈大枣泻肺汤（《金匮要略》）合补阳还五汤（《医林改错》）加减。葶苈子、桃仁、红花、赤芍、川芎、当归、地龙、黄芪、人参、汉防己。伴有风痰阻络者加蜈蚣、全蝎；痰热上扰者加天竺黄、鲜竹沥；瘀血痹阻心脉者加水蛭、丹参；肾阳亏虚者加熟附子、肉桂；脾虚痰饮甚者加茯苓、白术、桂枝；肺气上逆者加桑白皮、苏子；痰多难咯者加桔梗、前胡、紫菀、炙杷叶。

Ⅲ 室性心动过速

室性心动过速（ventricular tachycardia）简称室速，是临床上常见的恶性心律失常，相当于中医疾脉、极脉、脱脉范畴。

【病因病理】

一、西医病因病理

根据室速的持续时间，可以分为持续性室速和非持续性室速。前者指室速持续超过30 秒，或虽然没有达到 30 秒，但因血流动力学不可耐受而必须终止。后者指持续时间小于 30 秒。

根据血流动力学状况，血流动力学不稳定的室速指发作时出现急性神志改变，进行性胸痛，低血压或其他休克体征。某些室速发作频率极快，合并有严重的器质性心脏病或心功能不全，发作时心排血量严重下降，患者出现神志丧失，急性心源性脑缺血。这种室速被称为"无脉搏室速"，其意义、处理完全与室颤相同。

根据病因，室性心动过速可分为器质性心脏病发生的室速和正常心脏发生的室速或称特发性室速；室性心动过速 90% 以上患者，有明显诱因和器质性心脏病。常见于冠心病、心肌病、二尖瓣脱垂、心力衰竭、心瓣膜病以及水电解质紊乱、药物中毒、Q-T 间期延长综合征等。少数原因未明者，称特发性室速。根据室速发生的机制，可分为折返性、自律性异常性和触发活动。

根据心电图图形，分为单形性和多形性室速。一般来讲，单形室速多为折返激动，如发生于器质性心脏病室速（陈旧心肌梗死，室壁瘤，扩张性心肌病等），少数为触发机制（如右室流出道室速）或自律性室速（如加速性室性自搏心律）。而多形室速则根据发作的特点会完全不同。如一般多形性室速可以为多个折返，而扭转性室速是由于触发激动（早期后除极）。多形室速的一个特殊类型是扭转性室速。扭转性室速与其他多形室速在急诊处理上完全不同，有些措施甚至相反。扭转性室速常伴有 Q-T 间期的延长，同时在心动过速发作时具有尖端扭转、梭形改变等特点。但这种图形也可见于没有 Q-T 延长的多形室速。其他支持扭转性室速的临床特点（如先天性长 Q-T，电解质紊乱，心动过缓。某些可致 Q-T 延长的药物等）也可协助诊断。

二、中医病因病机

1. 阴虚火旺　杂病日久，伤及阴液阴精致阴虚火旺；或情志过极，火邪内生，伤及阴液；或肾水素亏之人，水不济火，虚火妄动，上扰心神，而致心悸。正如刘完素《素问玄机原病式·火类》所云："水衰火旺而扰火之动，故心胸躁动，谓之怔忡。"《冯氏锦囊秘录·杂症大小合参》亦云："阴虚火动，火结为痰……随气升降……在心则悸。"

2. 经气欲绝　《素问·大奇论篇》曰："脉至浮合，浮合如数，一息十至以上，是经气予不足也，微见，九、十日死"，浮合脉为脱脉之甚，病情危笃，经气欲绝之脉。《脉经》亦云："三部脉如釜中汤沸，朝得暮死，夜半得日中死，日中得夜半死。"釜沸脉为脱脉之甚，脱而气竭、神脱，病情危重，预后极差。若过量或不当应用有毒药品，损伤心脉，心气不利，心神被扰，怔忡不已，而出现疾、脱脉症。

【临床表现】

临床表现有较大的变异性，临床表现的轻重程度依赖于室速的基础心脏状态及室速的频率。持续性室速者常有心慌、胸闷、气促、心绞痛、晕厥、低血压，严重者可出现休克、急性左心衰竭、心室纤颤等；非持续性室速者症状轻微。心脏听诊：心律轻度不规则，第一、二心音分裂。若有完全性房室分离时，第一心音强度常有变化，可闻及大炮音。室速正确的诊断和治疗是挽救患者生命的关键。

【心电图诊断】

心电图表现和诊断依据：①连续出现宽大畸形的 QRS 波，QRS 波时限大都超过 0.12s，平均 0.14s 以上；②室性宽 QRS 波 3 个或 3 个以上连续出现，仅重复 3~7 次者为短阵室速，超过 7 次而不足 30s 者为非持续性室速；③连续出现 QRS 波节律基本整齐，可略有不齐；④宽大畸形 QRS 波频率为 100~250 次/分，常见为 130~180 次/分；⑤宽大畸形 QRS 波可表现不典型的左或右束支传导阻滞图形，电轴可左偏、右偏或不偏；⑥可见到无关联 P 波，或称房室分离现象；⑦可见到室性融合波和心室夺获现象。在心电图中房室分离和心室融合波、心室夺获的诊断价值较大。

【治疗】

一、西医治疗

凡属于血流动力学不稳定的室速，不应在诊断问题上浪费时间，均应尽快进行电复律，终止发作。只有血流动力学稳定的持续室速，才行 12 导联心电图，根据 QRS 的形态进行诊断分析。这种室速既可首先给予药物治疗，也可直接电复律。

1. 药物治疗

（1）胺碘酮　应用的指征为除颤无效的室颤/室速、血流动力学稳定的室速、多形性室速、未明确诊断的 QRS 心动过速；特别适用于伴有心功能受损的室上性或室性心律失常患者。治疗血流动力学稳定的室速和其他心律失常时负荷量 150mg，10min 内缓慢注入。10min 后可重复使用。室颤抢救时可给一次 300mg 或 5mg/kg 静注。维持量 1~1.5mg/min，根据病情数小时后逐渐减量，每日总量可达 2g。如果初步考虑有效，应同时开始口服。静注主要副作用是低血压和心动过缓。低血压往往与注射速度过快有关。静脉使用胺碘酮的方法，要强调因人而异。

（2）普鲁卡因胺　应用指征为转复各种室上性心律失常（改变旁路传道）；控制快速房颤的室率；未明确诊断的宽 QRS 心动过速。禁用于 Q-T 间期长及尖端扭转室速。用法：20mg/min 静点至心律失常消失、低血压或 QRS 增宽 50%，或总量达 17mg/kg。因其负荷量易出现中毒和严重低血压，输注起效慢，使其在威胁生命情况下应用受到限制。紧急情况下可 50mg/kg 至最大剂量。维持输注 1~4mg/min。

注意：应密切监测心电图和血药浓度，特别是用药超过 24h 者。

（3）利多卡因　可用于治疗室早、室速和室颤，比较适合于与心肌缺血有关的心律失常；室颤/无脉搏室速除颤，及应用肾上腺素后（胺碘酮的替代治疗）；控制有血流动力学影响的室早。心脏骤停时，可静推。剂量 1.0～1.5mg/kg，无效 3～5min 可重复，总量 <3mg/kg。静滴用于心律失常转复后的维持，负荷量后可用 1～4mg/min 静滴。24h 后应减量（因其 24～48h 后半衰期延长），以减少毒副作用。心功能不好，70 岁以上老年人，肝功能异常者应减量。

2. 同步直流电复律　如病人已发生低血压、休克、心绞痛、充血性心衰或心脑缺血症状，应迅速施行电复律，也可用于应用两种抗心律失常药物无效者。初次电复律的能量为 50J，如不能成功复律，可增加能量至 100～200J，电复律后需静滴抗心律失常药物以预防复发。

3. 洋地黄中毒引起的室速　不宜应用电复律，应给予苯妥英钠，利多卡因等药物治疗。

4. 超速起搏术　与埋藏式心室、心房起搏装置合用，进行治疗。也可采用植入式心脏转律除颤器、导管消融术等。

5. Q－T 间期延长的尖端扭转室速　异丙肾上腺素静滴，25% 硫酸镁静注，及起搏治疗。

6. 特发性 Q－T 间期延长综合征　β 受体阻滞剂治疗。

二、中医辨证论治

1. 阴虚火旺证

证候：心悸怔忡，头晕目眩，头胀耳鸣，口干舌燥，舌红绛苔少或薄黄，脉数、疾、极或脱。

治法：滋阴泻火，定悸复脉。

方药：三甲复脉汤（《温病条辨》）合黄连解毒汤（《外台秘要》引崔氏方）加减。生龟板、生牡蛎、生鳖甲、干地黄、生白芍、麦冬、阿胶、黄连、黄柏、黄芩、栀子、炙甘草。伴有风热未尽者加双花、连翘、蝉衣、僵蚕；伴有湿邪者加藿香、槟榔、砂仁；伴有瘀血者加丹参、丹皮；风痰内扰者加蜈蚣、地龙。

2. 心脉欲绝证

证候：心悸怔忡，惕动不止，憋喘气促，面色苍白，烦躁不安，精神呆滞，肢体厥冷，舌淡暗苔白，脉疾、极、脱。

治法：固元复脉，宁神救脱。

方药：参附汤（《正体类要》）加减。人参、附子。配合参附注射液 40～80ml 稀释后静脉滴注。伴有阴气不足者加用生脉注射液 60～100ml 稀释后静脉滴注，病情稳定后可加用人参宁神片（《杂病源流犀烛》）加减：人参、生地、葛根、茯神、甘草、知母、花粉、竹叶、五味子。

【急性心律失常的预防与调护】

1. 预防　①预防诱发急性心律失常的诱因，应克服如吸烟、饮酒、喝浓茶等不良习惯。②积极治疗原发病。③调整心态，或积极治疗焦虑、抑郁或烦躁等精神因素。④合理用药。

2. 调护　①使病人有安静而良好的居住环境。②重症病人应常规监护生命体征。③可据情况采用食疗、针灸等方法配合药物和非药物的治疗。

第六节　急性冠脉综合征

急性冠脉综合征（acute coronary syndrome，ACS）是一组冠状动脉粥样硬化斑块破裂、血栓形成或血管痉挛而致急性或亚急性心肌缺血的临床综合征。包括急性心肌梗死（acute myocardial infarction，AMI）及不稳定型心绞痛（unstable angina，UA）。其中AMI又分为ST段抬高的心肌梗死（STEMI）及非ST段抬高的心肌梗死（NSTEMI）。ACS约占冠心病人的30%～40%，是心脏猝死最常见的直接原因。

本病属于中医学的"胸痹"、"心痛"、"厥心痛"、"真心痛"等范畴。

【病因病理】

一、西医病因病理

多数ACS病理基础是在冠状动脉粥样硬化的基础上并发粥样硬化斑块的破裂、溃疡和局部血栓形成，导致血管的不全或完全闭塞，引起血流的间断或持续中断，进而造成不同的心脏急性缺血事件。同时与易致血栓栓塞的血液成分异常及自主神经张力增高有关。

1. 动脉粥样斑块　决定是否发生ACS的主要因素是斑块的稳定性。典型的ACS是由动脉粥样斑块纤维帽破裂所引发的。内含大而柔软脂核的斑块，表面为薄的纤维帽，并有吞噬细胞密集的炎症反应。薄纤维帽破裂，脂核溢出，基质暴露。血小板与内皮下黏附因子发生黏附和聚集，形成富含血小板的白色血栓，使管腔内径急剧减小甚至次全闭塞，血流突然减少或间断性中断；血小板进一步激活并释放血管活性物质，使血管收缩，更加剧病理过程。临床表现为UA和NSTEMI。若血栓内富含红细胞和纤维蛋白，则形成红色血栓使血管腔完全闭塞，血流持续性中断，临床表现为STEMI。

2. 易致血栓栓塞的血液成分　全身炎症反应可活化内皮，使血小板聚集于斑块表面，斑块的炎症反应起着重要作用。许多血清标志物可能预示发生ACS的危险性，如脂蛋白异常、代谢综合征的血清标志物、免疫活化特异性标志物、脂质过氧化标志物等可能出现异常。糖尿病、高脂血症、吸烟等也可以导致血液高凝状态，使动脉血栓性并发症增加。

3. 自主神经张力增高　自主神经张力增高在决定斑块破裂中起着关键作用。应激、过度劳累、精神紧张等可刺激交感神经兴奋，释放儿茶酚胺，诱发心肌梗死。交感神经活性增强易导致致命性心律失常的发生，造成血流动力学的不稳定。

ACS 的病理生理学改变主要为出现左心室舒张和收缩功能障碍的一些血流动力学改变，血压下降或出现心律失常。急性大面积 MI 者，可发生泵衰竭或急性肺水肿。右室梗死少见，其主要病理生理学改变是急性右心衰竭的血流动力学改变，右心房压力增高，高于左心室舒张末期压，心排血量降低，血压下降。

二、中医病因病机

1. 寒邪犯心 素体阳虚，胸阳不振，阴寒之邪乘虚侵袭，寒凝气滞血瘀，心脉挛急痹阻，不通则痛。

2. 痰瘀闭阻 过食肥甘厚味，日久损伤脾胃，脾胃运化失司，酿湿生痰，痰浊为有形之物，其性黏滞，流窜经脉，留着管壁，浸淫脉道，进而痰瘀互结，心脉闭阻，遂致心痛。

3. 情志内伤 忧思伤脾，脾虚气结，运化失司，津液不得输布，遂聚而生痰。郁怒伤肝，一则肝气不疏，气滞血瘀；二则气郁化火，灼津为痰。气、痰、血瘀交阻，闭阻心脉，发为心痛。

4. 年老体虚 年过半百，气血阴阳不足，脏腑功能衰退，津液气血气化失常，则痰浊、瘀血内生，阻于心脉，血行不畅而作心痛。

综上所述，本病病位以心为主，其主要病机为瘀血、痰浊、寒凝、气滞，或兼夹为患，以瘀血闭阻心脉为要。而心脉不通，心体失养可以加重心气不足，表现为大实大虚，虚实夹杂，而且邪气愈实（心梗面积大），正气愈虚。若气虚进一步发展，由气虚发展为气竭、气脱，则发生变证、逆证。心气不足，鼓动无力，出现心悸，脉结代，严重者可出现晕厥或猝死；心肾阳虚，水邪泛滥，凌心射肺则出现心悸、喘促，浮肿，尿少；正气大虚，心阳暴脱，则出现四肢不温或逆冷青紫，大汗淋漓，甚至阴阳离决之危候。须详察细辨，及时果断，才不会"旦发夕死，夕发旦死。"

【临床表现】

一、症状

1. 典型症状 胸部不适，其特点包括胸痛常为憋闷、压迫、紧缩感，也可有针刺样、烧灼感，偶伴濒死的恐惧感觉；部位主要在胸骨体中段或上段之后，可波及心前区，有手掌大小范围，甚至横贯前胸，界限不很清楚，常放射至左肩、左臂内侧达无名指和小指，或至颈、咽或下颌部；疼痛变化可逐渐加重，有间歇却不完全缓解；发作可较前频繁，反复发作，与原有的缓解方式不同，或不能缓解。常伴随呼吸困难、冷汗、恶心、呕吐、头晕和焦虑。AMI 的症状远比心绞痛为重，持续时间 >15min。

2. 伴随症状

（1）全身症状 如发热，由坏死物质被吸收所引起。一般在疼痛发生后 24～48h 出现，程度与梗死范围常呈正相关，体温一般在38℃左右，很少达到39℃，持续约一周。

（2）心律失常　见于75%～95%的患者，多发生于以24h以内，以室性心律失常最多，尤其是室性期前收缩，如室性期前收缩频发（每分钟5次以上），成对出现或呈短阵室性心动过速，多源性或落在前一心搏的易损期时（R在T波上），常为心室颤动的先兆。室颤多发生在AMI早期，特别是入院前，是心脏猝死的主要原因。房室传导阻滞和束支传导阻滞也较多见，室上性心律失常则较少，多发生在心力衰竭患者中。前壁MI如发生房室传导阻滞表明梗死范围广泛，情况严重。

（3）低血压和休克　疼痛时血压下降常见，未必是休克。如疼痛缓解而收缩压仍低于80mmHg，伴烦躁不安、面色苍白、皮肤湿冷、脉细而快、大汗淋漓、尿量减少（＜20ml/h），反应迟钝、甚至晕厥者，则为休克表现。休克多在起病后数小时至数日内发生，见于约20%的患者，主要是心源性，为心肌广泛（40%以上）坏死，心排血量急剧下降所致，神经反射引起的周围血管扩张属次要，有些患者尚有血容量不足的因素参与。

（4）心力衰竭　主要是急性左心衰竭，可在起病最初几天内发生，或在疼痛、休克好转阶段出现，为梗死后心脏舒缩力显著减弱或不协调所致，发生率约为32%～48%。表现为呼吸困难、咳嗽、发绀、烦躁等症状，严重者可发生肺水肿。右心室MI者可一开始即出现右心衰竭表现，伴血压下降。

ACS的不典型表现较多见于老年、女性及糖尿病患者。

二、体征

1. 心脏体征　心率多增快，少数也可减慢；可出现第四心音（S_4）奔马律，少数有第三心音（S_3）奔马律；心音减弱常提示有心肌收缩力减弱；10%～20%患者在起病第2～3d出现心包摩擦音，为反应性纤维性心包炎所致；心尖区可出现粗糙的收缩期杂音或伴收缩中晚期喀喇音，为二尖瓣乳头肌功能失调或断裂所致。

2. 低血压和休克　除极早期血压可增高外，几乎所有患者都有血压降低。要注意神志变化，出汗情况，周围灌注状况。

3. Killip 分级法　AMI引起的心力衰竭称为泵衰竭，常按Killip分级法：

Ⅰ级　尚无明显心力衰竭；

Ⅱ级　有左心衰竭，肺部啰音＜50%肺野；

Ⅲ级　急性肺水肿，肺部啰音＞50%肺野；

Ⅳ级　有心源性休克等不同程度的血流动力学变化。

【实验室及其他检查】

1. 心电图　ACS的心电图表现多种多样，以ST段抬高或压低为主，可出现异常Q波或伴T波改变，可合并各种心律失常。心电图表现ST段抬高为STEMI，而ST段降低多为NSTEMI或UA。

（1）STEMI心电图特征性改变为　①ST段抬高呈弓背向上型，在面向坏死区周围心肌损伤区的导联上出现；②宽而深的 Q 波（病理性 Q 波），在面向透壁心肌坏死区的导联上出现；③T 波倒置，在面向损伤区周围心肌缺血区的导联上出现。

在背向 MI 区的导联则出现相反的改变，即 R 波增高、ST 段压低和 T 波直立并增高。

（2）NSTEMI 心电图有两种类型　①无病理性 Q 波，有普遍性 ST 段压低≥0.1mV，但 aVR 导联（有时还有 V_1 导联）ST 段抬高，或有对称性 T 波倒置，为心内膜下 MI 所致；②无病理性 Q 波，也无 ST 变化，仅有 T 波倒置改变。

（3）STEMI 心电图的演变　超急性期的变化为 R 波和 T 波振幅增加，T 波高尖，数小时后 ST 段迅速抬高，弓背向上，与直立的 T 波连接，形成单相曲线。多数患者 ST 段在最初 12h 内逐渐恢复。R 波降低和异常 Q 波在 STEMI 最初 2h 内可见，通常 9h（4～14h）内完成演变。在 ST 段抬高的导联出现 T 波倒置。下壁 STEMI 的 ECG 演变较前壁 STEM 更快。STEMI 急性期再度出现 ST 段抬高，表明可能有梗死扩展。心电图不仅可以判断急性心肌梗死的存在，而且可以对心肌损伤/心肌梗死的具体部位做出定位诊断，同时有助于对梗死相关动脉做出判断，见表4－2。

表4－2　STEMI 相关冠状动脉梗死部位的 ECG 特征

相应导联	梗死部位	相关冠状动脉
$V_1 \sim V_2$（V_3）	前间壁	左前降支
$V_2 \sim V_4$	前壁	左前降支
$V_1 \sim V_6$、aVL、I	广泛前壁	左主干或左前降支近端
$V_5 \sim V_6$、（I、aVL）	前侧壁	左前降支或左回旋支
I、aVL	高侧壁	左回旋支
II、III、aVF	下壁	右冠状动脉或左回旋支
II、III、aVF、$V_{3R} \sim V_{5R}$	下壁 + 右室	右冠状动脉近端
II、III、aVF、V_5、V_6	下侧壁	右冠状动脉或左回旋支
$V_7 \sim V_9$（$R_{V1 \sim 2}$升高）	正后壁	右冠状动脉或左回旋支
II、III、aVF、$V_7 \sim V_9$（$R_{V1 \sim 2}$升高）	下后壁	右冠状动脉或左回旋支

（4）NSTEMI 心电图演变　有 ST 段的普遍压低（除 aVR，有时 V_1 导联外），继而 T 波倒置加深呈对称型，ST 段及 T 波改变持续数日或数周后恢复；仅有 T 波改变者 T 波在 1～6 个月内恢复。NSTEMI 心电图表现特征变化不明显，心肌标记物的检测意义更大。UA 心肌标记物不升高或轻度升高，属 ACS 中严重程度不同的临床类型。UA 可表现为静息心绞痛、初发心绞痛或恶化心绞痛。

2. 心肌标记物检查　心肌损伤标记物增高水平与心肌梗死范围及预后明显相关。①肌红蛋白起病 2h 内升高，12h 内达到高峰，24～48h 内恢复正常。②肌钙蛋白 I（cTnI）或 T（cTnT）于心肌损害后 3～12h 开始升高，18～24h 达到峰值，10～24d 恢复正常。cTnI 及 cTnT 含量的增高是诊断急性心肌梗死的敏感指标。③肌酸激酶同工酶（CK－MB）在起病 4～6h 后升高，16～24h 达到峰值，3～4d 恢复正常。

对心肌坏死标记物应进行综合评价，如肌红蛋白在 AMI 中出现最早，十分敏感，但特异性不够强。cTnI 和 cTnT 出现稍延迟，但特异性很高，在症状出现后 6h 内测定为阴性，则 6h 后应再复查，其缺点是持续时间可长达 10~24d，对在此期间出现的胸痛，判断是否有新的梗死不利。CK-MB 虽不如 cTnI 和 cTnT 敏感，但对早期（<4h）AMI 的诊断有较重要价值。肌酸激酶（CK）、天门冬酸氨基转移酶（AST）及乳酸脱氢酶（LDH），其特异性及敏感性均远不如上述心肌坏死标记物，但仍有参考价值。三者在 AMI 发病后 6~12h 开始升高，分别于 12h、24h 及 2~3d 达到峰值。又分别于 3~4d、3~6d 及 1~2 周内恢复正常。

3. 超声心动图　二维和 M 型超声心动图也有助于了解与心肌缺血和心肌坏死相关的室壁运动异常和左心室功能，诊断室壁瘤和乳头肌功能失调等。

【诊断与鉴别诊断】

一、诊断要点

根据临床症状、缺血性胸痛史、心电图特征性改变、心肌坏死血清标记物浓度的动态变化及超声心动图等影像学检查可帮助临床诊断。

二、鉴别诊断

1. 主动脉夹层　胸痛剧烈，因夹层侵袭的程度不同，其疼痛部位及并发症不同，常放射到背、肋、腹、腰和下肢，两上肢的血压和脉搏可有明显差别，可有主动脉瓣关闭不全的表现，但无血清心肌坏死标记物升高，常有原发性高血压基础。二维超声心动图检查、螺旋 CT 或磁共振显像有助于诊断。

2. 急性肺动脉栓塞　可发生胸痛、咯血、呼吸困难和休克。有右心负荷急剧增加的表现，如发绀、肺动脉瓣区第二心音亢进、颈静脉充盈、肝大、下肢水肿等。心电图示 I 导联 S 波加深，III 导联 Q 波显著、T 波倒置等改变，可资鉴别。

3. 急性心包炎　尤其是急性非特异心包炎可有较剧烈而持久的心前区疼痛。但心包炎的疼痛与发热同时出现，呼吸和咳嗽时加重，早期即有心包摩擦音。心包摩擦音和疼痛在心包腔出现渗液时均消失；全身症状一般不如心肌梗死严重；心电图除 aVR 外，其余导联均有 S-T 段弓背向下的抬高，T 波倒置，无异常 Q 波出现。

此外，不典型的心绞痛还需与急腹症、肋间神经痛、食管病变、膈疝、溃疡病、肠道疾病、颈椎病等引起的胸、腹痛相鉴别。

【治疗】

一、治疗原则

ST 段抬高性 ACS 应尽早、充分、持续开通梗塞冠脉，挽救濒死心肌，保存心功能，降低死亡率。治疗 ACS 患者的主要目的为：①减少 MI 患者心肌坏死的范围，保存左室功能，防止发生心力衰竭；②预防重大不良心脏事件（MACE）：死亡，非致死性 MI 需急诊行血运重建术；③治疗 ACS 的急性、致命性并发症，例如室颤（VF）/无脉性室速（VT）、症状性心动过缓、不稳定性心动过速。NSTEMI 以药物治疗为主，抗栓不溶栓，部分症状不能控制的病人需做 PCI 或 CABG 治疗。

急性冠脉综合征的中医病因病机为不通则痛，应根据导致不通的病因而或"通"或"补"，或通补兼施。活血化瘀、芳香温通、宣痹通阳、豁痰通络或益心气、助心阳、养心阴、固厥脱。当分辨脏腑亏损补益，灵活运用通补二法。

二、西医治疗

（一）ST 段抬高性 ACS 治疗

1. 监护与一般治疗 对 ACS 胸痛的患者，应立即进行心电图、血压、呼吸、氧饱和度监测，密切观察心律、心率、血压和心功能的变化，对于严重泵衰者还要监测肺毛细血管嵌压和静脉压；吸氧 4L/min，使 $SpO_2 > 95\%$；时刻做好电除颤和 CPR 的准备；来诊后应快速明确诊断，及早再灌注治疗以及必需的辅助治疗；建立静脉通道，保持给药途径畅通；卧床休息，保持环境安静，减少探视，防止不良刺激，解除焦虑。

2. 止痛 尽快解除疼痛，哌替啶 50～100mg 肌内注射或吗啡 5～10mg 皮下注射，必要时 1～2h 后再注射 1 次，以后每 4～6h 可重复应用，注意防止对呼吸功能的抑制。

3. 硝酸甘油扩冠治疗 可先从 10μg/min 开始静脉点滴，然后每 10min 增加 5～10μg，治疗终点是临床症状得到控制，血压正常者平均动脉压下降 10%，高血压者平均动脉压下降 30%。收缩压 <90mmHg 应减慢滴速或暂停使用。

4. 抗血小板治疗 ①阿司匹林无禁忌证者即服水溶性阿司匹林或嚼服肠溶阿司匹林 150～300mg，然后每日 1 次，3 日后改为 75～150mg，每日 1 次，长期服用；②氯吡格雷初始剂量 300mg，口服，以后 75mg/d 维持；③血小板膜糖蛋白 Ⅱb/Ⅲa（GPⅡb/Ⅲa）阿昔单抗，为静脉制剂，多用于冠心病介入治疗前，一般先给予冲击量 0.125ml/kg，然后 7.5ml 维持静滴 24h。

5. 抗凝治疗 低分子肝素皮下注射，半衰期长，皮下注射生物利用度好，与血浆蛋白结合率低，根据体重调整剂量无需监测凝血指标，出血并发症少。

6. 其他治疗 根据患者具体情况给予 β 受体阻滞剂、ACEI 及抗心律失常药物。

7. 溶栓治疗 起病 3～6h 最多在 12h 内，使闭塞的冠状动脉再通，心肌得到再灌注，濒临坏死的心肌可能得以存活或使坏死范围缩小，减轻梗死后心肌重塑，是一种积极的治疗措施。

（1）**适应证** ①两个或两个以上相邻导联 ST 段抬高（胸导联≥0.2mV，肢导联≥0.1mV），或病史提示 AMI 伴左束支传导阻滞，起病时间 <12h，患者年龄 <75 岁；②ST 段显著抬高的 MI 患者年龄 >75 岁，经慎重权衡利弊仍可考虑；③ST 段抬高性 MI，发病时间已达 12～24h，但如仍有进行性缺血性胸痛，广泛 ST 段抬高者也可考虑。

（2）**绝对禁忌证** ①任何时间的出血性脑卒中或不明原因脑卒中史；②6 个月内缺血性卒中史；③中枢神经系统损害或肿瘤；④3 周内严重创伤；⑤1 个月内胃肠出

血；⑥已知的出血性疾病；⑦主动脉夹层。

（3）相对禁忌证　①6个月内有一过性脑缺血；②口服抗凝剂；③妊娠或产后1周内；④外伤性复苏；⑤收缩压 >180mmHg；⑥严重肝病；⑦感染性心内膜炎；⑧活动性溃疡。

（4）溶栓药物的应用　以纤维蛋白溶解酶原激活剂激活血栓中纤维蛋白溶解酶原，使纤维蛋白溶解酶溶解冠状动脉内的血栓。国内常用：①尿激酶（urokinase，UK）30min 内静脉滴注 150 万～200 万 U。②链激酶（streptokinase，SK）或重组链激酶（rSK）以 150 万 U 静脉滴注，在 60min 内滴完。③重组组织型纤维蛋白溶解酶原激活剂（rt–PA）100mg 在 90min 内静脉给予：先静脉注入 15mg，继而 30min 内静脉滴注 50mg，其后 60min 内再滴注 35mg（或 50mg，先静脉注入 8mg，然后 90min 内再滴注 42mg）。用 rt–PA 前先用肝素 5 000U 静脉注射，用药后继续以肝素每小时 700～1 000U 持续静脉滴注共 48h，以后改为皮下注射 7 500U 每 12h 一次，连用 3～5d（也可用低分子肝素）。用链激酶时，应注意寒战、发热等过敏反应。

根据冠状动脉造影结果直接判断，或根据：①心电图抬高的 ST 段于 2h 内回降 >50%；②胸痛 2h 内基本消失；③2h 内出现再灌注性心律失常；④血清 CK–MB 酶峰值提前出现（14h 内）等间接判断血栓是否溶解。

8. 介入治疗（PCI）

（1）直接 PCI 适应证　①ST 段抬高和新出现左束支传导阻滞（影响 ST 段的分析）的 MI；②ST 段抬高性 MI 并发心源性休克；③适合再灌注治疗而有溶栓治疗禁忌证者；④非 ST 段抬高性 MI，但梗死相关动脉严重狭窄，血流 ≤TIMI Ⅱ 级。应注意：①发病 12h 以上不宜施行 PCI；②不宜对非梗死相关的动脉施行 PCI；③要由有经验者施术，以避免延误时机。有心源性休克者宜先行主动脉内球囊反搏术，待血压稳定后再施 PCI 术。

（2）补救性 PCI　溶栓治疗后仍有明显胸痛，抬高的 ST 段无明显降低者，应尽快进行冠状动脉造影，如显示 TIMI 0～Ⅱ 级血流，说明相关动脉未再通，宜立即施行补救性 PCI。

（3）溶栓治疗再通者的 PCI　溶栓治疗成功的患者，如无缺血复发表现，可在 7～10d 后行冠状动脉造影，如残留的狭窄病变适宜 PCI，可再行 PCI 治疗。

9. 紧急主动脉–冠状动脉旁路移植术　介入治疗失败或溶栓治疗无效，有手术指征者，宜争取 6～8h 内施行主动脉–冠状动脉旁路移植术。

（二）非 ST 段抬高性 ACS 治疗

此类患者不宜溶栓治疗。其中低危险组（无合并症、血流动力稳定、不伴反复胸痛者）以阿司匹林加氯吡格雷加低分子肝素治疗为主；中危险组（伴持续或反复胸痛，心电图无变化或 ST 段压低 1mm 上下者）和高危险组（并发心源性休克、肺水肿或持续低血压）则以介入治疗为首选。其余治疗原则同上。

三、中医治疗

1. 心血瘀阻证

证候：胸部闷痛，固定不移，入夜加重，唇甲青紫，舌质紫暗或有瘀斑，舌下脉络迂曲，苔薄白，脉沉涩或弦涩或见结、代、促脉。

治法：活血化瘀，通脉止痛。

方药：血府逐瘀汤（《医林改错》）。桃仁、红花、当归、川芎、赤芍、生地黄、牛膝、枳壳、桔梗、柴胡、甘草。瘀血重，胸痛剧者加乳香、没药、元胡、丹参、三七末（冲服）；痰瘀互结者加瓜蒌、半夏、胆南星；血瘀气滞：加荜拔、檀香、元胡、三七、水蛭；寒凝血瘀：加桂枝、肉桂、细辛；心气不足者加黄芪、党参；心阳不振者加桂枝、薤白；气阴两虚者，合用生脉散。

同时舌下含服复方丹参滴丸缓解疼痛；复方丹参注射液16ml加入5%葡萄糖注射液250ml中静脉滴注，每日1次。

2. 寒凝心脉证

证候：猝然心痛如绞，胸痛彻背，喘不得卧，多因气候骤冷或骤感风寒而发病或加重，伴心悸不宁，神疲乏力，形寒肢冷，舌质淡暗，舌苔白腻，脉沉无力，迟缓或结代。

治法：辛温通阳，开痹通脉。

方药：当归四逆汤（《伤寒论》）加味。桂枝、细辛、当归、白芍、甘草、大枣、通草。兼瘀血者加丹参、红花；四肢厥冷、脉微欲绝者加附子、人参（另炖）。

同时舌下含服苏冰滴丸。

3. 心阳不振证

证候：心胸疼痛，气短乏力，形寒肢冷，面色苍白，或见唇甲青紫，舌淡苔白，脉沉数或迟缓无力。

治法：补气助阳，温通心脉。

方药：桂枝甘草汤（《伤寒论》）合保元汤（《博爱心鉴》）。桂枝、人参（另炖）、黄芪、炙甘草。兼有瘀血者，加丹参、红花、三七末（冲服）；脉迟缓者加炙麻黄、细辛；水饮上凌心肺，喘咳气急者合葶苈大枣泻肺汤；水肿尿少者加茯苓、泽泻、猪苓。

可用参附注射液20～40ml加入5%葡萄糖注射液250ml中静脉滴注，每日1次。

4. 阳脱阴竭证

证候：心胸剧痛，肢冷尿少，大汗淋漓，或汗出如油，虚烦不安，皮肤青灰，手足青至节，甚至神志淡漠或不清，尿少，口舌青紫，脉微欲绝。

治法：回阳救逆，益气固脱。

方药：四逆加人参汤（《伤寒论》）加味。附子、干姜、炙甘草、人参（另炖）、煅龙骨、煅牡蛎、山萸肉。

偏于阳脱者，选用参附注射液40～60ml加入5%葡萄糖液250ml静脉滴注；偏于阴竭者，选用参麦注射液40～60ml加入5%葡萄糖液250ml静脉滴注。

【预防与调护】

1. 预防 对诊断为 ACS 的患者应采取积极的二级预防措施，包括健康教育、非药物治疗（合理饮食、适当锻炼、戒烟、限酒、心理平衡）及药物治疗。积极调节血脂、控制高血压、稳定以及治疗心绞痛、长期口服抗血小板药物等，严格控制糖尿病。

2. 调护 日常生活中应注意调摄精神、保持情志愉快、舒畅，监护期间应避免过多探视，以免情绪激动和影响休息。要注意生活起居，寒温适宜，避免寒冷刺激。

第七节　急性脑血管病

Ⅰ　脑出血

脑出血（intracerebral hemorrhage，ICH）是指原发性非外伤性脑实质内的出血，也称自发性脑出血。可因动脉、静脉或毛细血管破裂引起，以动脉出血为多见。脑出血多发生于 50 岁以上的中老年人，近年有日趋年轻化倾向。本病来势急骤，在我国占急性脑血管病的 20% ~ 30% 左右，急性期病死率约为 30% ~ 40%。大脑半球出血约占 80%，主要位于基底节区；脑干和小脑出血约占 20%。

脑出血属中医学"中风"范畴，临床以突然昏仆、口舌歪斜、语言謇涩或不语、偏身麻木为主症。

【病因病理】

一、西医病因病理

脑出血的病因主要是高血压病，又称为高血压性脑出血，绝大多数是高血压病伴发的脑小动脉病变在血压骤升时破裂所导致，其他少见原因主要有颅内动脉瘤、脑动静脉畸形、脑动脉炎、血液恶性病、溶栓抗凝治疗后及脑肿瘤等。在长期高血压作用下小动脉平滑肌可透明样变，小动脉壁变薄，局部可在高血流压力下膨出成微小动脉瘤；局部因纤维素性坏死和透明样变而变薄的小动脉壁和微小动脉瘤在血压突然升高时破裂是引起脑出血最常见的原因。此外，脑动脉的外膜和中层结构较其他器官的动脉薄弱，也是脑出血发生较多的一个原因。

脑出血的主要病理改变是脑组织内出血，形成 2 ~ 8cm 直径的血肿。多为单个，少数呈多灶性。脑出血多数发生于基底节区的壳核及内囊区，其次是脑叶、脑干及小脑齿状核区。壳核出血常侵入内囊或破入侧脑室，使血液流入脑室系统和蛛网膜下腔，形成继发性脑室出血或蛛网膜下腔出血。脑出血形成的血肿，产生占位效应，引发脑水肿，使脑组织受压，组织变形。至后期血肿软化坏死，则会形成中风囊。

二、中医病因病机

1. 饮食不节 嗜酒肥甘醇酒，饥饱失宜，脾伤不运；或形盛气虚，中气亏虚，脾虚运化无权，聚湿生痰，痰郁生热，热盛生风，风动痰壅而发中风。

2. 情志所伤 情志失调，气机郁滞，血行不畅，瘀结脑络；或暴怒伤肝，肝阳暴涨，引动肝风，风阳上扰而发中风。

3. 体质异常 肥胖之人，易生痰浊，痰浊上壅或痰热生风引发中风；年老体弱，精气渐耗，或久病气血亏损，元气不足，虚风内动亦可引发本病。

【临床表现】

一、一般症状

脑出血多发生于 50 岁以上的中老年人，男性略多见，冬春季节发病较多。多有高血压、头痛、头昏病史。通常在情绪激动、活动用力时突然发病，发病时血压明显升高，并出现头痛、恶心、呕吐、意识障碍和神经缺失症状，常在数分钟至数小时内达到高峰。

二、定位症状

脑出血病人临床表现差异较大，可因出血部位和出血量不同而临床特点各异。

1. 基底节区出血 约占全部脑出血的 70%，尤以壳核出血最常见。由于出血损及内囊，并以内囊损害体征为突出表现，故又名内囊区出血。壳核出血又称为内囊外侧型，丘脑出血亦称内囊内侧型（图 4 - 1）。

（1）壳核出血 又称为内囊外侧型，是高血压脑出血最常见的出血部位。由豆纹动脉尤其是外侧支破裂所致。起病后除脑出血具有一般症状外，很快出现"凝视病灶"症状和"三偏"症状，即可见头和眼转向出血病灶侧，三偏即偏瘫、偏身感觉障碍和偏盲。出血量大可有意识障碍，病灶位于优势半球可有失语。

（2）丘脑出血 又称为内囊内侧型，为第二出血常见类型，由丘脑膝状体动脉和丘脑穿通动脉破裂所致。亦表现突发对侧偏瘫、偏身感觉障碍、甚至偏盲等内囊性三偏症状。本型病人，"三偏"征以感觉障碍明显，偏瘫完全，上下肢呈均等性瘫痪。可有特征性眼征，如眼球向下斜视，即"注视鼻征"。意识障碍多见且较重，瞳孔缩小，光反射消失。若出血累及下丘脑可引起中枢性高热、消化道出血、高血糖、肺水肿等并发症。本型预后较差，死亡率较高。

（3）混合型出血 临床表现基本同内侧型。

2. 桥脑出血 多由基底动脉桥脑支破裂引起。一侧桥脑少量出血，表现为交叉性瘫痪（病侧周围性面瘫，对侧肢体中枢性瘫痪），两眼向病灶侧凝视麻痹。但多数累及两侧桥脑，出血破入第四脑室，病人处于深度昏迷状态，两侧瞳孔极度缩小，瞳孔呈"针尖样"。两侧面部及四肢均瘫痪，且瘫痪肢体呈弛缓性，病人有中枢性高热（体温在 39℃ 以上，躯干热而四肢不热）的特征性体征，且出现中枢性呼吸障碍，少数患者出现去大脑强直。多于数天内死亡。

3. 小脑出血 多由小脑齿状核动脉破裂所致。多数病人起病急骤、眩晕明显，频

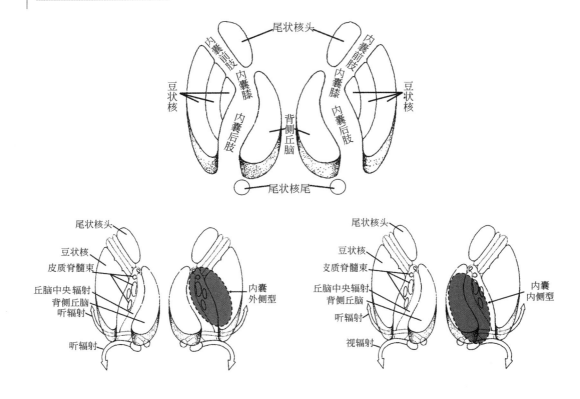

图 4 - 1　内囊结构简易图

繁呕吐，枕部疼痛，发病初意识清楚，查体可见病灶同侧上下肢动作共济失调，可见眼球震颤而无瘫痪。重症者因血肿压迫脑干或破入第四脑室，迅速出现昏迷，中枢性呼吸困难，极易发生枕骨大孔疝死亡。小脑出血的发病率很低，但致残率很高，应早期诊断，手术清除血肿。

4. 脑室出血　原发性脑室出血是由脑室脉络丛动脉或室管膜下动脉破裂出血，血液直接流入脑室内所致，为较少见。特点：多数病例是小量脑室出血，常有头痛、呕吐、脑膜刺激征，一般无意识障碍及局灶性神经缺损症状，预后良好。大量脑室出血起病急剧，1～2h 内迅速进入昏迷状态，频繁呕吐，双侧瞳孔缩小，出现四肢瘫痪，四肢肌张力增高，早期出现去大脑强直，双下肢病理反射阳性，预后不良，多在 24h 内死亡。继发性脑室出血是由基底节区出血破入侧脑室，使血液充满脑室和蛛网膜下腔，小脑出血或桥脑出血可破入第四脑室。

5. 脑叶出血

（1）额叶出血　①前额痛、呕吐、痫性发作较多见；②对侧偏瘫、共同偏视、精神障碍；③优势半球出血时可出现运动性失语。

（2）顶叶出血　①偏瘫较轻，而偏侧感觉障碍显著；②对侧下象限盲；③优势半球出血时可出现混合性失语。

（3）颞叶出血　①表现为对侧中枢性面舌瘫及上肢为主的瘫痪；②对侧上象限盲；

③优势半球出血时可出现感觉性失语或混合性失语；④可有颞叶癫痫、幻嗅、幻视。

（4）枕叶出血 ①对侧同向性偏盲，并有黄斑回避现象，可有一过性黑蒙和视物变形；②多无肢体瘫痪。临床少见。

【实验室及其他检查】

1. 影像学检查

（1）头颅 CT 扫描 是诊断脑出血安全有效的方法，可准确、清楚地显示脑出血的部位、出血量、占位效应、是否破入脑室或蛛网膜下腔及周围脑组织受损的情况。脑出血 CT 扫描示血肿灶为高密度影，边界清楚，在血肿被吸收后显示为低密度影。血量的估算：临床可采用简便易行的多田氏公式，根据 CT 影像估算出血量。方法如下：

出血量 $=0.5\times$ 最大面积长轴（cm）$\times$ 最大面积短轴（cm）$\times$ 层面数

（2）头颅 MRI 检查 对急性期脑出血的诊断 CT 优于 MRI，但 MRI 检查能更准确地显示血肿演变过程，对某些脑出血患者的病因探讨会有所帮助，如能较好地发现脑血管畸形、肿瘤及血管瘤等病变。

（3）脑血管造影 MRA、CTA 和 DSA 可显示脑血管的位置、形态及分布等，怀疑脑血管畸形、Moyamoya（烟雾病）、血管炎等可行此检查，尤其是血压正常的年轻患者应考虑以查明病因，预防复发。

2. 腰穿检查 脑出血破入脑室或蛛网膜下腔时，腰穿可见血性脑脊液。在没有条件或不能进行 CT 扫描者，可进行腰穿，以协助诊断脑出血，但阳性率仅为 60% 左右。对大量的脑出血或脑疝早期，腰穿应慎重，以免诱发脑疝。

【诊断与鉴别诊断】

一、诊断要点

1. 临床特点

（1）多在动态下急性起病；

（2）突发局灶性神经功能缺损症状，常伴有头痛、呕吐，可伴有血压增高、意识障碍和脑膜刺激征等。

2. 辅助检查 头颅 CT 等检查可确诊。

二、鉴别诊断

1. 脑梗死 多在 60 岁以上，多于安静状态或睡眠中发病，10 余小时或 1～2d 达到高峰。全脑症状少。大面积全脑症状明显者与脑出血常无法鉴别。腰穿脑脊液呈血性，可协助诊断，而腰穿无血性脑脊液，不能除外小量出血。头部 CT 脑内低密度灶，能明确诊断。

2. 蛛网膜下腔出血 本病发病较急，多在活动、情绪激动时发生，以剧烈头痛为主要临床表现，发病年龄以中青年人为主，无神经系统局灶症状或较轻，腰穿脑脊液呈血性可资鉴别。头颅 CT 示蛛网膜下腔高密度影。

3. 脑栓塞　本病发病迅速，症状在瞬间达到高峰。多有心脏病病史，如风湿性心脏瓣膜病、心律失常、心房纤颤等。腰穿脑脊液正常，头颅 CT 示脑内低密度影。

【治疗】

一、治疗原则

急性期主要防止进一步出血，控制脑水肿、降低颅内压是治疗本病的关键。

二、西医治疗

1. 一般治疗

（1）卧床休息　一般应卧床休息 2～4 周，避免情绪激动及血压升高。

（2）保持呼吸道通畅　昏迷患者应将头偏向一侧，以利于口腔分泌物及呕吐物流出，并可防止舌根后坠阻塞呼吸道，随时吸出口腔内的分泌物和呕吐物，必要时行气管切开。

（3）吸氧　有意识障碍、血氧饱和度下降或有缺氧现象的患者应给予吸氧。

（4）鼻饲　昏迷或有吞咽困难者在发病第 2～3d 即应鼻饲。

（5）对症治疗　过度烦躁不安的患者可适量用镇静药；便秘者可选用缓泻剂。

（6）预防感染　加强口腔护理，及时吸痰，保持呼吸道通畅；昏迷患者可酌情用抗菌素预防感染。

（7）观察病情　严密观察患者的意识、瞳孔大小、血压、呼吸等改变。

2. 调控血压　脑出血患者血压的控制并无一定的标准，应视患者的年龄、既往有无高血压、有无颅内压增高、出血原因、发病时间等情况而定。一般可遵循下列原则：

（1）脑出血患者不要急于降血压，因为脑出血后的血压升高是对颅内压升高的一种反射性自我调节，应先降颅内压后，再根据血压情况决定是否进行降血压治疗。

（2）一般脑出血急性期，如果收缩压 >200mmHg 或平均动脉压 >150mmHg，应考虑积极持续降低血压；如果收缩压 >180mmHg 或平均动脉压 >130mmHg，无疑似颅内高压证据者，间断或持续给药降低血压；如疑有颅内压升高者，降低血压时，还需要监测颅内压；同时注意脱水。

血压降低幅度不宜过大，否则可能造成脑低灌注。收缩压 <165mmHg 或舒张压 <95mmHg，不需降血压治疗。

（3）血压过低者应升压治疗，以保持脑灌注压。

3. 降低颅内压和减轻脑水肿　可用呋塞米 40～80mg 加入 50% 葡萄糖溶液 20～40ml 中静注，也可用 20% 甘露醇 250ml 快速静滴，必要时 6h 后重复 1 次。应用利尿、脱水剂时由于大量排尿，会丢失大量电解质，因此要根据尿量补充。必要时可选择短期应用肾上腺皮质激素。

4. 止血药物　一般不用，若有凝血功能障碍，可应用，时间不超过 1 周。

5. 亚低温治疗 是辅助治疗脑出血的一种方法，基础和临床研究认为亚低温是一项有前途的治疗措施，而且越早用越好。

6. 脑细胞增强剂 在病情稳定后，可静点脑细胞增强剂，如脑活素、脑蛋白水解物等，但效果尚待观察。

7. 并发症的防治 预防肺部感染、上消化道出血和水电解质紊乱等。

8. 手术治疗 主要采用的方法有以下几种：去骨瓣减压术、小骨窗开颅血肿清除术、钻孔穿刺血肿碎吸术、内窥镜血肿清除术、微创血肿清除术和脑室穿刺引流术等。

手术适应证：①基底节区出血：中等量出血（壳核出血≥30ml，丘脑出血≥15ml）②小脑出血：易形成脑疝，出血量≥10ml，或直径≥3cm 或合并明显脑积水，在有条件的医院应尽快手术治疗。③脑叶出血：高龄患者常为淀粉样血管病出血，除血肿较大危及生命或由血管畸形引起需外科治疗外，宜行内科保守治疗。④脑室出血：轻型的部分脑室出血可行内科保守治疗；重症全脑室出血（脑室铸形），需脑室穿刺引流加腰穿放液治疗。

三、中医治疗

（一）辨证论治

1. 中经络型

（1）肝阳上扰证

证候：平素眩晕头痛，耳鸣目眩，突发半身不遂，口舌歪斜，舌强语謇或不语，偏身麻木，面红目赤，口苦咽干，心烦身热，尿赤便干，舌质红或红绛，舌苔薄黄，脉弦有力。

治法：平肝潜阳，活血通络。

方药：天麻钩藤饮（《杂病证治新义》）加减。天麻、钩藤、生石决明、黄芩、川牛膝、益母草、山栀、桑寄生、杜仲、朱茯苓、夜交藤、丹参、三七。

可选用清开灵注射液 40ml 加入 10％ 葡萄糖注射液 250ml 中静滴，每日 1～2 次。

（2）痰热腑实证

证候：突发半身不遂，口眼歪斜，舌强语謇或不语，偏身麻木，腹胀便结，头晕目眩，咯痰或痰多，舌质红，苔黄或黄腻，脉弦滑。

治法：化痰通腑泄热。

方药：小承气汤（《伤寒论》）加味。大黄、厚朴、枳实、麻仁、生地、山栀、丹参、三七。

本证亦可选用清开灵注射液。

2. 中脏腑型

（1）闭证

证候：主要表现为突然昏仆，不省人事，牙关紧闭，口噤不开，两手握固，二便不通，肢体强痉，喉中痰鸣，舌苔黄腻，脉弦滑数。

治法：开窍启闭，涤痰息风。

方药：至宝丹（《太平惠民和剂局方》）、安宫牛黄丸（《温病条辨》），每次 1～2 丸，6～12h 一次，鼻饲给药。

（2）脱证

证候：突然昏仆，不省人事，目合口开、鼻鼾息微，肢体软瘫，手撒肢冷，二便失禁，或见大汗淋漓，舌淡而嫩，脉微欲绝或虚大无根。

治法：回阳救阴，益气固脱。

方药：参附汤（《正体类要》）或生脉散（《内外伤辨惑论》）鼻饲。并静点清开灵注射液或醒脑静注射液、生脉注射液。

清开灵注射液 60～80ml 或醒脑静注射液 20～30ml、生脉注射液 10～20ml、参附注射液 10ml 静点，每日 1 次。

（二）针灸治疗

高血压性脑出血病人的针灸治疗宜在病人意识清楚的条件下尽早进行。常于病后 2～3d 开始，针刺手法宜轻，早期刺激量不宜过大，以免引起血压波动过大。针刺取穴及方法参阅脑梗死。

【预防与调护】

1. 预防　①预防和积极治疗高血压病，定期检测血压，早发现早治疗；血压控制在理想水平，血压要控制平稳。②已患高血压病者，保持舒畅的心情，切忌暴怒、突然用力等。③积极治疗与本病有关的疾病，如糖尿病、心脏病、高脂血症等。④改变不良生活习惯，如吸烟、酗酒；限制盐的摄入量，减轻体重；宜保持清淡饮食并避免大便干燥。⑤适度运动，提高身体素质。

2. 调护　①病后应立刻送医院进行救治。②如有条件，病人转入重症监护病房，重点观察意识、瞳孔、呼吸、脉搏、血压、体温等。③保持呼吸道通畅，并给予氧气吸入。④对偏瘫、昏迷者，应定时翻身、变换体位，以防发生褥疮。

Ⅱ　脑梗死

脑梗死（cerebral infarction）又称缺血性脑卒中（cerebral ischemic stroke），是指因脑部血液循环障碍，缺血缺氧所致的局限性脑组织的缺血性坏死或软化。

目前临床常用的分型方法是按发病机制，将脑梗死分为动脉粥样硬化性血栓性脑梗死、脑栓塞、腔隙性脑梗死和脑分水岭梗死，脑梗死约占全部脑卒中的 60%～80%。其病死率虽较脑出血为低，但其致残率却远高于脑出血。本节重点讨论动脉粥样硬化性血栓性脑梗死和脑栓塞所致的完全性脑卒中。

脑梗死是以神昏、半身不遂、口角歪斜、言语謇涩为主证的疾病。属中医学"中风"病范畴。

【病因病理】

一、西医病因病理

1. 病因　①动脉管壁病损：脑动脉发生粥样硬化或炎症使血管内膜粗糙，使血小板黏附，胆固醇沉积，形成粥样硬化斑块使血管腔狭窄，甚至闭塞。②血液成分的改变：血液中的血小板、脂质、胆固醇、纤维蛋白原、红细胞、血糖等的数量过多或功能异常可引起血液黏稠度的增加，血液凝固性增强，导致动脉血栓形成。③低血容量改变：在脑动脉硬化的基础上，出现严重腹泻、呕吐、失血等血容量减少的疾病，使血液浓缩，形成血栓。④血流动力学改变：脑血流量的调节，受多种因素影响，而血压是影响脑血流量的重要因素。如平均动脉压低于70mmHg时，在原有血管病变的基础上，局部脑组织极易发生供血障碍。⑤其他因素：一些全身性疾病如糖尿病、高脂血症，各种感染性动静脉炎、中毒、血液病等均可导致血管壁病变。⑥脑栓塞病人脑部的血管本身多无病变，绝大多数栓子来源于风湿性心脏病二尖瓣伴房颤所形成的附壁血栓脱落，及瓣膜病并发感染性心内膜炎的赘生物脱落多见。

2. 病理　①脑缺血急性期梗死区核心部分一般于3～6h坏死，但其周围还存在一层（介于坏死和正常之间的脑细胞）尚可恢复的神经元和水肿带，称为缺血半暗带，其维持时间仅为6h，如超过6h，这部分脑细胞就会坏死。因此，在6h内及时治疗，可有效防治半暗带的不可逆损害。②6～12h脑缺血区组织苍白、轻度肿胀，电镜下可见星形细胞肿胀、神经细胞线粒体破裂，细胞核固缩。③24～48h脑组织水肿更明显，灰暗变软，灰白质界限不清，电镜下可见大量神经细胞消失，星形细胞崩溃，梗塞范围大者，脑组织高度水肿，中线移位，甚至形成脑疝。④7～21d梗塞中心区组织坏死、液化，坏死组织被吞噬细胞消除，逐渐出现新生毛细血管和增生的胶质细胞。⑤1～2个月液化、坏死的脑组织被吞噬、清除，胶质细胞增生，小梗塞灶可变为胶质疤痕，大的病灶形成中风囊。⑥如梗塞区继发出血称为出血性梗塞，风湿性心脏病伴发的、接近皮质的容易继发出血。

二、中医病因病机

1. 正衰积损　年老体弱，或久病气血亏损，元气耗损，脑脉失养。气虚则运血无力，血流不畅，而致脑脉瘀滞不通；阴血亏虚则阴不制阳，内风引动痰浊、瘀血上扰清窍，突发本病。正如《景岳全书·非风》说："卒倒多由昏聩，本皆内伤积损颓败而然。"

2. 脾失健运，痰浊阻络　过食肥甘醇酒，致脾胃受伤。脾失运化，痰浊内生，郁久内热，痰热互结，壅滞经脉，上蒙清窍；或素体肝旺，气机郁结，克伐脾土，痰浊内生；或肝郁化火，烁津成痰，痰郁互结，携风阳之邪，窜扰经脉，发为本病。此即《丹溪心法》所谓"土生痰，痰生热，热生风也"。

3. 五志所伤，情志过极　《素问玄机原病式·六气为病·火类》篇说："多因喜、怒、思、悲、恐五志有所过极而卒中者，由五志过极，皆为热甚故也"。七情失调，肝失条达，气机郁滞，血行不畅，瘀结脑脉；暴怒，肝阳暴涨，或心火暴盛，风火相煽，血随气逆，上冲犯脑。凡此种种，均易引起气血逆行，上扰脑窍而发病。尤以暴怒引发本病者最为多见。

4. 气虚邪中　《灵枢·刺节真邪论》篇指出："虚邪偏客于身半，其入深，内居营卫，营卫稍衰，则真气去，邪气独留，发为偏枯。"年老体弱，气血两虚，脉络空虚，风邪入中，脑失所养，脉络阻滞不通而发中风。

【临床表现】

一、动脉粥样硬化性血栓性脑梗死

是脑梗死中最常见的类型，在脑动脉粥样硬化等原因引起的血管壁病变的基础上，管腔狭窄、闭塞或有血栓形成，引起相应区域脑组织坏死。

1. 一般症状　①中老年人患者多见，病前有脑梗死的危险因素，如高血压、糖尿病或冠心病病史及血脂异常等。多数患者有 TIA 发作病史，常于安静休息或睡眠时发病，起病在数小时或 1~2d 内达到高峰。②临床表现决定于梗死灶的大小和部位，主要为局灶性神经功能缺损的症状和体征，如偏瘫、偏身感觉障碍、失语、共济失调等，部分可有头痛、昏迷等全脑症状。③患者一般意识清楚，在发生基底动脉血栓或大面积脑梗死时，病情严重，出现意识障碍，甚至脑疝形成，最终导致死亡。

2. 临床分型依据症状和体征的演进过程可分为

（1）完全性卒中　指发病后神经功能缺失症状较重、较完全，常与数小时内（<6h）达到高峰。

（2）进展性脑卒中　指发病后神经功能缺失症状在48h内逐渐进展，或呈阶梯样加重。

（3）可逆性缺血性神经功能缺失　指发病后神经缺失症状较轻，持续24h以上，但可于3周内恢复。

本节重点讨论完全性卒中，通常是颈内动脉主干、大脑中动脉主干或皮层支的完全性卒中，引起大面积脑梗死。

3. 定位症状

（1）颈内动脉闭塞综合征　颈内动脉闭塞的临床表现复杂多样。如果侧支循环代偿良好，可以全无症状。如果侧支循环不良，可表现为大脑中动脉（或）大脑前动脉缺血症状。临床表现为病灶侧的霍纳（Horner）综合征；病灶侧单眼一过性黑蒙，偶有永久性视力障碍（眼动脉缺血）；病灶对侧偏瘫及偏身感觉障碍等（大脑中动脉或大脑中、前动脉缺血）；优势半球病变可有失语等。当颈内动脉严重狭窄同时又有脑灌注不足时，可导致大脑前、中、后动脉供血区间的分水岭梗死。

（2）大脑中动脉闭塞综合征　主干闭塞出现典型的三偏症状，即病变对侧偏瘫、偏身感觉障碍及偏盲。优势半球可有失语；由于主干闭塞引起大面积脑梗死，患者多有不同程度的意识障碍，脑水肿严重时可导致脑疝形成，甚至死亡。

（3）大脑后动脉闭塞综合征　主干闭塞引起对侧同向性偏盲、偏瘫及偏身感觉障碍，丘脑综合征，优势半球受累可伴有失读症。

（4）椎－基底动脉闭塞综合征　主干闭塞常引起脑干广泛梗死，出现脑神经、锥体束及小脑症状，如突然眩晕、恶心呕吐、共济失调、瞳孔缩小、四肢瘫痪、肺水肿、消化道出血、昏迷、高热等，常因病情危重死亡。

二、脑栓塞（cardiac embolism）

是指血液中的各种栓子随血流进入脑动脉，造成血液供应中断，引起该动脉供血区脑组织缺血性坏死，出现局灶性神经功能缺损。脑栓塞约占脑卒中的 15%～20%。最常见的病因是心源性脑栓塞，以风湿性心脏病二尖瓣狭窄伴房颤所形成的附壁血栓脱落及瓣膜病并发感染性心内膜炎的赘生物脱落多见。

任何年龄均可发病，但以青壮年多见。多有风湿性心脏病、心房颤动及大动脉粥样硬化等病史。常无前驱症状，在所有脑卒中患者中，此类患者起病最为急骤，症状常于瞬间即达高峰，多表现为完全型卒中。

大多数病人意识清楚或仅有轻度意识障碍，颈内动脉或大脑中动脉主干的大面积脑栓塞可发生脑水肿、颅内压增高、昏迷及抽搐发作，病情危重；椎－基底动脉系统栓塞可发生昏迷。

【实验室及其他检查】

1. 头颅 CT　是脑血管病病人必要的检查之一。在发病 24h 内头颅 CT 检查多正常；在 24h～48h 后可见与闭塞血管供应区一致的低密度区，并能发现周围水肿区，以及有无合并出血和脑疝。

2. 头颅 MRI　可以早期显示缺血组织的大小、部位，甚至可显示皮质下、脑干和小脑的小梗死灶。早期梗死的诊断敏感性达到 88%～100%，特异性达到 95%～100%。

3. 经颅多普勒超声（TCD）　对判断颅内外血管狭窄或闭塞、血管痉挛、侧支循环建立程度有帮助。最近，应用于溶栓治疗的监测，对预后判断有参考意义。

4. 血管影像学　现代血管造影已经达到了微创、低风险水平，对于脑梗死的诊断没有必要常规进行血管造影数字减影（DSA）检查。在开展血管内介入治疗、动脉内溶栓、判断治疗效果等方面 DSA 很有帮助，但仍有一定的风险。

5. 脑脊液　通常应在 CT 及 MRI 检查后考虑是否进行腰椎穿刺。有颅内压增高的患者慎做腰椎穿刺。一般脑梗死，脑脊液检查多正常；少数出血性梗死，脑脊液镜检可见红细胞。

【诊断与鉴别诊断】

一、诊断要点

1. 临床特点

（1）多数在静态下急性起病，动态起病者以心源性脑栓塞多见，部分病例在发病前可有 TIA 发作。

（2）病情多在几小时或几天内达到高峰，部分患者症状可进行性加重或波动。

（3）临床表现取决于梗死灶的大小和部位，主要为局灶性神经功能缺损的症状和体征。

2. 辅助检查 头颅 CT、MRI 等可明确诊断。

二、鉴别诊断

1. 颅内占位性病变 少数的脑肿瘤，慢性硬膜下血肿的起病与脑梗死相似，头颅 CT 可协助鉴别诊断。脑脓肿病人多有中耳炎史，起病后头痛、恶心、发热。头颅 CT 显示颅内占位改变。

2. 颅内感染 某些颅内感染性疾病，如化脓性脑膜炎、结核性脑膜炎等亦会有局灶性神经功能缺失表现，但此类病人多有感染表现，脑脊液呈炎性改变，头颅 CT 检查无脑池、脑沟高密度出血影。

【治疗】

一、治疗原则

脑梗死的治疗要实施以分型、分期为核心的个体化和整体化治疗原则。在一般内科治疗的基础上，可酌情采用改善脑循环、脑保护、抗脑水肿、降颅压等措施。

二、西医治疗

1. 一般治疗及对症治疗 应卧床休息，尽可能避免不必要的搬动，严密观察体温、脉搏、呼吸、血压等生命体征，注意瞳孔和意识的变化。加强护理，防止褥疮发生。对大面积脑梗死者应注意呼吸道通畅，给予氧气吸入，不能进食者应鼻饲进食，并注意水电解质平衡。预防各种类型的感染。对心源性脑栓塞应对症治疗原发病，如房颤等。对于急性缺血性脑卒中患者，降压更要慎重，除非≥180/100mmHg，或伴有严重心衰、主动脉夹层、高血压脑者，一般不予降压，降压的目标是24h 内降低15%，药物以利尿剂为基础。

2. 溶栓治疗 目的是溶解血栓，迅速恢复梗死区血流灌注，减轻神经元损伤。溶栓应在起病6h 的治疗时间窗内进行才有可能挽救缺血半暗带。

（1）静脉溶栓适应证 ①年龄18～75 岁；②发病时间在6h 以内；③意识清或轻度

嗜睡；④肢瘫 0~3 级；⑤溶栓治疗前头颅 CT 检查无出血、无低密度区；⑥血压控制在 180/100mmHg 以内；⑦有知情同意书。

（2）溶栓药物治疗方法 ①尿激酶：100 万~150 万 U，加入生理盐水 100~200ml 中，持续静滴 30min。②重组组织型纤溶酶原激活剂（rt-PA）：剂量为 0.9mg/kg（最大剂量 90mg），先静脉推注 10%（1min），其余剂量连续静滴，60min 滴完。

3. 抗凝治疗 目的在于防止血栓扩展和新血栓形成。多用于进展型卒中、溶栓治疗后短期应用防止再闭塞。对于心源性脑栓塞，可预防血栓扩展和再发，但有引起出血的副作用。治疗期间应监测凝血时间和凝血酶原时间，还需备有维生素 K 等拮抗剂，以便处理可能的出血并发症。常用药物如低分子肝素 0.4ml，每日 1~2 次，皮下注射；肝素钠 50~100mg 加入 5% 葡萄糖 500ml 中静点，每日 1 次，一般连用 3~5d。蛇毒制剂如降纤酶 10U 加入葡萄糖或生理盐水 250ml 中静点，每日 1 次，连用 3~5d。口服制剂有华法林、双香豆素乙酯等。

4. 脱水降颅压 对大面积脑梗死，应使用脱水药物，常用 20% 甘露醇及呋塞米等，详见脑出血。

5. 血管扩张剂 急性期缺血区血管呈麻痹状态及过度灌流，血管扩张剂可导致脑内盗血及加重脑水肿，宜慎用或不用。部分专家认为：急性期，脑水肿出现之前适合应用血管扩张剂。发病 6h 之内配合溶栓治疗，效果较显著。目前常用的血管扩张剂有：己酮可碱、烟酸、罂粟碱、脉栓通等。

6. 稀释血液和扩充血容量 此疗法有增加血容量，降低血液黏稠度，改善脑部微循环的作用。常用药物如低分子右旋糖酐 500ml，每日 1~2 次静点，代血浆 500ml 静点每日 1 次。使用本治疗方法，可加重心脏负担，对心衰病人应慎用。

7. 神经保护治疗 已经进行了许多实验和临床研究，探讨了各种神经保护剂的效果，不少神经保护剂在动物实验时有效，但缺乏有说服力的大样本临床观察资料。目前常用的有胞二磷胆碱、脑复康、钙通道阻滞剂、脑蛋白水解物等。

亚低温可能是有前途的治疗方法，有关研究正在进行，高压氧亦可使用。

8. 降纤治疗 通过降解血中纤维蛋白原，增强纤溶系统活性，抑制血栓形成。可供选择的药物有降纤酶、巴曲酶、安克洛酶和蚓激酶等。

9. 外科或介入治疗 外科手术如颈动脉内膜切除术、颅内外动脉吻合术、开颅减压术等对急性病人有一定疗效。大面积和小而有脑疝征象者，宜行开颅减压治疗。介入治疗包括颅内外血管经皮腔内血管成形术及血管内支架置入等，其与溶栓治疗的结合已经越来越受到重视。

三、中医治疗

（一）辨证论治

1. 中经络型

（1）气虚血滞，脉络瘀阻证

证候：突发半身不遂，肌肤不仁，口眼歪斜，口角流涎，言语謇涩，心慌气短，手足肿胀，舌淡或紫暗，苔白，脉细涩或虚弱。

治法：益气活血，通经活络。

方药：补阳还五汤（《医林改错》）加减：当归尾、川芎、黄芪、赤芍、桃仁、红花、地龙。加水蛭、丹参。

（2）肝肾阴虚，肝阳上亢证

证候：突发半身不遂，肌肤不仁，口眼歪斜，舌强语謇，头痛头晕，舌质红，苔黄或黄腻，脉弦滑而细数。

治法：滋阴潜阳，平肝息风。

方药：镇肝息风汤（《医学衷中参西录》）加减。淮牛膝、龙骨、牡蛎、代赭石、龟板、生白芍、天冬、麦芽、玄参、川楝子、茵陈蒿、甘草、水蛭、丹参、生地、桃仁、红花、泽泻。

2. 中脏腑型　大面积脑梗死可出现中脏腑证候，治疗参阅脑出血。

（二）其他疗法

1. 中药针剂及中成药　主要有丹参注射液、疏血通注射液（水蛭、地龙）、川芎注射液、银杏叶制剂、三七制剂（血塞通、络泰）等，可酌情使用。还有消栓再造丸、醒脑再造丸、人参再造丸、大活络丹等。

2. 针灸治疗　针刺疗法对脑血管病治疗有较好疗效，不但在脑血管病的恢复期可以普遍应用，对部分病例还可早期治疗。

（1）体针的常用穴位

头面部：百会、上星、印堂、迎香、太阳、下关、地仓、人中、翳风、风池等穴。

上肢：曲池、手三里、外关、内关、合谷、少泽、后溪等穴。

下肢：环跳、秩边、风市、阳陵泉、足三里、承山、三阴交、昆仑、涌泉等穴。

每次取穴不宜过多，可轮流使用。一般选用 1～2 个主穴，再选若干配穴。每日 1 次，7～10d 为 1 疗程，休息 5～7d，可再行第 2 疗程，并可用电针。

（2）头针

取穴：可选用相对应的运动区、足运感区、语言区等。

操作：快速捻针每分钟 200 转以上，留针 30min，每 10min 捻针 1 次、每次捻针 3min，同时配合主动或被动的肢体活动。

【预防与调护】

1. 预防

（1）最重要的是积极治疗脑梗死危险因素　对 50 岁以上的中老年人应定期体检、及时发现糖尿病、高脂血症、高黏血症并及时治疗。预防和积极治疗高、低血压病，并进行规范的药物治疗。

（2）积极治疗与脑栓塞有关的疾病　心脏病、心律失常如心房纤颤等。

（3）改变不良生活习惯　如抽烟、酗酒、熬夜等不良习惯。提倡低盐饮食，以清淡、低胆固醇食物为宜，避免大便干燥，保持健康的心态和良好的情绪。

2. 调护 ①病后应立刻送医院进行及时治疗，中西医结合治疗能极大的提高疗效。②如属大面积梗塞，病人应入重症监护病房，实施心、肺、脑全面监护。保持呼吸道通畅，并给予氧气吸入；适当使用抗生素，预防呼吸道和泌尿道的感染。③做好皮肤护理，预防褥疮的发生。④加强肢体功能锻炼，首先要促使病人消除依赖心理，建立乐观主义情绪，激励患者坚持锻炼，达到生活自理。

Ⅲ 蛛网膜下腔出血

蛛网膜下腔出血（subarachnoid hemorrhage，SAH）指脑底部或脑表面血管破裂后血液直接流入蛛网膜下腔，又称原发性蛛网膜下腔出血。此外，临床还可见因脑实质内、脑室出血、硬膜外或硬膜下血管破裂等血液穿破脑组织流入蛛网膜下腔者，称为继发性蛛网膜下腔出血。本节内容仅叙述原发性蛛网膜下腔出血。本病发病率在脑血管病中占第 3 位，仅次于脑出血和脑梗死，约占全部脑卒中的 5% ~ 10% 左右。其病死率为25%，复发率约 30%。患病率约为 6/10 万 ~20/10 万万人群。多见于中青年人。

本病以头痛、眩晕或半身不遂为主证，本病属于中医学"头痛"、"中风"等范畴。

【病因病理】

一、西医病因病理

蛛网膜下腔出血的原因很多。①先天性动脉瘤：最常见，约占 50% 以上；②脑血管畸形：主要是动静脉畸形，多见于青年人；③高血压动脉硬化性动脉瘤：为梭形动脉瘤；④脑底异常血管网（moyamoya 病）：占儿童蛛网膜下腔出血的 20%；⑤其他：少见原因还有血液病、血管过敏性炎症、脑及脑膜炎症、抗凝治疗后、颅内肿瘤等。⑥原因不明者占 10%。

血液进入蛛网膜下腔后，血液刺激脑膜，引起无菌性脑膜炎反应，出现脑膜刺激征。血液积聚于大脑表面，使脑组织受压，引发脑水肿，导致颅内压增高。大量血液进入蛛网膜下腔后，使脑脊液呈血性，血性脑脊液使脑表面染血而呈现紫红色。随时间推移，大量红细胞开始溶解，释放出含铁血黄素，使软脑膜呈现铁锈色，并出现不同程度的粘连。血液阻塞脑脊液循环通路可发生梗阻性脑积水，外溢血液中还有多种活性物质，如 5－羟色胺、儿茶酚胺、血红蛋白分解产物等刺激血管和脑膜，诱发脑血管痉挛，使脑组织缺血而出现意识障碍或脑梗死。

二、中医病因病机

本病多因积损正衰，劳倦内伤，肝阳亢盛，情志不畅，肝气不疏，不得疏泄，肝郁化火，心火暴亢所导致。最常见诱因是气候骤变，烦劳过度，情志过激，饮酒饱食等。

【临床表现】

1. 症状 ①各年龄组均可发病，青壮年更常见，女性多于男性。②起病急骤，无任何先兆。发病前多有明显诱因，如情绪激动、剧烈运动、兴奋、突然用力，大小便、打喷嚏等。③突然发生剧烈头痛，呈爆裂样难以忍受，以前额、后枕或整个头部为著。有的疼痛可延及颈肩、背腰部，伴有恶心、喷射性呕吐等颅内压增高症状；严重者可见意识障碍或烦躁、谵妄、幻觉等精神症状；少数出现部分性或全面性癫痫发作；也可以头昏、眩晕等症状起病。

2. 体征 早期一般不出现局灶性损伤症状，发病数小时后脑膜刺激征明显：颈强直、Kernig 征、Brudzinski 征。眼底可见玻璃体膜下出血，少数可有局灶性神经功能缺损的征象，如轻偏瘫、失语、动眼神经麻痹等。

3. 并发症

（1）再出血 是一种严重的并发症，再出血的病死率为 50%。颅内动脉瘤初次出血后的 24h 内再出血率最高。临床表现为：经治疗病情稳定好转的情况下，突然发生剧烈头痛、恶心呕吐、意识障碍加重、原有局灶症状和体征重新出现等。

（2）脑血管痉挛 通常发生在出血后 3～5d，5～14d 为高峰期，2～4 周后逐渐减少。表现为病情稳定后再出现神经系统定位体征和意识障碍，因脑血管痉挛所致缺血性脑梗死所引起，腰穿或头颅 CT 检查无再出血表现。

（3）急性非交通性脑积水 指蛛网膜下腔出血后 1 周内发生的急性或亚急性脑室扩大所致的脑积水，机制主要为脑室内积血，临床表现主要为剧烈的头痛、呕吐、脑膜刺激征、意识障碍等，复查头颅 CT 可以诊断。

（4）其他 如癫痫发作、低钠血症、神经源性心功能障碍和肺水肿等。

【实验室及其他检查】

1. 头颅 CT 是确诊蛛网膜下腔出血的首选诊断方法。CT 检查可见蛛网膜下腔高密度出血征象，可见脑沟、脑池及脑室内积血，尤其以基底池积血较常见。少量出血有时不能显示。

2. 头颅 MRI 当病后数天 CT 的敏感性降低时，MRI 可发挥较大作用。当病后 1～2 周，CT 不能提供蛛网膜下腔出血的证据时，MRI 可作为诊断蛛网膜下腔出血和了解破裂动脉瘤部位的一种重要方法。

3. 脑血管影像学 有助于发现颅内动脉瘤和发育异常的血管。

（1）脑血管造影（DSA） 是诊断颅内动脉瘤最有价值的方法，阳性率达 95%，可以清楚显示动脉瘤的位置、大小、与载瘤动脉的关系、有无血管痉挛等。

（2）CT 血管成像（CTA）和 MR 血管成像（MRA） 是无创性的脑血管显影方法，主要用于有动脉瘤家族史或破裂先兆者的筛查、动脉瘤患者的随访以及急性期不能耐受 DSA 检查的患者。

4. 经颅超声多普勒（TCD） 能动态检测颅内主要动脉流速，是及时发现脑血管痉挛（CVS）倾向和痉挛程度的最灵敏的方法，但10%的患者没有合适的骨窗，且其准确性极大地依赖于操作者技术水平，结果可靠性有限。

5. 脑脊液（CSF） 通常 CT 检查已确诊者，腰穿不作为临床常规检查。如果出血量少或者距起病时间较长，CT 检查无阳性发现，而临床可疑蛛网膜下腔出血，需要行腰穿检查 CSF。均匀血性脑脊液是下腔出血的特征性表现，且示新鲜出血，如 CSF 黄变，或者发现吞噬了红细胞、含铁血黄素或胆红素结晶的吞噬细胞，则提示已存在不同时间的蛛网膜下腔出血。

【诊断与鉴别诊断】

一、诊断要点

1. 多有情绪激动或用力等诱因，突然剧烈头痛，持续不缓解，或进行性加重。
2. 伴有呕吐、颈强直等脑膜刺激征，伴或不伴有意识障碍。
3. 少数可有局灶性神经系统体征，如轻偏瘫、失语、动眼神经麻痹等。
4. CT 证实脑池和蛛网膜下腔高密度出血征象。
5. 腰穿，压力明显增高、血性脑脊液。
6. 头颅 MRI、脑血管影像学检查、经颅超声多普勒（TCD）检查。

二、鉴别诊断

1. 各种脑膜炎 各种类型的脑膜炎如结核性、细菌性和病毒性脑膜炎等，虽有头痛、呕吐和脑膜刺激征，但常伴发热。脑脊液改变提示感染而非出血可以鉴别。但蛛网膜下腔出血发病 1～2 周后，脑脊液黄变，白细胞增加，也应注意与结核性脑膜炎鉴别，但后者头颅 CT 多正常。

2. 脑出血 脑出血、蛛网膜下腔出血二者均为颅内出血，但脑出血发病速度较慢，脑出血多有高血压，伴有偏瘫、失语等局灶性神经功能缺失症状和体征。头痛程度轻于本病。

【治疗】

一、治疗原则

控制继续出血、降低颅内压、防止复发，去除病因和防治并发症。

二、西医治疗

1. 一般处理及对症治疗 绝对卧床休息 4～6 周，避免用力和情绪刺激，保持尿便通畅。确诊后监护治疗，密切监测生命体征和神经系统体征的变化；烦躁者予镇静药，头痛予镇痛药，注意慎用阿司匹林等可能影响凝血功能的非甾体类消炎镇痛药物或吗啡、哌替啶等可能影响呼吸功能的药物。痫性发作时可以短期采用抗癫痫药物，如地西泮、卡马西平或者丙戊酸钠。维持血压稳定，对血压过高者，应适当降压，使血压保持在180/100mmHg以下，避免突然将血压降得太低。

2. 降低颅内压 适当限制液体入量，防止低钠血症、过度换气等，有助于降低颅内压。临床上主要是用脱水剂，常用的有甘露醇、呋塞米、甘油果糖或甘油氯化钠，也可以酌情选用白蛋白。若伴发的脑内血肿体积较大时，应尽早手术清除血肿，降低颅内压以抢救生命。

3. 止血治疗 为了防止动脉瘤周围的血块溶解引起再度出血，可用抗纤维蛋白溶解剂，以抑制纤维蛋白溶解原的形成。

（1）6 - 氨基己酸（EACA） 首次剂量4～6g溶于生理盐水或5%葡萄液中，静脉滴注，15～30min内滴完，维持剂量1g/1h，维持12～24h。每日12～24g，连续7～10d后减量，共用2～3周。

（2）氨甲苯酸（PAMBA） 又称氨甲苯酸，每次0.1～0.2g，加入葡萄液或生理盐水中静脉滴注，每日2～3次，共用2～3周。注射速度宜缓慢，以免导致血压下降。

4. 腰穿放脑脊液或脑脊液置换术 在早期（起病后1～3d）行脑脊液置换，能利于预防脑血管痉挛，减轻后遗症。剧烈头痛、烦躁等严重脑膜刺激征的患者，可适当放脑脊液或脑脊液置换治疗，注意有诱发颅内感染、再出血及脑疝的危险。

5. 防治脑血管痉挛及脑缺血

（1）钙通道拮抗剂 可减轻血管痉挛引起的临床症状。常用尼莫地平口服，20～40mg/次，3次/日。西比灵（盐酸氟桂利嗪）5～10mg，每晚1次，连用3周以上。必要时也可静脉使用尼莫地平，注意监控血压。

（2）高容血液稀释疗法 严重的脑血管痉挛，局部脑血流量降低，并丧失了自动调节能力，受累的脑动脉狭窄，血管阻力增大，脑血流以被动形式反映血压及心搏出量。此时扩容可继发性提高心搏出量，大大改善缺血区的脑血流。扩容还可引起血液稀释，降低血液黏稠度，进而改善微循环。可选用低分子右旋糖酐、血浆、全血或白蛋白等。注意使用本方法，应避免过分扩容，否则可引发脑水肿、脑出血，甚至肺水肿及充血性心力衰竭。

6. 外科手术 目的在于去除病因，及时止血、预防再出血及血管痉挛、防止复发。应在发病24～72h内进行。如有条件，积极进行脑血管造影后，行手术治疗。对脑积水者可考虑脑室分流术。

7. 其他 血管内介入治疗、立体定向放射治疗等。

三、中医治疗

（一）辨证论治

1. 肝阳暴亢证

证候：平素有偏头痛或有周期性头痛，或有头晕，头胀，心烦易怒，偏侧肢体麻木，或身体壮实，在用力等活动状态下突然剧烈头痛，伴呕吐，面红目赤，烦躁不安，或谵妄，或肢体强痉拘急，或昏迷不醒，大便秘结，小便黄赤，舌质红苔黄，脉弦紧。

治法：平肝潜阳止痛。

方药：天麻钩藤饮（《杂病证治新义》）加减。天麻、钩藤、生石决明、川牛膝、益母草、桑寄生、杜仲、山栀、黄芩、朱茯苓、夜交藤、郁金、龙胆草、竹茹、三七。

2. 阴虚阳亢证

证候：平素头晕头痛，耳鸣，失眠多梦，心烦易怒，腰膝酸软，或有肢体麻痹，在活动状态下突然头痛剧烈，恶心，呕吐或烦躁不安，或兼偏侧肢体麻木乏力，重则肢体强痉拘急，抽搐，昏迷，口干，舌红苔少，脉弦细数。

治法：滋阴潜阳，平肝息风。

方药：镇肝息风汤（《医学衷中参西录》）加减。淮牛膝、龙骨、牡蛎、代赭石、龟板、生白芍、天冬、麦芽、玄参、川楝子、茵陈蒿、甘草、水蛭、丹参、生地、桃仁、红花、泽泻。

（二）其他中药治疗

1. 三七粉 5~10g，日 2 次，口服，有止血活血之效。

2. 病情稳定后，可静点刺五加注射液 100ml，或三七制剂：血塞通、络泰等加入葡萄糖中静点，日 1 次。

【预防与调护】

1. 预防　一旦发生剧烈的难以忍受的头痛，应立刻到医院进行诊治。

2. 调护　①确定诊断者应入重症监护病房，实施心、肺、脑全面监护；②绝对卧床 4~6 周，保持大便通畅，避免用力排便、咳嗽、情绪激动等引起颅内压增高的因素；③保持呼吸道通畅，给予氧气吸入；④偏瘫、昏迷者，应定时翻身、变换体位，以防发生褥疮。

第八节　癫痫持续状态

癫痫（epilepsy）是一组大脑神经元异常放电所引起的短暂性大脑功能失调为特征的慢性脑部疾病，具有突然发生、反复发作的特点。因异常放电的神经元涉及部位和放电扩散范围不同，可引起运动、感觉、行为、意识、植物神经等相关的功能障碍，主要表现是突发意识丧失、四肢抽搐，咬破唇舌和小便失禁等。其分类依据有无病因，将癫痫分为原发性和继发性。前者病因尚不十分明确，后者病因复杂，是指多种脑部疾病或引起脑组织代谢障碍的全身性疾病引发的癫痫。

癫痫持续状态（status epilepticus，SE）或称癫痫状态，是神经科常见急危重症之一，致残率和病死率相当高，必须进行紧急有效的救治。传统定义认为癫痫持续状态是指"癫痫全身性发作在两次发作间意识不清楚，单次发作持续 30min 或在短时间内频繁发作"。2001 年，国际抗癫痫联盟提出了新的癫痫持续状态定义："超过大多数这种发作类型患者的发作持续时间后，发作仍然没有停止的临床征象，或反复的癫痫发作，在发作间期中枢神经系统的功能没有恢复到正常基线。"在没有办法确定大多数患者发作持续时间的情况下，倾向性的看法是"连续发作超过5min就是癫痫持续状态"。

癫痫持续状态以持续性肢体抽搐、两目上视、口吐涎沫、昏不识人为特征，属中医"痫证"范畴。

【病因病理】

一、西医病因病理

原发性癫痫，又称"癫痫病"，是指病因尚未清楚，暂时未能确定脑内有器质性病变者。研究发现与遗传及环境因素有密切关系，多于幼儿及青少年期发病。

继发性癫痫又称症状性癫痫，脑内已有明确的致病因素，见于多种脑部病损和代谢障碍，如先天性疾病、产前期和围生期疾病（产伤是婴儿期癫痫的常见病因）、高热惊厥后遗症、难产、外伤、感染、中毒、颅内肿瘤、脑血管疾病、营养代谢性疾病等。

癫痫病的发病机制非常复杂，迄今尚未完全阐明。目前尚无全面的、一致的解释。但是，所有癫痫发作，均因脑部神经元过度放电引起，已是公认的。

癫痫持续状态与普通癫痫发作最大的区别是普通癫痫发作能够自行停下来，而癫痫持续状态的发作常常持续很长时间，发病机制仍不清楚。最近，有学者提出癫痫持续状态的突触假说。

二、中医病因病机

1. 先天因素　《素问·奇病论》篇说："人生而有病癫疾者……此得之在母腹中时，其母有所大惊……故令子发为癫疾。"《寿世保元·痫证》篇说："盖痫疾之原，得之惊，或在母腹之时……"都说明本病的发生与先天因素有密切关系。

2. 七情失调　主要责之于惊恐。突受大惊大恐，造成气机逆乱，进而损伤脏腑，肝肾受损，则致阴不敛阳而生痰生风。《素问·举痛论》指出："恐则气下"、"惊则气乱"。本病可由大惊大恐伤及脏气而发。

3. 饮食不节　过食醇酒肥甘，损伤脾胃，脾失健运，聚湿生痰；或气郁化火，火邪炼津成痰，积痰内伏，一遇诱因，痰浊或随气逆，或因火炎，或随风动，蒙蔽心神清窍，发为痫证，故有"无痰不作痫"说。不洁饮食，虫阻脑窍，因虫而致风动，也是引发痫证之因。

4. 脑部外伤及他病引发　多由跌仆撞击或出生时难产造成脑部受伤；或因罹患其他疾病之后，致脏腑功能失调，脏气不和，痰浊阻塞，气机逆乱而发本病。

【临床表现】

由于脑神经元异常放电部位及范围、传播方式的不同，癫痫发作的表现复杂多样，故目前国内外分类亦不十分统一。如仅从临床角度出发，最基本的分类是惊厥性和非惊厥性；从临床和电生理的角度可以将癫痫持续状态分为全面性和部分性；目前倾向于按癫痫发作类型进行分类，2001 年国际抗癫痫联盟将癫痫持续状态作为一种新的发作类型分类如下：①全面性癫痫持续状态包括：全面性强直－阵挛性癫痫持续状态、全面性强直性癫痫持续状态、全面性阵挛性癫痫持续状态、全面性肌阵挛性癫痫持续状态、失神性癫痫持续状态；②局灶性癫痫持续状态包括：Kojevnikow 部分性持续性癫痫、持续性先兆、边缘叶性癫痫持续状态（精神运动性癫痫持续状态）、伴有轻偏瘫的偏侧抽搐状态。本节主要介绍全面性强直－阵挛性癫痫持续状态。

当反复出现癫痫强直－阵挛性发作，在发作间歇期意识不恢复，或一次发作持续 5min 以上，且脑电图上有痫样放电时就称为强直－阵挛发作持续状态，也叫癫痫大发作。可发生于任何年龄，但以婴儿和青少年最为常见，无性别差异，临床上以意识丧失及先强直后阵挛性癫痫发作形式为特点。癫痫病的起因有很多，可能会因为光、声刺激诱发，过度劳累、激动、饥饿、过饱、上感等因素可加重阵挛性癫痫发作，是所有癫痫持续状态中最常见和最严重的类型，病死率高。强直－阵挛性癫痫发作典型过程，可以分为以下 4 个时期：

1. 先兆期　少数病人在发作前有先兆，可为幻觉或异常感觉，持续时间暂短，仅数秒钟。

2. 强直期　患者突然意识丧失，跌倒在地，全身骨骼肌呈现持续性收缩。可见上睑抬起，眼球上窜，喉部痉挛，发出叫声，口部先强张而后突闭，可咬破唇舌，颈部和躯干先屈曲后反张，上肢由上抬旋后转为内收旋前，双手握拳，拇指内收。下肢自弯曲转为强烈伸直，持续约 10～20s，在肢端出现细微的震颤，强直期易造成意外创伤。

3. 阵挛期　震颤幅度增大并延及全身成为间歇性痉挛，即进入阵挛期，全身各肌群出现有节律的收缩和弛缓相交替的抽动，并由肢端延及全身。持续 1～2min 后突然停止。最后一次强烈阵挛后，抽搐突然终止，所有肌肉松弛。在强直期和阵挛期，癫痫病人可能会伴有心率加快、血压升高、唾液和汗液分泌增加、瞳孔散大、呼吸暂停、皮肤自苍白转为发绀、瞳孔散大、对光及深浅反射消失，病理反射阳性。

4. 惊厥后期　阵挛期后尚有短暂的强直痉挛，造成牙关紧闭，大小便失禁，口鼻喷出泡沫或血沫。呼吸首先恢复，心率、血压瞳孔等恢复正常，意识亦逐渐恢复，自发作开始到意识恢复历时 5～10min。清醒后对发作的情况完全不能记忆，自觉头痛，疲乏及全身肌肉酸痛等。不少患者发作后进入昏睡，个别患者在完全清醒后有自动症或暴怒、惊恐等情感反应。强直期脑电图为逐渐增强的弥漫性 10 周/秒波；阵挛期为逐渐变慢的弥漫性慢波，附有间歇发作的成群棘波；惊厥后期呈低水平记录。

癫痫大发作时常合并缺氧、高热、脱水、白细胞增多、酸中毒、糖代谢紊乱、心律失常等，可因肺部感染引发感染性休克、脑水肿、心力衰竭等危及病人生命。

【实验室及其他检查】

1. 脑电图　脑电图是诊断癫痫病的最有价值的检查方法。它不仅可以用于明确癫痫的诊断，也可用于确定癫痫的类型，监测治疗结果，客观评价预后。脑电图典型的改变为棘波、多棘波、棘－慢波等。

2. 影像学 头部 CT、磁共振成像等检查，对脑部病变的性质和部位的判断有较大帮助。

【诊断与鉴别诊断】

一、诊断要点

1. 首先要确定是否为癫痫病 详细而准确的病史是诊断的主要依据，并结合临床表现，即突然出现的痉挛发作伴意识丧失。

2. 原发性与继发性癫痫的判断 原发性癫痫常有家族史，且查不出病因，发病年龄多在 30 岁之前，以 7~9 岁，12~15 岁两个年龄段为发病高峰。

3. 癫痫病因的判断 是脑部病变，还是全身性病变造成，主要依靠辅助检查，如脑电图、CT、MRI 等。

二、鉴别诊断

1. 假性癫痫发作 又称癔病性发作，可有运动、感觉、自动症、意识模糊等类癫痫发作症状；但发病前多有明显情绪因素，症状有戏剧性，表现为双眼上翻、手足抽搐和过度换气，可伴有短暂精神和情绪异常，时间较长，无意识丧失，无舌咬伤及尿便失禁，瞳孔、角膜反射和跖反射无改变。强烈的自我表现，精神刺激后发生，发作中哭叫、出汗和闭眼等为其特点，经治疗或暗示后，可终止发作。脑电图无痫样放电，多呈广泛轻度异常。

2. 晕厥 是由于脑部短暂缺血、缺氧引起的一过性意识丧失。多有明显诱因，如久站、剧痛、情绪激动和严寒等，因肌张力低而不能保持正常姿势，发作前常有头晕、胸闷、心慌、黑蒙、出汗等，发作时面色苍白而无紫绀，脉细缓，一般跌倒后无抽搐，平卧后大多能很快恢复，发作后亦无嗜睡。脑电图正常或发作时有慢波。

【治疗】

一、急救原则

为迅速控制癫痫发作，要求在 24h 内不再复发，维持生命机能，积极进行病因治疗。

二、西医治疗

（一）对症处理

将患者平卧，头偏向一侧，以利口腔分泌物的流出。吸痰，尽可能清除呼吸道分泌物以保持呼吸道的通畅。松解衣扣。有活动性义齿必须取出，可将开口器或裹着纱布的压舌板放入上下臼齿之间，避免咬伤唇舌。放置床挡以防坠床。吸氧并作好气管插管或切开准备。做好血压、体温、呼吸等监测。常伴有脑水肿、感染、高热等，应予以及时处理。

1. 防止脑水肿可给予20%甘露醇快速静脉滴注，亦可用地塞米松10～20mg静脉滴注。

2. 控制感染应用抗生素，防止并发症。

3. 高热可给予物理降温，

4. 纠正发作引起的代谢紊乱如低血糖、低血钙及肝性脑病等，纠正酸中毒，维持水及电解质平衡，并给予营养支持治疗。

（二）迅速控制发作

1. 地西泮　为首选药，其优点是作用快，成年患者立即给予地西泮10～20mg静脉注射，每分钟不超过2～5mg，如有效，再将60～100mg地西泮溶于葡萄糖氯化钠中，于12h内缓慢静脉滴注。注射时应密切观察呼吸、血压情况。静脉注射大多能迅速控制发作。

近年来，临床研究发现劳拉西泮抗癫痫持续状态的作用比地西泮强，副作用更少，用劳拉西泮4mg静脉推注代替地西泮治疗成人癫痫持续状态。

2. 苯妥英钠　用地西泮10～20mg静脉注射取得疗效后，再用苯妥英钠0.3～0.6g溶于生理盐水500ml中缓慢静脉注射；速度不超过50mg/min。注意血压和心率变化。也可单用苯妥英钠。

3. 苯巴比妥　成人一次100～200mg，肌内注射，后每隔15～20min给予2.5～50mg，直至发作停止或总量达400mg。该药半衰期较长，故诱导的昏迷时间较长，一旦发作得到控制，可通过碱化尿液促进其排泄（为未碱化尿液的3～5倍），以加速病人苏醒。苯巴比妥抑制呼吸及降血压等副作用大于地西泮，但其控制癫痫效果良好，临床仍广泛使用。常有嗜睡、眩晕、头痛、乏力、精神不振等延续效应。

4. 10%水合氯醛　成人25～30ml加等量植物油保留灌肠。

5. 利多卡因　用于地西泮静注无效者。2～4mg/kg加入10%葡萄糖内，以50mg/h速度静脉滴注，有效或复发时均可重复应用。心脏传导阻滞及心动过缓者慎用。

6. 氯硝安定（氯硝西泮）　药效是安定的5倍，成人首次剂量3mg静脉注射，数分钟奏效，对各型癫痫状态疗效佳，以后每日5～10mg，静脉滴注。对呼吸及心脏抑制较强，需加注意。

7. 其他　上述方法均无效者，可用硫喷妥钠静脉注射或乙醚吸入麻醉控制发作。

三、中医治疗

（一）辨证论治

1. 阳痫

证候：突然昏仆，不省人事，面色潮红、紫红转为青紫或苍白，口唇紫绀，两目上视，四肢抽搐，口吐涎沫，或喉中痰鸣、或怪叫，移时苏醒如常人。病发前多有眩晕、头痛而胀，胸闷乏力，喜伸欠等先兆症状。平素情绪急躁，心烦失眠，口苦咽干，便秘尿黄，舌质红，苔多白腻，或黄腻，脉弦滑。

治法：急以开窍醒神，继以泻热涤痰息风。

方药：定痫丸（《医学心悟》）。天麻、川贝母、姜半夏、茯苓、茯神、胆南星、石菖蒲、全蝎、僵蚕、琥珀、姜汁、陈皮、远志、丹参、麦冬、朱砂、竹沥、甘草。若抽搐不止，舌苔黄腻，脉弦滑而大者，宜清火化痰，息风宁络，用温胆汤（《备急千金要方》）：半夏、橘皮、枳实、竹茹、生姜、茯苓、甘草、石决明、钩藤、黄连、龙胆草。若痰火壅实，大便秘结，宜攻逐痰火，用礞石滚痰丸（《养生主论》）：青礞石、沉香、大黄、朴硝、黄芩、竹沥、法半夏、橘红、甘草。

2. 阴痫

证候：发作时面色晦暗萎黄，手足清冷，双眼半开半阖而神志昏聩，僵卧拘急，或颤动，抽搐时发，口吐涎沫，一般口不啼叫，或声音微小；或仅表现呆木无知，不闻不见，不动不语，但一日十数次或数十次频作，平素食欲不佳，神疲乏力，恶心泛呕，胸闷咯痰，大便溏薄，舌质淡，苔白而厚腻，脉沉细或沉迟。

治法：温阳除痰，顺气定痫。

方药：用五生饮合二陈汤加减。五生饮源于《世医得效方》，生南星、生半夏、生白附子、川乌、黑豆。二陈汤源于《太平惠民和剂局方》，半夏、陈皮、茯苓、炙甘草。痫病重症，持续不省人事，频频抽搐，偏阳衰者，伴面色苍白，汗出肢冷，鼻鼾息微，脉微欲绝者，予参附注射液静推或静滴；偏阴竭者，伴面红身热，躁动不安，息粗痰鸣，呕吐频频者，予清开灵或参脉注射液静滴。

（二）针灸治疗

癫痫持续状态时可迅速给予针刺治疗：取穴如人中、涌泉、内关、后溪、十二井穴，强刺激或十宣放血。

【预防与调护】

1. 预防　①预防已知的各种引起癫痫的因素，如强调妊娠保健，使胎儿发育正常，胎儿顺利分娩，避免颅脑损伤及颅内感染。②对于严重或频繁的新生儿抽搐和高热惊厥，应及时控制。

2. 调护　①应有良好的生活规律和饮食习惯，饮食宜清淡，忌食辛辣刺激及油腻肥甘之品。避免多饮、多食、过劳、睡眠不足和情绪激动。②戒烟戒酒，适当控制食盐的摄入。③避免近水、近电、高空、水上作业及驾驶车辆，以免突然发病时发生危险。④应正确对待病人，不歧视，鼓励病人消除对疾病的恐惧心理和精神负担，保持心情愉悦，劳欲有度。

第九节　糖尿病酮症酸中毒

糖尿病酮症酸中毒（diabetic ketoacidosis，DKA）是糖尿病的严重急性并发症。由于胰岛素严重不足和胰升血糖素等拮抗激素增多，引起脂肪分解加速，产生大量酮体，导致以高血糖、高血酮和代谢性酸中毒为主要特征的临床综合征。常见于 1 型糖尿病胰岛素治疗中断或剂量不足，2 型糖尿病患者在一定诱因下亦可发生。据统计其发病率约占糖尿病患者的 1%，病情危重，一旦发现，应积极治疗。

糖尿病属于中医学"消渴"范畴，但对酮症酸中毒中医并无本病之名称。按其临床表现，应归属为中医学"消渴变证"的危候。

【病因病理】

一、西医病因病理

（一）病因

引起糖尿病酮症酸中毒的诱因有多种，并非单一因素。可能与下列因素有关：①感染：是最常见的诱因，尤其以呼吸道感染、泌尿道感染、皮肤感染常见。②治疗不当：如胰岛素治疗中断、不适当减量，或对胰岛素耐药。③应激状态：如妊娠、分娩、手术、麻醉、创伤、严重精神刺激，以及心肌梗死、急性脑血管病等。④饮食不当：如饮食过量或不足、酗酒、腹泻等。⑤原因不明：少数患者可无明显诱因。

（二）病理

胰岛素严重不足时，拮抗胰岛素的激素相对增多，引起糖、蛋白、脂肪 3 大代谢紊乱加重，是本病的基本病理过程。糖尿病代谢紊乱加重时，脂肪分解加速，大量脂肪酸经肝脏氧化产生乙酰乙酸、β-羟丁酸和丙酮，三者统称为酮体。当酮体生成剧增，血酮体升高时称为酮血症，酮体由尿排出称为酮尿，临床统称为酮症。其中乙酰乙酸、β-羟丁酸皆为较强的有机酸，积聚过多，超过机体代偿能力即发生酮症酸中毒。

1. 酸中毒 β-羟丁酸、乙酰乙酸以及蛋白质分解产生的有机酸增加，体内排出酸性产物减少导致代谢性酸中毒。酸中毒可使胰岛素敏感性降低；严重酸中毒使微循环功能障碍，心肌收缩力降低，血压下降。当血 pH 值降至 7.2 以下时，刺激呼吸中枢引起呼吸加深加快；低于 7.1 时，可抑制呼吸中枢，诱发心律失常。

2. 严重失水 严重高血糖、高血酮和各种酸性代谢产物引起渗透性利尿，大量酮体从肺、肾排出又带走大量水分；恶心、呕吐等胃肠道症状，水分入量减少，从而引起细胞外失水；血浆渗透压增加，水从细胞内向细胞外转移引起细胞内失水。

3. 电解质紊乱 渗透性利尿同时使钠、钾、氯、磷酸根等大量丢失，恶心、呕吐使电解质摄入减少，引起电解质代谢紊乱。酸中毒时，钾离子从细胞内转移至细胞外，导致细胞内失钾。但由于失水重于失盐，血液浓缩，因此血钾浓度并不低，可正常或增高。随着补充血容量，纠正酸中毒及应用胰岛素使钾离子转入细胞内，可发生严重低血钾，有诱发心律失常、心脏骤停的危险。

4. 氧输送失常 红细胞向组织供氧的能力与血红蛋白和氧的亲和力有关，可由血氧离解曲线来反映。酸中毒时，血红蛋白与氧亲和力降低，血氧离解曲线右移，增加组织的供氧量，起代偿作用。若纠正酸中毒过快，失去这一代偿作用，可使组织严重缺氧，引起脏器功能紊乱，尤其脑组织严重缺氧有诱发脑水肿的可能。

5. 周围循环衰竭和肾功能障碍 严重失水，血容量减少和微循环障碍如未能及时纠正，可导致低血容量性休克。肾脏灌注不足引起少尿或无尿，严重者诱发急性肾衰竭。

6. 中枢神经功能障碍 严重酸中毒、失水、脑细胞缺氧等多种原因导致中枢神经功能障碍。此外，治疗不当如血糖下降过快或渗透压不平衡可引起继发性脑水肿，加重中枢神经功能紊乱。

二、中医病因病机

中医学认为糖尿病的主要病机是阴津亏损，燥热内盛。病理性质为正虚邪实，或虚实夹杂，阴虚为本，燥热为标。

当糖尿病发展至严重阶段，感受时邪疫毒、饮食不节，或遇创伤、分娩，或失治误治，病情失控，阴津极度耗损而致气阴两虚，痰湿浊毒内蕴，虚火上扰，蒙闭清窍，神明失主。气阴两虚为本，燥热炽盛为标。阴虚燥热至极，煎熬脏腑，脏腑功能严重失调，水谷精微不能化生而滞留血液，或从尿中泄漏而出；阴精亏虚，肠燥腑实，中焦闭阻，升降失司，浊气上逆。阴虚生内热，热盛又伤阴，如此恶性循环，秽毒化火，毒火亢盛，劫灼营阴，扰乱心神。最终变证百出，甚则真阴耗竭，阴竭阳脱，出现阴阳离决之危象。

【临床表现】

本病以发病急、病情重、变化快为特点，部分患者以 DKA 为糖尿病的首发表现。按其程度可分为轻度、中度及重度。轻度是指糖尿病只有酮症并无酸中毒，称为糖尿病酮症；如酮体阳性伴有酸中毒者为中度，称为糖尿病酮症酸中毒；重度是指酮症酸中毒伴有昏迷，称为糖尿病酮症酸中毒昏迷。

1. "三多一少" 症状加重 患者烦渴多饮、多尿、乏力、消瘦症状明显加重，此为早期表现，仅为酮症。

2. 消化道症状 包括食欲减退、恶心、呕吐等，少数病例有腹泻、腹痛表现，酷似急腹症，易误诊。造成腹痛的原因可能与脱水及低血钾所致胃肠道扩张和麻痹性肠梗阻有关。

3. 呼吸改变 酸中毒时出现呼吸深而快，呈 kussmaul 呼吸。呼气中有烂苹果味（丙酮），是 DKA 的典型特点。

4. 失水和休克 随病情发展，中、重度酮症酸中毒患者常有脱水症状。轻者口干、皮肤干燥、缺乏弹性，眼球下陷。重者出现血压下降、脉细数、四肢厥冷、少尿等循环衰竭的表现。

5. 低血钾 因呕吐、多尿体内钾大量丧失出现低血钾。但酸中毒时血钾可不降，甚至升高；当代谢紊乱纠正后，血钾可迅速下降。

6. 神志改变　轻者头痛、头晕、烦躁不安、嗜睡，严重时出现昏迷。查体生理反射迟钝，甚至消失，出现病理反射，是 DKA 的严重状态。

【实验室与其他检查】

1. 尿液检查　尿糖、尿酮体强阳性。如肾功能严重损害时肾糖域可增高，呈弱阳性，甚至阴性，即尿糖、尿酮体阳性程度与血糖、血酮体数值不相称。可出现蛋白尿、管型尿。

2. 血液检查

（1）血糖：多在 16.7～33.3mmol/L 之间。

（2）血酮：多在 4.8mmol/L 以上。

（3）血清电解质：血钠、血氯降低，血钾在治疗前可正常或偏低，治疗后可出现低钾血症。

（4）血尿素氮、肌酐：因失水、循环衰竭及肾功能不全而升高，在补液后下降。

（5）血二氧化碳结合力及渗透压测定：CO_2 结合力低于正常。轻者为 13.5～18.0mmol/L，重者在 9mmol/L 以下。血浆渗透压轻度升高，可大于 320mOsm/kgH_2O。

（6）血常规：血白细胞计数升高，即使无感染也可达 10×10^9/L，中性粒细胞比例升高明显。

3. 血气分析　本症属代谢性酸中毒，代偿期 pH 值在正常范围内，当失代偿期时pH 值低于 7.35，严重时低于 7.0。碱剩余负值增大。

【诊断与鉴别诊断】

一、诊断要点

根据症状、体征及相关检查一般可确诊。凡是出现原因不明的昏迷、酸中毒、失水、休克的患者，均应考虑本病的可能。尤其对原因不明意识障碍、呼气有酮味、血压低而尿量仍多者，应及时作有关化验检查，以争取早期诊断、及时治疗。对无糖尿病史者，尤其是老年人，一旦有脱水伴神志模糊或昏迷者，亦应警惕糖尿病酮症酸中毒昏迷。本病主要诊断要点是：

1. 症状　早期表现为多尿、多饮、口渴、疲倦，失代偿后常有恶心、呕吐，严重失水、尿少或糖尿病的急腹症（腹痛），或中枢神经受抑制出现的嗜睡、头痛、意识模糊、昏迷。

2. 体征　有皮肤干燥，脱水，呼吸深大，有烂苹果味。

3. 实验室检查　尿糖、尿酮强阳性。血糖多为 16.7～33.3mmol/L，血酮4.8mmol/L以上。二氧化碳结合力低于正常，血浆渗透压轻度升高。

二、鉴别诊断

1. 昏迷的鉴别　在排除急性脑血管病、尿毒症、中毒等其他疾病所致昏迷后，还应除外其他类型糖尿病昏迷。

（1）高渗性非酮症糖尿病昏迷　是另一种严重的糖尿病急性并发症，由于多种原因而致大量失水、血浆渗透压升高，多见于老年人。其临床特征为严重的高血糖、失水、渗透压升高，无明显的酮症酸中毒，患者常有昏迷，但血酮正常或稍高，尿酮体阴性。

（2）低血糖昏迷　常因糖尿病患者口服降糖药或注射胰岛素过量，或突然加大运动量、减少进食，血糖水平低于2.8mmol/L，导致脑功能障碍。表现为头痛头晕、烦躁不安、视物不清、精神异常、意识模糊、嗜睡甚至昏迷。

2. 酮症酸中毒的鉴别

（1）饥饿性酮症酸中毒　饥饿导致能量摄入严重不足，动员体内脂肪分解，从而造成酮体堆积引起酮症酸中毒。其特点为血中酮体增高，尿酮体阳性，但是血糖正常或偏低。进食后1h，尿中酮体基本消失。

（2）乳酸性酸中毒　多见于严重缺氧及休克患者，或因糖尿病患者口服双胍类降糖药引起乳酸性酸中毒。虽有血糖升高，但常在13.9mmol/L以下，酮体增加不明显，血二氧化碳结合力下降，血渗透压正常，血乳酸超过5mmol/L有诊断意义。

【治疗】

一、治疗原则

本病治疗以西医治疗为主，中医为辅。中药和针刺配合西医治疗可以缩短疗程，对昏迷者有较好的促醒效果。其治疗原则是：尽快补液，控制血糖，纠正水、电解质及酸碱平衡失调，积极寻找和消除诱因，防治并发症。

二、西医治疗

1. 补液　是治疗糖尿病酮症酸中毒的首要、关键措施。此时严重失水导致血容量不足，组织微循环灌注不良，致使胰岛素不能充分发挥生物效应。补液的原则是先快后慢，先盐后糖。应注意补液量和速度，24h补液量应包括已失水量和继续失水量。根据患者体重和失水程度估计已失水量，一般补液量为4000～6000ml。病情严重，失水量达体重10%以上者补液应达6000～8000ml。一般来说补液开始2h内静脉滴注生理盐水1000～2000ml，以便尽快补充血容量，改善周围循环和肾功能。第2～4h按500ml/h速度静脉滴注生理盐水。此后根据血压、心率、每小时尿量、末梢循环情况，以及有无发热、吐泻等决定补液量和速度。心功能不全患者必要时监测中心静脉压，以防止发生心衰，一般每4～6h输液1000ml。当血糖下降至13.9mmol/L时改用5%葡萄糖溶液（或糖盐水）静脉滴注，以防止低血糖反应。

2. 胰岛素治疗　目前临床广泛采用小剂量（短效）胰岛素治疗方案，即0.1U/（kg·h）胰岛素。小剂量胰岛素治疗，最大效应地促进脂肪及蛋白质的合成，抑制脂肪分解和酮体生成，促进血循环中葡萄糖进入肝细胞、肌细胞、脂肪细胞及其他组织细胞合成糖原，避免了大剂量胰岛素静脉注射发生低血糖的危险，使血糖平稳下降，而促进钾离子运转的作用较弱，减少了低血钾的发生。第一阶段血糖大于 13.9mmol/L 时，给予短效胰岛素 4~6U/h 加入生理盐水中持续静脉滴注，或按 0.1U/（kg·h）计算胰岛素用量，亦可间歇静脉注射。每 1~2h 复查血糖，血糖下降速度一般控制在每小时约降低 3.9~6.1mmol/L（70~110mg/dl）或下降值大于滴注前的 30% 为宜。若在补足液量的情况下，2h 后血糖下降不理想，提示患者可能伴有对胰岛素抵抗，此时胰岛素剂量应加倍。第二阶段当血糖降至 13.9mmol/L 时开始输入 5% 葡萄糖溶液（或糖盐水），胰岛素用量按葡萄糖与胰岛素之比 2~4：1（即每 2~4g 葡萄糖加入 1U 短效胰岛素）。此时仍需每 4~6h 复查血糖，一直到尿酮体转阴，病情稳定后改为胰岛素常规皮下注射。为防止血糖反跳，可在停止静脉滴注前 1h，皮下注射 8U 短效胰岛素。

3. 纠正酸中毒 酮症酸中毒主要由酮体中酸性代谢产物引起，经补液和胰岛素治疗后，酮体水平下降，一般轻中度酸中毒可以得到改善和纠正，暂不必补碱。严重酸中毒影响呼吸、循环和神经系统功能，应给予相应治疗，补碱指征为血 pH 值 <7.1，HCO_3^- <8~10mmol/L（或 CO_2CP <9mmol/L）时，给予 5% 碳酸氢钠静脉滴注；当血 pH 值 >7.2，HCO_3^- >15mmol/L（或 CO_2CP >13.5mmol/L）时停止补碱。注意补碱不宜过多、过快，否则可加重低血钾；又易导致反跳性碱中毒，抑制氧与血红蛋白解离，加重组织缺氧；还可造成脑脊液 pH 值反常降低，引起脑功能障碍，有诱发和加重脑水肿的危险。

4. 补钾 DKA 患者体内伴有不同程度缺钾，但血钾不能反映体内缺钾真实程度。治疗前因酸中毒使细胞内钾离子移至细胞外液，血钾并不下降，可正常甚至增高；经补液、纠正酸中毒治疗后，钾离子移至细胞内，且 DKA 患者往往已有缺钾，因此会造成血钾骤降，此时应补充钾盐。补钾的原则之一必须是见尿补钾，补钾应在胰岛素治疗和补液开始以后进行，否则会导致高钾血症。具体补钾措施：治疗前血钾低于正常，或血钾正常、尿量 >40ml/h，应立即开始补钾；静脉补氯化钾 1.0~1.5g/h，24h 内可补氯化钾 6~8g，只能静脉滴注，不可静脉推注。若治疗前血钾正常、尿量 <30ml/h，或血钾高于正常，均暂缓补钾。治疗过程中可每 2h 监测 1 次血钾、尿量，最好在心电监护下，及时调整补钾量和速度。病情恢复后应继续口服钾盐 3~4d。

5. 祛除诱因和防治并发症 在抢救过程中还必须积极寻找诱发因素，并给予相应治疗，例如严重感染、心肌梗死等。对伴有休克、心力衰竭、心律失常、肾衰竭、脑水肿等并发症者，应早期发现，积极治疗。一旦出现脑水肿，病死率甚高，常与脑缺氧、补碱不当、血糖下降过快等有关。如经治疗后，血糖下降，酸中毒改善，但昏迷反而加重，或虽然一度清醒，但烦躁、心率快、血压偏高、肌张力增高，应警惕脑水肿的可能。另外，肾衰竭也是本症主要死亡原因之一，不容忽视。

三、中医治疗

（一）辨证论治

1. 燥火炽盛证
证候：烦渴引饮，渴饮无度，随饮随消，四肢倦怠，纳呆食少，泛恶欲吐，舌暗红，苔薄黄或黄腻，脉细数或滑数。

治法：清热养阴，生津止渴。

方药：白虎汤（《伤寒论》）合玉女煎（《景岳全书》）加减。石膏、知母、熟地黄、麦冬、牛膝、粳米、甘草。

2. 浊毒闭阻证

证候：口燥唇焦，大渴引饮，渴饮无度，皮肤干瘪皱折，精神萎靡，嗜睡，胸闷纳呆，恶心呕吐，口气秽臭，时有少腹疼痛如绞，大便秘结，舌红，苔垢而燥，脉沉细。

治法：清热导滞，芳香化浊。

方药：增液承气汤（《温病条辨》）合清胃汤（《医宗金鉴》）加减。大黄、芒硝、玄参、麦冬、生地黄、石膏、黄芩、丹皮、黄连、升麻。

若浊毒闭窍，烦躁不安，甚则昏迷不醒，应芳香开窍，用安宫牛黄丸（《温病条辨》）1丸，鼻饲或保留灌肠，每日1~2次。若高热神志不清者，亦可用清开灵注射液30~40ml或醒脑静注射液20ml静脉滴注。

3. 阴脱阳亡证

证候：面色苍白，自汗不止，四肢厥逆，呼吸低微，口干唇焦，肌肤干瘪，舌暗淡无津，脉微细欲绝。

治法：益气养阴，回阳固脱。

方药：生脉散（《内外伤辨惑论》）合参附汤（《正体类要》）加减。人参、制附子、麦冬、五味子。

生脉注射液40~60ml静脉滴注，每日1~2次，可用于亡阴脱证。参附注射液40~60ml静脉滴注，每日2次，可用于亡阳脱证。

（二）针刺治疗

1. 昏迷、抽搐者，针刺人中、内关等穴位。

2. 呕吐频繁者，可针刺合谷、内关等穴位。

3. 重度脱水出现休克者，可针刺关元、神阙、百会等穴位。

【预防与调护】

1. 预防　首先对糖尿病患者进行正规治疗，血糖控制在正常或稍高范围内。糖尿病患者应学会自我管理，养成良好的相对固定的饮食习惯；不要轻易减少或终止降糖药物，尤其是胰岛素的应用；禁止酗酒和饮食过量；尽量避免精神刺激和各种应激状态的发生。一旦发生各种感染及其他应激状况时，应酌情增加胰岛素用量，并且密切观察血糖、尿糖、尿酮、二氧化碳结合力等指标的变化，以期尽早采取相应措施，防患于未然。

2. 调护

（1）根据病情定时测体温、脉搏、呼吸、血压，仔细观察神志变化。

（2）做好口、鼻、眼、会阴部的护理，保持呼吸道通畅。加强皮肤护理，防止褥疮及感染的发生。

（3）昏迷者可采用完全胃肠外营养（TPN）或静脉加鼻饲营养。

（4）做好患者心理护理，树立战胜疾病的信心，并积极配合治疗。

［附］ 高渗性非酮症糖尿病昏迷

高渗性非酮症糖尿病昏迷（hyperosmolar non‑ketotic diabetic coma，HNKDC）是糖尿病急性并发症的另一种临床类型。其临床特点是以严重高血糖、高血浆渗透压、高血钠，伴有不同程度的神经系统障碍或昏迷为主的临床综合征。多见于 50 ~ 70 岁，2/3以上患者发病前无糖尿病，或有轻度症状的糖尿病。发病率仅为 2.45%，一旦发病，预后差，以往病死率高达 40% ~ 70%。近年来，随着对该病认识的提高，早期诊断并及时治疗，病死率明显下降，但仍高达 15% ~ 20%。

本病属于中医学"消渴"范畴，乃消渴病的危重变证。

【病因病理】

发病常见诱因为感染、急性脑血管病、急性胰腺炎、急性胃肠炎、肾衰竭、腹膜透析或血液透析、口服某些药物（噻嗪类利尿剂、糖皮质激素、免疫抑制剂等）、饮服大量含糖饮料或大量静脉输葡萄糖液等。

患者原有胰岛素分泌不足，少量的胰岛素可抑制脂肪的分解和酮体生成，但不能抑制糖原分解和糖原异生，故在诱因作用下发生高血糖而不出现酮症。严重的高血糖促使糖代谢紊乱加重，致细胞外液呈高渗状态；血液浓缩、继发性醛固酮分泌增多等因素可加重高血钠，使血浆渗透压明显增高，机体严重失水。如脑细胞脱水，则导致突出的神经精神症状。由于老年人原有动脉硬化，且脑血管调节功能差，故易发脑组织缺血、缺氧，导致高渗性非酮症糖尿病昏迷。

【临床表现】

本病起病缓慢，先有多尿，多饮，多食不明显，甚至食少，恶心呕吐，随失水逐渐加重，出现明显神经精神症状，表现为嗜睡、幻觉、定向障碍或癫痫样抽搐等，最后陷入昏迷。严重脱水者皮肤黏膜极度干燥，失去弹性，少尿，甚至休克，但无酸中毒样深大呼吸。

【实验室检查】

突出表现：血糖高达 33.3mmol/L 以上，多在 33.3 ~ 66.6mmol/L 之间；血钠升高可达 155mmol/L；血浆渗透压升高，常在 350mOsm/kgH$_2$O 上。尿糖强阳性，但无尿酮体或弱阳性。二氧化碳结合力不低或稍低。

【治疗】

本病病情危重，强调早期诊断和治疗。治疗上大致与酮症酸中毒相近。①补液：如治疗前已出现休克，应首先输生理盐水 1000～2000ml 和胶体溶液，尽快纠正休克。如无休克或休克已纠正，在输注生理盐水后，血浆渗透压 > 350mOsm/kgH$_2$O，血钠 > 155mmol/L 时可考虑输注 0.45% 氯化钠低渗溶液。当血浆渗透压降至 330mOsm/kgH$_2$O 时，再改输等渗溶液。因患者高血钠明显，若先输 0.45% 氯化钠低渗溶液可致血浆渗透压下降过快，可能诱发脑水肿，并有可能出现溶血反应。②应用胰岛素：按 0.1U/（kg·h）小剂量静脉滴注胰岛素，当血糖下降至 16.7mmol/L（300mg/dl）时，开始改为 5% 葡萄糖溶液加入普通胰岛素（每 2～4g 葡萄糖加 1U 胰岛素）静脉滴注，同时参考每小时尿量补充钾盐。③防止并发症：当血浆渗透压迅速下降时，水向细胞内转移，将会导致脑水肿产生。患者可表现为昏迷，或稍有好转后又陷入昏迷。此时停止输入低渗液体，采用脱水治疗和静脉注射地塞米松。同时祛除诱因和治疗其他并发症，如感染、心力衰竭、心律失常、肾衰竭等。应加强护理，严密监测生命体征。当病情改善，患者神志逐渐清醒，应继续根据血糖、尿糖及进食情况给予皮下注射胰岛素，然后再转为常规治疗。

中医治疗可参照糖尿病酮症酸中毒。另外糖尿病高渗性昏迷并发动静脉血栓时，可选用丹参注射液 40mg 加入 500ml 液体中静脉滴注，每日 1 次；伴有高热神志不清，可静脉滴注清开灵注射液，有较好的疗效。

第十节　肠梗阻

肠梗阻（intestinal obstruction）是由于各种原因引起肠腔内容物通过障碍的一组疾病。是常见的急腹症之一，以腹痛、腹胀、呕吐、肛门停止排气排便为主要临床表现。90% 的肠梗阻发生于小肠，除引起肠管本身解剖和功能上的改变外，可导致全身性生理功能紊乱。病情复杂多变，严重的绞窄性肠梗阻如治疗不及时，可并发中毒性休克或多脏器功能障碍综合征，病死率达 10%。

肠梗阻属于中医"关格"、"结胸"和"肠结"等范畴。

【病因病理】

一、西医病因病理

（一）病因与分类

由于肠梗阻是多种不同复杂因素所造成的，并且又可发生在肠管的不同部位，故可以把肠梗阻分为以下多种类型。各种类型的肠梗阻在一定条件下亦可相互转化。

1. 按发生的基本原因分类　可分为机械性肠梗阻、动力性肠梗阻和血运性肠梗阻。

（1）机械性肠梗阻　最为常见，90% 以上肠梗阻是由于机械因素而使肠腔狭窄，甚至完全阻塞引起肠内容物通过障碍。其原因有：①肠腔堵塞：如蛔虫团、粪块、异物、结石等；②肠壁病变：如炎症性狭窄、肠肿瘤、肠套叠、先天性肠道闭锁等；③肠管受压：如肠管扭转、粘连带压迫、嵌顿疝、肠道外肿瘤压迫等。

（2）动力性肠梗阻 亦称神经性肠梗阻，是由于神经反射或毒素引起肠壁肌功能紊乱，如肠蠕动丧失或肠管痉挛，导致肠内容物不能正常运行，但无器质性的肠腔狭窄。可分为：①麻痹性肠梗阻：常因急性弥漫性腹膜炎、腹部大手术、低血钾等引起。②痉挛性肠梗阻：较少见。多为暂时性的，如肠道功能紊乱和慢性铅中毒引起的肠痉挛。

（3）血运性肠梗阻 由于肠系膜血管血栓形成或栓塞，引起肠管血循环障碍，继而发生肠麻痹，肠内容物不能运行，甚至出现肠坏死与肠穿孔。

2. 按肠壁有无血运障碍分类 可分为单纯性肠梗阻、绞窄性肠梗阻。

（1）单纯性肠梗阻 只有肠内容物通过受阻，而无肠管血运障碍者。

（2）绞窄性肠梗阻 肠梗阻同时伴有肠壁血运障碍，可因肠系膜血管受压，血管内血栓形成、栓子栓塞或肠管高度扩张所致。

3. 按梗阻部位不同分类 可分为高位肠梗阻（如空肠上段）、低位肠梗阻（如回肠末段和结肠）。

4. 按梗阻程度分类 可分为完全性肠梗阻和不完全性肠梗阻。

5. 特殊类型肠梗阻 闭袢性肠梗阻是一种较为特殊的类型，系指一段肠袢两端完全阻塞，如肠扭转、嵌顿疝、结肠肿瘤（因回盲瓣的关闭）等。

（二）病理

不同类型、部位及程度的肠梗阻，可出现不同的病理和病理生理变化，但其基本变化包括肠管局部变化和全身变化两方面。

1. 局部病理生理变化

（1）肠蠕动增强或减弱 当机械性肠梗阻发生后，肠腔内压力不断增加，机体为克服肠道阻力，梗阻部位以上肠管蠕动增强，出现阵发性腹痛和肠鸣音亢进。而麻痹性肠梗阻则出现肠蠕动减弱或消失。

（2）肠腔积气积液致肠扩张 咽下的空气及肠内容物经细菌分解发酵产生的气体和摄入的食物及胃肠道分泌液，积贮在梗阻以上的肠管内，导致肠管扩张膨胀。肠梗阻部位愈低，时间愈长，肠膨胀也愈明显。梗阻以下肠管则空虚、瘪陷或仅存少量粪便。扩张肠管和瘪陷肠管交界处即为梗阻部位，这对手术中寻找梗阻部位具有一定的指导意义。

（3）肠壁血运障碍 急性完全性肠梗阻，肠管短时间迅速扩张、膨胀，肠壁变薄，肠腔内压力不断升高，使肠壁血运障碍。当肠腔内压超过肠壁静脉压时表现为静脉回流受阻，肠壁的毛细血管及小静脉瘀血，则肠壁充血、水肿、增厚、呈暗红色。随着肠腔内压进一步升高及血运障碍的发展，出现肠壁动脉血流受阻，血栓形成，肠壁失去活力，肠管变成紫黑色。由于组织缺氧，毛细血管通透性增加，肠壁上有出血点，并有血性渗出液渗入肠腔和腹腔。又因肠壁变薄，最后肠管缺血坏死而溃破穿孔。慢性肠梗阻多为不完全性梗阻，由于长期肠蠕动增强，肠壁呈代偿性肥厚，无明显血运障碍，故腹部检查可见肠型和肠蠕动波。

2. 全身性病理生理变化

（1）体液丧失　体液丧失导致的水、电解质紊乱与酸碱平衡失调，是肠梗阻重要的病理生理改变。正常情况胃肠道的分泌液每日约为8000ml，绝大部分被吸收入血。急性肠梗阻病人，因不能进食及频繁呕吐，丢失大量胃肠道液，使水分及电解质大量丧失，尤以高位肠梗阻为甚。低位肠梗阻时，虽呕吐不剧烈，但潴留在肠腔内的液体不能被吸收，等同于丢失于体外。另外肠壁水肿和血浆向肠腔和腹腔渗出，加重体液丢失。如有绞窄性肠梗阻时，会丢失大量血液。上述变化可造成严重的缺水，导致血容量减少、血液浓缩、电解质紊乱以及酸碱平衡失调。如为十二指肠以上的高位梗阻，可因丢失大量氯离子和酸性胃液而导致代谢性碱中毒；如低位小肠梗阻，丢失碱性肠液，因丢失的钠、钾离子多于氯离子，可导致代谢性酸中毒。严重的缺钾可加重肠膨胀，并可引起肌无力和心律失常。

（2）感染和中毒　梗阻以上的肠腔内细菌大量繁殖，产生多种强烈的毒素。由于肠壁血运障碍或失去活力，肠壁通透性增高，肠腔内细菌和毒素即可渗透至腹腔，引起严重的腹膜炎和中毒症状。

（3）多器官功能障碍及休克　肠管膨胀，使腹压增高，膈肌上升，腹式呼吸减弱，影响肺内气体交换。同时腹压增高使得下腔静脉血液回流受阻，而致循环功能障碍。严重的体液丢失、血液浓缩、血容量减少，加重呼吸、循环障碍，又可导致低血容量性休克及急性肾衰竭。因严重细菌感染，或伴有肠坏死、穿孔，弥漫性腹膜炎时，全身中毒症状尤为严重，可发生感染中毒性休克。最终因多脏器功能障碍综合征而死亡。

二、中医病因病机

本病多因饮食不节、寒邪凝滞、热邪郁闭、气血瘀阻、燥屎内结或蛔虫聚团等多种因素，导致肠道通降功能失常，传化障碍，水谷精微不升，浊气不降，积于肠内，滞塞上逆而发为本病。《素问·五藏别论》云："六腑者，传化物而不藏，故实而不能满也。"凡气滞、血瘀、虫积、食阻、寒凝、热郁、湿阻等均可导致肠腑气机失调，终致肠腑痞结，出现痛、呕、胀、闭4大证候。

病机演变可分为痞结期、瘀结期、疽结期3个阶段。肠道气血凝滞，阻滞不通，不通则痛；肠道闭阻，清阳不升，浊阴不降，气机上逆则呕；气体、液体聚集于肠内则胀；肠腑传导失司，大便、矢气不通则闭。若呕吐频繁，欲食不能，耗伤津液，则出现伤阴损阳之证候。若病情持续进展，气滞无法推动血行，致气滞血瘀，甚则瘀血凝聚成块，阻塞脉络，以致血不循经，出现呕血、便血。后期病情进一步发展，气滞血瘀，郁久化火化热；热毒炽盛，邪实正虚，正不胜邪，出现亡阴亡阳等一系列变化。

【临床表现】

一、症状

肠梗阻的临床表现可因梗阻原因、部位、程度不同而呈现出多样性，但腹痛、呕吐、腹胀、停止排便排气是各类肠梗阻共同的临床表现。

1. 腹痛 肠梗阻的病人大多有腹痛，疼痛部位多不固定，疼痛程度不一，常随梗阻部位变化而不同。急性完全性机械性小肠梗阻患者，由于梗阻部位以上的肠管强烈蠕动引起阵发性腹部绞痛，常突然发作，剧痛难忍，持续数分钟后缓解，缓解期可以完全无痛。高位梗阻时可因呕吐而腹痛较轻，而低位回肠梗阻则可因肠胀气抑制肠蠕动，故腹痛亦轻。唯急性空肠梗阻时腹部绞痛较剧烈，平均每 2~5min 即发作一次。结肠梗阻时因结肠内容物不能逆流到小肠，故肠腔逐渐扩大，表现为持续性钝痛伴有阵发性绞痛。如若腹痛发作频繁，且呈持续性剧烈绞痛，则表明肠壁已发生缺血坏死，是绞窄性肠梗阻的表现。麻痹性肠梗阻，由于高度肠管膨胀，表现为腹部持续性胀痛。

2. 呕吐 肠梗阻病人几乎都有呕吐，呕吐程度及呕吐物的性状因梗阻部位及程度而定。高位肠梗阻时，呕吐剧烈为反射性呕吐，且出现早而频繁，呕吐物多为胃及十二指肠内容物。低位小肠梗阻时呕吐出现较迟而少，呕吐物有臭味呈粪样。结肠梗阻时可无呕吐，但后期因回盲瓣肠腔过度充盈而关闭不全时可出现反流性呕吐。绞窄性肠梗阻时，呕吐物呈棕褐色或血性。麻痹性肠梗阻时，呕吐多呈溢出性。

3. 腹胀 常发生在肠梗阻的中晚期，其程度与梗阻部位有关。高位肠梗阻由于频繁呕吐腹胀不明显；低位肠梗阻或麻痹性肠梗阻，肠管均膨胀扩大，常有显著的全腹膨胀；结肠梗阻时，如回盲瓣关闭良好，梗阻近段结肠形成闭袢，则梗阻的肠段显著膨胀，呈不对称、不均匀的局部膨胀，是肠扭转等闭袢性肠梗阻的特点。

4. 肛门停止排气排便 完全性肠梗阻时，患者排气和排便消失。但在梗阻早期，尤其高位肠梗阻的最初 2~3d 内，梗阻远端肠腔内仍有残留粪便和气体，则会有排便和排气现象，不能因此否定存在着完全性肠梗阻。绞窄性肠梗阻，可有血样粪便排出。不完全性肠梗阻，可有少量排气排便。

5. 全身症状 单纯性肠梗阻患者一般无明显的全身症状。绞窄性肠梗阻患者全身症状显著，可因频繁呕吐出现眼窝内陷、皮肤弹性减退、少尿或无尿等脱水征象，严重者则出现面色苍白、血压下降、四肢厥冷、脉细数等中毒和休克征象。若血钾过低，可出现疲乏无力、嗜睡和心律失常等症状。

二、体征

腹部膨隆，可见肠型及肠蠕动波。单纯性肠梗阻可有不固定的轻压痛；绞窄性肠梗阻则出现固定性压痛、反跳痛、肌紧张等腹膜刺激征；有时可触及包块。肠胀气时呈过度鼓音，绞窄性肠梗阻时，腹腔有渗液，可出现移动性浊音。机械性肠梗阻表现为肠鸣音亢进，呈高调金属音或气过水声；麻痹性肠梗阻则肠鸣音减弱或消失。直肠指检：触及直肠内肿物，考虑直肠肿瘤引起肠梗阻；指套染有血迹，考虑肠套叠、绞窄性肠梗阻可能。

【实验室及其他检查】

1. X 检查线 是诊断肠梗阻最简便的方法。腹部立位 X 线透视或平片可见阶梯状气液平面及胀大的肠祥，是肠梗阻特有的 X 线表现。空肠梗阻时，可见呈"鱼肋骨刺"样空肠黏膜环状皱襞。结肠梗阻时，显示胀大的结肠袋形。当怀疑肠套叠、乙状结肠扭转或结肠肿瘤时，应作钡剂灌肠，显示钡剂通过受阻，呈杯口形、鸟嘴形狭窄等不同特征。

2. 血液检查 肠梗阻致脱水，血液浓缩时，血红蛋白及红细胞压积升高；绞窄性肠梗阻可出现白细胞及中性粒细胞比例升高。血气分析和电解质测定提示酸碱失衡、电解质紊乱。

3. 尿液检查 脱水时尿比重升高。

4. 呕吐物及粪便检查 如检出红细胞或潜血试验阳性，提示肠管血运障碍或伴出血性病变。

5. CT 检查 可协助对肠梗阻进行定位和定性诊断。

【诊断与鉴别诊断】

一、诊断要点

典型肠梗阻具有痛、呕、胀、闭 4 大症状，结合腹部体格检查，可见肠型及肠蠕动波，肠鸣音亢进，腹部立位 X 线检查多个气液平面，可明确诊断。此外仍需明确肠梗阻的类型。

1. 机械性与动力性肠梗阻 机械性肠梗阻具有典型的梗阻症状，早期腹胀不明显，肠鸣音亢进，X 线检查肠胀气限于梗阻以上的肠管。麻痹性肠梗阻则腹胀显著，多无典型的阵发性腹部绞痛，肠鸣音减弱或消失，X 线检查可显示全部肠管均胀气。

2. 单纯性与绞窄性肠梗阻 两者的区别常作为肠梗阻急诊处理原则的重要依据。单纯性肠梗阻多考虑采用非手术治疗。绞窄性肠梗阻因存在血运障碍，病情严重，必须尽早手术治疗，否则可危及生命。如出现下列表现时，应考虑绞窄性肠梗阻：

（1）腹痛发作剧烈，呈持续性并有阵发性加重。

（2）呕吐出现早而频繁，呕吐物为血性或排出血便，或腹腔穿刺抽出血性液体。

（3）肠鸣音由亢进变为减弱，甚至消失，出现明显腹膜刺激征。

（4）腹胀不对称，有局部隆起或可触及孤立胀大的肠祥。

（5）早期出现体温升高，脉率加快，甚至出现血压下降等休克表现。

（6）腹部 X 线检查可见孤立胀大的肠祥，位置固定。

（7）经积极非手术治疗，症状体征无明显改善。

3. 高位性与低位性肠梗阻 高位肠梗阻呕吐发生早且频繁，腹胀不明显，呕吐物为十二指肠以上内容物；低位肠梗阻腹胀明显，呕吐出现晚而次数少，并可吐出粪样物。结肠梗阻与低位小肠梗阻的临床表现相似，但 X 线检查各异。低位小肠梗阻，腹中部呈"阶梯状"扩张的肠袢，而结肠内无积气；结肠梗阻时扩张的肠袢位于腹部四周，可见结肠袋，盲肠胀气最显著，小肠内胀气不明显。

4. 完全性与不完全性肠梗阻 完全性肠梗阻呕吐频繁，完全停止排气排便。不完全性肠梗阻呕吐较轻或无呕吐，尚有少量排气排便。如为低位梗阻前者腹胀明显，而后者腹胀较轻。

二、鉴别诊断

1. 重症急性胰腺炎 持续性腹部剧痛，伴恶心、呕吐，呕吐物可为胃内容物。但本病发病前有高脂肪暴饮暴食史，腹痛多位于上腹部偏左，可向背部放射，血、尿和腹腔穿刺液淀粉酶明显升高。

2. 胃、十二指肠溃疡急性穿孔 突发持续性上腹部剧烈疼痛，迅速扩展为全腹疼痛，伴有明显的腹膜刺激征，呈"板状腹"，肠鸣音消失或明显减弱。腹部 X 线检查发现膈下游离气体，而未见气液平面。

【治疗】

一、治疗原则

治疗应以解除梗阻，纠正梗阻所致的全身性生理功能紊乱，恢复肠道功能为目的。我国中西医结合治疗肠梗阻已积累了丰富的经验，采用"总攻疗法"，对瘀结证及早期轻度血运障碍的肠梗阻患者综合治疗，避免了手术之苦，为急性肠梗阻的治疗开辟了一条新途径。但是无论手术与非手术疗法，都应需要基础治疗。而手术治疗作为危重患者的抢救手段，为非手术治疗提供了可靠的保障。

二、西医治疗

（一）基础治疗

1. 禁食与胃肠减压 是治疗肠梗阻应首先采取的重要措施。各种类型肠梗阻均应暂时禁食，待肠道功能恢复，从流食开始，逐渐恢复饮食。梗阻较重者，行胃肠减压术。通过胃肠减压吸出胃肠道内的气体和液体，以减轻腹胀、降低肠腔内压力，减少肠腔内细菌和毒素，有利于恢复肠道功能及改善全身状况。

2. 纠正水、电解质和酸碱平衡紊乱 必须根据患者的呕吐情况，脱水体征，尿量和尿比重，血钠、钾、氯离子和血气分析测定结果加以调整。脱水与电解质的丢失与梗阻部位和程度有关。常见的是等渗性脱水，一般症状较轻的需补充等渗液1 500ml，有明显呕吐的则需补3 000ml，而伴周围循环衰竭时则需补液4 000ml以上。低位肠梗阻多因碱性肠液丢失易发代谢性酸中毒，应给予输注碱性液体；而高位肠梗阻则因胃液和钾的丢失易发生碱中毒，可补充钾盐，予以纠正。严重的绞窄性肠梗阻可有血浆和全血的丢失，故应输全血或血浆、白蛋白等。

3. 防止感染和毒血症 肠梗阻时间过长或发生绞窄时，易引发严重腹腔感染。多见革兰阴性杆菌及厌氧菌感染，故可采用敏感抗生素静脉滴注，感染严重者需用广谱抗生素，或联合用药。

（二）手术治疗

1. 适应证 ①绞窄性肠梗阻；②有腹膜刺激征的各型肠梗阻；③应用非手术疗法，经6～8h观察，病情不见好转，或腹痛、腹胀加重，肠鸣音减弱或消失，脉搏加快，血压下降者；④肿瘤及先天性肠道畸形等不可逆转的器质性病变引起的肠梗阻。

2. 手术方式 ①解除梗阻病因，如粘连松解术、肠套叠或肠扭转复位固定术等；②病变肠管切除和肠吻合术；③短路手术：对病变肠管不能切除者行梗阻近、远两侧肠袢侧侧吻合术；④肠造口术或肠外置术：适合于一般情况极差或局部病变不能切除的肠梗阻，可暂时解除梗阻；⑤腹腔镜和肠镜手术：通过微创手术解除梗阻原因。

三、中医治疗

中药治疗是非手术治疗中重要的组成部分。根据中医学"六腑以通为用"、"通则不痛，不通则痛"的原则，应以通里攻下为主，活血化瘀、清热解毒为辅。

（一）辨证论治

1. 痞结证

证候：腹痛阵作，痛无定处，腹稍膨胀，腹软，轻度压痛，恶心呕吐，大便秘结，或间有排气，小便黄，舌质淡红，苔薄白，脉弦或涩。阴虚火旺者则见舌质淡红，苔薄黄，脉细数。

治法：通里攻下，行气止痛。

方药：实证者用大承气汤（《伤寒论》）加减。大黄、厚朴、枳实、芒硝。虚证者用五仁汤（《世医得效方》）加减。桃仁、杏仁、柏子仁、松子仁、郁李仁、橘皮。

2. 瘀结证

证候：腹痛剧烈，痛有定处，腹明显膨胀，或见肠型，腹紧，有压痛，恶心呕吐，无排便排气，小便黄赤，舌质红，苔黄腻，脉弦数。中阳虚弱，阴寒内盛者见舌淡，苔白滑，脉细。

治法：通里攻下，行气活血。

方药：实证者用大承气汤（《伤寒论》）加减。大黄、厚朴、枳实、芒硝。虚证者用大建中汤（《金匮要略》）加减。蜀椒、干姜、人参。

（二）其他疗法

1. 针刺疗法　针刺可以增强肠蠕动，调节肠道功能，使梗阻肠道复通。通常取穴位有足三里、内庭、天枢、中脘、曲池、合谷等，强刺激后留针 30～60min，每 4～6h 一次。

2. 灌肠疗法　应用钡剂、中药复方大承气汤加压灌肠，使套入的肠管复位。此法可在 X 线透视下进行，适用于结肠套叠。

3. 推拿按摩法　患者取仰卧位，术者双手涂擦滑石粉，紧贴腹壁分别沿顺时针、逆时针两种方向缓慢有力的按摩，注意观察患者反应，如腹痛加重，应停止按摩。适用于腹胀不明显，无腹膜刺激征的肠扭转、肠粘连、蛔虫性肠梗阻。

4. 颠簸疗法　患者取膝肘位，充分悬空腹壁，术者双手轻托腹壁，由上而下反复颠簸及左右震荡，每次 5～10min。适用于肠梗阻早期腹胀不明显，无腹膜刺激征的肠扭转、肠粘连。

四、中西医结合治疗

"总攻疗法"的设计和实施，使得一些需要手术治疗的病例，用非手术疗法即可治愈，体现了中西医结合治疗急性肠梗阻的优势。首先应明确诊断，第一次总攻失败后，如患者条件允许，3～4h 后可再行第二次总攻，3 次总攻仍无效者，应改用手术治疗。常用"总攻"方案如下（表 4-3、表 4-4、表 4-5）：

（一）粘连性肠梗阻

表 4-3　粘连性肠梗阻

时　间	措　　　施
准备阶段 （1～2h）	胃肠减压 + 静脉补液
总攻阶段　7：00	复方大承气汤（或辨证方）一剂 200ml，胃管注入后闭管
8：00	电针：可调波，留针 30min。取穴位：双天枢穴（阴极），双足三里穴（阳极）
8：30	腹部按摩或颠簸疗法
9：00	灌肠（复方大承气汤 200ml 或辨证方加温水 300ml，）或新斯的明双足三里穴位注射，每穴 0.25mg

（二）堵塞性肠梗阻

表 4 – 4　堵塞性肠梗阻

时　间		措　　施
准备阶段 （1~2h）		胃肠减压（或催吐）＋静脉补液
总攻阶段	7：00	植物油（加温 20℃），100~200ml，或液状石蜡
	8：00	复方大承气汤（或辨证方）一剂 100~200ml，胃管注入后闭管
	8：15	腹部按摩 10~15min
	8：30	电针，可调波，留针 15min。取穴位：双大横穴（阴极）、双足三里穴（阳极）
	9：00	灌肠（高渗温盐水或糖水 150ml）

（三）肠扭转性肠梗阻

表 4 – 5　肠扭转性肠梗阻

时　间		措　　施
准备阶段（1~2h）		胃肠减压（或催吐）＋静脉补液
总攻阶段	7：00	腹部颠簸 15min
	7：15	腹部按摩 10~15min
	7：30	复方大承气汤（或辨证方）一剂 200ml，胃管注入后闭管
	7：45	第二次腹部颠簸 15min
	8：00	第二次腹部按摩 15min
	8：30	复方大承气汤（或辨证方）200ml 加温水 300ml 灌肠

【预防与调护】

1. 预防　依据肠梗阻发生的原因，有针对性采取预防措施，可有效地防止和减少肠梗阻的发生。

（1）早期发现和治疗肠道肿瘤；对患有腹壁疝的病人，应及早给予治疗，避免因嵌顿、绞窄造成肠梗阻；养成良好的卫生习惯，预防和治疗肠道蛔虫病。

（2）腹部大手术后，可因肠管暴露时间过久，长时间接触辅料损伤肠浆膜；滑石粉和异物误入腹腔；腹腔引流管放置不当造成腹腔感染等，均可引起粘连性肠梗阻发生，应尽力避免。

（3）腹部手术后早期活动。除年老体弱或病情较重外，提倡术后第一天床上轻微活动；第二天可协助患者下地，进行床边活动；第 3 天可进行室内活动。早期活动可增强肠蠕动，预防术后肠粘连，减少并发症，活动量应根据个体差异而定。

2. 调护

（1）根据病情变化，除随时监测生命体征外，还应对其腹部体征以及肛门排便排气情况进行观察。

（2）确保胃肠减压有效。注意观察胃管是否通畅，记录引流物的量和性状。

（3）肠梗阻患者除休克外，应采取半卧位，有利于胃内容物的引流，能有效防止呕吐物误吸，导致肺部感染及窒息的发生。

第十一节　胃、十二指肠溃疡急性穿孔

胃、十二指肠溃疡急性穿孔（acute perforation of gastroduodenal ulcer）是溃疡病常见的严重并发症之一，是指活动期溃疡逐渐向深部侵蚀，穿破胃及十二指肠，使胃肠内容物进入腹腔。其发病约占所有溃疡病例的5%左右，属于常见的急腹症。十二指肠溃疡比胃溃疡穿孔发生率高3～10倍，发病年龄以青壮年居多，但老年人的发病率有逐渐升高的趋势，男性发病多于女性，为6～15∶1。该病发病急、病情重、变化快，需要紧急处理，若诊治不当可危及生命。

本病属于中医学"胃脘痛"、"厥心痛"、"厥逆"等范畴。

【病因与病理】

一、西医病因病理

胃、十二指肠溃疡急性穿孔常因精神紧张、劳累过度、饮食不当、长期应用激素、钡餐检查、洗胃、腹部大手术、严重烧伤及幽门螺杆菌感染而诱发。

胃、十二指肠溃疡急性穿孔是在原有溃疡病的基础上，逐渐向深层发展，由黏膜至肌层，最后穿破浆膜层造成穿孔。90%的十二指肠溃疡穿孔发生在球部前壁，60%胃溃疡穿孔发生在胃小弯。穿孔直径一般0.5cm左右，其中胃溃疡穿孔较十二指肠溃疡穿孔直径略大。然而，位于胃、十二指肠后壁的溃疡，向深部发展时可穿透全层并与周围组织包裹，形成慢性穿透性溃疡，一般不发生急性穿孔。

胃、十二指肠溃疡急性穿孔后，具有强烈刺激性的胃、十二指肠液及胃内容物包括胃酸、胆汁、胰液等消化液和食物流入腹腔，引起化学性腹膜炎，导致腹部剧烈疼痛及腹腔内大量液体渗出。穿孔3～5h后，由于胃肠分泌的抑制，消化液流入腹腔以及腹膜渗出减少，腹膜刺激症状可减轻。经过8～12h后，细菌开始繁殖，并逐渐由化学性腹膜炎转变为细菌性化脓性腹膜炎。病原菌以大肠杆菌、链球菌为多见。由于强烈的化学刺激、细胞外液的丢失以及细菌毒素吸收等因素，病人可出现休克。少数病例可因感染局限，形成肝下、膈下、升结肠外侧和右髂窝脓肿。

二、中医病因病机

中医学认为，本病是由于饮食不节、寒温失调、情志不畅或劳倦过度等诱因刺激，致使脾胃之气机突然壅滞，气血骤闭而发病。本病的病机主要是中焦不运，气血郁闭，病理性质属于本虚标实，或标本俱实，以邪实为主。按其病变过程可分为郁闭期（相当于西医的穿孔期）、热毒期（相当于西医的闭孔期）和恢复期。

饮食不节、寒温失调可伤及脾胃；情志不畅、肝失条达则横逆反胃，遂致脾胃不和。穿孔后胃内容物流入腹腔，壅塞中焦，气机郁闭，不通则痛，气闭于内则胀，阳气不能输布、运行则见面色苍白、肢冷、气促、脉细数等气脱证候；气血骤闭，郁而化热，则出现中焦实热的热毒炽盛证，可见发热、全身疼痛拒按等实热证候。经过治疗若正能胜邪，气血复通，郁解热退而痊愈。若正邪相持，瘀积不散，热瘀互结，血肉腐败，蕴而成脓，谓之肠痈之证。若邪盛正虚，郁热于内，久不外达，热盛伤阴，阴损及阳，终至热深厥深，出现亡阴、亡阳之证。

【临床表现】

一、症状

70%～80%患者既往有慢性、周期性、节律性上腹痛等溃疡病史，或活动期溃疡症状加剧。少数患者无溃疡病史，而突然发生。常因暴饮暴食、情绪波动、过度疲劳、刺激性饮食、餐后剧烈活动或服用糖皮质激素药物等诱发。

1. 剧烈腹痛　穿孔多在夜间空腹或饱食后突然发生，典型表现为突然发生的上腹部刀割样剧痛，呈持续性疼痛阵发性加重，疼痛始于上腹近心窝处，迅速波及全腹，或放射至肩背部。当胃内容物沿升结肠旁沟向下流注时，可出现右下腹痛。当腹腔有大量渗出液稀释流入腹腔的消化液时，腹痛可略有减轻。由于继发细菌感染，出现细菌性腹膜炎，腹痛可再次加重。

2. 休克　一旦发生弥漫性细菌性腹膜炎，可发展为感染性中毒性休克。病人腹痛剧烈难忍，严重者出现面色苍白、出冷汗、四肢厥冷、脉搏细数、血压下降等表现。

3. 消化道症状　早期因严重腹痛可反射性引起恶心、呕吐，呕吐物为胃液及食物，伴腹胀。后期因急性弥漫性腹膜炎并发麻痹性肠梗阻，呕吐加重，可呕出粪样物。

4. 全身表现　穿孔早期体温多正常，6～12h后体温开始明显上升，伴有寒战、脱水等症状。

二、体征

1. 全身体征　溃疡病急性穿孔病人多呈蜷曲侧卧体位，急性痛苦面容，面色苍白，呼吸急促。

2. 腹部体征　腹式呼吸减弱或消失。全腹弥漫性压痛、反跳痛，腹肌紧张呈"板样"强直，尤以上腹部或右上腹最明显。腹腔内有游离气体时肝浊音界缩小或消失，如穿孔面积较大，腹腔内渗液多时移动性浊音呈阳性。肠鸣音消失或明显减弱。

【实验室与其他检查】

1. 血液常规　患者发热时检查有白细胞及中性粒细胞计数增加。

2. X 线检查 在站立位透视或摄片时，80%的病人可见膈下新月状游离气体影，对诊断有重要意义。

3. 腹腔穿刺 溃疡病穿孔时可抽出含有胃内容物的消化液，镜检有脓细胞和白细胞，有助于诊断；亦可根据腹腔穿刺推断腹腔渗液的多少及腹腔污染的轻重，对选择治疗方法也有一定的参考价值。

4. 超声波检查 可帮助判断腹腔渗液量多少，有无局限性积液及脓肿形成，可为穿刺引流定位。

【诊断与鉴别诊断】

一、诊断要点

1. 既往有溃疡病史，突发持续性上腹部剧烈疼痛，迅速扩展为全腹疼痛，伴明显的腹膜刺激征及轻度休克等临床表现。

2. 腹部 X 线检查发现膈下游离气体，可作为确诊胃、十二指肠溃疡急性穿孔的重要依据。

3. 诊断性腹腔穿刺液含有胆汁或食物残渣。

二、鉴别诊断

对于既往无典型溃疡病史，年老体弱反应性差的溃疡穿孔，或空腹发生的小穿孔，症状、体征不典型者需与下列疾病鉴别：

1. 重症胆管炎 本病又称急性梗阻性化脓性胆管炎。多因胆石症、胆道蛔虫或急性胰腺炎等引起，是胆道感染中最严重的类型。其特点是发病急骤、病情危重、发展迅速，伴有中毒性休克，常与胃、十二指肠溃疡急性穿孔混淆，需要注意鉴别。本病有腹痛、寒战高热、黄疸 charcot 三联征，白细胞计数高达 20×10^9/L，血细菌培养阳性，B 超检查示胆囊、肝脏增大，胆管扩张，内有蛔虫或结石。如术中见到脓性胆汁，伴胆总管增粗，压力明显增高有助于诊断。

2. 重症急性胰腺炎 突发上腹剧痛，伴恶心、呕吐和轻度腹膜炎体征与溃疡穿孔发病相似，但急性胰腺炎的腹痛多位于上腹部偏左并向背部放射，发病前有高脂肪暴饮暴食史。血清、尿液和腹腔穿刺液淀粉酶明显升高。X 线检查膈下无游离气体，CT、B 超提示胰腺肿胀有助于鉴别诊断。

3. 急性阑尾炎 如胃、十二指肠溃疡急性穿孔时，空腹穿孔或穿孔小者，流入腹腔的胃肠内容物较少，可沿升结肠旁沟流至右下腹，引起右下腹疼痛和压痛，因酷似急性阑尾炎时的转移性右下腹痛而致误诊。但阑尾炎一般症状比较轻，体征局限于右下腹，腹膜刺激征也无溃疡穿孔严重。X 线检查无气腹征。

4. 胃癌穿孔 胃癌急性穿孔的临床表现与胃溃疡急性穿孔很相似，故术前诊断困难。对穿孔前病史短而溃疡症状不典型者；或病史虽较长，但近期症状加重，疼痛性质有明显改变者；尤其是 50 岁以上，同时伴有不明原因贫血、消瘦者，应考虑胃癌可能。

对疑似病例应早期行纤维胃镜检查，以明确诊断。对于已经确诊的胃癌穿孔者，应早期实施手术治疗。

5. 急性肠梗阻　患者突然发生的阵发性腹痛、腹胀、呕吐、停止排便排气，体格检查有肠鸣音亢进或有气过水声。X线平片检查有多个气液平面，无气腹征。

另外，有些内科疾病如急性心肌梗死、胸膜炎、大叶性肺炎及主动脉夹层等，亦可引起突发的上腹部剧痛，应注意鉴别。

【治疗】

一、治疗原则

一旦确诊胃、十二指肠溃疡穿孔，应早期实施手术治疗。但对于空腹穿孔、感染中毒症状轻，以及不耐受手术治疗者，可采用中西医结合的非手术治疗方法。非手术疗法主要以禁食、抗感染、抗休克为基础，同时辅以中药、针刺治疗。根据不同时期对患者进行辨证施治，穿孔期可首先使用电针治疗，配合中药外敷及保留灌肠，采用内治外治并用，改变了过去以手术治疗为主的状况，约有50%的患者可经非手术治疗痊愈；闭孔期治疗以中药为佳。三十多年来的实践证明，中西医结合非手术治疗急腹症疗效肯定，是中西医结合的重要成果之一。

二、西医治疗

（一）非手术治疗

适用于一般情况好，感染中毒症状不明显，不伴有休克的空腹穿孔或穿孔较小者；穿孔超过24h，腹膜炎已局限者；单纯性溃疡穿孔，不伴有出血、幽门梗阻、癌变等溃疡并发症者。治疗措施主要包括：

1. 胃肠减压与禁食　放置胃管持续胃肠减压，减少胃肠内容物继续流入腹腔，有利于穿孔闭合，减少腹腔感染，是非手术治疗的一项非常重要的措施。

2. 半卧位　可将腹腔感染的内容物局限在盆腔，防止产生膈下脓肿，并有利于缓解腹部疼痛。但如有休克发生时，应先取平卧位，待休克纠正后改为半卧位。

3. 纠正水、电解质及酸碱失衡　尽早补液、纠酸、抗休克，并给予营养支持。

4. 防止感染　选择敏感抗生素，有效地控制感染。

5. 止痛　严重腹痛患者在明确诊断后，可肌注哌替啶等针剂镇痛。

6. 制酸剂　经静脉给予H_2受体阻滞剂或质子泵抑制剂等制酸药物，减少胃酸分泌，有助于促进溃疡愈合。

应随时注意观察病情变化，若经上述非手术治疗6~8h后病情无明显好转或继续加重，应立即采取手术治疗。

（二）手术治疗

1. 单纯穿孔缝合术　适应证：①穿孔时间超出8h，腹腔内感染及炎症水肿严重，有大量脓性渗出液者；②以往无溃疡病史，或有溃疡病史未经正规内科治疗，无出血、梗阻并发症，特别是十二指肠溃疡患者；③一般情况差，有严重内科器质性疾病，不能耐受彻底性溃疡手术者。穿孔修补通常采用经腹手术，也可经腹腔镜行穿孔缝合大网膜覆盖修补。对于所有的胃溃疡穿孔病人，需作活检或术中快速病理检查除外胃癌，若为恶性病变，应行根治性手术。单纯穿孔修补缝合术的优点是操作简便，手术时间短，安全性高，以后可能再次手术。

2. 彻底性溃疡手术　适应证：①病人一般情况良好，穿孔在 8h 内，或超过 8h，但腹腔污染不严重者；②病史较长的胃溃疡穿孔时，为防止单纯穿孔缝合术后并发出血或形成瘘；③十二指肠溃疡穿孔修补术后再穿孔，有幽门梗阻或出血史者。手术方式除胃大部切除术外，对十二指肠溃疡穿孔可选用穿孔缝合术加高选择性迷走神经切断术，或选择性迷走神经切断术加胃窦切除术。

三、中医治疗

（一）辨证论治

1. 气滞血瘀证　主要表现在穿孔期。本期病理相当于从穿孔发生到穿孔闭合阶段，为第一期，在发病的 12～24h。

证候：起病急，剧痛难忍，发自胃脘，迅速波及全腹，腹肌硬紧，拒按拒动，甚者面色苍白，四肢厥冷，冷汗气短，舌淡红，苔薄白或薄黄，脉弦紧或细数。

治法：清热解毒，通里攻下，疏通气血。

方药：通腑汤（北京中医药大学东直门医院方）灌肠。生大黄、芒硝、厚朴、枳壳、川楝子、炒莱菔子、蒲公英、当归、白芍、木香、败酱草、连翘。浓煎至 200ml 保留灌肠。

本期不宜口服中药，防止加重病情。除中药灌肠外，可采用清热解毒，活血祛瘀的药物研末水蜜调后敷于腹部。

2. 热毒炽盛证　主要表现在闭孔期。本期病理相当于穿孔闭合到腹膜炎完全消散阶段，为第二期，为穿孔后 2～5d。

证候：腹痛持续，可遍及全腹，腹紧如板，伴有高热、恶心呕吐、尿短赤，苔黄、脉洪数。

治法：疏肝行气，清热解毒，泻下湿热。

方药：复方大柴胡汤（《中西医结合治疗急腹症》）合凉膈散（《太平惠民和剂局方》）加减。柴胡、枳壳、延胡索、川楝子、白芍、木香、黄芩、栀子、蒲公英、大黄。

第一剂中药常由胃管分次注入，夹管观察 2～4h，如无不适反应，即可以拔除胃管，改为口服，每天两次。

（二）针刺治疗

穿孔期可以针刺为主，通常取中脘、足三里、内关、天枢等穴位，强刺激，留针

30~60min，每隔15min捻转刺激一次。使用电针效果会更佳，每2h一次，每次30min。针刺有止痛、消炎功能，有利于穿孔闭合，同时调整胃肠运动和分泌，促进溃疡愈合。

【预防与调护】

1. 预防

（1）养成良好的饮食习惯，定时定量，少吃多餐。避免过度劳累和精神紧张，如有焦虑不安，应对其进行心理疏导，必要时可给予镇静剂。避免过食辛辣、浓茶、咖啡等饮品，因牛奶和豆浆含有钙和蛋白质成分，可刺激胃酸分泌，故不宜多饮。

（2）戒烟酒，尽量避免使用非甾体类抗炎药。

2. 调护

（1）病情观察　密切监测生命体征，包括测血压、脉搏、呼吸，病情较重者，还应定时观察患者的神志、体温、尿量等。

（2）体位　患者神志清醒、血压平稳后给予半卧位，以保持腹肌松弛，减轻疼痛，并有助于呼吸和循环。

（3）胃肠减压　应注意观察引流液的颜色、性质以及流出量。

（4）口腔护理　禁食期间应加强口腔护理。

第十二节　重症急性胰腺炎

重症急性胰腺炎（severe acute pancreatitis，SAP）为临床常见急腹症之一，是急性胰腺炎的一种严重类型，属坏死型病理改变。临床表现为剧烈腹痛、休克、腹膜刺激征、高淀粉酶活性的腹水，以及低钙血症、低氧血症等。随着人们饮食结构的改变，胆石症发病率的增高以及饮酒的普遍，SAP的发病率也随之增多。本病可出现局部及全身严重并发症，甚至并发多器官功能障碍综合征（MODS），病情重而凶险，预后差，病死率高。

中医对SAP无专门论述，症状与"脾心痛"、"胃脘痛"、"结胸"等相似，《灵枢·厥病》云："腹胀胸满，心尤痛甚，胃心痛也……痛如以锥针刺其心，心痛甚者，脾心痛也。"《伤寒论·辨太阳病脉证并治》亦曰："……结胸热实，脉沉而紧，心下痛，按之石硬者，大陷胸汤主之。"以上描述均与SAP的临床表现类似。

【病因病机】

一、西医病因病理

1. 胆道疾病　由胆道疾病引起的急性胰腺炎又称胆源性急性胰腺炎（biliary acute pancreatitis），这是我国急性胰腺炎最常见的病因。胆道结石、急性和慢性胆囊炎或胆管炎、胆道蛔虫等均可造成壶腹部狭窄，胆汁反流入胰管；胆道炎症时，感染的胆汁可通过淋巴管扩散到胰腺，激活胰酶，引起急性胰腺炎。

2. 胰管阻塞 胰管肿瘤、结石、蛔虫或炎性狭窄均可致胰管阻塞，使胰液外流受阻，胰管内压增高，产生腺泡损伤，引起急性胰腺炎。

3. 暴饮暴食 大量饮酒使胰腺外分泌增加，Oddi 括约肌痉挛，十二指肠乳头水肿，胰液排出受阻；酒精还可改变胰液内蛋白质成分，形成蛋白栓子堵塞胰小管。高脂肪、高蛋白食糜刺激胆囊收缩素（cholecystokinin，CCK）释放，后者促使胰腺腺泡细胞分泌胰酶，致腺泡及胰管内压力增高；暴饮暴食致十二指肠内压力增高，若伴 Oddi 括约肌松弛的疾患，则富含肠激酶的十二指肠液反流入胰管，激活胰酶，引起急性胰腺炎。

4. 高脂血症 家族性高脂血症可使胰液内脂质沉着，胰腺毛细血管内脂酶增加，继而脂肪溶解，局部缺血，毛细血管扩张，进一步释放胰脂酶而引起胰腺炎症。

除以上常见病因外，胰腺本身及其周围器官（如胃、胆）手术或外伤，可直接或间接损伤胰组织和胰腺血供引起胰腺炎；逆行胰胆管造影（ERCP）时，注射压力过高可致胰腺腺泡损伤引起胰腺炎。高钙血症（如甲状旁腺瘤、维生素 D 过多等），可引起胰管钙化，胰液引流障碍；同时增高的血钙可促使胰蛋白酶原激活。动脉粥样硬化等血管病变可致胰腺缺血性坏死，称为"胰卒中"。已知某些药物如糖皮质激素、噻嗪类利尿剂、硫唑嘌呤、四环素、磺胺类等，可增加胰液分泌或胰液黏稠度，导致胰小管梗阻，压力增高而使小管及腺泡破裂，引起胰腺炎。急性胰腺炎还可继发于某些急性传染病，如流行性腮腺炎、伤寒、链球菌败血症、传染性单核细胞增多症、柯萨奇病毒、Echo 病毒和肺炎衣原体感染等，一般病情较轻，很少发生 SAP。还有少部分为病因不明的特发性急性胰腺炎。

SAP 的发病机制至今未完全阐明。目前认为，以上各种病因单独或同时作用于胰腺，引起胰腺分泌过度旺盛、胰液排泄障碍或胰腺血循环紊乱，从而引发胰腺自身消化和由此产生的全身连锁反应。胰蛋白酶激活其他胰酶，其中的弹力蛋白酶可水解细胞外基质的弹力纤维，引起出血和血栓形成；胰脂肪酶水解各种脂质、甘油三酯，产生对微血管有毒性的游离脂肪酸，导致脂质过氧化，引发胰腺及其周围脂肪坏死；磷脂酶 A_2 分解包括脑磷脂、卵磷脂、溶血卵磷脂的各种磷脂，破坏膜磷脂结构及微血管，增加血管通透性和缺血，引起胰实质凝固性坏死和脂肪组织坏死及溶血；激肽释放酶产生缓激肽，使血管扩张，通透性增加，引起低血压、休克和水肿。此外，胰酶的释放还激活了补体系统及凝血－纤溶系统，引起小血管内血栓形成。

以上胰酶及坏死物质还可通过激活和释放一些细胞因子经血液循环和淋巴途径，抵达远处器官，引起多脏器损害。研究表明，巨噬细胞移动抑制因子（macrophage migration inhibitory factor，MIF）、血小板活化因子（platelet activating factor，PAF）在 SAP 发病中起关键作用，其可使微血管通透性增加，引起胰腺缺血并增加炎性细胞浸润；还可增强内毒素脂多糖所致的组织损伤，导致 MODS。此外，在 SAP 时，胰腺产生的白介素 6（interleukin－6，IL－6）比轻症胰腺炎为多，持续时间长；氧自由基、前列腺素、一氧化氮（NO）、血栓素 A_2（TXA_2）和肿瘤坏死因子 α（TNF－α）等炎性介质和血管活性物质，也在 SAP 发生和发展中起重要作用。

近年来提出"二次打击学说"，揭示 SAP 细胞免疫功能减退，加之 PAF 使肠壁通透性增加，肠源性内毒素和细菌移位至肠系膜淋巴结、腹腔和血循环，再到达胰腺引起感染、内毒素血症，促使炎症因子过度释放引起全身炎症反应综合征（SIRS），进一步引起 ARDS 和 MODS。

SAP 的大体病理表现为胰腺外观呈红褐色或灰褐色，并有新鲜出血区，广泛的胰腺内和胰腺周围组织脂肪坏死和钙化，可并发胰腺脓肿、假性囊肿或瘘管形成。显微镜下胰腺组织呈凝固性坏死改变，其病灶周围炎性细胞浸润，局限或弥漫性胰腺出血、坏死、血栓形成。并发其他脏器损害时，可出现相应病理改变。

二、中医病因病机

1. 饮食不节　《素问·痹论》云："饮食自倍，肠胃乃伤"。暴饮暴食，或恣食肥甘厚腻，损伤脾胃，食积内停，化湿生热，邪热与湿食互结，腑气不畅，内结成实；或湿聚成水，水热互结，而形成实热结胸。另外，饮酒过度，酒性醇热，生痰助火，灼伤胃津，胃肠燥热，日久亦内结成实而为病，故《本草纲目》云："痛饮则伤神，耗损胃之津，生痰动火。"

2. 蛔虫内扰　感染蛔虫，虫居肠中，扰乱脾胃气机；或蛔虫上窜胆胰之道，使肝气郁闭，胆液不行，胰腑受阻，中焦气机不畅，升降失职。

3. 外感六淫　外感六淫之邪，邪盛入里，内伤脾胃，运化失常，升降失职而发本病。章虚谷"始虽外受，终归脾胃"即是此意。

4. 七情失调　情志抑郁或烦恼暴怒，肝失条达，疏泄不利，肝气郁结，日久郁而化热；或肝气横逆，克乘脾胃，胃失和降，发为本病。《沈氏尊生书·胃痛》曰："胃痛，邪干胃脘病也……惟肝气相乘为尤甚，以木性暴，且正克也。"

胰，中医称之为"膵"，对其属脏属腑及生理功能，历代论述不详，争论较多，现多将其功能归属于脾胃，但其位于上腹，生于胃下，近胁，又与肝胆相关联，故肝胆脾胃功能失常均可引起本病。脾主运化，胃主受纳，脾主升清，胃主降浊，两者同处中焦，为气机升降之枢纽，脾胃受损则运化失常，升降失司；肝胆主疏泄，肝胆气机郁滞，则疏泄不利，克乘脾胃，脾胃功能亦受影响，从而导致气机壅塞，湿邪困阻，进一步则瘀血凝滞，郁而生热，湿热互结，蕴酿成毒，甚则热毒炽盛，损伤正气，正虚邪陷，而致气血厥脱。本病病位在胰，与脾胃肝胆密切相关，病性以实为主，亦可见虚实夹杂之证。

本病重点在于脾胃实热，腑气不通。若热毒炽盛，则变化多端，或瘀热互结，腐败成脓；或水热互结，形成结胸；或热陷心包而神昏；或迫血动血而出血；或正虚邪陷，内闭外脱。后期则以脾胃受损，气阴两伤为多。

【临床表现】

SAP 起病急骤，病情严重，变化迅速，常伴多种并发症，可呈暴发性经过，甚至猝死。

一、症状

1. 腹痛　为本病的主要和首发症状。突然发作，常于饱餐、饮酒或脂餐后发生，腹痛剧烈呈绞痛、钻痛或刀割样，为持续性疼痛伴阵发性加剧，可向腰背部呈束带状放射，弯腰抱膝位疼痛可稍减轻。初起疼痛位于中上腹或左上腹，可迅速扩散至全腹剧痛。少数年老体弱者腹痛可不明显。

2. 恶心、呕吐　多数起病即伴有恶心，频繁呕吐胃内容物、胆汁、甚至血性物，吐后腹痛不缓解。多同时有腹胀，甚至出现麻痹性肠梗阻。

3. 发热　多有中度以上发热，合并胰腺感染（包括感染性坏死、胰腺脓肿、感染性急性假性囊肿）或胆源性胰腺炎时，可出现持续高热不退。感染性坏死是发生器官衰竭和导致病人死亡的主要原因。

4. 休克　SAP 常伴发休克，甚至发生猝死。引起休克的主要原因为：①大量液体渗入腹腔、胸腔；频繁呕吐丢失液体，以及胰腺、消化道出血致有效循环血容量不足；②缓激肽等血管活性物质增加，使周围血管扩张；③坏死的胰腺释放心肌抑制因子使心肌收缩不良；④感染。

5. 其他　多有轻重不等的脱水。低钙血症可引起手足抽搐，为预后不良的征兆。可伴有肺不张、胸腔积液，如并发急性呼吸窘迫综合征或急性呼吸衰竭，可突然出现进行性呼吸窘迫、过度换气、焦虑、多汗伴明显紫绀，常规吸氧疗法不能缓解。急性肾衰竭主要由于低血容量、休克以及血管活性物质的作用引起肾缺血、急性肾小管坏死、DIC 所致。可并发心力衰竭、心律失常，其发生可能与心肌缺血、心肌的直接损害以及心肌抑制因子有关。SAP 可伴发胰性脑病，表现为精神异常（幻觉、谵妄、躁狂）和定向障碍等，甚至昏迷，多出现在疾病早期或恢复期。

二、体征

腹肌强直，全腹显著压痛、反跳痛，提示出现急性腹膜炎。伴麻痹性肠梗阻者有明显腹胀，肠鸣音减弱或消失。可出现胸水、腹水征，且多呈血性，其淀粉酶含量明显高于血清。若脐周皮肤出现青紫，称 Cullen 征；两腰部皮肤呈暗灰蓝色，称 Grey‑Turner 征，系胰酶、坏死组织及出血沿腹膜间隙与肌层渗入腹壁下所致。并发胰腺及周围脓肿或假性囊肿时，上腹部可触及有明显压痛的肿块；如压迫胆总管可出现黄疸。胆总管或壶腹部结石、胰头炎性水肿压迫胆总管，以及胰腺炎致肝细胞损害时，均可引起黄疸。少数患者因脾静脉栓塞出现门静脉高压，脾脏肿大。发生并发症时有相应体征出现。

三、并发症

SAP 可并发胰腺实质大片坏死或（和）胰周组织广泛坏死、胰腺脓肿、假性囊肿、胰瘘、胃肠瘘等局部并发症；罕见横结肠坏死。全身并发症常出现败血症、真菌感染以及肠源性内毒素血症所致的器官损害，如 ARDS、急性肾衰竭、心力衰竭、消化道出血、DIC、胰性脑病、血栓性静脉炎、皮下及骨髓脂肪坏死等，可引起 MODS 而死亡。

【实验室及其他检查】

1. 淀粉酶测定　血清淀粉酶在起病 6～12h 开始上升，约 24h 达高峰，48h 左右开始下降，多持续 3～5d。血清淀粉酶超过正常值 3 倍（＞500 苏氏 U）即可确诊急性胰腺炎。必须强调淀粉酶活性的高低与病情不一定呈相关性，SAP 淀粉酶可正常或低于正常；持续增高可能提示病情反复、并发假性囊肿或脓肿、疑有结石或肿瘤、肾功能不全、巨淀粉酶血症等；要注意鉴别其他急腹症如消化性溃疡穿孔、胆石症、胆囊炎、肠梗阻等引起的血清淀粉酶增高，但一般不超过正常值 2 倍。

正常淀粉酶半衰期约 130min，血清淀粉酶约 24% 以完整形式从尿中排出。故一般血清淀粉酶升高约 2h 后尿淀粉酶开始升高，下降较慢，持续 1～2 周，尿中淀粉酶量受患者尿量及肾功能等因素影响。

胰源性腹水和胸水中淀粉酶含量明显高于血中。

2. 腹部 CT 扫描　推荐 CT 扫描作为诊断急性胰腺炎的标准影像学方法。CT 对急性胰腺炎的严重程度、周围器官是否累及可提供详细资料；对鉴别水肿性和坏死性病理改变也有较大价值。必要时可行增强 CT（CE－CT）或动态增强 CT 检查。

根据急性胰腺炎的严重程度，CT 诊断分为 A～E 级：A 级—正常胰腺。B 级—胰腺实质改变，包括局部或弥漫性腺体肿大。C 级—胰腺实质及周围炎症改变，胰周轻度渗出。D 级—除 C 级外，胰周渗出显著，胰腺实质内或胰周单个液体积聚。E 级—广泛的胰腺内、外积液，包括胰腺和脂肪坏死，胰腺脓肿形成。D 级、E 级出现在临床 SAP 病例中。

3. 腹部 B 超　可作为常规初筛检查，可以初步判断胰腺组织形态学变化。对胰腺肿大、脓肿及假性囊肿有诊断意义，同时有助于判断有无胆道疾病及腹水。但因受急性胰腺炎时胃肠道积气较多的影响，对判断急性胰腺炎的病理类型作用有限。

4. 血清脂肪酶测定　血清脂肪酶常在起病后 24～72h 开始上升，持续 7～10d，对病后就诊较晚，血清淀粉酶已降至正常的急性胰腺炎患者有诊断价值，且特异性较高。但其升高程度与病情严重度不呈正相关。

5. 生化检查　胰腺坏死，胰岛大量破坏后，造成胰岛素释放减少和胰升糖素释放增加，可出现血糖升高；如持续空腹血糖 ＞10mmol/L，则表示病情严重。急性胰腺炎常伴低钙血症，且血钙降低程度与病情严重度平行；血钙 ＜1.5mmol/L 提示预后不良。血清 AST、LDH、胆红素可增高；若血清白蛋白降低，则病死率较高。血尿素氮、肌酐常有不同程度的升高。C 反应蛋白（CRP）在胰腺坏死时可明显升高。动态观测血清白细胞介素－6（IL－6）水平，增高提示预后不良。

6. 逆行胰胆管造影（ERCP）　可了解胆道系统有无结石、狭窄，同时可显示胰管有无异常，对慢性胰腺炎及胰腺脓肿、囊肿诊断很有价值。急性期行 ERCP 检查应慎重，否则可加重胰腺炎。

7. 腹部平片　腹部平片可发现肠麻痹或麻痹性肠梗阻征象。"哨兵襻"和"结肠切割征"为胰腺炎的间接指征。如有腹水存在，平片呈烟雾状模糊影，腰大肌边缘不清。

腹部平片对排除其他急腹症如内脏穿孔等有重要意义。

8. 血细胞计数　多有白细胞增多及中性粒细胞核左移。

【诊断与鉴别诊断】

一、诊断要点

急性胰腺炎临床诊断应包括病因诊断、分级诊断、并发症诊断。由于 SAP 病情复杂，病程发展险恶，国内外学者相继提出多种评分系统用于判断 SAP 病情的严重性及其预后。

1. 临床诊断标准　具备急性胰腺炎的临床表现和生化改变，且具备下列之一者即可诊断 SAP：局部并发症（胰腺坏死、假性囊肿或胰腺脓肿）；器官衰竭包括休克（收缩压 <90mmHg）、肺功能不全（$PaO_2 \leqslant 60mmHg$）、肾功能不全（补足液体后 $Cr \geqslant 177\mu mol/L$）、胃肠道出血（>500ml/24h）、DIC、严重代谢紊乱（血钙 <1.87mmol/L）；Ranson 评分≥3；APACHE Ⅱ 评分≥8；CT 分级为 D 级、E 级。

2. 分级标准　如仅用于临床，可应用 Ranson 标准或 CT 分级；用于科研，则需同时满足 APACHE Ⅱ 评分和 CT 分级。

二、鉴别诊断

1. 胆石症和急性胆囊炎　常有反复发作的胆绞痛史，疼痛多位于右上腹，常向右肩部放射，有时可能触及肿大的胆囊，Murphy 征阳性，血及尿淀粉酶可轻度升高。B 超及 X 线检查可帮助确诊。要注意胆道疾病合并急性胰腺炎的可能。

2. 消化性溃疡并急性穿孔　有较典型的溃疡病史，突然出现腹部剧痛，伴明显腹膜刺激征，肝浊音界消失，直立位 X 线检查见膈下游离气体可资鉴别。

3. 机械性肠梗阻　有阵发性腹部剧烈绞痛，伴腹胀、呕吐、脱水、停止排便排气，可见肠型及蠕动波，肠鸣音亢进，甚至呈金属音。腹部 X 线可见液气平面。

4. 急性心肌梗死　有冠心病史，突然发病，疼痛有时限于上腹部，尤其是下壁心肌梗死。心电图显示心肌梗死图像，血清心肌酶及肌钙蛋白升高。血尿淀粉酶正常。

【治疗】

一、治疗原则

SAP 必须结合内科、外科、西医、中医方法，采取综合性措施，积极抢救治疗。中医药治疗本病具有明显的优势，在减轻症状、缩短病程、降低病死率等方面，均起到非常重要的作用。治疗重点是减轻和控制炎症的发展，治疗和阻断并发症的发生和发展，加强全身支持及对症治疗。

二、西医治疗

1. 监护　如有条件应转入重症监护病房（ICU）监护，严密监测生命体征及血氧、尿量等，针对器官功能衰竭及代谢紊乱情况采取相应防治措施。

2. 减少胰液分泌

（1）禁食及胃肠减压 常规禁食，对伴严重腹胀、麻痹性肠梗阻者应行持续胃肠减压，以减少胃酸和食物刺激胰液分泌，并可减轻腹胀和呕吐。禁食期间应进行静脉内高营养或上空肠造口管饲，以保证病人的热量和营养需要。当患者腹痛、腹胀消失、体温、淀粉酶及肠鸣音恢复正常后方可考虑进食。开始以碳水化合物为主，逐步过渡到低脂饮食。

（2）H_2受体拮抗剂或质子泵抑制剂 可通过抑制胃酸分泌而间接减少胰液分泌，还可防治应激性溃疡。

（3）生长抑素及其类似物 虽然疗效尚未最后确定，但目前国内学者多推荐在禁食、胃肠减压和积极补充循环血容量基础上尽早使用。其可抑制胰液、胰高糖素、胆囊收缩素、脂肪酶和淀粉酶的分泌，抑制胃泌素、胃酸与胃蛋白酶的释放；用药24h后发热、腹痛减轻，血淀粉酶下降，并能减少并发症和缩短病程，降低病后24h病死率；胰腺手术时应用可明显降低胰瘘发生率。如使用奥曲肽，首剂0.1mg静脉注射，继以25μg/h维持静脉滴注，持续3~7d。

3. 抑制胰酶活性 此类药物建议早期（确诊后前3d内）、足量使用，但疗效尚有待证实。

（1）抑肽酶（aprotinin） 可抗胰血管舒缓素，抑制缓激肽原变为缓激肽，尚可抑制蛋白酶、糜蛋白酶和血清素。20万~50万U/d，分2次溶于葡萄糖液中静脉滴注。

（2）加贝酯（FOY） 可抑制蛋白酶、血管舒缓素、凝血酶原、弹力纤维酶等。开始100~300mg/d溶于500~1500ml葡萄糖盐水中，静滴速度不宜过快，应控制在1mg/（kg·h），不宜超过2.5mg/（kg·h），以后可酌情减量。

4. 抗感染 SAP患者常有胰腺坏死组织继发感染或合并胆道系统感染，故应及时、合理地给予抗菌药物治疗。选用抗生素应遵循抗菌谱为革兰阴性杆菌和厌氧菌为主，脂溶性高，能有效通过血-胰屏障，对胰腺有较好渗透性的原则。比较理想的联合用药方案首推喹诺酮类联合甲硝唑或替硝唑静滴；第二、三代头孢菌素也可考虑使用；疗效不佳可改用亚胺培南500mg静滴，3次/d。应注意真菌感染的发生。

5. 解痉镇痛 剧烈腹痛可引起或加重休克，还可能导致胰-心反射，发生猝死，因此迅速而有效的缓解腹痛十分重要。不推荐应用吗啡或胆碱能受体拮抗剂（阿托品、山莨菪碱），以免收缩Oddi括约肌或诱发和加重肠麻痹。腹痛剧烈可注射哌替啶50~100mg。目前认为最有效的止痛方法是疼痛自控疗法或麻醉镇痛法（patient controlled anesthesia，PCA），即硬脑膜外持续麻醉。

6. 全身支持及对症处理

（1）维持有效血容量及水、电解质平衡 SAP时，胰周、腹腔及腹膜后大量渗液，加之麻痹性肠梗阻、呕吐等，每天失去液体量可达5~6L以上，因此应积极补充体液，纠正水、电解质和酸碱平衡紊乱，必要时予新鲜血浆及白蛋白以提高血浆胶体渗透压，维持有效循环血容量。

（2）营养支持　是 SAP 整体治疗的一个重要部分。病程早期（2w 内）先给予全胃肠外营养（TPN），待病情趋向缓解时，立即建立空肠营养通道，实施肠内营养（EN）。在内镜或 X 线引导下置入鼻空肠管至 Treitz 韧带下方，通过导管或上空肠造口注入半要素饮食，既可避免食物经过十二指肠时刺激胰液分泌，又可增加肠黏膜灌注，增强肠道黏膜屏障功能，减少肠内细菌移位，对预防肠源性感染和肠道衰竭具有重要意义。

7. 腹腔灌洗　可清除或稀释腹腔渗液中的胰酶、炎性因子、内毒素和病原菌，减轻对腹膜的刺激和腹膜感染；同时可减少这些物质进入血循环后对全身脏器的损害，降低多器官衰竭的发生率。常采用普通腹膜透析法，或经大号血管穿刺针插入引流管进行灌注，也可行外科手术，于胰腺周围及腹膜后间隙、小网膜囊、结肠旁沟等多处置管灌液引流。确诊 8h 内灌洗效果更佳。灌洗 1 次/h，2L/次，最初每天需用灌洗液约 20L，灌洗时间一般不短于 5d。当症状、体征消失，血生化指标正常，放出的灌洗液化验正常时，可停止灌洗，观察 1d，若病情稳定即可拔管。

8. 内镜治疗　是胆源性胰腺炎治疗的重大突破。内镜下逆行胰胆管造影（ERCP）及 Oddi 括约肌切开术（EST）、胆管十二指肠内引流，可解除胆石梗阻，迅速降低胰胆管内压力。作为一种非手术疗法，起到治疗和预防胰腺炎发展的作用。应在起病初期尽早实施。

9. 手术治疗　关于 SAP 的手术时机和方式，一直以来存有争议。目前的观点是 SAP 不宜早期手术。SAP 早期存在全身中毒症状、内分泌紊乱、休克和器官功能损害，此时手术所造成的创伤和应激反应可加重局部和全身的炎症反应，对器官衰竭的发生和发展有促进作用。

手术目的是清除胰内、外已感染的坏死组织，引流小网膜囊及腹膜后有毒物质和渗出液。手术方式有：胰包膜切开引流减压术，胰腺坏死组织清除术，胰腺规则性切除术（包括左半胰切除术、胰腺次全切除术），腹膜后脓肿引流术及腹腔灌洗术。以胰腺坏死组织清除术具有较为合理、简便易行、损伤小、并发症少、病死率低等优势，辅以持续性局部灌洗，可增加手术疗效。手术适应证：①全身炎症反应重，经内科治疗无效者；②腹膜炎症重，腹水多且呈血性，经腹腔灌洗疗效不佳或进一步加重者；③胰腺大片坏死或合并胰周及腹膜后脓肿形成、假性囊肿、弥漫性腹膜炎、肠麻痹坏死时；④胆源性胰腺炎处于急性状态，需外科手术解除梗阻时。

三、中医治疗

（一）辨证论治

1. 脾胃实热证

证候：腹痛剧烈，脘腹胀满，疼痛拒按，呕吐频作，口渴，大便秘结，小便短赤，或发热，舌质红，舌苔黄腻或黄糙焦干，脉洪数或弦数。

治法：攻里通下。

方药：大承气汤（《伤寒论》）加减。柴胡、黄芩、白芍、广木香、玄胡索、生大黄、芒硝、枳实、厚朴、赤芍。呕吐加竹茹、代赭石；腹胀加枳壳、炒莱菔子；食滞内停加焦三仙；小便短赤加木通、滑石；高热加生石膏、知母；黄疸加茵陈、金钱草；蛔虫加乌梅、苦楝根皮、使君子；胰腺脓肿合五味消毒饮（《医宗金鉴》）加丹皮、红藤；假性囊肿重用活血化瘀、破血散结之品，如三棱、莪术、桃仁。

2. 瘀热互结证

证候：腹部刺痛拒按，痛有定处或有包块，发热夜甚，口干不渴，或皮肤青紫有瘀斑，或吐血、便血，小便短赤，大便秘结，舌质红或有瘀斑，苔黄，脉弦数或涩。

治法：清热泻火，祛瘀通腑。

方药：泻心汤（《金匮要略》）合膈下逐瘀汤（《医林改错》）加减。热毒炽盛加金银花、连翘、紫花地丁；消化道出血合犀角地黄汤（《备急千金要方》）；神志不清用清营汤（《温病条辨》）加减，并鼻饲安宫牛黄丸；四肢抽搐加羚羊角、钩藤、紫雪丹。

3. 内闭外脱证

证候：脐周剧痛，呕恶身热，烦渴多汗，面色苍白，肢冷抽搐，喘促，皮肤可见花斑，神志不清，大便不通，小便量少或无尿，舌质干绛，苔灰黑而燥，脉沉细弱。

治法：通腑逐瘀，回阳救逆。

方药：小承气汤合四逆汤（《伤寒论》）加减。生大黄、厚朴、枳实、附子、干姜、玄胡索、丹参、赤芍。

（二）专方验方

1. 清胰汤Ⅰ号方（天津南开医院方） 柴胡、黄芩、胡黄连、白芍、广木香、延胡索、大黄、芒硝。1剂/d，水煎服，为治疗急性胰腺炎的基础方。

2. 清胰汤Ⅱ号方（遵义医学院方） 栀子、丹皮、赤芍、广木香、厚朴、玄胡、生大黄、芒硝。适用于火毒证之急性胰腺炎。

3. 生大黄粉 3g/次，3次/d，口服或胃管注入。

（三）针刺疗法

1. 体针 足三里、下巨虚、内关；中脘、梁门、内关、阳陵泉；脾俞、胃俞、中脘。上述几组穴可交替使用，一般用强刺激手法，适用于本病各种证型。或胆囊、阳陵泉、足三里、内关等穴，用强刺激手法，适用于本病疼痛。

2. 耳穴 取胆区、胰区、交感、神门等穴，强刺激后留针；或用环形针，消毒后，埋针3~4d。用于本病各种证型。

3. 穴位注射 取足三里、下巨虚穴，用丹皮酚针剂0.5ml、丹参针剂0.5ml、654-2针剂或普鲁卡因针剂，穴位注射。适用于各型。

（四）其他疗法

1. 敷贴疗法 将生大黄、生山栀研末，加冰片少许，用蓖麻油或蜜糖调成糊状，外敷于疼痛部位，用于本病的辅助治疗。将如意金黄散适量，用蜜糖调成糊状，外敷腹部肿块或肠麻痹处，用于腹内肿块及肠麻痹。将活血止痛散（大黄、青黛、乳香、没药、王不留行、菖蒲）研末后加适量蛋清调敷于疼痛部位，适用于本病疼痛剧烈。

2. 灌肠疗法 生大黄、芒硝、枳实、厚朴、莱菔子，水煎成 200ml，作保留灌肠，每次 30~60min，1 次/d。适用于腹痛便秘。

3. 输液疗法 清开灵 40~60ml 加入液体中静脉滴注，具有清热解毒功效，适用于本病热毒较明显者。复方丹参注射液或血塞通注射液 10~20ml 加入液体中静脉滴注，具有活血化瘀功效，适用于本病有瘀血象者。生脉注射液 20~40ml 静注或 40~100ml 加入液体中静脉滴注，本药能益气养阴生津，适用于休克气阴两虚者。参附注射液 10ml 静注或 10~20ml 加入液体静脉滴注，可回阳救逆固脱，适用于休克阳气外脱者。

【预防与调护】

1. 预防 急性胰腺炎复发率较高，预防发病在于致病因素的控制，即积极治疗胆道疾病，戒酒，避免暴饮暴食及过食油腻和刺激性食物。

2. 调护 严密观察病情，定时测量体温、脉搏、呼吸、血压及神志的变化。充分了解胃肠减压管、留置导尿管、空肠造瘘管、胆总管 T 管引流、腹腔多根冲洗及负压吸引管、静脉高营养输液管和气管切开插管等导管的治疗作用，防止导管滑脱，及时正确处理各种导管堵塞及引流不畅的情况。严格无菌操作，防止感染。凡用于腹腔冲洗的液体（尤其加入抗生素）及经空肠造瘘注入的流质或要素饮食均应现配现用，外接的消毒引流管、滴注瓶和导管应每天更换。

第十三节 急性重症胆管炎

急性重症胆管炎（acute cholangitis of severe type，ACST），又名急性梗阻性化脓性胆管炎（acute obstructive suppurative cholangitis，AOSC），泛指由阻塞引起的急性化脓性胆道感染，临床以右上腹疼痛、畏寒发热、黄疸、休克及精神异常症状为主要表现，常伴发肝脓肿、多器官衰竭等并发症，是胆道外科病人死亡的最重要、最直接的原因。急性重症胆管炎最常见的原因是胆总管结石，还有胆道蛔虫，胆道良性狭窄，吻合口狭窄、肿瘤等。

急性重症胆管炎好发于 40~60 岁，临床特点是发病急骤，进展迅速，病势凶险，患者可在发病后 2h 内死亡，其病死率约占 20%~23%，非手术病例病死率可高达 70%。其中，老年人的病死率明显高于其他年龄组。

本病属于中医"胁痛"、"黄疸"、"结胸发黄"、"热厥"等范畴。

【病因病理】

一、西医病因病理

胆管梗阻是本病发病的直接原因，梗阻的部位以胆总管下端最多见，也可在肝内胆管。常见胆管梗阻原因如下：

1. 胆总管结石　最常见，占 80% 以上，可分为原发性胆管结石和继发性胆管结石，临床以原发性胆管结石和肝内胆管结石为主。胆囊结石一般不引起胆管炎，只有位于胆囊颈部的结石和胆囊管结石嵌顿，压迫肝总管和胆总管引起胆道梗阻，继发细菌感染而发生急性化脓性胆管炎。胆管炎症状的轻重与胆管结石的数目和结石的大小不成比例，但与胆道梗阻的程度和细菌的毒力有密切的关系。

2. 胆道寄生虫　为引起急性重症胆管炎的又一个常见原因，其中最常见的是胆道蛔虫症。胃肠功能紊乱、饥饿、驱虫治疗不当或胃酸缺乏的患者，蛔虫容易钻入胆道；另外，蛔虫喜欢碱性环境，并有钻孔的习性，因此，肠道蛔虫很容易进入胆道，引起胆道不完全性梗阻，同时刺激 Oddi 括约肌，引起括约肌痉挛，进一步加重胆道梗阻。

3. 肿瘤　是引起急性重症胆管炎的重要原因，主要是胆道及壶腹周围的肿瘤，以恶性肿瘤居多。肿瘤的生长引起胆道梗阻，胆汁排泄不畅，淤积的胆汁继发细菌感染而引起。

4. 胆道狭窄　常见胆总管下端狭窄，肝门部胆管、肝内胆管狭窄、医源性胆管损伤及先天性胆管囊状扩张症等。狭窄可以是一处，也可以有多处。狭窄的轻重程度不等，在狭窄的上段胆管扩张，多伴有结石存在。胆管狭窄造成胆汁排泄不畅，容易招致细菌感染引起急性化脓性胆管炎。

5. 其他　目前胆道感染的致病菌常是混合性细菌感染，以需氧革兰阴性杆菌检出率最高，其中以大肠埃希杆菌、变形杆菌、铜绿假单胞菌和克雷伯杆菌最多；革兰阳性球菌中以粪链球菌和葡萄球菌较多；胆汁中厌氧细菌的感染尤其多见，其中以脆弱杆菌为主。胆汁中细菌的来源主要是上行性感染，即肠道细菌经十二指肠进入胆道；也可以通过血路感染，主要通过门静脉，见于肠炎、坏疽性阑尾炎等疾病；身体其他部位的化脓性感染灶也可以通过血循环引起肝脓肿和胆道感染。

急性重症胆管炎以胆道的梗阻和感染为病理基础。当胆道梗阻时，进入胆道的少量细菌便可迅速繁殖起来，形成化脓性感染。其病理生理变化中，胆道内高压、大量细菌和毒素等引起胆源性败血症及脓毒败血症，不仅导致肝内外胆管壁及邻近肝组织发生弥漫性化脓性炎症，而且可经肝静脉进入体循环引起全身性化脓性感染和多脏器功能损害。

二、中医病因病机

1. 饮食不节　虫卵或虫体误食，蛔虫阻塞胆道，腑气不通，胆液不得宣泄，致肝胆郁滞；或暴饮暴食，饱食肥甘厚腻，或酗酒无度，皆可损伤脾胃，积滞中焦，湿郁生热，或煎熬胆汁，聚而为石，使肝胆疏泄失常，胆腑不通。

2. 情志失调　忧思暴怒，可致肝胆气机郁结，升降失常，失其条达疏泄，胆汁通降不畅。

本病病机主要为邪阻胆腑，胆汁外溢。病位在肝胆，与脾胃关系密切，病性多属虚实夹杂，其早期以邪实为主，疾病演变迅速。肝胆有经脉络属而互为表里，肝主疏泄，性喜条达，胆为中精之腑，其性刚直，主胆汁输藏，以通降疏泄为顺。饮食不节、情志不畅等因素直接造成肝胆气血郁滞不通，或伤及脾胃，借肝胆与脾胃是土木乘克关系，影响肝胆疏泄，终成邪阻胆腑，"不通则痛"，故而脘胁疼痛为本病主要症状。气郁而致血瘀，血瘀作痛故痛有定处，甚则瘀积成块。湿浊熏蒸，内郁化热，胆汁外溢，则为黄疸。湿热火毒弥漫三焦，充斥表里上下，则发为高热。气郁、血瘀、湿热搏结不散，则血败肉腐，蕴而成脓，脓毒积聚，热毒炽盛，入营动血，上扰清窍，正伤邪陷，可出现热厥及亡阴亡阳之危候。

【临床表现】

大多数病人有反复发作的胆道病史，部分病人可能有胆道手术史。临床起病急剧，发展迅速。根据病人胆管梗阻的部位、程度及胆道感染轻重的差异，其临床表现也不相同。

一、急性胆道感染

1. 腹痛 表现为右上腹或剑突下疼痛，疼痛呈持续性并有阵发加剧，向右侧肩背部放射，常伴恶心呕吐。腹痛性质随病因而异，结石、蛔虫所致为剧烈绞痛；胆管狭窄、肿瘤引起者多为右上腹或肝区剧烈胀痛。

2. 寒战发热 约90%的病人有高热，多为弛张热，伴有寒战。体温常在39℃以上，最高可达41℃。少数病情较重的病人可出现体温不升，寒战可随着全身毒血症的加重而减轻。

3. 黄疸 绝大多数病人有轻重不同的黄疸，黄疸随病程的长短及梗阻部位而异，病程长者多有明显黄疸；病程短，或一侧肝管阻塞者黄疸可能较轻或无黄疸。黄疸的程度与病人临床症状的严重程度不一致，同诊断及预后不成正比。

临床将上腹部剧烈疼痛，寒战高热和黄疸称为 charcot 三联征，是本病典型的临床表现。

本病体检多有右上腹或剑突下触痛、腹肌紧张及反跳痛。可有胆囊肿大、肝肿大和肝区叩击痛。约20%由一侧肝管或肝内小胆管高位梗阻引起的病人，多无典型胆道感染症状。

二、感染性休克

主要表现为烦躁不安，皮肤发绀、厥冷，尿量减少，呼吸浅快，血压下降，收缩压<90mmHg，脉搏>100 次/分。休克可发生于发病后数小时至数日内，部分病例在整个病程中不发生休克。

三、精神异常

随着病情的加重，大多数病人在休克发生前后出现中毒性脑病表现，如软弱乏力、反应迟钝、精神萎靡、嗜睡或烦躁不安、谵妄，甚至昏迷等，这些征象一般均预示有血流感染或临近休克可能。严重者可在发病数小时内死亡。

急性重症胆管炎患者，临床除 charcot 三联征表现外，还伴有休克及精神异常症状者，称为 Reynolds 五联征。

【实验室检查】

1. 血常规 多数病例白细胞计数明显升高，伴有明显的中性粒细胞升高及核左移，胞浆内出现中毒性颗粒，重者可呈类白血病反应。在重症病例或继发胆源性败血症时，白细胞计数可低于正常。血小板计数降低，最低可达（$10 \sim 20$）$\times 10^9$/L，表示预后严重。

2. 生化检测 血清总胆红素、直接胆红素明显增高，尿胆红素阳性。肝功能损害时，谷丙转氨酶（ALT）、碱性磷酸酶（ALP）可升高。二氧化碳结合力可明显下降时，提示可能存在代谢性酸中毒。血清淀粉酶可升高。

3. 病原学检查 在寒战、发热时采血作细菌培养，常呈阳性。细菌种类和胆汁中的一致，最常见细菌为大肠埃希杆菌、克雷伯杆菌、假单胞菌、肠球菌和变形杆菌等。

4. 超声波检查 是诊断急性重症胆管炎的主要辅助检查方法，可发现结石阻塞部位的胆管和（或）肝内胆管扩张，并可了解胆囊的大小、肝脏大小和有无肝脓肿形成等。

5. 胆道造影 行经皮肝穿刺胆管造影（PTC），并可兼行经皮肝穿刺胆管引流（PTCD），明确胆管扩张及梗阻的部位和原因。如胆囊胀大，可行胆囊穿刺置管造影，以了解胆管病变的程度及梗阻的部位，并可做引流。纤维十二指肠镜逆行胰胆管造影（ERCP）可在本病间歇期施行。

6. 其他 胸部 X 线透视可见膈肌活动受限，肋膈角模糊不清。CT、MRI 检查能显示肝脏大、肝内胆管及胆总管扩张，胆管内结石、虫体及肿瘤的影像。

【诊断与鉴别诊断】

一、诊断要点

急性重症胆管炎诊断：①右腹及右上腹痛、寒战、高热、黄疸，即 charcot 三联征；B 超见胆管梗阻近端扩张。出现感染性休克。②出现精神异常。③体温 $\geq 39\,℃$ 或 $\leq 36\,℃$。④脉率 ≥ 120 次/min。⑤白细胞计数 $\geq 20 \times 10^9$/L。⑥胆汁呈脓性伴胆管内压明显升高。⑦血培养阳性。

病人在出现急性胆管炎表现①的基础上，加②或③～⑦中任何两项，即可诊断急性重症胆管炎。

二、鉴别诊断

1. 急性胰腺炎 本病多有饮食不节、情绪波动、酗酒及胆石病等病史。主要临床表现为剑突下或中上腹胀痛、恶心呕吐，有时伴有黄疸。血或尿淀粉酶明显升高。B 超及 CT 检查有助于疾病的鉴别。

2. 肝脓肿 患者因有右上腹痛、发热及消化道症状，与急性胆系感染相似。但肝脓肿病人肝大、肝区触痛明显，有全身消耗症状表现。B 超检查常可发现脓肿的液性暗区，B 超引导下行诊断性肝穿刺有助于确诊。

3. 胃、十二指肠溃疡急性穿孔 常有溃疡病史，可有腹痛，呕吐，腹部压痛明显，腹肌紧张呈板状，肝浊音界缩小或消失，X 线腹部检查可见膈下游离气体。

4. 其他 本病在发病初期临床表现不典型时，还需与右下大叶性肺炎、右侧胸膜炎、急性病毒性肝炎、高位阑尾炎穿孔等疾病进行鉴别。影像学检查对本病有较高的辅助诊断价值，可首选 B 超、CT 及 MRI 检查，可显示肝脏大、肝内胆管及胆总管扩张、胆管内结石、虫体及肿瘤的影像。还可进行逆行胰胆管造影及经皮肝穿刺胆管造影，可准确地显示梗阻的部位及结石、虫体、肿块等，但要注意防范介入检查引起加重损伤、感染等风险。

【治疗】

一、治疗原则

本病的治疗原则是解除胆道梗阻、抗感染和纠正休克 3 个方面，其中及时解除梗阻是治疗的关键。手术是解除梗阻的重要方法。中药治疗以泻热、通下、利胆为主。中西医结合药物治疗既是手术前后的支持、准备和补充的手段，也是积极的非手术抢救措施。经中西医结合非手术治疗数小时后病情明显好转者，可争取继续非手术疗法，反之则应立即手术，莫失时机。

二、西医治疗

1. 一般治疗 保持呼吸道通畅，吸氧，物理降温，严密观察生命体征和尿量的变化。急性化脓性胆管炎病人多有脱水，应适当补充液体，维持水、电解质平衡。

2. 抗休克

（1）扩容 输入乳酸钠林格液、低分子右旋糖酐、血浆等，以提高有效循环量。扩容后血压仍未见回升，可使用血管活性药物，常用间羟胺及多巴胺等。多巴胺是一种选择性血管扩张药物，可使内脏小动脉，特别是肾小动脉和冠状动脉扩张，但皮肤及肌肉的小动脉轻度收缩，在心搏出量降低、尿量减少时常用此药。

（2）纠正酸中毒 纠正酸中毒主要依靠扩充血容量，恢复组织的血液灌注及清除代谢产物。根据病情，可给 5% 碳酸氢钠静脉滴注。

（3）肾上腺皮质激素的应用 经过积极处理后，感染难以控制，中毒症状仍明显者，在应用足量敏感抗生素的前提下，按病情需要每日常用氢化可的松 200～300mg 静脉滴注，或地塞米松 10～20mg 静脉滴注，一般不超过 3d。激素可改善毛细血管通透性，减少炎症反应，对内毒素休克能解除血管痉挛，改善微循环，增强血管壁对升压药物的反应。

（4）防治心肾衰竭 扩容维持足够回心血量，如并发心衰，可用毛花苷 C 0.4mg

稀释后静脉注射，以加强心肌收缩力。需维持正常血容量、心排出量和血压，以保证肾脏血流的灌注。对适度补液后尿量仍不增加者，应静脉滴注20%甘露醇250ml或呋塞米40mg。如已发生肾衰，应立即限制入水量，必要时作腹膜或血液透析。

3. 抗感染　胆道感染选用抗生素的原则是根据抗菌谱、毒性反应、药物在血液中浓度及胆汁中排出多少而选择。抗生素一般主张早期、足量、长程、联合用药，并注意结合胆汁、细菌培养及药敏结果及时调整。但在细菌培养前，抗生素的选择主要根据临床经验及胆汁中最常见的细菌情况而采取联合用药的方法，包括抗需氧菌和厌氧菌的药物。需氧菌主要是大肠埃希杆菌，可选用庆大霉素、妥布霉素、广谱青霉素或者第二、三代头孢菌素（如头孢曲松、头孢哌酮等，以及喹诺酮类抗生素及碳青霉烯类）。甲硝唑对厌氧菌有较强的杀菌作用，抗菌谱广，胆汁中浓度高，应联合应用。

4. 降低胆道内压力　胃肠减压可以减轻腹胀、呕吐以及对胆汁分泌的刺激。在诊断明确后可给予止痛解痉药，使Oddi括约肌松弛，以减轻胆总管下端痉挛梗阻，可肌注阿托品、山莨菪碱或哌替啶。非手术胆道减压引流术如PTCD和经内窥镜鼻胆管引流术（ERBD）可有效降低胆道内压力，除重症患者需经纠正休克后施术外，一般一经确诊后即可施行该手术。也可用纤维内窥镜经十二指肠切开Oddi括约肌，术后加用胆道排石汤治疗结石所致的急性重症胆管炎。

5. 手术治疗

对病情较严重患者，应积极及早手术治疗。手术目的是解除胆道梗阻，降低胆道压力，引流脓性病灶，控制胆道感染。手术原则是力求简单、安全，又能解决问题。手术指征包括：①经非手术治疗12～24h后病情仍无改善者。②休克出现较早且发展较快，难以纠正者。③病情一开始就较严重，全身中毒症状重并伴有较深黄疸者。手术方式采用切开胆总管减压并引流胆管术，术中冲洗肝内外胆管，吸出脓液减轻中毒症状。选择合适的T形管引流以备术后取石，胆总管结石应力争取净。

6. 内镜治疗　急诊内镜胆道减压引流，包括十二指肠乳头括约肌切开术（EST）并取石，或经鼻胃管或内镜导管（鼻胆管）引流胆汁（ENBD），或者EST后置入支架；非手术治疗24～36h无效或病情加重者；年龄较大，伴发病较多或重，手术麻醉风险较大者；有多次胆道手术史者。相对于外科手术治疗，内镜治疗具有创伤小，只需局部麻醉，操作时间短，并发症少，易于控制，无需开腹手术，术后恢复快，对患者生理打击小，能迅速解除梗阻，患者容易接受等众多优势，尤其适合年老体弱不能耐受手术者。

三、中医治疗

（一）辨证论治

1. 肝胆郁滞证

证候：上腹部疼痛，寒热交作，目身发黄，腹部胀满，口苦咽干，胸闷嗳气，食欲减退，舌质红，苔薄白，脉弦紧或弦细。

治法：疏肝理气，清热利胆。

方药：柴胡疏肝散（《景岳全书》）加减。柴胡、白芍、枳壳、郁金、茵陈、黄芩、栀子、鸡内金、元胡、竹叶、陈皮、木香、甘草。

2. 湿热蕴结证

证候：上腹胀痛或绞痛，胸胁胀满，口苦咽干，恶心呕吐，不思饮食，高热畏寒或寒热往来，身目发黄，尿赤便结，舌红，苔黄腻，脉弦滑数。

治法：清热利湿，利胆退黄。

方药：茵陈蒿汤（《伤寒论》）加减。栀子、茵陈、大黄（后下）、柴胡、黄芩、法半夏、木香、郁金、虎杖、车前草、金钱草。

可选用茵栀黄注射液，每次 30～50ml，加入等渗溶液 250～500ml 内，静脉滴注，每日 1 次。

3. 热毒内炽证

证候：脘胁剧痛，寒战高热，全身晦黄，烦渴呕恶，腹部胀满拒按，尿少如茶，大便燥结，甚则神昏谵语，舌质红绛，苔干枯或黄糙，脉弦数或沉细。

治法：清热解毒，通里泻下。

方药：大柴胡汤（《伤寒论》）合大承气汤（《伤寒论》）加减。柴胡、黄芩、大黄（后下）、夏枯草、黄连、紫花地丁、广木香、姜半夏、白芍、甘草、芒硝（冲服）。

可选用清开灵注射液 40ml 或醒脑静注射液 20ml，加入 5% 葡萄糖液 250ml 中静脉滴注，每日 1 次。

4. 热入营血证

证候：面色苍黄，身热夜甚，烦躁不安，恍惚嗜睡，或神昏谵语，小便不利，甚至无尿，四肢厥逆，唇指紫绀，或见斑疹隐隐，呕血便血，舌质红绛，苔黄干而厚，或黑起芒刺，脉沉细疾数，甚者伏微欲绝。

治法：清热凉血，解毒开窍。

方药：犀角地黄汤（《备急千金要方》）合生脉散（《内外伤辨惑论》）加减。犀角、生地、丹皮、赤芍、人参、麦冬、五味子。配合鼻饲紫雪丹或安宫牛黄丸、至宝丹。

阴伤甚者，宜益气养阴，用参麦（生脉）注射液 50ml 加入 5% 葡萄糖液 250ml 中静脉滴注；若呼吸微弱，大汗淋漓出现阳脱时，宜扶阳救脱，用四逆汤（《伤寒论》），或用参附注射液 50ml 加入 5% 葡萄糖液 250ml 中静脉滴注；DIC 倾向者，加用丹参、川芎，或用丹参注射液 20ml 加入 5% 葡萄糖液 250ml 中静脉滴注，以活血化瘀，疏通微循环。

（二）专病专方

1. 茵陈蒿汤（《伤寒论》）合黄连解毒汤（《外台秘要》）：以此合方为基础方随证加减，功能清热解毒、通里攻下。每日 1～2 剂，分次煎服或由胃肠减压管注入，保持大便次数每日 3～4 次以上，驱邪同时勿忘扶正。

2. 利胆排石片（《中华人民共和国药典》1985 年版）：功能疏肝清热利胆。每次口服 8～10 片，每日 3 次。

（三）针灸治疗

1. 体针 主穴为阳陵泉、胆俞、足三里。配穴：呕吐加内关，腹痛甚加上脘、中脘，高热加曲池、内庭，黄疸加至阳，出现休克加涌泉、人中、十宣。手法：强刺激。每日 3 次，每次留针 20～30min。

2. 耳针 穴位选胰、胆、肝、交感、神门、十二指肠。取上述压痛明显的 2～3 个穴位强刺激。留针 30min，每日 2 次。出现休克加取皮质下、内分泌、肾上腺等穴位。

【预防与调护】

1. 积极有效地治疗胆道梗阻、胆汁瘀滞以及细菌侵入而致本病发生的诱发因素，如胆管结石、胆道寄生虫、肿瘤、胆道狭窄、胰腺炎等。

2. 急性期应禁食，胃肠减压，并予静脉补液，防止水与电解质失调及酸碱平衡紊乱。病情缓解后可进食清淡而富有营养的流质、半流质食物。

3. 应实施重症监护，密切观察生命体征和液体出入量，动态进行腹部检查，保持大便通畅，定时翻身，以防褥疮。

第十四节　血气胸

胸膜腔由胸膜壁层和脏层构成，是不含空气的密闭的潜在性腔隙。任何原因使胸膜破损，空气由肺组织、支气管裂口或胸壁穿透性伤口进入胸膜腔而形成胸膜腔积气，称为气胸（pneumothorax）。若引起胸膜腔积血者称为血胸（hemothorax），血胸与气胸同时存在时称为气血胸。按裂口特点及胸腔内压的不同，气胸可分为闭合性、开放性和张力性 3 类。

中医学虽无"气胸"之病名，但认为进入胸膜腔内的气体不是体内的清阳之气，将其称之为"邪气"或"浊气"，如明·李梴《医学入门》中云："膈膜在心肺之下……如幕不漏，以遮蔽浊气，使之不上熏于肺。"

Ⅰ　气胸

闭合性气胸

【病因病理】

闭合性气胸（closed pneumothorax）多为肋骨骨折所引起，肋骨断端刺破肺表面，空气漏入胸膜腔，胸膜腔内的积气压迫肺裂口使之迅速闭合，或者裂口较小，肺脏收缩萎陷后裂口自动闭合，空气不再进入胸膜腔，形成闭合性气胸。这类气胸临床上最为多见，可使伤侧胸膜腔负压减少（但负压尚存在），导致患侧肺部分萎陷和通气功能障碍。

【临床表现】

症状的轻重取决于气胸发生的快慢、肺脏压缩的程度及肺部原发病等，一般来说，肺萎陷在 30% 以下的小量气胸，临床上可无明显症状。发病急骤或为大量气胸，可出现胸痛、胸闷、咳嗽和呼吸急促等症状，体格检查可发现患侧胸廓饱满，呼吸运动减弱或消失，叩诊呈鼓音，语音震颤减弱，呼吸音减弱或消失等体征。大量胸前积气时，气管、纵隔、心脏可向健侧移位。少量或局部气胸可无明显体征。

【实验室及其他检查】

1. 胸部 X 线　可见凸弧形的细线条形阴影，线外透亮度增强，肺纹理消失，不同程度的肺萎陷，纵隔可推向健侧。可伴有少量积液，健侧肺可见代偿性肺气肿。气胸容量的大小可依据 X 线胸片判断：侧胸壁与肺边缘的距离 ≥2cm 为大量气胸，<2cm 为小量气胸。从肺尖气胸线至胸腔顶部估计气胸大小，距离 ≥3cm 为大量气胸，<3cm 为小量气胸。

2. CT　表现为胸膜腔内出现极低密度的气体影，伴有肺组织不同程度的萎缩改变。CT 对于小量气胸、局限性气胸以及肺大泡与气胸的鉴别比 X 线胸片更敏感和准确。

【诊断要点】

1. 诱因　有胸部外伤史。

2. 典型症状　突发胸痛、胸闷、咳嗽、呼吸急促。

3. 体格检查　患侧胸廓饱满，呼吸运动减弱或消失，语颤减弱或消失，叩诊呈鼓音，听诊呼吸音减弱或消失，可见气管及纵隔向健侧移位，X 线检查显示患侧肺不同程度的萎陷和外围积气征，纵隔可推向健侧。

【治疗】

一、西医治疗

根据气胸的情况适当进行排气，以解除胸腔积气对呼吸、循环所产生的障碍，使肺尽早复张，恢复功能，同时也要治疗并发症和原发病。

1. 小量气胸　肺萎陷在 30% 以下，可不需要特殊治疗，1~2 周后可自行吸收，但应动态观察积气量变化。

2. 大量气胸　需进行胸膜腔穿刺抽气，或行胸膜腔插管闭式引流排气，促使肺及早复张，穿刺部位一般在患侧锁骨中线第 2 肋间隙。

3. 合并症　若合并积液较多者，可进行穿刺抽液。

二、中医治疗

1. 小量气胸时　以顺气化痰，宽胸宣肺为法，佐以活血祛瘀，方选木香顺气丸（《沈氏尊生书》）加减。

2. 缓解后　可服沙参麦冬汤（《温病条辨》）加减调理。

开放性气胸

【病因病理】

开放性气胸（open pneumothorax），多因刀刃锐器或弹片火器损伤胸壁后，使胸膜腔与外界相通，空气随呼吸运动自由出入胸膜腔而形成。空气进入胸膜腔的量与裂口的大小密切相关。若裂口小于气管口径时，空气出入量较少，患侧肺尚有部分呼吸活动功能；当裂口大于气管口径时，空气出入量大，患侧肺可完全萎缩，造成呼吸循环功能严重紊乱。开放性气胸的病理生理改变主要有以下 3 方面：

1. 患侧胸膜腔负压消失　因患侧胸膜腔通过胸壁伤口与外界相通，故患侧胸膜腔负压消失，其压力等于大气压，致使患侧肺萎陷，纵隔可向健侧移位，健侧肺也可扩张不全。

2. 纵隔扑动　在吸气时，健侧胸膜腔负压升高，与患侧胸膜腔压力差增大，纵隔、心脏向健侧进一步移位；呼气时，两侧胸膜腔压力差减少，纵隔、心脏回移患侧。随着呼吸运动，纵隔、心脏左右摆动，导致静脉向心回流障碍，引起循环功能严重障碍，并刺激纵隔和肺门神经，引起休克。（图 4 - 2）

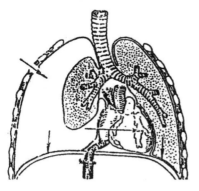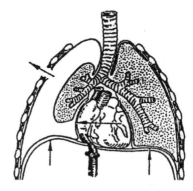

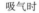
吸气时　　　　　　　　　　呼气时

图 4 - 2　开放性气胸和纵隔扑动

3. 残气的对流　因患侧肺萎陷不能进行通气，其支气管成为死腔。呼气时，健侧肺的气体不仅排出体外，而且也进入患侧支气管内；吸气时，健侧肺不仅吸入外界空气，同时也吸入患侧支气管内的残气。这些二氧化碳含量高而含氧低的气体在两侧肺内重复交换，造成有效通气量降低和严重缺氧。

【临床表现】

患者出现明显气促、呼吸困难、发绀，循环障碍以致休克，吸气时可稍改善，呼吸时能听到胸壁伤口有空气出入的响声。体格检查可发现患侧胸部叩诊呈鼓音，呼吸音减弱或消失，气管、心脏明显向健侧移位等体征。

【实验室及其他检查】

胸部 X 线及 CT 检查显示患侧肺明显萎陷、气胸表现，气管、心脏和纵隔等明显偏移。

【诊断要点】

1. 病史　大多有胸部外伤史。

2. 症状　突然出现明显气促、呼吸困难、发绀，循环障碍，严重时出现休克，呼吸时能听到胸壁伤口有空气出入的响声。

3. 体格检查　患侧胸部叩诊呈鼓音，呼吸运动和呼吸音减弱或消失，气管、心脏、纵隔明显向健侧移位。

4. 胸部 X 线、CT 检查　患侧肺明显萎陷、气胸征象，气管和心脏、纵隔明显偏移。

【治疗】

一、西医治疗

1. 紧急处理　迅速封闭伤口，使之变为闭合性气胸。可用大块无菌敷料如凡士林纱布外加棉垫暂时封闭伤口，包扎固定。

2. 一般治疗　取半坐卧位，根据病人情况，适当镇静、止痛处理，刺激性咳嗽频繁时给予可待因 0.03g 镇咳，必要时给予吸氧和输血补液。

3. 清创　及早行胸壁伤口清创术，如怀疑胸腔内脏器损伤或活动性出血，则应剖胸探查。

4. 引流　可用胸膜腔闭式引流术或负压持续吸引术进行引流。

二、中医治疗

严重开放性气胸在急救时以抢救生命为主。

痰热瘀血证

证候：咳嗽频作，咯痰量多，痰黄带血，气喘气促，口唇紫绀，舌暗红，舌苔黄，脉弦数。

治法：清热化痰，活血化瘀。

方药：苇茎汤（《外台秘要》）合桃红四物汤（《医垒元戎》）加减。芦根、桃仁、薏苡仁、冬瓜仁、红花、当归、川芎、赤芍、生地。

张力性气胸

【病因病理】

张力性气胸（high pressure pneumothorax）为气管、支气管、肺组织损伤或胸壁穿透伤处形成活瓣，吸气时空气进入胸膜腔内并愈积愈多，导致胸膜腔压力不断升高并超过大气压。患侧肺受压并逐渐萎陷，纵隔向健侧移位，健侧肺明显受压，腔静脉回流障碍，造成呼吸和循环功能严重障碍。有时胸腔内的空气在高压下被挤入纵隔、胸壁软组织，形成纵隔气肿或颈部、面部、上肢、胸部等皮下气肿。

【临床表现】

患者表现为严重或极度呼吸困难，端坐呼吸，紫绀，烦躁，意识障碍，大汗淋漓。体格检查可发现颈静脉怒张，常有纵隔和皮下气肿，气管明显向健侧移位，患侧胸部饱满，肋间隙增宽，呼吸运动减弱，叩诊呈鼓音，呼吸音消失，可出现脉细促，血压下降等循环障碍等情况。胸腔穿刺有压力较高的空气向外冲出，抽出部分空气后，因胸膜腔内压力降低，呼吸困难可暂时缓解，但不久胸内压力又明显增高，再次出现呼吸困难，如此有助于诊断。见图 4 - 3。

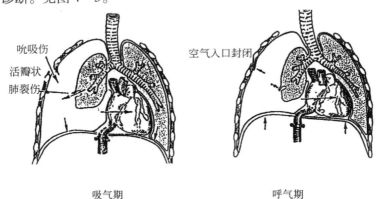

吮吸伤

活瓣状肺裂伤

空气入口封闭

吸气期　　　　　　　呼气期

图 4 - 3　张力性气胸

【实验室及其他检查】

胸部 X 线及 CT 检查显示患侧胸膜腔大量积气，肺可完全萎陷，气管和心影向健侧移位。

【诊断要点】

1. 病史 患者有胸部外伤史。

2. 症状 极度呼吸困难，紫绀，烦躁，意识障碍，大汗淋漓。

3. 体格检查 颈静脉怒张，气管明显向健侧移位，患侧胸部饱满，肋间隙增宽，呼吸运动减弱，叩诊呈鼓音，呼吸音消失，血压下降。

4. 检查 胸部 X 线检查显示患侧胸膜腔大量积气，肺完全萎陷，气管和心脏偏移至健侧。

【治疗】

张力性气胸病情凶险，发展迅速，是可以迅速致死的危急重症。

一、西医治疗

1. 急救处理 迅速用粗针头从患侧第 2 肋间锁骨中线处刺入胸膜腔减压，并外接单向活瓣装置：在粗针头上缚扎一橡胶手指套，将指套顶端剪一个约 1 cm 的开口，可起到活瓣作用。

2. 胸腔闭式引流 即在积气最高部位放置胸腔引流管（通常是第 2 肋间锁骨中线），连接水封瓶，有时甚至需要用负压吸引装置，以加快排出气体，促使肺膨胀。待漏气停止 24h，X 线检查证实肺已膨胀，方可拔出插管。

3. 预防感染 必要时应用抗生素预防感染。

4. 手术 持续漏气肺难以膨胀时，需考虑开胸或胸腔镜手术探查。

二、中医治疗

张力性气胸在急救时以抢救生命为主。严重呼吸困难缓解后可以给予益气养阴的生脉饮口服。

【预防与调护】

1. 严密观察病情变化 每隔 15～30min 测量血压、呼吸、脉搏，发现异常情况，应尽快处理。

2. 保持呼吸道通畅 清除口腔及呼吸道的分泌物。

3. 适当的体位 对严重休克者应平卧，一旦血压恢复正常，应予半卧位，以利于胸腔引流。

4. 积极排痰 鼓励患者咳嗽、吐痰、定时超声雾化。

Ⅱ　血胸

【病因病理】

一、西医病因病理

血胸一般分为两种，由胸部锐器伤、枪弹伤等穿透性损伤，或挤压、肋骨骨折等钝性胸部伤所引起的血胸叫创伤性血胸；继发于胸部或全身性疾病，或医源性凝血功能紊乱，或原因不明的血胸称特（原）自发性血胸，又称非创伤性血胸。血胸常见的原因有：①肺组织破裂出血，一般出血量少而慢，常可自行止血；②肋间动静脉或胸廓内动静脉破裂出血，若为动脉破裂出血，出血量大，不易自行止血，常导致失血性休克；③心脏和大血管破裂，出血量凶猛，如抢救不及时，往往在短期内因失血性休克很快死亡。

血胸发生后不但因血容量的丢失而影响循环功能，并随着出血的增多和压力的不断增高，压迫肺脏，减少呼吸面积，将纵隔推向健侧，使健侧肺组织受压，出现呼吸和循环功能严重障碍。当血胸迅速加重，超过肺、心包和膈肌运动所起的去纤维蛋白的作用时，胸腔内积血可凝固成血块。血块机化后形成纤维板，限制肺与胸廓收缩活动，严重损害呼吸功能。血液是细菌的良好培养基，积血若不及时排除，细菌很快滋生繁殖，并发感染，引起感染性血胸，最终导致脓胸。见图4-4。

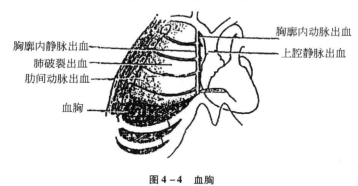

图4-4　血胸

二、中医病因病机

1. 出血不止　气随血脱，正如清·唐容川云："如流血不止者，恐其血泻尽，则气散身亡；去血过多，心神不附，则烦躁而死。"

2. 瘀血壅滞　瘀血内攻心肺，导致气脱血脱，如清·唐容川《血证论》云："跌打最危险者，则有血攻心肺之证，血攻心者，心痛欲死，或心烦乱，或昏迷不省人事……血攻肺者，面黑胸胀，发喘作渴。"

【临床表现】

血胸的临床表现与出血量、出血速度以及患者的体质有关。一般来说，成人血胸出血量<500ml 为少量血胸，患者可无明显症状；出血量在 500～1 000ml 之间为中等量血胸；出血量>1 000ml 为大量血胸，急性大量出血，表现为面色苍白、呼吸困难、脉搏细速、血压下降等低血容量休克征象，体格检查见胸膜腔积液的体征，同时气管偏向健侧，患侧肋间隙饱满，叩诊呈浊音，心界移向健侧，呼吸音减弱或消失等。

【实验室及其他检查】

胸部 X 线检查显示患侧肺野被液体阴影所遮盖，根据遮盖范围可初步估计积血量的多少。少量血胸，胸部 X 线检查可能不易被发现，如仅见到肋膈角消失，积血量约200～300ml；若患侧显示大片浓密的积液阴影，达肺门水平，积血量在 500～1 000ml；如浓密的积液阴影达到上肺野，则积血量至少在 1 500ml 以上；血气胸则显示液平面。此外，还可见纵隔移向健侧。

【诊断要点】

1. 胸腔穿刺 胸穿抽出血性液体，常有明显的胸部外伤史。

2. 临床表现 没有明显的外部出血，出现面色苍白、呼吸困难、脉搏细数。

3. 体格检查 血压下降，气管偏向健侧，患侧肋间隙饱满，叩诊呈浊音、心界移向健侧，呼吸音减弱或消失等。

4. 检查 胸部 X 线显示患侧肺野被液体阴影所遮盖，纵隔移向健侧，如合并气胸则显示液平面等征象。

血胸确诊后，还需判断是否有进行性出血和并发感染。

1. 进行性血胸 ①持续脉搏细速、血压下降，或经补充血容量等积极治疗后，血压仍不稳定；②胸膜腔闭式引流血量＞200ml/h，持续3h 以上，流出的血液色鲜红、温度较高，或一次引流血量超过 1 000ml 以上；③血红蛋白、红细胞计数和红细胞比容等进行性下降；④胸部 X 线检查显示胸膜腔阴影继续增大。

2. 血胸合并感染 ①出现寒战、高热、白细胞计数增高等感染的全身症状；②抽出的胸内积血涂片检查，发现红细胞与白细胞的比例下降（正常为 500∶1，如达到100∶1 提示感染）；③胸内积血细菌培养，发现致病菌。

【治疗】

一、西医治疗

大量血胸时，应予积极补充血容量，防止低血容量性休克。合并胸部其他损伤时，应同时进行处理：如有肋骨骨折，予以固定；胸壁软组织挫伤，局部外敷消瘀止痛药膏等。

1. 非进行性血胸 治疗原则是补充血容量、纠正休克和解除血胸对肺和纵隔的压迫。

（1）**少量血胸**　一般可以自然吸收，不需要穿刺抽吸。

（2）**出血较多**　应尽早行胸腔穿刺抽取积血，使肺复张，以改善呼吸功能。每次抽吸积血不超过1 000ml为宜。必须严格无菌操作。

（3）**中等量以上积血**　宜尽早施行闭式胸膜腔引流术，有利于肺复张、控制感染和观察有无进行性出血。

2. 进行性血胸　在尽早补充血容量、防治低血容量性休克的基础上，及时剖胸探查、缝合止血。

3. 凝固性血胸　在出血停止、患者伤情稳定后尽早剖胸清除积血和血块，以防止感染和机化。机化性血胸宜在伤情稳定后早期行血块和纤维组织剥离术。

4. 血胸合并感染　按脓胸处理，主要措施是引流、抗感染和营养支持治疗。

二、中医治疗

1. 气随血脱证

证候：面色苍白，口唇指甲青紫，气喘，四肢厥冷，脉微细数，舌淡苔薄白。

治法：益气固脱，收敛止血。

方药：独参汤（《景岳全书》）或参附汤（《正体类要》）合十灰散（《十药神书》）加减。人参、大蓟、小蓟、荷叶、侧柏叶、茜根、山栀、大黄、丹皮、棕榈皮、炮附子

2. 瘀血郁热，内攻心肺证

证候：气喘，气促，口唇指甲青紫，烦躁不安，咳嗽，咯血痰，发烧，舌暗红，苔薄黄，脉涩。

治法：化瘀清热，护心清肺。

方药：清上瘀血汤（《证治准绳·疡医》）加减。当归、川芎、桃仁、红花、苏木、赤芍药、羌活、独话、连翘、桔梗、枳壳、栀子、黄芩、甘草、大黄。

【预防与调护】

1. 严密观察　应严密观察患者生命体征变化，预防出血性休克。

2. 补充营养　增加高蛋白、高维生素及富铁食物，保证患者营养。

3. 伤口护理　注意伤口卫生，防止胸腔感染。

4. 适当活动　早期应卧床休息，中后期鼓励患者做深呼吸和主动咳嗽排痰。

第十五节　挤压综合征

挤压综合征（crush syndrome，CS），是指四肢或躯干肌肉丰富部位受外部重物重力长时间挤压或长期固定体位的躯体自压，而造成肌肉组织的缺血性坏死，在解除压迫后，出现受压部位的肿胀、麻木或瘫痪，并表现为肌红蛋白（Mb）尿及高钾血症为特点的急性肾功能不全。挤压综合征是地震中伤员最主要的死亡原因之一，可以引发多种

严重的并发症，如急性肾损害（AKI）、急性呼吸窘迫综合征（ARDS）、弥散性血管内凝血（DIC）、出血、低血容量休克、心功能衰竭、心律失常、电解质紊乱和心理创伤等。其发生率约为33.3%，且与病情严重程度相关。目前统计，该综合征是地震灾害直接致死的第二位死因，强烈地震所造成的严重挤压伤发生率一般估计为3%~5%。

中医称之为"压迮伤"。

【病因病理】

一、西医病因病理

1. 病因 ①创伤或身体自压；②非创伤：中毒、病毒、细菌感染、遗传性能量代谢相关酶缺乏、甲状腺机能减退、多发性肌炎等代谢或免疫性疾病，以及癫痫持续状态等；③过量运动：肌纤维收缩，循环量下降，细胞受损，代谢障碍，肌肉组织蓄热高温也增加代谢率和三磷酸腺苷（ATP）消耗，最终导致细胞崩解；④医源性因素：包扎固定、止血带及充气性抗休克裤应用不当、肌肉注射高渗液体、微波照射等。血管硬化剂、他汀类降脂药、咖啡因等。

2. 病理 组织受到较长时间的压迫，组织缺氧/缺血，可导致受累肌群的不可逆的缺血性坏死。当缺血的肢体血液循环重新建立时，大量的血管内液体由于受损肢体毛细血管通透性增加而外渗到组织间隙，导致血液浓缩及低血容量休克。灌注坏死肌肉的体液重新引流回静脉引起大量的肌红蛋白、肌酶、尿酸、钾和磷等入血，导致一系列的系统性损伤，使血钾浓度迅速升高。肌肉组织坏死后释放的大量肌红蛋白需肾小管滤过，在酸中毒、酸性尿情况下可沉积于肾小管，形成肌红蛋白管型，加重肾损害程度；低血容量休克使周围血管收缩，肾脏表现为缺血，肾血流量和肾小球滤过减少，肾小管主要依靠肾小球出球动脉供血，肾小球动脉收缩，可加重肾小管缺血程度，甚至坏死；休克时五羟色胺、肾素增多，亦加重肾小管的损害，最终引起急性肾损伤。

二、中医病因病机

清·胡廷光《伤科汇纂·损伤总论·压迮伤》载："压迮伤，意外所迫致也。或屋倒墙塌，或木断石落，压着手足，骨必折断，压迮身躯，人必昏迷。"中医学认为，挤压伤可引起人体内部气血、经络、脏腑的功能紊乱。挤压后患肢血离脉络，恶血内留，瘀阻下焦，患部气滞血瘀，气不行则津液停蓄而为水湿，水湿潴留，加之外伤、发热、纳呆，造成气阴两虚。

【临床表现】

早期突出表现为受累肢体的疼痛，受压部位常有压痕，皮肤擦伤；肢体渐进性肿胀，皮肤张力显著增加，皮肤紧张；受伤肢体麻痹、无痛觉；低血容量状态的患者可出现倦怠、神志淡漠甚至意识障碍等。查体可发现心动过速及低血压。高钾血症时可出现心动过缓，心律失常。急性肾损伤早期可表现为少尿、无尿。可迅速出现全身中毒症状及多器官功能衰竭、胃肠功能障碍、肝功能障碍、黄疸、ARDS 等，严重者可致死亡。

临床上可按伤情的轻重、肌群受累的容量，以及化验检查结果，将挤压综合征分为三级。

Ⅰ级：肌红蛋白尿试验阳性，肌酸磷酸激酶（CPK）>1 万 U（正常值 130U），无急性肾衰等全身反应者。若伤时早期不做筋膜切开减张，则可能发生全身反应。

Ⅱ级：肌红蛋白尿试验阳性，CPK >2 万 U，血肌酐和尿素氮增高，无少尿，但有明显血浆渗入组织间，有效血容量丢失，出现低血压者。

Ⅲ级：肌红蛋白尿试验阳性，CPK 明显增高，少尿或无尿，休克，代谢性酸中毒以及高血钾者。

【实验室及其他检查】

1. 尿液检查　早期尿量少，比重在 1.020 以上，尿钠少于 60mmol/L，尿素多于 0.333mmol/L。在少尿或无尿期，尿量少或尿闭，尿比重低，固定于 1.010 左右。尿钠多于 60mmol/L，尿素少于 0.1665mmol/L。至多尿期及恢复期，一般尿比重仍低，尿常规可渐渐恢复正常。测定血、尿中的肌红蛋白，当血浓度超过 1.5mg/dl 时，肌红蛋白即可出现在尿中，其半衰期只有 2~3h，血肌红蛋白可在 6~8h 内恢复正常。患者表现为血尿，尿液呈褐红色，实际是肌红蛋白尿，镜检缺乏红细胞，可发现色素管型。

2. 血生化检查　谷草转氨酶、CPK 升高，往往超过正常值 5 倍以上；血肌红蛋白升高；血钾、血磷升高，血钙降低；二氧化碳结合力降低，血肌酐、尿素氮、尿酸升高。

3. 血常规　以血红蛋白、红细胞计数、红细胞压积、血浆成分丢失，估计贫血或少尿期水潴留的程度；血小板、出凝血时间可提示机体凝血、溶纤机理的异常。

【诊断与鉴别诊断】

一、诊断要点

挤压综合征诊断：①有挤压伤病史，合并中度以上休克，休克持续时间 >3h。②持续少尿或无尿 48h 以上，尿色在 24h 内呈现红棕色、深褐色，于 12h 达到高峰。③检查尿常规、尿比重及隐血试验。尿中出现蛋白、红细胞、白细胞及管型，如镜检尿内无红细胞而隐血试验阳性，说明有肌红蛋白尿。④血肌酐和尿素氮高于正常；⑤高血钾；⑥血气分析显示代谢性酸中毒。

二、鉴别诊断

1. 挤压伤或筋膜间隔区综合征　筋膜间隔区压力升高造成肌肉缺血坏死，形成肌红蛋白血症，而无肾衰竭。

2. 严重创伤导致急性肾衰竭　虽有急性肾衰竭临床表现，但无肌肉缺血坏死、肌红蛋白尿和高血钾。

【治疗】

一、治疗原则

早期治疗，合理补液，支持治疗，及时妥善处理局部创伤，对严重创伤患者首先要抗休克、抗感染、纠正酸中毒及高钾血症。休克平稳后，尽早清除坏死组织，必要时行截肢术，保护肾功能，防止急性肾衰竭及并发症的发生。

二、西医治疗

1. 现场急救　主要措施有补液、解除压迫、镇静止痛、碱化尿液、患肢良好固定并严禁抬高或按摩热敷。创伤严重者必要时可考虑截肢，同时应有效控制创伤后全身反应，保持良好的微循环和肾灌注，积极处置重要脏器的损伤。

2. 抗休克治疗　根据临床症状、血压、中心静脉压，补充循环容量，纠正低血容量性休克和中毒性休克。

3. 预防感染　继发感染是仅次于 ARF 的致死原因，在伤口污染、肌肉坏死时极易发生。伤口局部处理同时应及早应用有效的抗生素，根据肾功能情况调整药量；同时根据创面、血液的细菌培养和药敏试验结果调整抗生素。注意预防破伤风和气性坏疽。

4. 伤肢处理　早期切开减张，使筋膜间隔区内组织压下降，防止或减轻挤压综合征的发生，同时清除失去活力的组织，减少发生感染的机会。早期切开减张的适用证为：①有明显挤压伤史；②有 1 个以上筋膜间隔区受累，局部张力高，明显肿胀，有水泡及相应的运动感觉障碍者；③尿液肌红蛋白试验阳性（包括无血尿时潜血阳性）。截肢适应证：①患肢无血运或严重血运障碍，估计保留后无功能者；②全身中毒症状严重，经切开减张等处理，不见症状缓解，并危及病人生命者；③伤肢并发特异性感染，如气性坏疽等。

5. 保护肾功能　补碱可纠正代谢性酸中毒，降低血清钾，并碱化尿液。适当补充血容量后应用利尿剂，例如 20% 甘露醇，在每小时尿量超过 20ml 时静脉滴注，$1 \sim 2g/kg$，速度为 $5g/h$，有利尿、扩容、增加肾血流量、降低 ICP，降低筋膜间室压力等作用。可使用呋塞米利尿，但发病初期应当尽量避免使用可能导致尿酸性化的髓袢利尿剂。如利尿作用不明显，不应盲目加大利尿剂用量，而应采取积极措施寻找病因，对症处理并加强支持疗法，必要时进行透析治疗。早期解除肾血管痉挛对肾功能的保护非常必要。可使用山莨菪碱、小剂量多巴胺 $2\mug/$（$kg \cdot min$）、苄胺唑啉等药物。普鲁卡因肾周封闭有助于缓解肾血管痉挛、改善肾血流灌注。补充 ATP 可直接给细胞供能，启动线粒体的能量代谢，增加 ATP 合成，有助于肾脏功能保护及恢复，可使用能量合剂等药物。此外，使用钙离子拮抗剂、具有抗氧化作用的药物（如 20% 甘露醇、丹参、七叶皂甙钠等）均可减轻肾损伤。

6. 纠正水、电解质酸碱平衡紊乱　一旦发现高血钾，应立即按照高血钾的内科处理原则，给以静脉钙剂、碳酸氢钠、呋塞米、葡萄糖加胰岛素治疗，口服离子交换树脂等，严重者应立即进行透析。此外，还应注意高磷、高钙、低钙、高钠、低钠等情况。纠正酸中毒可使用 $NaHCO_3$ 溶液、三羟甲基氨基甲烷、乳酸钠等药物。补液则应根据肾功能状态遵循"量出为入，宁略少勿多"的原则，有条件者可进行中心静脉压的监测。

7. 人工肾脏替代治疗　CS 提倡及早进行人工肾脏替代治疗，迅速清除体内代谢产物，减少并发症，以免肾功能发生不可逆改变，高血钾等严重的水电解质紊乱情况更是进行此项治疗的绝对指征。目前提出"预防透析"的概念，可以减轻 ARF 所引起的全身组织器官损伤，降低并发症和死亡率；对于高分解状态的患者，只要诊断 ARF，尿量短期内不能迅速增加，无明显禁忌证，即可进行透析。当然，如有严重休克、出血倾向、心功能不全，或极度衰弱等情况下，则应暂缓此治疗。人工肾脏替代治疗有腹膜透析及间歇性血液透析、连续性肾脏替代治疗等多种方式，应根据具体情况加以选择。

8. 营养支持治疗　CS 患者组织分解代谢旺盛，机体多有营养不良，会影响组织损伤后修复，降低机体免疫反应，因此，更应强调热量和营养的补充。创伤后能量需求可增加 100% ~ 200%，蛋白质分解是葡萄糖的主要来源，因此常见严重蛋白质分解导致的负氮平衡，还可发生糖耐量降低和胰岛素抵抗、脂肪分解障碍等，进行营养支持治疗时应注意。常用营养补充途径有肠内和肠外，氮/热比为 1：150 ~ 200kcal（630 ~ 840kJ），碳水化合物和脂肪为 6：4 或 5：5，脂肪提供的热量不应超过 60% 和 2.5g/kg。

9. 其他治疗　挤压伤发生后还可通过高压氧治疗改善组织血供，减少渗出，降低组织压，解除低氧、组织水肿的恶性循环。此外，还有一些前沿治疗，包括炎症因子的单克隆抗体、生长因子、干细胞、生物人工肾等，多处于初步研究阶段，临床应用尚少。

三、中医治疗

中医辨证论治可改善患者全身和局部情况，治则以活血化瘀为主。

1. 瘀阻脉络证

证候：腹中满胀，尿少黄赤，大便不通，舌红有瘀斑，苔黄腻，脉频数。

治则：行血破瘀，解毒通利。

方药：复元活血汤（《医学发明》）加味。柴胡、天花粉、当归、桃仁、红花、穿山甲、大黄、芒硝、苏木、皂刺、甘草，煎煮内服；同时可将大黄、槐花各 30g，煅牡蛎 30g，蒲公英 20g 煎汤，待凉至 38℃，保留灌肠 20min，每日 1 次，对降低血中尿素氮等氮质代谢产物，改善肾功能有一定疗效；同时应用活血化瘀、消肿止痛中药外洗。

2. 水湿潴留证

证候：小便不通，大便不下，腹胀满，口干而渴，舌红有瘀斑，苔腻而厚，脉弦数或滑数。

治则：化湿利水，益气生津，兼以活血化瘀。

方药：桃核承气汤（《伤寒论》）加减。大黄、黄芪、芒硝、白茅根、桃仁、冬瓜皮、大腹皮、石斛、六一散。

3. 气阴两虚证

证候：尿多，气短，乏力，盗汗，面色苍白，舌质红，无苔或少苔，脉细数无力。

治则：益气养阴固肾。

方药：三才封髓丹（《卫生宝鉴》）加味。天冬、地黄、人参、黄柏、砂仁、黄精、石斛、芡实、萸肉、覆盆子、五味子、甘草、广木香。

【预防与调护】

1. 预防　避免肌肉长时间受压，合理使用止血带及充气性抗休克裤，正确包扎固定；避免剧烈运动；避免细菌及病毒感染；避免中毒及某些药物的使用。

2. 调护　做好患者思想工作，解除患者思想负担，消除恐惧感，帮助患者对残肢的功能练习。尽可能保证足够能量的摄入以满足机体的需要，处于高代谢状态的患者，在一般饮食的基础上，采用热量高的食物的摄入；长期卧床的患者，增加富含纤维成分的食物如新鲜蔬菜、红薯、香蕉等，以促进胃肠蠕动。

第十六节　异位妊娠

妊娠时，受精卵着床于子宫体腔以外，称为异位妊娠（ectopic pregnancy），包括输卵管妊娠、腹腔妊娠、卵巢妊娠、宫颈妊娠和阔韧带妊娠等（图4-5），临床习称宫外孕。异位妊娠是妇产科常见急腹症，其发生率约1%，近年来由于盆腔感染，辅助生育技术应用等原因，发病率有明显升高趋势。在我国异位妊娠死亡约占孕产妇死亡的5.5%~10%，位居孕产妇总体死亡原因第5位。

异位妊娠中90%以上为输卵管妊娠，故本节主要讨论输卵管妊娠。

输卵管妊娠多发生在壶腹部（约占60%），其次为峡部，伞部及间质部妊娠少见。

中医无异位妊娠病名，根据其临床表现，散见于"妊娠腹痛"、"癥瘕"等病症之中。

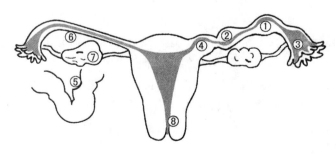

①输卵管壶腹部妊娠　②输卵管峡部妊娠　③输卵管伞部妊娠
④输卵管间质部妊娠　⑤腹腔妊娠　⑥阔韧带妊娠　⑦卵巢妊娠　⑧宫颈妊娠

图4-5　各种异位妊娠的发生部位

【病因病机】

一、西医病因病理

1. 病因

（1）输卵管炎症　是异位妊娠的主要原因。可分为输卵管黏膜炎和输卵管周围炎。输卵管黏膜炎轻者可使黏膜皱褶粘连，管腔变窄，或使纤毛功能受损；输卵管周围炎病变主要在输卵管浆膜层或浆肌层，往往造成输卵管周围粘连，输卵管扭曲，管腔狭窄，蠕动减弱。以上均可影响受精卵运行而导致本病。

（2）输卵管发育不良或功能异常　输卵管过长、肌层发育差、黏膜纤毛缺乏、双输卵管、输卵管憩室或有输卵管副伞等，均可造成输卵管妊娠。输卵管功能受雌、孕激素调节，若调节失常，可影响输卵管的蠕动及纤毛的活动，从而影响受精卵的正常运行。精神因素可引起输卵管痉挛及蠕动异常，从而干扰受精卵运行。

（3）输卵管手术史　因不孕而行输卵管粘连分离术、输卵管成形术可增加患输卵管妊娠的风险。输卵管绝育史及手术者，可因输卵管瘘或再通而导致输卵管妊娠。

（4）辅助生殖技术　近年由于辅助生殖技术的应用，使输卵管妊娠发生率增加。

（5）其他　宫内节育器避孕失败，发生异位妊娠几率大。子宫肌瘤或卵管肿瘤压迫输卵管、输卵管子宫内膜异位可增加输卵管妊娠可能。

2. 病理

（1）受精卵着床输卵管内的发育特点　输卵管妊娠时，由于输卵管管腔狭窄、管壁较薄，蜕膜形成差，往往在较早发生输卵管流产；输卵管肌层较薄，缺乏坚韧性，胚胎滋养细胞易侵入，甚至穿透输卵管壁而导致输卵管破裂。

（2）输卵管妊娠后果

输卵管妊娠流产（tubul abortion）：多发生在妊娠 8 周左右的输卵管壶腹部妊娠。囊胚向管腔内生长，出血导致囊胚与管壁分离，若囊胚完全落入腹腔，则出血量少，形成输卵管妊娠完全流产。若囊胚剥离不完整，尚有部分组织滞留管壁，并继续侵蚀而引起反复出血，形成输卵管妊娠不全流产。反复出血可形成输卵管血肿或输卵管周围血肿，血液积聚在子宫直肠窝则形成盆腔血肿，甚或流向腹腔。

输卵管妊娠破裂：囊胚在输卵管内继续生长，绒毛侵蚀、穿透肌层及浆膜，可导致管壁破裂。输卵管峡部妊娠多在妊娠 6 周左右破裂。间质部妊娠多在妊娠 3~4 个月时发生破裂。输卵管妊娠破裂可在短期内大量出血，形成盆腔或腹腔积血，患者可出现剧烈腹痛、休克等临床症状。

继发性腹腔妊娠：输卵管妊娠流产或破裂后，囊胚落入腹腔后，偶有存活者，若种植于腹腔内脏器而继续生长者，则形成继发性腹腔妊娠。

输卵管流产或破裂后，如出血逐渐停止，胚胎死亡，被血块包裹形成盆腔血肿，日久血肿机化、变硬，并与周围组织粘连，临床上称为"陈旧性宫外孕"。

（3）子宫的变化　输卵管妊娠具有与子宫内妊娠时相同的内分泌变化，子宫表现为增大，变软，但小于停经月份。子宫内膜呈蜕膜改变。孕卵死亡后，子宫蜕膜常整块或呈片状或三角形脱落，称蜕膜管型，或呈细小的碎片脱落排出。子宫内膜有时可见过度增生及分泌反应。镜检见：腺体增生，腺上皮细胞增大，腺细胞排列成团，突入腺腔，细胞极性消失，形态不规则，胞浆富含空泡，核深染，有分裂相，称 Arias – Stella（A – S）反应。

二、中医病因病机

本病的发生与孕妇宿有少腹瘀滞、冲任不畅，使孕卵运行受阻；或脾肾气虚、运卵乏力、迟缓，而使孕卵滞留子宫腔外有关。孕卵在宫腔外发育，日久则胀破脉络，血溢于内，蓄积少腹，而形成少腹血瘀之实证；若脉络大伤，则血崩于内，阴血暴亡，气随血脱、变生厥脱之危急重证；或瘀血日久不散，发为少腹血瘀包块，遂成癥瘕积聚之症。

【临床表现】

一、症状

1. 停经 除输卵管间质部妊娠停经时间较长外，多为 6~8 周停经史。当月经延迟数日即出现阴道不规则出血，常被误认为月经来潮。也有约 25% 患者无明显停经史。

2. 腹痛 输卵管妊娠发生流产或破裂之前，表现为一侧下腹部隐痛或酸胀感，当发生流产或破裂时，患者突感一侧下腹部撕裂疼痛，伴恶心、呕吐。因血液积聚直肠子宫陷凹，可出现肛门坠胀感。随病情可发展为全腹痛，并可引起肩胛部及胸部疼痛。

3. 阴道流血 表现为不规则阴道流血，量不多，色暗红或深褐，有时可见蜕膜管型或蜕膜碎片排出。

4. 晕厥与休克 输卵管妊娠流产或破裂时，由于腹腔内出血及剧烈腹痛，患者常出现晕厥或休克，其严重程度与腹腔内出血量及出血速度有关，但与阴道流血量不成正比。休克者可表现为皮肤苍白或紫绀、多汗、四肢厥冷、尿量减少。休克早期患者意识仍清醒，可表现烦躁、呻吟等，进一步则可出现意识模糊或昏迷。

二、体征

1. 腹部体征 出血量少时，患侧下腹明显压痛、反跳痛，轻度肌紧张；出血量较多时则可见腹部膨隆，移动性浊音阳性，全腹压痛及反跳痛，并以输卵管妊娠病灶处为甚。当输卵管妊娠流产或破裂形成较大血肿，或其与子宫、附件、大网膜肠管等粘连包裹，形成大包块时，可在下腹部扪及有触痛、实质性包块。

2. 盆腔体征 妇科检查可见阴道少许血液，后穹隆饱满、触痛；宫颈举痛，有血液自宫腔流出；子宫稍增大、质软，内出血多时有漂浮感；患侧附件或子宫后方扪及压痛性包块，边界多不清，其大小、质地、形状随病变差异而各异，包块过大时可将子宫挤向对侧，如包块形成过久，机化变硬，边界可逐渐明朗。

3. 生命体征　一般输卵管妊娠未出现内出血时生命体征无改变，当有内出血时应注意监测生命体征。休克早期收缩压降低显著于舒张压，故脉压 <20mmHg；脉搏频数，多超过 100 次/分；凡既往血压正常，收缩压 <90mmHg 或既往有高血压，收缩压下降20～30mmHg 均应视为休克。出血性休克时若改变体位，收缩压下降 >10mmHg，脉率增加 >20 次/分，多提示血容量丢失 20%～25%。

【实验室及其他检查】

1. B 型超声检查　输卵管妊娠典型声像图：①子宫内不见妊娠囊，内膜增厚；②宫旁一侧见边界不清、回声不均的混合性包块，有时可见宫旁包块内有妊娠囊、胚芽及原始心管搏动，此为输卵管妊娠的直接证据；③直肠子宫陷凹处有积液。超声检查正确率约为 77%～92%。

2. β-绒毛膜促性腺激素（β-human chorionic gonadotropin，β-HCG）测定为早期诊断异位妊娠的常用方法。胚胎存活或滋养细胞尚有活力时，β-HCG 呈阳性，但其值低于正常宫内妊娠，且血 β-HCG 的倍增在 48h 内不足 66%。β-HCG 阴性也不能完全否认异位妊娠。若 β-HCG 阳性而难以确定是宫内还是宫外妊娠时，可采用放射免疫法连续监测血 β-HCG。

3. 腹腔穿刺　包括经阴道后穹隆穿刺和经腹壁穿刺，对诊断腹腔内出血简单可靠。内出血时，后穹隆穿刺可抽出陈旧性不凝血。如抽出血液鲜红，放置 10min 内凝固，表明误穿血管。如抽不出任何液体，也不能排除输卵管妊娠，因为有可能未穿到子宫直肠陷窝，或血液未聚积于该处。如后穹隆为肿块，而不能抽出任何液体时，可先注入少许生理盐水，再吸抽，如回抽的盐水呈红褐色，混有细小的血块，即可证实为陈旧性血肿，结合病史有诊断价值。当出血量多，移动性浊音阳性时，可直接经下腹壁一侧穿刺。

4. 腹腔镜检查　由于腹腔镜可在直视下检查，且有创伤小、术后恢复快等特点，适于输卵管妊娠未流产或未破裂的早期诊断及治疗。出血量多或严重休克时不宜作腹腔镜。

5. 子宫内膜病理检查　诊断性刮宫见到蜕膜而无绒毛时可排除宫内妊娠。

【诊断与鉴别诊断】

一、诊断要点

输卵管妊娠流产或破裂后，多数有典型的临床表现。根据停经、腹痛、阴道流血、休克等表现，结合 B 超、血 β-HCG、腹腔穿刺等不难诊断。如临床表现不典型，则应密切监测病情变化，观察腹痛是否加剧、盆腔包块是否增大、血压及血红蛋白是否下降等情况作出判断。对于输卵管妊娠未发生流产或破裂的早期病例，应连续监测 B 超、血β-HCG 等，以利尽早明确诊断。

二、鉴别诊断

1. 先兆流产或难免流产　腹痛为阵发性；疼痛位于下腹正中，妇科检查宫口未开，子宫大小符合停经月份；或宫口扩张，有组织物阻塞，诊刮病检可以明确是否宫内妊娠。B超则提示宫内有孕囊，甚可见胚芽及原始心管搏动。盆腔无积液，双附件无异常。

2. 黄体破裂　无停经及不规则阴道流血史，发生于月经的后半期，子宫正常大小，β-HCG阴性。B超见子宫正常，但有盆腔积液征，后穹隆穿刺抽出不凝血液。

3. 急性盆腔炎　无停经史，但可以由于子宫内膜炎而有不规则阴道流血，呈持续性下腹疼痛及体温升高，阴道分泌物多呈脓性。妇科检查阴道炎性分泌物增多，宫颈举痛明显，宫体正常大小或饱满感，子宫双侧或一侧附件压痛，甚可扪及附件增厚或边界不清的包块。β-HCG阴性，B超示子宫正常，但有少量盆腔积液，后穹隆穿刺抽出脓性液体。血常规白细胞升高，无明显血色素下降。

4. 急性阑尾炎　转移性右下腹痛伴发热和恶心、呕吐。无停经及不规则阴道流血史。腹部检查右下腹麦氏点压痛，盆腔检查无异常发现，β-HCG阴性，血常规白细胞升高，无血色素下降。

5. 卵巢囊肿蒂扭转　表现为突然发生的一侧下腹持续性绞痛，伴恶心、呕吐。无停经和不规则阴道流血史，多有卵巢囊肿病史。妇科检查子宫正常，痛侧可触及边界清楚、尚可活动、有触痛的包块。B超示子宫正常，痛侧可见包膜清楚的包块，β-HCG阴性。

【治疗】

一、治疗原则

一旦确定有内出血且量较多或伴休克时，迅速手术止血是治疗根本，同时应积极补充血容量、抗休克。对于输卵管妊娠无内出血或仅有少量内出血，无休克、病情较轻时可采取药物杀胚治疗。

二、西医治疗

1. 大量内出血时的紧急处理　出现休克时，需迅速备血、建立静脉通道（可以双通道）补充胶体液、晶体液，输血，吸氧等抗休克治疗；同时立即进行手术，快速开腹后，迅速以卵圆钳钳夹患侧输卵管病灶，先控制出血，并同时快速输血输液，纠正休克。在紧急情况或缺乏血液时，可采用自体输血。即符合以下条件的腹腔血液可回输：妊娠<12孕周、胎膜未破、出血时间<24h、血液未受污染、镜检红细胞破坏率<30%。方法：每100ml回收血加入3.8%枸橼酸钠10ml（或肝素600U）抗凝，经8层纱布过滤后输入，每回输400ml血液，补充10%葡萄糖酸钙10ml。

术式的选择：一般来讲，对于腹腔大量出血，伴休克者，宜施行患侧输卵管切除。

输卵管间质部妊娠者可行子宫角部切除及患侧输卵管切除，必要时切除子宫。对侧输卵管有粘连或闭锁者，可行粘连松解术及造口术。

对于有生育要求的年轻妇女，如输卵管无严重粘连或破损，也可行保守性手术。伞部妊娠可行挤压术排出胚胎；壶腹部妊娠可行输卵管切开术。对于保守性手术，可在局部应用氨甲蝶呤（MTX）以杀灭未被完全清除的胚囊或残留存活的滋养细胞。以上手术也可在腹腔镜下进行。进行保守性手术治疗应注意：若术中未完全清除胚囊，或残留有存活的滋养细胞而继续生长，致术后 β – HCG 不降或反而上升，称为持续性异位妊娠（persistent ectopic pregnancy）其诊断依靠术后 β – HCG 监测，可配合 B 超检查。MTX化疗效果较好，如有腹腔大量出血，需再次手术。

2. 无或少量内出血治疗　对于无内出血或仅有少量内出血、无休克、输卵管妊娠包块直径≤4cm、β – HCG＜2000U/L、病情较轻者，可采取药物（MTX、米非司酮等）保守治疗。

三、中医治疗

1. 休克型

证候：突发下腹剧痛，拒按，面色苍白，四肢厥逆，冷汗淋漓，恶心呕吐，烦躁不安，或神情淡漠，脉微欲绝，或细数无力。

治法：回阳救脱，活血化瘀。

方药：参附汤（《正体类要》）或生脉散（《内外伤辨惑论》）合宫外孕Ⅰ号方（山西医学院附属第一医院）。人参、附子，或人参、麦冬、五味子、丹参、桃仁、赤芍。

可配合生脉注射液 40～60ml 或参附注射液 40～60ml 稀释后静滴或静脉推注。

2. 不稳定型

证候：腹痛拒按，但逐渐减轻，或有少许阴道出血，色暗褐，脉细缓略弦。

治法：活血化瘀。

方药：宫外孕Ⅰ号方（山西医学院附属第一医院）。丹参、赤芍、桃仁。

3. 包块型

证候：腹痛逐渐消失，阴道出血停止，感下腹坠胀，脉细涩略弦。

治法：破瘀消癥。

方药：宫外孕Ⅱ号方（山西医学院附属第一医院）。丹参、赤芍、桃仁、三棱、莪术。

【预防与调护】

输卵管妊娠的预防在于预防输卵管的损伤及感染，做好妇女保健工作，尽量减少盆腔感染，如有盆腔感染，应及时彻底治疗。

附：

1. 宫颈妊娠　受精卵在宫颈管内着床和发育，罕见，一旦发病处理较困难，病情危重。临床表现：停经、早孕反应、阴道流血或有血性分泌物，突然阴道大量流血，可危及生命。以不伴腹痛为特点。检查：宫颈紫蓝着色，质软、膨大，流血多时宫颈外口扩张，可见胚胎组织，但宫体大小及硬度正常。除 β-HCG 外，B 超见宫颈管内妊娠囊可确认。

治疗首选 MTX 全身用药或经宫颈注射于胚囊内，或在备血后刮除宫颈管内胚胎组织，纱条填塞创面止血。或直视下切开宫颈清除胚胎，褥式缝合管壁，继而修复宫颈管。如发生大出血，应先抢救休克，或行髂内动脉结扎，必要时切除子宫以挽救生命。

2. 残角子宫妊娠 受精卵经残角子宫侧输卵管进入残角子宫内妊娠，称为残角子宫妊娠。可以在早孕时胚胎死亡而表现出类似流产症状。如胎儿继续生长，往往在中期妊娠时发生残角自然破裂而造成严重内出血危及生命。即使妊娠至足月，临产后胎儿也常死亡，如未确诊而盲目试产也会引起残角破裂。一旦确诊，可行残角子宫及同侧输卵管切除，如为足月活胎，可行剖宫产后切除残角子宫。

第十七节 窒息

窒息是指多种原因造成气道堵塞和异常，使气体出入呼吸道发生严重障碍，不能进行正常呼吸，导致全身各器官组织缺氧，二氧化碳潴留，是临床常见的死亡原因之一。

【病因及发病机制】

1. 机械性窒息 胸部受到严重挤压的瞬间，伤员声门反射性紧闭，气管及肺内空气不能排出，造成胸膜腔内压急剧升高，压迫心脏及大静脉，而腔静脉系统的颈静脉及无名静脉缺乏静脉瓣，血液在高压下逆流而上，造成头颈部末梢血管的破裂及渗出。阻碍人体呼吸，致使体内缺氧，二氧化碳蓄积而引起生理功能障碍。常见于建筑物或土方坍塌、车辆挤压，缢、勒、绞、扼颈项部，闷压口鼻或压迫胸腹部等。

2. 中毒性窒息 空气中大量存在窒息性气体或有毒物质，使吸入气中氧含量明显降低，导致机体缺氧，血红蛋白对氧气的化学结合能力明显降低，从而造成组织供氧障碍，作用于细胞内的呼吸酶，阻碍细胞对氧的利用，造成呼吸困难，可引起昏迷甚至死亡。同时窒息性气体或有毒物质作用于机体可阻断内呼吸或引起全身肌肉（包括呼吸肌）强直性痉挛。包括单纯窒息性气体，如氮气、甲烷、乙烷、丙烷、乙烯、丙烯、二氧化碳、水蒸气及氩、氖等惰性气体；血液窒息性气体，如一氧化碳、一氧化氮、苯的硝基或氨基化合物蒸气等；细胞窒息性气体，如氰化氢和硫化氢。

3. 触电窒息 触电或雷击，使呼吸肌强直、胸廓不能做节律性扩大或缩小，或电流使呼吸中枢麻痹。

4. 淹溺液引起的窒息 溺液进入呼吸道及肺泡，肺泡渗透性改变，血浆蛋白进入肺泡，产生大量黏性液体，堵塞呼吸道，使肺失去通气换气功能，导致严重低氧血症，二氧化碳潴留和酸中毒，或引起反射性心跳停止。溺水时，大量淡水通过肺泡膜到血液中，使血容量骤然增加很多（可达 50% 左右），使心脏无法负担，引起心力衰竭而死亡。

5. 吸入性窒息　痰液、异物、血凝块、食管反流物、呕吐物误吸入气道，阻塞气道不能正常进行气体交换，导致的缺氧、二氧化碳蓄积，影响肺泡内气体交换，造成肺通气障碍，严重的缺血缺氧使心肌营养不良，引起心收缩力减弱、心律失常、血压逐渐降低等心功能衰竭表现。心衰又可加重组织缺氧，体内氧化不全产物增加，发生酸中毒和电解质紊乱，随着缺氧进一步发展，大脑皮层抑制加深，并向皮层下扩散，呼吸、循环中枢可由兴奋转为抑制，呼吸、心跳减弱，以至出现中枢麻痹，导致窒息。

【临床表现】

1. 常见症状　剧烈呛咳、气急、喉鸣、声嘶、突发胸闷、烦躁、颜面皮肤青紫、犬吠样咳嗽、吸气性呼吸困难、呼吸及心跳由快至慢、心律不齐，甚至心跳呼吸停止。

2. 并发全身各系统损伤表现

（1）中枢神经系统表现　脑细胞对缺氧最敏感，窒息缺氧引起脑水肿、颅内出血，继而脑细胞坏死。最常见的合并症是缺血缺氧性脑病（HIE），出现意识障碍、球结膜水肿、自主呼吸消失或减慢、肢体功能障碍，反射消失、病理征阳性。

（2）心血管系统表现　缺氧、酸中毒使心肌和心脏传导系统受到损害，轻者出现心率减慢、心律不齐等，重者出现恶性心律失常、心衰、心源性休克，甚至心脏骤停。

（3）呼吸系统表现　缺氧酸中毒损害肺上皮细胞，损伤肺血管引起急性肺水肿、肺出血，导致严重呼吸衰竭，窒息后肺表面活性物质生成减少，可发生 ARDS，出现呼吸困难、呼吸急促喘憋，导致严重的、难以纠正的低氧血症。

（4）泌尿系统表现　缺氧使肾血流量减少，肾小球滤过率减少，出现少尿、无尿、血尿、电解质紊乱。

（5）消化系统表现　缺氧使消化道血流量减少，以保证重要脏器供氧，使消化能力减弱，发生应激性溃疡或坏死性小肠结肠炎（NEC）。表现为消化不良、腹胀、胃肠道出血、腹泻。

（6）其他表现　低血糖，低钙血症，低钠血症，凝血功能障碍，皮下出血，易合并感染。

【诊断】

有机械性外伤挤压史、中毒、触电、溺水、炎症（喉炎、喉水肿）、异物、有毒物质接触史，以及窒息的临床表现，即可确诊。

【治疗】

1. 脱离险境　尽快将患者救离窒息环境，在确保自身及患者安全的情况下进行现场救治。

2. 紧急救援　拨打 120 急救电话，启动 EMSS，寻求急救网络机构医疗救助。

3. 现场抢救　保持呼吸道通畅至关重要，根据病因进行救护。

（1）吸入性窒息，用手指或用吸引器将口咽部呕吐物、血块、痰液及其他异物挖出或抽出。昏迷者，下颌上抬或压额抬后颈部，使头部伸直后仰，解除舌根后坠，使气道畅通。

（2）当异物滑入气道时，患者意识清醒者，鼓励患者用力咳嗽，以期将异物咳出，或击背法（使者上半身前倾或半卧位，一手支托其胸骨前，另一手掌猛击其背部两肩胛骨之间，促其咳嗽，将气道内的异物咳出），无效时采用腹部冲击的 Heimlich 法（救助者面朝窒息者背部，将两前臂环绕，双手包绕、握拳，叠放于窒息者剑突下方与脐之中点，快速以向内、向上的力量冲压腹部），如此反复数次，通过膈肌上抬压缩肺脏形成气流将异物冲出。注意动作迅速、用力适度，以免造成肋骨骨折或内脏损伤。

（3）颈部受扼的救护。应立即松解或剪开颈部的扼制物或绳索。有呼吸者可给予高浓度吸氧；呼吸停止者，立即进行人工呼吸。

（4）溺水性窒息，可将其倒立、拍背。

（5）胸部严重损伤，采用半卧位法给予负压吸引痰液及血块，保持呼吸道通畅，吸氧，止痛，封闭胸部开放伤口，固定肋骨骨折，速送医院急救。经过上述措施积极治疗后，无明显改善者，立即行环甲膜穿刺术或气管切开，呼吸机辅助呼吸，迅速复苏和防治呼吸衰竭；呼吸心跳停止者，立即行心肺复苏。重视相关外伤的早期发现，对于合并损伤应采取相应的急救和治疗措施，包括防治休克、血气胸的处理，及时的开颅或剖腹手术等。

第五章　常用诊疗操作技术

第一节　气管插管术

气管插管术是指将合适的导管插入气管内迅速解除气道不通，保证氧供的一项急救技术。它是建立人工通气的可靠路径之一，其特点是：任何体位下均能保持呼吸道通畅；便于呼吸管理或进行辅助或控制呼吸；减少无效腔和降低呼吸道阻力，从而增加气体交换量；便于清除气管、支气管分泌物或脓血；防止呕吐或反流致误吸窒息的危险，便于气管内用药（吸入或滴入），以进行呼吸道内的局部治疗。

【适应证】

全麻、心肺复苏、机械通气；新生儿窒息等；气管塌陷；呼吸道良性阻塞。

【禁忌证】

喉头水肿、气道急性炎症、喉头黏膜下血肿；严重气管畸形或移位；胸主动脉瘤压迫气管者。

【操作技术】

一、插管前准备

1. 估计插管的难易程度，决定插管的途径和方法　术前应充分了解患者有无义齿或松动牙；有无气管狭窄、移位，及颈部巨大肿瘤、主动脉瘤等病史；有咽喉部病变（肿瘤、水肿、狭窄等）对插管径路可能有阻挡，无法经声门作气管插管者，需考虑作气管造口后插管。

2. 插管用具的准备

（1）喉镜。注意镜片大小，电源接触及亮度。

（2）气管导管及管芯。根据患者的年龄、性别、体型等情况选择管径合适的导管，并备用比选用导管大一号及小一号的导管各一根。一般成年男性用 7.5～8 号导管，成年女性用 7～7.5 号导管。

（3）喷雾器。应注明麻药名称和浓度。

（4）口塞、牙垫、衔接管、插管钳等。

（5）检查呼吸机和供氧条件。

二、常用气管内插管方法

1. 经口明视插管术

（1）患者仰卧，头后仰，颈上抬，使口、咽部和气管成一直线。但小儿插管时应避免过度后仰。取下病人的牙托，吸出口腔和咽部的分泌物或其他异物。

（2）左手持喉镜，喉镜由口腔的右边放入（在舌右缘和颊部之间），当喉镜移向口腔中部时，舌头便自动被推向左侧，不致阻碍插管的视线和操作。

（3）首先看到悬雍垂，然后将镜片垂直前移，直到看见会厌。

（4）挑起会厌以显露声门。如用直镜片，可伸到会厌的声门侧，再将镜柄向前上方提起，即可显露。如采用弯镜片，则将镜片置于会厌与舌根交界处（会厌谷），用力向前上方提起，使舌骨会厌韧带紧张，会厌翘起紧贴喉镜片，声门能得以显露。

（5）插管时以右手拇指、食指及中指如执笔式持住导管的中上段，由右侧进入口腔，直到导管已接近喉头才将管端移至喉镜片处，同时双目经过镜片与管壁间的狭窄间隙监视导管前进方向，准确灵巧地将导管尖端插入声门。

（6）在导管尖端入声门后，将管芯拔出，将导管插入气管内，深度成人 4~5cm（成人距门齿 22~24cm，儿童 12~14cm）。

（7）观察导管有没有气体随呼吸进出，或用简易人工呼吸器压入气体观察胸廓有无起伏，或听诊两侧有无对称的呼吸音，以确定导管已在气管内。

（8）应用胶布把气管插管与牙垫固定在一起，并牢固固定于口部四周及双颊，注入套囊空气 3~5ml。

2. 经鼻明视插管术

（1）选一较大鼻孔以 1% 地卡因做鼻腔内表面麻醉，并滴入 3% 麻黄素，使鼻腔黏膜麻醉和血管收缩，减少患者痛苦，增加鼻腔容积，并可减少出血。

（2）再经鼻插入较口腔插管略细的、涂有滑润剂的气管导管，方向与面部垂直，导管通过后鼻孔后，进入咽部时用喉镜显露声门。

（3）用喉镜显露声门的方法及要领与经口明视插管相同。

（4）显露声门后，左手稳固地握住镜柄，同时右手将导管继续向声门方向推进。当导管达会厌上方时，可利用插管钳经口腔夹住导管的前端，将导管送入声门。成功后导管可直接用胶布固定在病人的鼻面部。

（5）判断插管深度同经口明视插管。

3. 清醒插管术

根据病人在插管时意识是否存在（昏迷者除外）将插管术分为诱导后插管和清醒插管（用于能合作的成年人）。

（1）强化用药。哌替啶 50mg 或芬太尼 0.1mg，氟哌利多 5mg 和阿托品 0.5mg，肌内注射。

（2）表面麻醉。包括咽喉部的局部喷雾及环甲膜穿刺注药（经气管表面麻醉法）。

（3）环甲膜穿刺注药术

1）病人仰卧，头微向后仰，行皮肤消毒。

2）于甲状软骨及环状软骨间之凹陷部分（环甲膜）垂直进针。

3）针尖至环甲膜时有阻力感，继续进针则阻力突然消失，应立即停止进针以免损伤气管后壁和食道。

4）回吸注射器有大量气泡，即证实针头位于声门下的气管内。

5）令患者憋气，迅速将1%地卡因2ml注入气管后拔出。鼓励患者咳嗽，将麻醉药均匀喷洒在声带、喉室以及会厌的声门面。

（4）在完善麻醉下可减轻插管时心血管反应。导管插入后有可能发生呛咳，但术后遗忘，不觉痛苦。

（5）插管完成后，可行全身麻醉诱导，一般应用静脉全麻药。

清醒插管特别适用于病情危重、插管困难以及饱胃或胃肠道梗阻等患者。

【注意事项】

1. 插管时喉头应暴露良好，视野清楚，操作轻柔，防止损伤。

2. 要正确掌握气管导管插入的深度，导管插入气管后，应检查两肺呼吸音是否正常，防止误入支气管，然后固定导管，防止滑脱，并同时吸出气管内分泌物，以期检查导管是否通畅，有无扭曲。

3. 麻醉期应严密观察呼吸，检查钠石灰效果，防止二氧化碳蓄积，国产钠石灰一般可使用8h/1000g，如未超过应密封，并注明时间以待下次再用。

4. 气管导管套囊内充气要适度，其内压一般不高于30mmHg，长时间留置时，需4~6h做一次短时间放气。

5. 气管导管置入后一般不超过72h，硅胶管可放置1周，并且要随时观察气管导管的位置，以免影响通气效果。

6. 并发症

（1）插管操作技术不规范，可致牙齿损伤或脱落，口腔、咽喉部和鼻腔的黏膜损伤引起出血。用力不当或过猛，还可引起下颌关节脱位。

（2）浅麻醉下行气管内插管可引起剧烈呛咳、喉头及支气管痉挛；心率增快及血压剧烈波动而导致心肌缺血。严重的迷走神经反射可导致心律失常，甚至心跳骤停。预防方法有：适当加深麻醉、插管前行喉头和气管内表面麻醉、应用麻醉性镇痛药或短效降压药等。

（3）气管导管内径过小，可使呼吸阻力增加；导管内径过大，或质地过硬都容易损伤呼吸道黏膜，甚至引起急性喉头水肿，或慢性肉芽肿。导管过软容易变形，或因压迫、扭折而引起呼吸道梗阻。

（4）导管插入太深可误入一侧支气管内，引起通气不足、缺氧或术后肺不张。导管插入太浅时，可因病人体位变动而意外脱出，导致严重意外发生。因此，插管后及改变体位时应仔细检查导管插入深度，并常规听诊两肺的呼吸音。

第二节 气管切开术

气管切开术（tracheotomy）是指切开颈段气管前壁，在气管上造口，并置入气管套管，建立新的呼吸通道，用以解除喉源性呼吸困难、呼吸机能失常或下呼吸道分泌物潴留所致呼吸困难的一种常见急救手术。

【适应证】

1. 喉阻塞 因喉部炎症、肿瘤、外伤、异物等引起的严重喉阻塞，呼吸困难较明显，而病因又不能很快解除时，应及时实施。喉邻近组织的病变，引起咽腔、喉腔变窄发生呼吸困难者，应根据病情选择实施。

2. 下呼吸道分泌物潴留 为保持气道通畅，便于吸痰，对各种原因引起的下呼吸道分泌物潴留可实施上述手术。如重度颅脑损伤、呼吸道烧伤、严重胸部外伤、颅脑肿瘤、昏迷、神经系统病变等致咳嗽反射消失，或因疼痛而不愿咳嗽，分泌物潴留下呼吸道中阻碍肺泡气体交换，导致血氧含量降低或二氧化碳浓度增高。手术的作用：解除分泌物阻塞，直接改善肺泡气体交换功能；术后吸入的空气不再经过咽喉部，减少呼吸道死腔，也间接有利气体交换；能为分泌物吸出及人工辅助器的使用提供便利。

3. 预防性气管切开 在施行口腔、鼻咽、颌面、咽喉部大手术时，需做全身麻醉。此时，为保持术后呼吸道通畅，防止血液流入下呼吸道，可先行气管切开。有些破伤风病人容易发生喉痉挛而窒息，也可预防性气管切开。

4. 气管异物 特殊情况下，如气管异物经气管镜钳取未成功，或在无施行气管镜检查的设备和医生的条件下，应经气管切开取出异物。

5. 其他 颈部外伤伴咽喉或气管、颈段食管损伤出现呼吸困难者，应及时施行气管切开；若呼吸困难不明显者，应严密观察，需要时立即施行气管切开。

【禁忌证】

轻、中度呼吸困难，可暂缓气管切开的呼吸道暂时性阻塞，严重出血性疾病或凝血机制障碍者等，不宜采用气管切开术。此外，操作者的技术水平和熟练程度也应术前慎重考虑。

【操作技术】

1. 术前准备 应先了解患者的病情及颈部情况，检查手术器械、氧气、吸引器、气管导管、照明设备以及急救药品等。常规手术器械包括：注射器、针头、刀柄、切皮刀片、镰状刀、止血钳（直、弯）、甲状腺拉钩、短镊、解剖剪（直、弯）、合适的气管导管（配有内管及管芯）、气管撑开器、持针器、缝合针、丝线、纱布、抽吸管、盐水碗、药杯等。对严重呼吸困难的患者和儿童，气管切开术前行气管插管或插入气管镜能减少并发症，避免失误。

2. 手术方法　分常规气管切开术、环甲膜切开术及经皮气管切开术。

（1）**常规气管切开术**　①体位：取仰卧位，用小枕垫于肩胛骨下使头后仰、下颌对准胸骨上切迹，保持正中位体位，以暴露和确定气管位置。常规消毒，铺无菌巾。呼吸困难严重者，如头后仰太甚将加重呼吸困难，可将头稍向前抬起，切开后再使头后仰，不能仰卧的病人可采取坐位或半坐位。②麻醉：沿颈前中线，上自甲状软骨下缘，下至胸骨上切迹，以1%～2%奴夫卡因浸润麻醉注射，如情况紧急或病人深昏迷时，可不必麻醉。③切口：分纵、横两种切口，纵切是自环状软骨下缘至胸骨上切迹处，沿颈前正中线切开皮肤和皮下组织的切法，因易寻得气管，较为常用。横切口是在环状软骨下3cm、双侧胸锁乳突肌前缘，横向切开皮肤及皮下组织4～5cm长，见到颈白线后再做纵形分离的切法，优点是瘢痕小。④分离气管前组织：用血管钳沿中线分离胸骨舌骨肌及胸骨甲状肌，暴露甲状腺峡部，若峡部过宽，可在其下缘稍分离，用小钩将峡部向上牵引，必要时也可将峡部夹持切断缝扎，以便暴露气管。分离过程中，两个拉钩用力应均匀，使气管始终保持在中线位，并经常以手指探查环状软骨及气管环，防止分离时偏离方向。⑤切开气管：通过用注射器穿刺、抽出气体等方法确认气管后，用尖刀片在正中第2～4气管环处，自下向上挑开2个气管环。切开时不仅要避免切断第1气管环及环状软骨导致喉狭窄损害，而且应注意刀尖勿插入过深，防止刺伤气管后壁和食管前壁引起气管食管瘘。⑥插入气管套管：用气管撑开器或弯血管钳撑开切口，插入合适的气管套管，用吸引器吸净分泌物。⑦创口处理：将气管套管上的带子系于颈部，以死结固定，松紧以恰能插入一指为度，再用开口纱布块垫于伤口与套管之间。为避免引起皮下气肿，切口一般不予缝合。最后术后检查：伤口有无出血，套管是否通畅，呼吸状态，颈、胸部有否皮下气肿，心肺听诊判断双肺通气、心率（律）状况、有否气胸及纵隔气肿等。

（2）**环甲膜切开术**　环甲膜切开术是病情危急，需立即建立呼吸通道的一种应急手术。待呼吸困难缓解后，再作常规气管切开。此手术要点：①在甲状软骨和环状软骨间作长2～4cm的横行皮肤切口，接近环状软骨处切开环甲膜，以弯血管钳扩大切口，插入气管套管或橡胶管或塑料管，妥善固定；②术中应避免损伤环状软骨，以免术后喉狭窄；③术后的插管时间，一般不超过24h；④对情况十分紧急者，可用粗针头经环甲膜直接刺入声门下区暂时减轻喉阻塞症状。注意穿刺深度，防止损伤气管后壁。

（3）**经皮气管切开术**　病人体位、皮肤消毒及铺单与传统的气管切开相同。器械另包括成套的气管穿刺针和能将穿刺孔扩大到合适直径的扩张器。常规将一根较长的喷射通气导管（置于气管插管内的通气导管）插到气管插管内作为导引，需要时可迅速再次插入气管插管。手术人员应包括手术者、助手及麻醉师。

手术要点：①用镇静剂或少量麻醉药，在第2、3气管环处用含1∶100 000肾上腺素、利多卡因做浸润皮下麻醉注射后，从环状软骨下缘起垂直向下做1cm长皮肤切口；②置气管插管放置至顶端，位于声带下；③气管穿刺针以45度角斜向尾端刺入气管前壁，直到可抽出大量气体；④在尖端呈 J 形的导丝及导管插入气管引导下，用直径（12~36Fr）扩张器逐步增大扩张气管开口至合适大小；⑤通过扩张器、导丝和导管插入气管插管，撤出扩张器、导丝及导管，缝插管于皮肤上。

【注意事项】

1. 开放气道 危急病人以紧急开放气道为原则，先切开气管后止血，或先作环甲膜穿刺，保证气道通气后再切开气管。

2. 体位 术中保持头部正中位，以免气管移位。切开气管环时，避免损伤甲状腺、胸膜、气管后壁及食管。

3. 保持套管通畅 应每日定时清洗内管，煮沸消毒数次，保持套管清洁。无特殊情况，术后一周内不宜更换气管套管的外管。因窦道尚未形成，拔出后不易再插入，有引起窒息、皮下及纵隔气肿的危险。

4. 保持下呼吸道通畅 气管切开术后分泌物显著增加，应随时吸痰，防止阻塞气道。室内保持适当温度（22°C 左右）和湿度（相对湿度 90% 以上），定时通过气管套管滴入少许生理盐水、0.05% 糜蛋白酶等，以稀释痰液，便于咳出。

5. 防止切口感染 应每日换药至少一次，如术后切口感染，可酌情应用抗生素。

6. 防止外管脱出 套管太短、固定带子过松、气管切口过低、颈部肿胀或开口纱布过厚等均易导致外管脱出，引起窒息等危险。要求经常检查以确定套管在气管内。

7. 拔管 患者气管切开原因已解除，呼吸机能恢复，全身情况好转即可拔管。拔管前先堵管 1~2d，如病人在活动、睡眠时无呼吸困难，可在上午时间拔管。拔管后切口用蝶形胶布拉拢创缘，数天后可自行愈合，一般不必缝合。长期带管者的切开部位上皮易长入瘘孔内与气管黏膜形成瘘管，应行瘘孔修补术。

8. 手术并发症

（1）出血 术中伤口少量出血，可经压迫止血或填入明胶海绵压迫止血。若出血较多，可能损伤血管，应结扎出血点。

（2）皮下气肿 气管套管周围逸出的气体可沿切口进入皮下组织间隙，并向皮下组织蔓延而形成。其与术中气管前软组织分离过多、气管切口外短内长或皮肤切口缝合过紧有关。气肿属较常见并发症，多限于颈部，可达头面、胸腹，多数患者不需处理，病变能在数日后自行吸收，但严重的气肿需拆除切口缝合线。

（3）气胸和纵隔气肿 在暴露气管时，向下分离过多、过深，损伤胸膜后造成。多发生在儿童，轻者无明显症状，重者可致窒息。因此，当患者气管切开后，缓解的呼吸困难复发时，可通过胸片确诊，及时行胸膜腔穿刺，抽出气体或行闭式引流术。

（4）心跳呼吸停止 可因迷走神经反射、不能迅速建立通畅的气道、张力性气胸、阻塞性（负压）肺水肿、慢性二氧化碳潴留的病人吸氧、气管插管插到软组织或主支气管内引起。因此，对慢性二氧化碳潴留病史的患者，要严密监测，术后立即给予机械通气。

（5）拔管困难 原因有：①气管切口位置过高，损伤环状软骨及第 1 气管环形成新的狭窄；②气管切口过小，置入气管套管时将管壁压入气管；③选用的气管套管型号偏大；④术后感染、肉芽组织增生造成气管狭窄；⑤部分较长时间带管者出现功能性呼吸困难表现。需通过拍片或 CT、喉镜等检查方法，明确后酌情处理。

（6）气管食管瘘　较少见，常见于：①手术损伤食管前壁或气管后壁；②气管套管位置不适，压迫及摩擦气管后壁引起局部溃疡及感染。其表现为进食时食物或反胃物经瘘管进入气管内引起吞咽性咳嗽。一般较小的、时间短的瘘口可自行愈合；较大、时间较长，上皮已长入的瘘口患者，需手术修补。

（7）肺部并发症　常见的有急性肺水肿、肺部感染及肺不张。急性肺水肿多发生于呼吸困难较久的病人，出现渐进性加重的呼吸困难，两侧肺底有水泡音，因气管切开后，肺内压力骤降，肺内毛细血管通透性增高所致，应及时处理。经气管套管的非生理性呼吸可引起支气管炎、肺炎等并发症，分泌物潴留阻塞下呼吸道可引起肺不张。对气管切开病人，应加强护理，随时吸出呼吸道内分泌物。

第三节　机械通气应用技术

【适应证】

任何原因引起的缺氧与二氧化碳潴留。如呼吸停止或减弱、严重呼吸困难或极度呼吸窘迫、慢性 II 型呼吸衰竭伴肺性脑病、心胸手术后有低氧血症或接受体外循环者等。

【禁忌证】

机械通气治疗没有绝对禁忌证，但对于一些特殊疾患，应采取一些必要的处理才能进行机械通气，这只是相对禁忌证。如大咯血或严重误吸引起的窒息性呼吸衰竭、伴有肺大泡的呼吸衰竭、张力性气胸和心肌梗死继发的呼吸衰竭等。

【操作技术】

1. 机械通气应用类型

（1）控制性机械通气（controlled mechanical ventilation，CMV）　常用于两种情况：①疾病所造成的自主呼吸消失或减弱；②自主呼吸不规则或频率过快，机械通气无法与病人的自主呼吸较好地协调时，只能用人为的方法（过度通气或药物）将自主呼吸抑制或使其消失，此时采用 CMV。

（2）辅助性机械通气（assisted mechanical ventilation，AMV）　AMV 时，机械通气靠病人的吸气负压或吸气气流所触发；病人的各种呼吸参数，如呼吸频率（f）、吸/呼比例（I：E）、潮气量（TV）或分钟通气量（MV）等，受自主呼吸和机械通气设置参数的双重影响。

2. 机械通气模式与功能

（1）间歇正压通气（intermittent positive pressure ventilation，IPPV）　也称 CMV，

吸气相时正压，呼气相时压力降为零。临床上泛指的机械通气就是 IPPV。IPPV 主要用于无自主呼吸的病人。适用于各种以通气功能障碍为主的呼吸衰竭病人，尤其是 COPD 和中枢、神经－肌肉系统的疾病。少数弥散功能障碍的疾病，通过 IPPV 机械通气提高吸氧浓度（FiO_2），也可以得到一定程度的缓解。

定容 IPPV 特点：①吸入 TV 恒定；②预调 IPPV 频率，采用时间切换；③一般都需预调吸气时间和吸气平台；④若病人的胸肺顺应性或气道阻力改变，也能保证通气量的供给。

定压 IPPV 特点：①预调 IPPV 频率，采用时间切换；②预调 IPPV 吸气峰压；③一般无吸气平台；④若气道阻力增加或胸肺顺应性下降可发生通气量不足。

IPPV 缺点：①若有自主呼吸，易发生人机对抗；②定压 IPPV 可发生通气不足或过度；③不利于自主呼吸的锻炼。

（2）持续正压气道通气（continuous positive airway pressure，CPAP）　是指在病人有自主呼吸的条件下，整个呼吸周期内，均人为地施以一定程度的气道内正压（高于大气压）。

主要用于有自主呼吸的病人，故也可以理解为是自主呼吸状态下的呼气末正压。该通气模式有助于防止肺萎缩，增加功能残气量，改善肺顺应性等。目前 CPAP 除了用于 ARDS 外，也用于治疗睡眠呼吸暂停综合征及哮喘发作期。在应用 CPAP 时，只需设定 FiO_2 和正压水平。此时患者的 TV、f、I：E 等均由患者的自主呼吸能力来决定。CPAP 可和同步间歇指令通气（SIMV）、压力支持通气（PSV）等方式合用。

（3）间歇指令通气（intermittent mandatory ventilation，IMV）和同步间歇指令通气（synchronized intermittent mandatory ventilation，SIMV）

IMV：这种方式可分指令期与自发性呼吸期，指令期通气时与 CMV 相同，自发性呼吸期通气时与 CPAP 相同。另一种解释：自主呼吸的 f 和 TV 由病人自己控制，间隔一定的时间（可调）给予 IPPV。由于不同步可能出现人机对抗，所以单独 IMV 不常用。

SIMV：指机械通气时，按事先设置的呼吸参数（f、TV、I：E）等，给予病人指令性呼吸。病人可以有自主呼吸，但自主呼吸的 f、TV、I：E 等不受机械通气的影响，均由病人自己控制和调节。应用 SIMV 时，机械通气则由病人的自主呼吸触发，即使是指令性通气，也与 AMV 相同。

SIMV 主要用于脱机前的训练和过渡。应用脱机前准备时，可将 SIMV 的呼吸次数由正常水平逐渐减少，直至完全脱机。一般当指令呼吸次数降至 5 次/分，病人仍可保持较好氧合状态时，即可考虑脱机。应用常规通气时，多与 PSV 同时使用（SIMV/PSV），以避免或加重呼吸肌疲劳。

SIMV 特点：①由于自主呼吸和 IPPV 有机结合，可保证病人的有效通气；②临床上根据病人的自主 TV、f 和 MV 变化，适当调节 SIMV 的 f 和 TV，利于呼吸肌的锻炼。SIMV 已成为撤离呼吸机前的必用手段；③当 $PaCO_2$ 过高或过低时，病人可以通过自主呼吸加以调整，这样减少了发生通气不足或过度的机会。

应用 SIMV 应注意以下几点：①应用 SIMV 时，SIMV 的频率不得大于通气频率。②应用 SIMV 时，每分钟强制通气量必须低于病人的需求量，这样病人才能进行自主呼吸。③每分钟机械通气量和 SIMV 频率应酌情逐渐降低；要避免盲目性，否则易导致呼吸疲劳和通气不足。

（4）压力支持通气（pressure support ventilation，PSV） PSV 时，只需设定吸气时的压力触发水平和吸气压力，而 f、TV、吸气和呼气时间均由患者自己调节。因而，PSV 更接近生理状态。通常用于机械通气撤除的过程中，危重哮喘，COPD，胸部外伤和手术后需长期机械通气支持者。

单独应用 PSV 时，可先从较高水平开始，以后随病情好转而逐渐降低，最高压力以≤30cmH$_2$O 为妥，视呼气潮气量而定。

SIMV/PSV：主要用于①锻炼呼吸肌，防止呼吸肌疲劳而产生衰竭。②脱机前准备。③各种原因所致的呼吸肌无力（低血钾和神经－肌肉疾患）。④某些情况下，当自主呼吸与机械通气不同步时，应用 PSV 可能有助于呼吸机的协调，以减少镇静剂和肌松剂的应用。

SIMV/PSV 的调节方法：①当把 SIMV 频率减低至接近零而吸气压力水平仍存在时，此刻通气模式则变成 PSV。②当吸气压力水平降到零而 SIMV 频率仍有时，此刻通气模式则为 SIMV。③当 SIMV 频率和吸气压力水平均降至接近零时，此刻通气模式就相当于 PEEP 为零的持续气道正压通气模式。

3. 机械通气参数设置和调节

（1）呼吸频率（f） 目前越来越主张采用低呼吸频率的通气原则。所以，一般应尽可能地将呼吸频率设置在 12～15 次/分水平。倘若病人的自主呼吸频率明显增快（＞28 次/分），初始的呼吸频率不易设置过低，否则会发生人机对抗，增加呼吸作功。一般以接近或略低于病人的自主呼吸频率为原则。对有气道阻力增高的 COPD 病人，为进一步地降低气道阻力，尤其适合选用慢而深的呼吸，最好将频率设置在 12～15 次/分水平。②对患限制性肺部疾病的病人，因为他们的气道阻力基本正常，而主要表现在肺顺应性下降和有效的气体交换的肺单位减少，宜使用稍快而深的呼吸，如将呼吸频率设置在正常较高的水平（18～24 次/分），不必强求将频率降低至较低的水平。

（2）潮气量（TV） 一般均可将 TV 按 6～10ml/kg 水平设置，以后再根据动脉血气分析的指标进行相应地调整。特殊状况下如肺大泡、可疑气胸、血容量减少尚未纠正、血压下降等，可初始就将 TV 设置在较低的水平（4～7ml/kg），此时如通气不足，可适当提高呼吸频率。如果设置的呼吸频率较高（30 次/分），所设置的 TV 水平就应适当降低。

（3）吸/呼时间比（I∶E） 呼吸功能基本正常者，I∶E 多选择 1∶1.5～2；有阻塞性通气功能障碍的病人，I∶E 可选择 1∶2～2.5；患限制性通气功能障碍的病人，I∶E 多选择 1∶1～1.5。

I∶E 设置方法：①直接设置；②以设置吸气时间来决定 I∶E；③调节流速的方法设置。

（4）通气压力（吸气压力） 一般为能达到满意 TV 的最低通气压力（15～20cm H_2O）为妥。通气压力与肺、胸的顺应性成反比。

（5）呼气末正压（PEEP） 低氧血症尤其是 ARDS，单靠提高吸氧浓度，氧合改善不大，加用 PEEP 可以提高氧合量。COPD 患者，加用适当的 PEEP 可支撑小气道，防止呼气时在小气道形成"活瓣"，利于 CO_2 排出。但初始机械通气时，一般不主张立即应用 PEEP。PEEP 有加重心脏负担、减少回心血量及心排量、易引起肺气压伤等可能。最佳 PEEP 值为对循环无不良影响而达到最大的肺顺应性、最小的肺内分流、最高的氧运输、最低的吸氧浓度时的最佳 PEEP 值。一般在 $10cmH_2O$ 左右，多数病人使用 $6～8cmH_2O$ 即可。

（6）吸氧浓度（FiO_2） 初始机械通气时，为迅速纠正低氧血症，可以应用较高浓度的 FiO_2（>60%），最高可达 100%，但时间应控制在 30min～1h。低氧血症改善明显的病人，以将 FiO_2 设置在 40%～50% 水平为最佳，否则应尽可能控制在 <60% 水平。FiO_2 设置的原则是能使 PaO_2 维持在 60mmHg 前提下的最低 FiO_2 水平。

4. 根据动脉血气分析调节

动脉血气分析指标是调节呼吸机各项参数的最可靠依据。通常在机械通气治疗 20～30min 后，应常规进行动脉血气分析监测。

（1）PaO_2 低氧血症已被纠正者 $PaO_2 \geqslant 60mmHg$，说明所设置的有关纠正低氧血症的机械通气参数基本合理。倘若所设置的 FiO_2 水平已经降至 40%～50% 水平，可以暂不作调整，待病人的 PaO_2 稳定一段时间后再作调整，直至降低至准备脱机前的水平。低氧血症尚未被纠正者可从以下几方面着手调整机械通气的有关参数：①低氧血症最可能因素是肺内分流，应首先考虑应用 PEEP；②如果其原因是弥散障碍，则一般只能通过适当提高 FiO_2；③如果是通气功能障碍，最简单的调节方法是去除呼吸道分泌物、保持呼吸道通畅，适当增加 TV。

（2）$PaCO_2$ $PaCO_2 > 50mmHg$ 时，除了尽可能地保持呼吸道通畅外，主要可通过增加 TV、MV、f 和延长呼气时间等加以纠正。$PaCO_2 < 35mmHg$ 时，一般可通过降低 TV、缩短呼气时间等方法进行调节。对严重低碳酸血症病人，如果心功能和血流动力学状况允许，有时可采用反比通气。

5. 撤离机械通气指征

（1）病人一般情况好转和稳定，循环平稳，感染控制，营养状况和肌力良好。

（2）呼吸功能明显改善：①自主呼吸增强，常与机械通气对抗；②咳嗽有力，能自主排痰；③降低机械通气量，病人能自主代偿。

（3）血气分析在一段时间内稳定，水电解质、酸碱失衡得到纠正。

【注意事项】

1. 注意呼吸机的清洗与消毒，气源过滤网要定期清洗，一般在使用过程中应每 24～72h 清洗一次。加温湿化器要经常检查，尤其是温控传感器塑料部分很容易被折断，用时应小心谨慎。

2. 机械通气过程中，应严密观察患者的生命体征、动脉血气分析和呼吸参数。要做好患者的心理护理，树立战胜疾病的信心，消除恐惧感。要定时翻身、吸痰，防止并发症的发生。

第四节　洗胃术

【适应证】

各种经口的毒物或药物，中毒不超过 6h 者；或超过 6h，但病情危重，胃内仍滞留毒物者。

【禁忌证】

腐蚀性胃炎（服入强酸或强碱）；石油制品如汽油、煤油中毒；伴有严重的食管或胃底静脉曲张，食管或贲门狭窄或梗阻，主动脉弓瘤，严重心肺疾患，新近上消化道出血者。

【操作技术】

1. 备齐用品，携至患者床旁，向患者或家属解释，取得合作。

洗胃包：洗胃盆、漏斗洗胃管或粗胃管、压舌板、治疗碗各一个。

治疗盘：液状石蜡、弯盘、纸巾、胶布、棉签、治疗巾、橡皮围裙、注射器、量杯、开口器、舌钳、牙垫、检验标本容器、听诊器。

洗胃溶液：常用的有生理盐水，温开水，2%～4%碳酸氢钠溶液，1：5 000 高锰酸钾溶液等。用量一般 2 000～5 000ml，中毒患者则需 10 000ml 以上或更多，温度为 37～40℃。另带污水桶 1 个。

有条件者可用洗胃机［控制台，溶液桶（瓶），污水桶（瓶）］。

2. 协助患者取坐位、斜坡卧位或侧卧于床边。有活动假牙应先取出。将治疗巾及橡胶围裙围于胸前，并予以固定。污水桶放于头部床下，置弯盘于患者口角处。嘱病人张口，对神志不清或不合作的患者可用开口器。

3. 术者左手固定患者下颌，右手将涂有液状石蜡的胃管前段，经口腔将胃管沿食管缓慢送入胃内（长度约50cm），如能抽出胃内容物，或从胃管注入空气时在上腹部用听诊器能听到气过水声，则证实胃管已入胃内。先抽尽胃内容物，必要时留标本送检验。对于幽门梗阻或身体衰弱的病人可用普通粗胃管代替，经口腔或鼻腔插入。

4. 证实胃管确在胃内后，即可洗胃。

（1）漏斗洗胃法　①将漏斗放置低于胃部的位置，挤压橡皮球，抽尽胃内容物。②抬高漏斗距口腔 30～50cm，徐徐倒入洗胃液 300～1 000ml（小儿酌减），当漏斗内尚有少量溶液时，速将漏斗倒转并低于胃部水平以下，利用虹吸作用引出胃内液体，使其流入污水桶内。如液体不能顺利流出，可将胃管中段的皮球加压吸引（先将皮球前端胃管反折，然后压闭皮球，再放开胃管）以增快流速。③胃内溶液流完后，再抬高漏斗。如此反复灌洗，直至洗出液与灌洗液相同为止。

（2）注洗器或注射器洗胃法　用注洗器或注射器接胃管，吸尽胃内容物后，注入洗胃液约200ml左右，再抽出弃去，反复冲洗，直至洗净为止。

（3）自动洗胃机洗胃法　将配好的洗胃液置清洁溶液桶（瓶）内。将洗胃机上的药液管一端放入溶液桶内液面以下，出水管的一端放入污水桶（瓶）内，胃管的一端和患者洗胃管相连接。调节好液量大小，接通电源后按"手吸"键，吸出胃内容物，再按"自动"键，机器开始对胃进行自动冲洗。待冲洗干净后，按"停机"键。

5. 洗毕，反折胃管并迅速拔出，以防管内液体误入气管。帮助患者漱口，洗脸，安卧休息。整理用品并消毒，记录灌洗液及洗出液总量及性质。

【注意事项】

1. 当中毒性质不明时，应抽出胃内容物送检，洗胃液可选用温开水或等渗盐水；待毒物性质明确后，再采用对抗剂洗胃。第1次抽出或洗出的胃内容物应留作检查或毒物分析。

2. 每次灌入量以300~500ml为限。如灌入量过多，有导致液体从口鼻腔内涌出，而引起窒息的危险；并可使胃内压上升，增加毒物吸收；亦可引起迷走神经兴奋，导致反射性心跳骤停。心肺疾病患者，更应慎重。

3. 洗胃过程中，如有阻碍、疼痛、流出液有较多鲜血或出现休克现象，应立即停止洗胃。同时要随时观察患者生命体征，并做好详细记录。

4. 幽门梗阻、胃扩张病人应抽净胃内容物，并记录胃内滞留量（如洗胃液2000ml，洗出液为2500ml，则胃内滞留量为500ml）。是否接着进行灌洗，当视病情而定。服毒患者洗胃后，可酌情注入50%硫酸镁30~50ml或25%硫酸镁30~60ml导泻。

5. 用自动洗胃机洗胃，使用前必须接妥地线，以防触电，并检查机器各管道衔接是否正确，是否接牢，运转是否正常。打开控制台上的按钮向胃内注入洗胃液，同时观察正压表（一般压力不超过300mmHg），并记录洗胃液的出入量。如有水流不畅，进出液量相差较大，可交替按"手冲"和"手吸"两键进行调整。用毕及时清洗。

6. 术前应取下假牙，昏迷者插入胃管后应侧卧位，以免引起吸入性肺炎。

7. 务必证实胃管确实插入胃内后才行灌洗。

8. 中毒病人洗胃必须彻底，直至流出液与灌洗液相似为止。

9. 注意吸入性肺炎、肺水肿、上消化道出血、水电解质代谢失调、酸碱平衡紊乱等并发症的发生。

第五节　三腔二囊管食管胃底压迫术

三腔二囊管是用于门静脉高压所致食管、胃底静脉曲张破裂出血时止血的工具。由胃囊（压迫胃底用）、食管囊（压迫食管用）和通胃囊、食管囊及胃内的3个管腔组成

（图 5 - 1）。三腔二囊管压迫止血疗效肯定，但由于患者痛苦较大，发生吸入性肺炎、窒息、食管炎、食管黏膜坏死、心律失常等并发症较多，目前已不推荐作为首选止血措施。宜限于药物治疗仍出血不止而又不能立即行手术治疗的病人作为暂时止血用，以赢得时间去准备其他更有效的治疗措施。

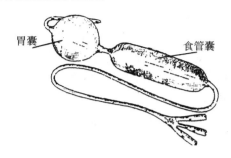

胃囊　　　　食管囊

图 5 - 1　三腔二囊管结构

【适应证】

适用于食管、胃底静脉曲张破裂大出血者。

【禁忌证】

严重冠心病、高血压、心功能不全者慎用。

【操作技术】

1. 术前仔细检查三腔二囊管，测定气囊充气量，检查有无漏气，充盈是否均匀，管腔是否通畅。准备放管时应用的物品：石蜡油、牵引物（盛有 200 ~ 300ml 水的盐水瓶 1 只）、输液架、绑带等。做好病人解释工作，安定情绪，以取得充分合作。

2. 将气囊内空气抽尽，用石蜡油润滑导管前端及气囊，通过鼻腔缓缓插入。

3. 当插至 50 ~ 60cm 刻度时，从胃管做回抽，抽到胃内物（血液）或向胃内注气能听到胃内气过水音即可证明三腔二囊管已插入胃内。

4. 用 50ml 注射器向胃气囊内注气 200 ~ 300ml，然后夹住胃气囊导管的末端，将三腔管向外牵引直到有轻微弹性阻力为止，此时表示胃气囊已压于胃底贲门部。

5. 在距三腔管末端 10 ~ 20cm 处用粗纱绳扎住，绳的尾端系悬空的牵引物，通过滑轮牵引固定于输液架上。

6. 经观察若未能止血，再向食管囊充气 120 ~ 200ml（图 5 - 2）。

7. 将胃内积血抽尽。定时从胃管抽取胃内液体，观察出血情况。

【注意事项】

1. 操作最好在呕血间歇期进行，以免引起胃液反流，进入气管引起窒息或肺炎。

2. 一般食管囊不充气。因压迫好胃底，则静脉回流受阻，食道静脉出血也可中止，

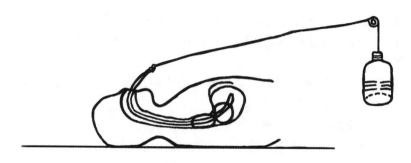

图 5 - 2 三腔二囊管压迫止血法

还可避免食管囊对纵隔的压迫症状。合并哮喘、心衰时，食道囊压力不宜过高。

3. 持续压迫时间最长不超过 24h，初压 12 ~ 24h 后放松 15min（如仅胃囊充盈，不必抽空，只需放松牵引物，如食管囊亦充盈，应先抽空食管囊再放松），以后每 6 ~ 8h 放松 1 次，使局部血循环暂时恢复，防止受压过久致黏膜糜烂。

4. 出血停止 24h 后，先照上述步骤放松三腔管，观察 24h，如无出血，可将气囊抽空，继续观察 12h，如仍无出血，可嘱病人口服石腊油 20ml，然后缓慢将三腔管拔出。

5. 压迫期间应加强护理，每日 1 次口腔护理，每日 2 次鼻腔滴石腊油；注意有无胃囊破漏，严防胃囊向外滑脱，堵塞咽喉部引起窒息；及时清除咽喉部分泌物，防止发生吸入性肺炎。

第六节 连续性肾脏替代治疗

连续性肾脏替代治疗（continuous renal replacement therapy，CRRT）是指一组体外血液净化的治疗技术，是所有连续、缓慢清除水分和溶质治疗方式的总称。传统 CRRT 技术每天持续治疗 24h，目前临床常根据患者病情适当调整治疗时间。CRRT 的治疗目的已不仅仅局限于替代功能受损的肾脏，更扩展到常见危重疾病的急救，成为各种危重病救治中最重要的支持措施之一，在重症监护病房中普遍得到应用，临床疗效评价日趋肯定。

【适应证】

1. 肾脏疾病 ①重症急性肾损伤，伴血流动力学不稳定和需要持续清除过多水或毒性物质；②慢性肾衰竭合并急性肺水肿、尿毒症脑病、心力衰竭、血流动力学不稳定等。

2. 非肾脏疾病 包括多器官功能障碍综合征、脓毒症或脓毒性休克、急性呼吸窘迫综合征、挤压综合征、乳酸酸中毒、急性重症胰腺炎、心肺体外循环手术、慢性心力衰竭、肝性脑病、药物或毒物中毒、严重液体潴留、需要大量补液、肿瘤溶解综合征、过高热等。

3. 液体过度负荷 ①急性肺水肿，血动力学不稳定；②急性肾衰竭，特别是心脏手术后、近期发生心肌梗死等患者；③心力衰竭，利尿剂无效、增加心脏收缩力后仍少尿；④少尿患者需输入大量液体，如深静脉营养等；⑤慢性液体过度负荷，如腹水、肾病性严重水肿等。

4. 清除溶质　急慢性肾衰竭患者需要清除溶质但出现低血压、血流动力学不稳定、需要补充液体以及有合并症时。

5. 调整酸碱和电解质平衡　严重的电解质和酸碱代谢紊乱。

6. 清除炎症介质　血流感染、多器官功能障碍综合征、急性坏死性胰腺炎等。

7. 其他　人工肝治疗、药物中毒、挤压综合征等。

【禁忌证】

CRRT 无绝对禁忌证，但存在以下情况时应慎用：①无法建立合适的血管通路；②严重的凝血功能障碍；③严重的活动性出血，特别是颅内出血。

【操作技术】

1. 治疗前准备

（1）物品准备　置换液、生理盐水、抗凝剂、注射器、消毒液、无菌纱布及棉签等物品。

（2）上机操作　根据机器提示步骤，逐步安装 CRRT 血滤器及管路，安放置换液袋，连接置换液、生理盐水预冲液、抗凝用肝素溶液及废液袋，打开各管路夹，进行管路预冲。

（3）机器自检　准备完备后进行机器自检，并关闭动脉夹和静脉夹。

2. 治疗开始

（1）设置参数　根据患者病情设置血流量、置换液流速、透析液流速、超滤液流速及抗凝剂输注速度等参数，此时血流量设置在 100ml/min 以下为宜。

（2）抗凝　确认导管通畅后从静脉端给予抗凝剂首次剂量。抗凝剂品种应据患者的凝血状态决定，一般采用选普通肝素，前稀释首剂量 15～20mg，后稀释首剂量 20～30mg，追加剂量 5～15mg/h，肝素剂量依据患者的凝血状态个体化调整，治疗时间越长，给予的追加剂量应逐渐减少。

（3）启动机器　按治疗键，CRRT 机开始运转，放出适量管路预冲液后停止血泵，关闭管路静脉夹，将管路静脉端与导管静脉端连接后，打开夹子，开启血泵继续治疗。

（4）调整参数　根据患者具体情况逐步调整血流量等参数至目标治疗量，其中血流量一般设置在 150～230ml/min，查看机器各监测系统处于正常监测状态。

3. 治疗过程中的监护

（1）管路　检查各条管路是否紧密、牢固连接，管路上各夹子松开，回路各开口关/开到位。

（2）显示　机器是否处于正常状态，绿灯亮，显示屏显示各种治疗量。

（3）参数　核对患者各种治疗参数设定是否正确，准确执行医嘱。

（4）治疗监测　专人床旁观察患者生命体征、管路凝血情况、各种监护状况，如漏血报警、空气报警等，记录患者各项生命体征监测参数、治疗参数及治疗量。

（5）补充治疗所需　根据治疗需要及机器提示，及时补充抗凝剂、置换液，更换管路及过滤器。

（6）处理报警　机器发生报警时，迅速根据机器提示进行处理，解除报警，如报警无法解除且血泵停止运转，则立即停止治疗，手动回血，并迅速请专业维修人员到场处理。

4. 治疗结束

（1）停止肝素　治疗结束前30~60min停止追加肝素。

（2）准备物品　生理盐水、消毒液、无菌纱布、棉签等物品。

（3）回血　按结束治疗键，停血泵，将血流速减至100ml/min以下，开启血泵回血，回血完毕停止血泵，关闭管路及留置导管静脉夹，分离管路静脉端与留置导管静脉端。

（4）封管　消毒留置导管管口，生理盐水冲洗留置导管管腔，根据管腔容量用肝素封管，包扎固定。

（5）整理机器　根据机器提示步骤，卸下透析器、管路及各液体袋，关闭电源，擦净机器，备用。

【注意事项】

1. 积极处理各种并发症　由于CRRT治疗对象为危重患者，血流动力学常不稳定，治疗时间长，一些并发症的发病率较高，程度较重，处理更困难，故在治疗过程中应严密观察病人的并发症，如低血压、低钾血症、高钾血症、低钙血症、酸碱失衡、感染以及机械因素相关并发症等，并积极处理。

2. 合理抗凝　CRRT治疗时间长，由于病人原发病及机体状况不同，治疗前、治疗中以及治疗后都要评估患者的凝血状态，及时调整抗凝药的剂量，防止病人出血以及管路凝血。

3. 药物及营养　如CRRT治疗时间长，可导致药物（如抗菌素等）以及维生素、微量元素和氨基酸等营养物质丢失，应根据患者具体需要适当给予补充。